常见疾病 护理观察要点

臧正明　主编

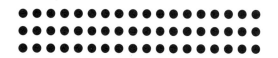

中国纺织出版社有限公司

图书在版编目（CIP）数据

常见疾病护理观察要点 / 臧正明主编 . –– 北京：
中国纺织出版社有限公司 , 2023.3
ISBN 978-7-5229-0412-2

Ⅰ .①常…　Ⅱ .①臧…　Ⅲ .①常见病—护理　Ⅳ .
①R47

中国国家版本馆 CIP 数据核字（2023）第 045378 号

责任编辑：傅保娣　　责任校对：高　涵　　责任印制：王艳丽
中国纺织出版社有限公司出版发行
地址：北京市朝阳区百子湾东里 A407 号楼　邮政编码：100124
销售电话：010—67004422　传真：010—87155801
http://www.c-textilep.com
中国纺织出版社天猫旗舰店
官方微博 http://weibo.com/2119887771
三河市宏盛印务有限公司印刷　各地新华书店经销
2023 年 3 月第 1 版第 1 次印刷
开本：889×1194　1/16　印张：20.25
字数：618 千字　定价：98.00 元

编委会

主　编　　臧正明　徐佳卿　陈海珠　张洁静
　　　　　　　王文辉　许婵女

副主编　　陈璐璐　李　琼　邹　赟　李　欢

编　委　　（按姓氏笔画排序）
　　　　　　　王文辉　　广东省中医院珠海医院
　　　　　　　刘　炎　　郑州市第二人民医院
　　　　　　　许婵女　　广东省中医院珠海医院
　　　　　　　李　欢　　襄阳市中医医院（襄阳市中医药研究所）
　　　　　　　李　琼　　重庆市开州区人民医院
　　　　　　　邹　赟　　重庆市开州区人民医院
　　　　　　　邹秋香　　惠州市第一人民医院
　　　　　　　张洁静　　广东省中医院珠海医院
　　　　　　　陈海珠　　广东省中医院珠海医院
　　　　　　　陈璐璐　　河南省洛阳正骨医院（河南省骨科医院）
　　　　　　　徐佳卿　　北京大学深圳医院
　　　　　　　臧正明　　烟台市莱阳中心医院

主编简介

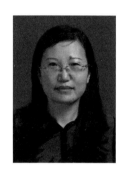

臧正明　烟台市莱阳中心医院

　　毕业于山东省烟台护士学校，重症监护护理专业。现工作于烟台市莱阳中心医院，副主任护师。从事重症监护工作20余年，擅长危重症患者的抢救护理。发表论文5篇，参编医学论著作2部，科研2项。

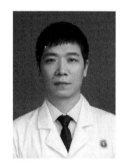

徐佳卿　北京大学深圳医院

　　毕业于暨南大学护理学专业。现工作于北京大学深圳医院，主管护师。从事急危重症护理工作10余年，擅长急危重症护理。发表论文数篇，获实用新型专利5项。

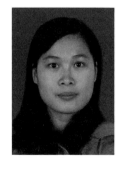

陈海珠　广东省中医院珠海医院

　　2008年6月大专毕业于南方医科大学，2010年1月本科毕业于广西中医药大学。现工作于广东省中医院珠海医院，主管护师。从事呼吸内科护理工作数年，具有丰富的理论与实践经验。广东省传统医学会护理专业委员、广东省基层医药学会中西医结合呼吸与危重症专业委员会委员、珠海市护理学会内科护理专业委员会委员。发表论文2篇，参编著作1部。

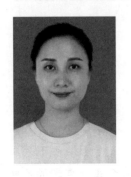

张洁静　广东省中医院珠海医院

　　毕业于广州中医药大学护理学专业。现工作于广东省中医院珠海医院内分泌风湿血液病科，主管护师。广东省基层医药学会中西医结合糖尿病专业委员会常务委员、珠海市护理学会糖尿病分会副主委、珠海市抗癌协会肿瘤护理分会副主委。发表论文 1 篇，获实用新型专利 1 项。

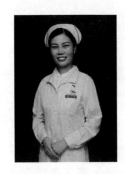

王文辉　广东省中医院珠海医院

　　毕业于河南省中医学院护理学专业。现工作于广东省中医院珠海医院脾胃病肝病科，主管护师。擅长上消化道大出血、肝性脑病等消化系统专科疾病的中西医结合护理，以及消化内镜下治疗护理配合及各种中医适宜技术。广东省护理协会消化内镜护理专业委员会常委，广东省药学会中医肝病用药专家委员会肝病护理学组副组长，华南区中医肝病护理联盟常务理事。发表论文 2 篇，参与省级课题 1 项。

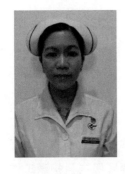

许婵女　广东省中医院珠海医院

　　毕业于广西中医药大学。现工作于广东省中医院珠海医院门诊护士长。擅长危急重症护理及门诊专科的疑难杂症护理。广东省护理学会人文分会常委。主持珠海市健康管理局课题 1 项。发表论文 4 篇，参编著作 3 部。

前　言

在当今科技飞速发展的时代，临床医疗技术日新月异，不断有新理论、新技术、新方法涌现，护理学近十年的发展成就也令人瞩目。在这样的形势下，人们对护理的质量要求也越来越高。医务人员只有不断学习，才能有效减轻患者病痛，缓解医患矛盾，提高群众健康水平，促进社会更加和谐发展。因此，我们特组织一批护理人员，参考大量文献资料，结合临床实际情况，编写了《常见疾病护理观察要点》。

本书内容丰富，覆盖面广，主要介绍了呼吸系统疾病护理、消化系统疾病护理、神经系统疾病护理、骨科疾病护理、肿瘤科疾病护理、重症监护，还介绍了脾胃疾病中医护理、肝胆疾病中医护理、风湿免疫科疾病中医护理和神经外科康复护理。全书资料新颖，图文并茂，科学实用，力求理论与实践相结合，可供护理人员参考使用。

本书在编写过程中，虽借鉴了诸多护理相关书籍与资料文献，但由于时间有限，难免存在疏漏及不足之处，希望广大读者不吝赐教，提出宝贵意见。

编　者
2022 年 9 月

目　录

第一章　呼吸系统疾病护理

第一节　急性呼吸道感染

一、急性上呼吸道感染

急性上呼吸道感染是鼻腔、咽、喉部急性炎症的统称，是呼吸道最常见的感染性疾病。大多数由病毒引起，少数由细菌所致。

本病全年皆可发病，冬、春季节多发，病原体主要通过飞沫传播，也可由于接触被病毒污染的用具而传播。多数为散发性，在气候突变时可造成流行。由于病毒的类型较多，人体对各种病毒感染后产生的免疫力较弱且短暂，病毒间又无交叉免疫，并且在健康人群中有病毒携带者，故一个人一年内可能会多次发病，尤其是年老体弱、呼吸道有慢性炎症者更易患病。

（一）病因与发病机制

急性上呼吸道感染70%～80%由病毒引起，主要有鼻病毒、流感病毒（甲、乙、丙3种类型的流感病毒）、副流感病毒、呼吸道合胞病毒、腺病毒、孤儿病毒、柯萨奇病毒、麻疹病毒、风疹病毒等。少数由原发或继发细菌感染引起，常见致病菌为溶血性链球菌，其次为流感嗜血杆菌、肺炎球菌和葡萄球菌等，偶见革兰阴性杆菌。

受凉、淋雨、过度疲劳等诱发因素，使全身或呼吸道局部防御功能降低时，原已存在于上呼吸道或从外界侵入的病毒或细菌可迅速繁殖，引起发病，尤其是年老体弱者或有慢性呼吸道疾病如鼻旁窦炎、扁桃体炎者更易患病。

（二）临床表现

1. 症状和体征

（1）普通感冒：俗称"伤风"，又称急性鼻炎或上呼吸道感染，以鼻咽部感染症状为主要表现。潜伏期短（1～3d），起病较急。初期有咽干、喉痒，继之打喷嚏、鼻塞、流清水样鼻涕，2～3d后分泌物变稠。可伴咽痛，有时由于耳咽管炎使听力减退，也可出现流泪、声音嘶哑、味觉迟钝、咳嗽或咳少量黏液痰等。一般无发热及其他全身症状，或仅有低热、轻度头痛、全身不适等症状。检查可见鼻腔黏膜充血、水肿、有分泌物，咽部轻度充血。如无并发症，一般5～7d后痊愈。

（2）病毒性咽炎和喉炎：急性病毒性咽炎表现为咽部发痒和灼热感，疼痛不持久，也不突出。当有吞咽疼痛时，常提示有链球菌感染，偶有咳嗽，可有发热和乏力。体检咽部明显充血和水肿，颌下淋巴结肿大且有触痛，腺病毒感染时可伴有眼结膜炎。急性病毒性喉炎常有发热，临床特征为声嘶、说话困难、咳嗽、咳痰时喉部疼痛，体检可见喉部水肿、充血，局部淋巴结轻度肿大和触痛，可闻及喘息声。

（3）细菌性咽炎、扁桃体炎：起病急，咽痛明显，吞咽时加剧，伴畏寒、发热，体温可达39℃以上。体检咽部充血明显，扁桃体充血肿大、表面有黄色点状渗出物，颌下淋巴结肿大，有压痛，肺部无异常体征。

2. 并发症

急性上呼吸道感染可并发急性鼻窦炎、中耳炎、气管支气管炎。部分患者可继发风湿热、肾小球肾炎、病毒性心肌炎等。

（三）辅助检查

（1）血常规检查：病毒感染时白细胞计数正常或偏低，淋巴细胞比例升高。细菌感染时白细胞计数可偏高，中性粒细胞增多或核左移。

（2）病毒和细菌的检测：根据需要对病毒和（或）病毒抗体进行检测，以判断病毒的类型，区别病毒和细菌感染。细菌培养可判断细菌类型和进行药敏试验。

（四）治疗

急性上呼吸道感染不仅传染性强，而且可引起严重并发症，必须积极预防和治疗。治疗原则为对症处理和病医治疗。

（1）对症治疗：重点是减轻症状，缩短病程和预防并发症。应用解热镇痛药，如复方阿司匹林、对乙酰氨基酚等。

（2）病因治疗：细菌感染时常选青霉素类、大环内酯类、头孢菌素类等药物。利巴韦林、阿昔洛韦等对某些病毒有一定疗效。

（五）护理

1. 护理评估

（1）健康史：主要评估有无受凉、淋雨、过度疲劳等使机体抵抗力降低等情况，应注意询问患者本次起病情况，既往健康情况，有无呼吸道慢性疾病史等。

（2）身体状况：个体的主要症状和体征差异大，根据病因不同可有不同类型，各型症状、体征之间无明显界限，也可互相转化。主要评估患者的症状和体征，并密切注意进展程度。如是否有咽部不适感、发热、咳嗽、咳痰、疼痛、水及电解质失衡等。尤其要注意，对发热患者的体温、持续时间、伴随症状，以及用药情况应进行详细的评估。

（3）实验室检查：血常规检查、细菌培养、病毒和（或）病毒抗体的测定，是细菌或病毒感染及其类型的常用检查方法。

（4）心理－社会资料：患者常因发热、全身酸痛而不能很好地休息，表现为疲惫不堪、情绪低落。青年人对疾病轻视，不能及时就诊，易致病情延误而使感染向下蔓延，病情加重。上呼吸道感染的患者虽然症状明显，但经休息和（或）治疗很快痊愈，一般不影响生活和工作，患者心理上比较轻松。

2. 护理诊断

（1）不舒适：与急性病毒或细菌感染中毒有关。

（2）体温过高：与病毒和（或）细菌感染有关。

3. 护理目标

（1）患者躯体不适缓解，日常生活不受影响。

（2）体温恢复正常。

4. 护理措施

（1）休息与营养：适当休息，不要过度活动，发热患者应卧床休息，保持室内空气流通，调节适宜的温度、湿度；患者常有食欲缺乏、消化不良的症状，故应给予清淡、易消化的高热量、高维生素、低脂肪的流质或半流质饮食，摄入足够的水分，以补充出汗等消耗，维持体液平衡。

（2）降温：当患者体温超过39℃时可进行物理降温，如头部冷敷、温水或乙醇擦浴、4℃冷盐水灌肠等。必要时遵医嘱应用药物降温，并观察记录降温效果。患者寒战时可用热水袋保暖。退热时患者常大汗淋漓，应及时擦干汗液，更换衣服及被褥。

（3）病情观察：每4 h测体温、脉搏、呼吸1次并记录，观察患者发热程度和热型。

（4）用药护理：发热伴头痛、全身酸痛者，可遵医嘱服用阿司匹林、感冒清冲剂等解热止痛药；鼻塞、流涕用 1% 麻黄碱滴鼻；咳嗽时给予溴己新；咽痛、声嘶用淡盐水含漱或消炎喉片含服，局部雾化治疗。遵医嘱给予抗生素或抗病毒药物治疗，防治感染并注意观察药物疗效。

5. 护理评价

（1）患者不适减轻。

（2）体温恢复正常。

6. 健康教育

（1）加强体育锻炼，坚持耐寒训练，增强体质。

（2）避免受凉、淋雨、过度疲劳等诱发因素，吸烟者应戒烟。

（3）在流行季节尽量少去公共场所，注意隔离患者，防止交叉感染；室内用食醋加热熏蒸，每日 1次，连用 3 d；流感疫苗行鼻腔喷雾；也可用贯众、板蓝根、野菊花、桑叶等中草药熬汤饮用。

（4）恢复期若出现眼睑水肿、心悸、关节痛等症状，应及时诊治。

二、急性气管 – 支气管炎

急性气管 – 支气管炎是病毒或细菌等病原体感染所致的支气管黏膜炎症，为婴幼儿时期的常见病、多发病，往往继发于上呼吸道感染之后，也常为肺炎的早期表现。临床上以咳嗽伴（或不伴）有支气管分泌物增多为特征。

（一）病因与发病机制

感染是最主要的病因，过度劳累、受凉是常见的诱因。

1. 感染

引起本病的病毒有腺病毒、流感病毒、呼吸道合胞病毒、副流感病毒，细菌有流感嗜血杆菌、肺炎链球菌、链球菌、葡萄球菌等。病毒和细菌可以直接感染气管支气管，也可先侵犯上呼吸道，继而引起本病。近年来由支原体和衣原体引起者逐渐增多。

2. 物理、化学刺激

吸入冷空气、粉尘、刺激性气体或烟雾（如二氧化硫、二氧化氮、氨气、氯气、臭氧等）等可以引起气管 – 支气管黏膜的急性炎症。

3. 变态反应

引起气管和支气管变态反应的常见变应原包括花粉、有机粉尘、细菌蛋白质、真菌孢子，以及在肺内移行的钩虫、蛔虫的幼虫。

（二）临床表现

急性感染性支气管炎往往先有急性上呼吸道感染的症状，如鼻塞、流涕、咽痛、声嘶等。剧烈咳嗽的出现通常是支气管炎出现的信号，开始时干咳无痰，但几小时或几天后出现少量黏痰，稍后出现较多的黏液或黏液脓性痰，明显的脓痰提示多重细菌感染。有些患者有烧灼样胸骨后痛，咳嗽时加重。在无并发症的严重病例中，发热（38.3 ~ 38.8℃）可持续数日，随后急性症状消失，持续发热提示合并肺炎。如迁延不愈，日久可演变为慢性支气管炎。

无并发症的急性支气管炎几乎无肺部体征，或可闻及散在的高调或低调的干啰音，偶可在肺底部闻及捻发音或湿啰音，尤其在咳嗽后常可闻及哮鸣音。

（三）辅助检查

（1）血液检查：病毒感染时白细胞计数多正常，细菌感染时白细胞计数和中性粒细胞比例增高。

（2）痰涂片或培养：可发现致病菌。

（3）X 线检查：多无异常，或仅有肺纹理增粗。

（四）治疗

治疗原则是止咳、祛痰、平喘和控制感染。

（1）一般治疗：休息，保暖，多饮水，保证足够的营养物质供给。

（2）对症治疗：主要是止咳、祛痰、平喘，以减轻患者的不适。①发热时可服用阿司匹林

0.3 ~ 0.6 g，或吲哚美辛 25 mg，每日 3 次。②咳嗽频繁且无痰时，可服用喷托维林 25 mg，每日 3 次。③痰黏稠不易咳出时，可口服溴己新 16 mg，每日 3 次。④伴哮喘时可口服氯茶碱 0.1 ~ 0.2 g 或沙丁胺醇 2 ~ 4 mg，每日 3 次。

（3）病因治疗：细菌感染时常选用青霉素类、大环内酯类、头孢菌素类等药物，利巴韦林、阿昔洛韦等对某些病毒有一定疗效。

（五）护理

1. 护理评估

（1）健康史：主要评估有无淋雨、受凉、过度劳累等诱发因素，询问患者有无急性上呼吸道感染史。

（2）身体状况。

1）咳嗽：评估咳嗽性质、音色、持续的时间。干咳多见于急性上呼吸道感染，常伴有发热；注意咳嗽的伴随症状，如疲乏、失眠、注意力不集中等。

2）咳痰：痰液的色、质、量、气味等因病因不同而异。支气管炎咳白色泡沫样痰或黏痰，感染加重时咳黄脓痰；由于夜间睡眠后，管腔内积聚痰液，加之副交感神经兴奋，支气管分泌物增加，起床后或体位改变时可刺激排痰，故清晨排痰常较多。

（3）实验室和其他检查：病毒感染时白细胞增多；细菌感染时白细胞计数和中性粒细胞增多。

（4）心理 - 社会资料：急性支气管炎患者常因咳嗽、咳痰等身体不适，有紧张、急躁、烦躁等心理反应。

2. 护理诊断

（1）清理呼吸道无效：与呼吸道感染、痰液多而黏稠有关。

（2）体温过高：与呼吸道感染有关。

3. 护理目标

（1）患者痰能咳出，喘息时缓解。

（2）体温恢复正常。

4. 护理措施

（1）休息与营养：适当休息，不要过度活动，发热患者应卧床休息，保持室内空气流通，调节适宜的温度、湿度；患者常有食欲缺乏、消化不良，故应给予清淡、易消化的高热量、高维生素、低脂肪的流质或半流质饮食，摄入足够的水分，以补充出汗等消耗，维持体液平衡。

（2）观察：观察患者咳嗽与咳痰的性质、持续时间、咳痰的量，观察、记录发热患者的体温变化，同时观察患者面色、呼吸、脉搏、血压变化。

（3）对症护理：当患者体温超过 39℃时可进行物理降温。

5. 护理评价

（1）痰液能有效咳出。

（2）体温恢复正常。

6. 健康教育

（1）加强体育锻炼，坚持耐寒训练，增强体质。

（2）避免受凉、淋雨、过度疲劳等诱发因素，吸烟者应戒烟。

（3）就医指导。告知患者在药物治疗后症状不能缓解或出现其他不适时应及时就诊。

（陈海珠）

第二节　慢性支气管炎

慢性支气管炎简称慢支，是指气管、支气管黏膜及其周围组织的慢性非特异性炎症。临床上以慢性反复发作的咳嗽、咳痰或伴有喘息及反复发作的慢性过程为主要特征。病情进展缓慢，常并发阻塞性肺气肿甚至肺心病。它是一种严重危害人类健康的常见病，尤以老年人多见，患病率约为 3.2%。

一、病因与发病机制

慢支的病因尚未完全清楚，可能与下列因素有关。

（1）空气中的刺激性烟雾、有害气体等大气污染对支气管黏膜损伤，使纤毛清除功能下降，分泌增加，为细菌入侵创造了条件。

（2）吸烟与慢支的发生有密切关系，吸烟能使呼吸道黏膜上皮细胞纤毛变短、不规则，支气管杯状细胞分泌黏液增多而使气管净化能力减弱，支气管黏膜充血、水肿、黏液积聚，肺泡中吞噬细胞功能减弱，而易引起感染。

（3）感染是本病发生、发展的重要因素，多为病毒和细菌感染，常见病毒为鼻病毒、腺病毒和呼吸道合胞病毒等，常见细菌为肺炎链球菌、流感嗜血杆菌、甲型链球菌和奈瑟球菌。

（4）喘息型慢支往往有过敏史，接触抗原物质如细菌、真菌、尘螨、花粉、尘埃、某些食物和化学气体等都可引起发病。

（5）除上述因素外，机体内在因素与慢支的发生也有关，如呼吸道的副交感神经反应性增高、呼吸道局部防御功能及免疫功能降低等。

二、临床表现

1. 症状

多缓慢起病，病程较长，因反复急性发作而加重。初期症状轻微，在寒冷季节、吸烟、劳累、感冒后可引起急性发作或症状加重，夏天气候转暖时可自然缓解。主要症状有慢性咳嗽、咳痰、喘息。

（1）咳嗽：支气管黏膜充血、水肿或分泌物积聚于支气管腔内均可引起咳嗽。一般晨间起床时咳嗽较重，白天较轻，睡眠时有时出现阵咳。急性发作时咳嗽加重。

（2）咳痰：由于夜间睡眠后，管腔内积聚痰液，加之副交感神经兴奋，支气管分泌物增加，故起床后或体位改变时可刺激排痰，常以清晨排痰较多。痰为白色黏液或浆液泡沫性，偶可带血。急性发作伴有细菌感染时，则变为黏液脓性，痰量也增加。

（3）喘息或气急：部分患者因支气管痉挛而出现喘息，常伴有哮鸣音。并发阻塞性肺气肿时可表现为劳动或活动后气促。重者休息时也气喘，生活无法自理。

2. 体征

早期可无任何异常体征。急性发作期可在背部或双肺底听到干、湿啰音，咳嗽后可减少或消失。喘息型慢支可听到哮鸣音和呼气延长，且不易完全消失。

3. 分型

可分为单纯型慢支和喘息型慢支两型。单纯型慢支的主要表现为咳嗽、咳痰；喘息型慢支除有咳嗽、咳痰外尚有喘息，常伴有哮鸣音，喘鸣在阵咳时加剧，睡眠时明显。

4. 分期

按病情进展可分为 3 期。

（1）急性发作期：1 周内出现脓性或黏液脓性痰，痰量明显增加，或伴有发热等炎症表现，或咳嗽、咳痰、喘息症状中任何一项明显加剧。

（2）慢性迁延期：不同程度的咳嗽、咳痰、喘息症状迁延 1 个月以上者。

（3）临床缓解期：经治疗或临床缓解，症状基本消失，或偶有轻微咳嗽、痰液量少，持续 2 个月以上者。

5. 并发症

（1）阻塞性肺气肿：慢性支气管炎最常见的并发症。

（2）支气管肺炎：慢性支气管炎蔓延至支气管周围肺组织中，患者有寒战、发热，咳嗽增剧，痰量增加且呈脓性。白细胞及中性粒细胞增多。X 线检查，两下肺野有小斑点或小片阴影。

（3）支气管扩张：慢性支气管炎反复发作，支气管黏膜充血、水肿、形成溃疡，管壁纤维增生，管腔或多或少变形，扩张或狭窄。扩张部分多呈柱状变化。

三、辅助检查

（1）胸部 X 线检查：早期无异常，病程长者支气管管壁增厚，两肺纹理粗乱，呈网状、条索状或斑点状阴影，下肺野较明显。

（2）呼吸功能检查：早期常无异常，随病情逐渐进展出现阻塞性通气功能障碍，常表现为如下两点，①第一秒用力呼气量占用力肺活量百分率（FEV$_1$/FVC）< 60%；② MBC（最大通气量）< 80%（预计值）。

（3）血液检查：慢支急性发作或并发肺部感染时白细胞、中性粒细胞增多。喘息型者嗜酸性粒细胞可增多。

（4）痰液检查：涂片或培养可见肺炎球菌、流感嗜血杆菌、甲型链球菌及奈瑟球菌等。涂片中可见大量中性粒细胞、已破坏的杯状细胞等，喘息型慢支者常见较多的嗜酸性粒细胞。

四、治疗

采取防治结合的综合措施。急性发作期和慢性迁延期应以控制感染及对症治疗为主，缓解期宜加强锻炼，增强体质，提高机体抵抗力，预防复发，减少并发症。

急性发作期的治疗要点如下。

（1）控制感染：根据感染的主要致病菌和严重程度选用抗生素。常用的抗生素有青霉素类、大环内酯类、氨基糖苷类、喹诺酮类、头孢菌素类等。

（2）祛痰：对急性发作和慢性迁延患者，在抗感染的同时还要结合其他治疗方法，但应避免应用强镇咳剂，如可卡因等，以免抑制呼吸中枢及加重呼吸道阻塞及炎症。常用药物有氯化铵合剂、溴己新、喷托维林等。

（3）解痉、平喘：用于喘息患者，常选氨茶碱、沙丁胺醇等吸入，若气道舒张剂用后气道仍有持续阻塞，可用激素，如泼尼松 20 ~ 40 mg/d。

五、护理

1. 护理评估

（1）健康史：主要评估如下几点。①成人随年龄增加，免疫功能逐渐减退，呼吸道防御功能退化，患病率随年龄的增加而增高，50 岁以上发病率可高达 15%。②询问患者是否吸烟，了解吸烟的时间和量。③询问患者每次发作是否与季节和气候的突变有关。寒冷常为本病发作的重要原因和诱因，尤其是气候突变时，冷空气刺激使呼吸道局部小血管痉挛，纤毛运动障碍，呼吸道防御功能降低，净化作用减弱，有利于病毒、细菌入侵和繁殖。④有害的粉尘和大气污染（如二氧化硫、二氧化氮）等的慢性刺激，也是本病的重要诱因。

（2）身体状况。

1）主要症状：多缓慢起病，病程较长，因反复急性发作而加重。初期症状轻微，在寒冷季节、吸烟、劳累、感冒后可引起急性发作或症状加重，夏天气候转暖时可自然缓解。主要症状有慢性咳嗽、咳痰、喘息。

2）评估要点：①咳嗽，评估咳嗽性质、音色、持续的时间，慢性支气管炎的咳嗽多在晨间出现，注意咳嗽的伴随症状，如疲乏、失眠、注意力不集中等。②咳痰，痰液的色、质、量、气味等，由于夜间睡眠后，管腔内积聚痰液，加之副交感神经兴奋，支气管分泌物增加，故起床后或体位改变时可刺激排痰，常以清晨排痰较多；③喘息或气急，喘息型慢支有支气管痉挛，可有喘息，可闻及哮鸣音。

（3）实验室和其他检查：主要评估如下几点。①胸部 X 线检查是否有支气管管壁增厚、两肺纹理粗乱，是否呈网状、条索状或斑点状阴影。②呼吸功能检查有无出现阻塞性通气功能障碍。③血液检查和痰液检查可判断是否发生了继发细菌感染。

（4）心理 – 社会资料：慢性支气管炎患者早期由于症状和体征不明显，一般不会影响生活和工作，故患者往往不予重视，感染时治疗也不及时。后期由于病程长，反复发作，身体每况愈下，给患者及其家庭带来较重的精神和经济负担，患者易出现烦躁不安、忧郁、焦虑的情绪。由于缺氧，年老者咳嗽无力，痰不易咳出，容易产生精神不振、失眠、语言交流费力等。

2. 护理诊断

清理呼吸道无效：与痰液多而黏稠、年老体弱无力咳嗽等有关。

3. 护理目标

患者痰能咳出，喘息时缓解。

4. 护理措施

（1）一般护理。

1）环境和休息：保持室内空气流通、新鲜，冬季注意保暖，避免受凉感冒，以免加重病情。环境要安静、舒适。注意休息，采取舒适体位，急性发作期应卧床休息，取半卧位。

2）饮食护理：慢性支气管炎是一种消耗性疾病，宜给予高热量、高维生素、低脂清淡、易消化的流质及半流质饮食，鼓励患者多饮水，除补充机体每日需要量外，须根据体温、痰液黏稠度、丧失的水分，估计每日水分补充量，使痰液稀释，易于排出。保证每日摄入量在 1.5 ~ 2 L。

（2）病情观察：监测患者基本生命体征；密切观察咳、痰、喘症状及诱发因素，尤其是痰液的性质和量；评估临床分型、分期，如是单纯型慢支还是喘息型慢支，是急性发作期还是慢性迁延期；观察有无阻塞性肺气肿、肺动脉高压、肺源性心脏病的发生。

（3）保持气道通畅。

1）鼓励患者多饮水：根据机体每日需要量、体温、痰液黏稠度，估计每日水分补充量，使痰液稀释，易于排出。

2）促进排痰：指导患者深吸气后有意识地咳嗽，协助患者翻身并辅以拍背，酌情采用胸部物理治疗，如胸部叩击和震颤、体位引流、吸痰等，以利于排痰，保持气道通畅。

3）超声雾化吸入：超声雾化吸入使药液直接吸入呼吸道局部，消除炎症、减轻咳嗽、痰液稀释、帮助祛痰。合并呼吸道感染可用生理盐水加庆大霉素雾化吸入；痰液黏稠可用生理盐水加 α – 糜蛋白酶或复方安息香酊雾化吸入；解痉平喘可用生理盐水加沙丁胺醇等雾化吸入。

（4）用药护理：遵医嘱使用祛痰、镇咳药，应以抗感染、祛痰为主，不宜选用强烈镇咳药如可卡因，以免抑制咳嗽中枢，加重呼吸道阻塞，导致病情恶化。

5. 护理评价

患者呼吸困难减轻；咳嗽减轻，能有效咳嗽；活动耐力增加；水肿减轻或消失，尿量正常；患者食欲增加，营养状况改善；焦虑减轻或消失。

6. 健康教育

（1）指导患者适当休息，加强营养。

（2）教育患者认识积极预防感染的重要性，鼓励患者，特别是缓解期患者坚持锻炼，以加强耐寒能力和提高机体抵抗力。注意保暖，避免受凉，预防感冒。

（3）避免刺激呼吸道，如戒烟。同时注意改善环境卫生，做好个人劳动保护，消除及避免烟雾、粉尘和刺激性气体等诱发因素对呼吸道的影响。

（陈海珠）

第三节　阻塞性肺气肿

阻塞性肺气肿简称肺气肿，是由于吸烟、感染、大气污染等有害因素的刺激，引起终末细支气管远端（呼吸细支气管、肺泡管、肺泡囊和肺泡）的气道弹性减退、过度膨胀、充气和肺容积增大，并伴有气管壁破坏，是一种不可逆的慢性进展性疾病，临床上多为慢性支气管炎（简称慢支）的并发症。由于大多数肺气肿患者同时伴有慢性咳嗽、咳痰病史，很难把肺气肿和慢支截然分开。因此，临床上把具有气流阻塞特征的慢支或肺气肿统称为慢性阻塞性肺疾病（COPD）。

一、病因与发病机制

肺气肿的发病因素至今尚未完全阐明，一般认为是由多种因素协同作用形成的。

（1）吸烟、大气污染、感染等引起慢支的因素均可引起肺气肿。

（2）蛋白酶－抗蛋白酶平衡失调：体内的一些蛋白水解酶对肺组织有消化作用，而抗蛋白酶对于弹力蛋白酶等多种蛋白酶有抑制作用。蛋白酶和抗蛋白酶的平衡是维持肺组织正常结构免于破坏的重要因素。消化肺组织的蛋白酶有两种来源，外源性来自细菌和真菌等病原体，内源性来自中性粒细胞和肺泡巨噬细胞。吸烟使弹性蛋白酶活性增加，并使抗蛋白酶失活。

肺气肿的发病机制包括：①由于支气管的慢性炎症，出现不完全性阻塞，吸气时气体容易进入肺泡，呼气时由于胸膜腔内压增加使气管闭塞，残气量增加，使肺泡充气过度；②慢性炎症破坏小气管的软骨，使其失去支架作用，气体尚能进入肺泡，但呼气时气管软骨的塌陷使气体的排出受阻，导致肺泡明显膨胀和压力增高；③肺部慢性炎症使白细胞和巨噬细胞蛋白水解酶的释放增加，使肺组织和肺泡壁损害导致多个肺泡融合成肺大疱，形成肺气肿；④肺泡壁的毛细血管受压，血液供应减少，使肺组织营养障碍，也引起肺泡壁弹力减弱，易促成肺气肿的发生。

二、临床表现

缓慢起病，病程较长，因反复急性发作而加重。

1. 症状

慢支并发肺气肿时，在原有咳嗽、咳痰、喘息等症状的基础上出现逐渐加重的呼吸困难。早期仅在体力劳动或上楼、爬坡等活动时出现气促，随着病情发展逐渐加重。轻度活动，甚至在静息时也感呼吸困难。当慢支急性发作时，支气管分泌物增多，通气功能障碍进一步加重，胸闷、气急加剧，严重时可出现呼吸功能衰竭的表现，如发绀、头痛、嗜睡、意识恍惚等。

2. 体征

早期体征不明显。随着病情发展出现桶状胸，呼吸运动减弱；触诊语颤减弱或消失，叩诊呈过清音，肺下界和肝浊音界下降，心浊音界缩小或不易叩出；听诊肺部呼吸音减弱，呼气延长，并发感染时肺部可有湿啰音，心音遥远。

3. 并发症

可并发自发性气胸、慢性肺源性心脏病等。

4. 心理－社会表现

慢性阻塞性肺气肿由于病程长，反复发作，每况愈下，给患者带来较重的精神和经济负担，患者易出现焦虑、悲观、沮丧等心理反应。

三、辅助检查

1. 胸部 X 线检查

典型 X 线改变为胸廓前后径增大，肋间隙增宽，肋骨平行，膈低平；两肺透亮度增加；肺纹理减少或有肺大疱征象；心脏常呈垂位，心影狭长。

2. 呼吸功能检查

通气功能障碍最典型改变是用力呼气流速的持续减低，第一秒用力呼气量占用力肺活量百分率（FEV_1/FVC）< 60%，残气量（RV）增加，残气量占肺总量的百分比（RV/TLC）> 40%（为诊断肺气肿的重要指标）。

3. 动脉血气分析

早期无异常。出现明显缺氧及 CO_2 潴留时，则 PaO_2 降低，$PaCO_2$ 升高，并可出现失代偿性呼吸性酸中毒（呼酸），pH 降低。

4. 血液和痰液检查

一般无异常，继发感染时似慢支急性发作表现。

四、治疗

治疗目的是延缓疾病的进展，控制各种症状及并发症，改善呼吸功能，解除心理情绪障碍，提高患者生活质量。

1. 去除病因

劝导患者戒烟，避免诱发因素，加强锻炼，增强体质。对于接触有害气体或粉尘者，应改善工作或生活环境。

2. 对症治疗

止咳、祛痰、平喘、控制感染。急性发作期应尽早选择恰当的抗生素治疗。

3. 长期家庭氧疗

持续低流量吸氧能改变疾病的自然病程，每日 12 ~ 15 h 的给氧能延长寿命，若能达到每日 24 h 的持续氧疗，效果更好。

4. 运动及呼吸机功能锻炼

可改善呼吸功能，增强体质。

5. 手术治疗

局限性肺气肿或肺大疱可进行合适的手术治疗。

五、护理

1. 护理评估

（1）健康史：询问患者是否存在引起慢支的各种因素如感染、吸烟、大气污染、职业性粉尘和有害气体的长期吸入、过敏等，有无哮喘或支气管扩张的病史及患病的时间。

（2）身体状况。

1）主要症状：慢支并发肺气肿时，在原有咳嗽、咳痰、喘息等症状的基础上出现逐渐加重的呼吸困难。当慢支急性发作时，支气管分泌物增多，通气功能障碍进一步加重，胸闷、气急加剧，严重时可出现呼吸衰竭的表现，如发绀、头痛、嗜睡、意识恍惚等。

2）评估要点：依据呼吸困难与活动之间的关系，判断呼吸困难的严重程度。

Ⅰ级：上二楼即感气急，尚可胜任工作，但容易疲劳。

Ⅱ级：平常走路时即有气急，能勉强工作。

Ⅲ级：穿衣、说话等日常生活即有气急，不能工作。

Ⅳ级：静息时也有呼吸困难，劳动力完全丧失。

（3）实验室和其他检查：主要评估以下内容。①胸部 X 线检查是否有胸廓前后径增大，肋间隙增宽，肋骨平行，膈低平。②是否有通气功能障碍的典型改变，包括 $FEV_1/FVC < 60\%$，RV 增加，RV/TLC > 40%。

（4）心理 – 社会资料：慢性阻塞性肺气肿由于病程长，反复发作，每况愈下，给患者带来较重的精神和经济负担，患者易出现焦虑、悲观、沮丧等心理反应，甚至对治疗失去信心。病情一旦发展到影响工作和生活时，会导致患者心理压力增加，生活方式发生改变，也会影响到工作，甚至因无法工作而感到孤独。

2. 护理诊断

（1）低效型呼吸形态：与肺气肿有关。

（2）活动无耐力：与慢性阻塞性肺气肿引起的缺氧有关。

（3）清理呼吸道无效：与痰液黏稠、咳嗽无力、支气管痉挛有关。

（4）营养失调－低于机体需要量：与食欲减退、能量消耗增加有关。

3. 护理目标

（1）患者能有效地进行呼吸肌功能锻炼，呼吸功能逐渐改善。

（2）患者能够得到充足的休息，体力恢复。

（3）患者能进行有效咳嗽、排痰，呼吸道通畅。

（4）患者能了解基本的饮食营养知识，遵循饮食计划，营养状况改善。

4. 护理措施

除按慢性支气管炎的护理方法护理外，还应采取以下措施。

（1）缓解呼吸困难，改善缺氧。

1）氧疗是纠正 COPD 缺氧的最直接和最有效的方法，但不适当的氧疗不仅会影响疗效，甚至还会造成一些比较严重的后果。通常给予 1 ~ 2 L/min 的氧流量，吸氧后 PaO_2 达到 55 mmHg 以上，$PaCO_2$ 呈逐渐下降趋势，即达到了基本要求。

2）患者取半卧位，使膈肌下降，增加肺通气，减轻呼吸困难。

3）遵医嘱使用支气管舒张剂，注意药物的不良反应。

（2）加强营养。患者因反复呼吸道感染，呼吸困难，使能量消耗增加、进食量不足等引起营养不良。应向患者及家属解释摄取足够营养对满足机体需要、保持和恢复体力的重要性，强调营养不良、维生素 A 缺乏、维生素 C 缺乏会使呼吸道防御能力下降、黏膜上皮细胞修复功能减退，从而促使疾病的发生和发展。应给予高热量、高蛋白质、高维生素饮食，避免产气食物摄入，以防因腹胀而使膈肌上升而影响肺部换气功能。呼吸困难伴有便秘者，应鼓励多饮水，多食含纤维素高的蔬菜和水果，保持大便通畅。

5. 健康教育

除同慢性支气管炎的健康指导外，还应对患者进行以下指导。

（1）戒烟。吸烟是 COPD 的主要病因，有资料表明，戒烟不仅能有效地延缓病情的进展，对于某些早期患者，戒烟还可使病情获得逆转。应教育患者及家属认识到戒烟的重要性。

（2）吸氧。对于长期接受家庭氧疗的患者，首先向患者说明长期家庭氧疗的必要性及给患者带来的好处，取得患者的积极配合，同时指导患者，长期家庭氧疗每日吸氧的时间必须超过 15 h，否则疗效将会受到影响。此外，长时间高浓度吸氧（大于 50%）还会引起氧中毒，应避免长时间吸入高浓度氧。

（3）呼吸功能训练。呼吸功能障碍的患者常会形成不良的呼吸习惯，应指导患者进行正常呼吸训练，改善呼吸功能。

1）膈肌呼吸锻炼：指导患者进行膈肌呼吸锻炼。①患者采取舒适而松弛的半坐卧位姿势；②指导患者用鼻进行深吸气，并将腹部鼓起，在吸气末自然且短暂地屏息，造成一个平顺的呼吸形态使进入肺的空气均匀分布；③呼气时，指导患者收腹以协助膈肌将气体排出肺，并指导患者噘嘴慢慢地呼气，理想的呼气时间应是吸气时间的 2 ~ 3 倍；④每分钟训练 10 次左右，每日训练 2 次，每次 10 ~ 15 min，熟练后增加训练次数和时间；⑤患者采用半坐卧位的姿势能熟练掌握这种呼吸运动后，也可以平卧、站立及运动中进行练习。在平卧位练习时，患者可一只手置于腹部，另一只手置于胸部以感受自己的呼吸是否正确。

2）缩唇呼吸：此为控制呼吸的最佳技术之一。鼓励患者全身放松，由鼻吸气，然后由噘起的嘴唇缓慢且完全地呼气，此时患者会产生一种"吹"的效果。缩唇呼气可使呼出的气体流速减慢，延缓呼气气流下降，防止小气道因塌陷而过早闭合，改善通气和换气。

（陈海珠）

第四节　慢性肺源性心脏病

慢性肺源性心脏病（简称肺心病）是由肺组织、肺动脉血管或胸廓的慢性病变引起的肺组织结构和功能异常，产生肺血管阻力增加、肺动脉高压可使右心室扩张、肥大，伴或不伴右心衰竭的心脏病。本病患病年龄多在 40 岁以上，随年龄增长患病率增高，平均患病率我国为 0.4%。急性呼吸道感染是肺心病急性发作的主要诱因，常导致肺、心功能衰竭。重症肺心病的病死率仍较高。

一、病因与发病机制

1. 病因

（1）支气管、肺疾病：80%～90% 由 COPD 引起。其次为支气管哮喘、支气管扩张、重症肺结核、肺尘埃沉着症、慢性弥漫性肺间质纤维化、结节病等。

（2）胸廓运动障碍性疾病：较少见，如脊柱后、侧凸，以及各种原因造成的胸廓畸形和运动受限。

（3）肺血管疾病：甚少见，如肺小动脉栓塞、累及肺动脉的过敏性肉芽肿病等。

2. 发病机制

（1）肺动脉高压的形成。

1）肺血管阻力增高的功能性因素：机体缺氧、高碳酸血症及呼吸性酸中毒，可使肺小动脉收缩、痉挛，引起肺动脉高压。其中缺氧是肺动脉高压形成最重要的因素。

2）肺血管阻力增高的解剖学因素：长期反复发作的慢支及其周围炎可累及邻近肺细小动脉，引起管壁炎症，管壁增厚，管腔狭窄或纤维化，甚至完全闭塞，肺泡内压增高，压迫肺泡壁毛细血管，使肺泡壁毛细血管床减少，当其减少超过 70% 时，则肺循环阻力增大，促使肺动脉高压发生。

3）血容量增多和血液黏稠度增加：慢性缺氧产生继发性红细胞增多，血液黏稠度增加，血流阻力随着增高，使肺动脉压增高。另外，缺氧可使肾小动脉收缩，肾血流量减少，促使水、钠潴留，水、钠的潴留可致血容量增多。

（2）心脏病变和心力衰竭：长期肺循环阻力增高，右心负荷加重，发生右心室代偿性肥厚。随着病情发展，肺动脉压进一步增高，超过右心室的负荷时，右心失代偿，排血量下降、舒张末压增高，导致右心室扩大和右心衰竭。

（3）其他重要器官的损害：缺氧和高碳酸血症除影响心脏外，还可使其他重要器官如脑、肝、肾、胃肠及内分泌、血液系统等发生病理改变，引起多器官功能损伤。

二、临床表现

本病发展缓慢，临床上除原发病的各种症状和体征外，可逐步出现肺、心功能衰竭，以及其他器官损害的征象。如下按其功能的代偿期与失代偿期进行介绍。

1. 肺、心功能代偿期（包括缓解期）

此期主要是原发病和慢性阻塞性肺气肿的表现。慢性咳嗽、咳痰、气急或伴喘息，活动后可感心悸、呼吸困难、乏力和活动耐力下降。体检可有明显肺气肿体征，听诊多有呼吸音减弱，感染时肺部可闻及干、湿啰音；肺动脉瓣区第二心音亢进，提示有肺动脉高压；三尖瓣区出现收缩期杂音，或剑突下可见心脏冲动，多提示右心室肥厚、扩大；部分患者因肺气肿使胸膜腔内压升高，阻碍腔静脉回流，可见颈静脉充盈；因膈肌下降，使肝上界及下缘明显下移。

2. 肺、心功能失代偿期（包括急性加重期）

呼吸衰竭的表现最突出，有或无心力衰竭。由肺血管疾病引起的肺心病则以心力衰竭为主，呼吸衰竭较轻。

（1）呼吸衰竭：常因急性呼吸道感染而诱发，患者呼吸困难严重、发绀明显，甚至出现烦躁、谵妄、嗜睡、昏迷、抽搐等肺性脑病的表现。

（2）心力衰竭：以右心衰竭为主，表现为明显倦怠、乏力、尿少，下肢乃至全身水肿。体检可有颈静脉怒张；剑突下心脏冲动明显，心界向左扩大（仅少数患者可叩出），三尖瓣区可闻及收缩期吹风样杂音，可有奔马律；肝大，肝颈静脉回流征阳性。

3. 并发症

（1）肺性脑病：由于呼吸衰竭所致的缺氧，二氧化碳潴留而引起的精神障碍、神经系统症状的一种综合征，但必须排除脑动脉硬化、严重电解质紊乱、单纯性碱中毒、感染中毒性脑病等。肺性脑病是肺心病死亡的首要原因，应积极防治。

（2）酸碱失衡及电解质紊乱：肺心病出现呼吸衰竭时，由于缺氧和二氧化碳潴留，当机体发挥最大限度代偿能力仍不能保持体内平衡时，可发生各种不同类型的酸碱失衡及电解质紊乱，使呼吸衰竭、心力衰竭、心律失常的病情更加恶化。对治疗及预后皆有重要意义，应进行监测及时采取治疗措施。

（3）心律失常：多表现为房性期前收缩及阵发性室上性心动过速，其中以紊乱性房性心动过速最具特征性。也可有心房扑动及心房颤动。少数病例由于急性严重心肌缺氧，可出现室颤以至心搏骤停。应注意与洋地黄中毒等引起的心律失常相鉴别。

（4）休克：肺心病休克并不多见，一旦发生，预后不良。发生原因：①感染中毒性休克；②失血性休克，多由上消化道出血引起；③心源性休克，由严重心力衰竭或心律失常所致。

（5）其他：消化道出血、弥散性血管内凝血（DIC）等。

三、辅助检查

1. 胸部 X 线检查

除肺、胸原发疾病的 X 线征象外，还有肺动脉高压和右心室肥大的征象，如右下肺动脉干扩张，横径 ≥ 15 mm；肺动脉段突出或其高度 ≥ 3 mm；右心室肥大征等皆为诊断肺心痛的主要依据。

2. 心电图检查

主要为右心室肥大的改变，如电轴右偏、重度顺钟向转位、$RV_1+SV_5 ≥ 1.05$ mV 及肺型 P 波，也可见右束支传导阻滞及低电压图形，可作为诊断肺心病的参考条件。

3. 血气分析

可出现低氧血症、高碳酸血症，呼吸衰竭时出现 $PaO_2 < 60$ mmHg（8 kPa），$PaCO_2 > 50$ mmHg（6.6 kPa），pH 可正常或降低。

4. 血液检查

红细胞和血红蛋白可升高，全血黏度和血浆黏度可增加，红细胞电泳时间常延长，并发感染时白细胞总数增加或有核左移。部分患者血清学检查可有肾功能、肝功能的异常及电解质紊乱。

5. 其他检查

肺功能检查对早期或缓解期肺心病有意义。痰细菌学检查对急性加重期肺心病使用抗生素有指导意义。

四、治疗

1. 急性期治疗

（1）控制感染：感染是发生呼吸衰竭和心力衰竭的常见诱因，故需积极应用药物予以控制。日前主张联合用药，宜根据痰培养和致病菌对药物敏感的测定结果，选用青霉素类、氨基糖苷类、喹诺酮类及头孢菌素类抗生素。

（2）改善呼吸功能：维持呼吸道通畅，纠正缺氧和二氧化碳潴留。通常采用低浓度、低流量持续给氧，流量为 1 ~ 2 L/min，24 h 持续不间断吸氧。使用止喘药、祛痰药，翻身、背部叩击、雾化吸入等，是保持气道通畅的重要措施。

（3）控制心力衰竭：轻度心力衰竭给予吸氧，改善呼吸功能、控制呼吸道感染后症状即可减轻或消失。较重者可适当选用利尿药、强心药或血管扩张药。为避免大量利尿引起的血液浓缩、痰液黏稠，加重气道阻塞及低钾血症，肺心病使用利尿剂时以缓慢、小量、间歇为原则。如氢氯噻嗪 25 mg，每日 1 ~ 3次，一般不超过 4 d，尿多时需加 10% 枸橼酸钾 10 mL，每日 3 次。重度或急需者可用呋塞米 20 mg。感染控制和呼吸功能改善后，心力衰竭控制仍不满意时可加用强心药。因肺心病患者长期处于缺氧状态，对洋地黄类药物的耐受性低，容易中毒，故使用洋地黄类药物时应以快速、小剂量为原则，用药前要积极纠正缺氧和低钾血症，用药过程中密切观察药物不良反应。

（4）控制心律失常：病因消除后心律失常往往会自行消失。如果持续存在可根据心律失常的类型选用药物。

2. 缓解期治疗

主要是积极治疗原发病，减少急性发作，改善心肺功能。

五、护理

1. 护理评估

（1）健康史：主要评估以下内容。本病多由慢性呼吸道疾病发展而来，患者有 10 余年甚至 20 年以上的漫长病史，因此应了解有无慢性阻塞性肺疾病、支气管哮喘、支气管扩张等病史。慢性肺心病急性发作以冬、春季多见，常因急性呼吸道感染、吸烟、寒冷季节而加重，尤其是反复发生的急性呼吸道感染。注意收集诱发病情加重的因素及季节变化的影响。

（2）身体状况：根据肺、心功能情况将肺心病分为代偿期和失代偿期。

1）肺、心功能代偿期：支气管肺部及胸廓原发疾病的症状和体征。活动后心悸、呼吸困难，有呼吸道感染时咳嗽加剧，痰量增多。

2）肺、心功能失代偿期：①呼吸衰竭，肺功能不全的晚期表现，呼吸困难加重，明显发绀，心率加快和脑功能紊乱，常有头痛、失眠、食欲下降，白天嗜睡，甚至出现表情淡漠、意识恍惚、谵妄等肺性脑病的表现；②心力衰竭，以右心衰竭为主；③并发症，有体液平衡失调、心律失常、休克、消化道出血、弥散性血管内凝血（DIC）等。

（3）实验室和其他检查：主要评估以下内容。①X 线检查，除肺、胸基础疾病的 X 线征象外，还有肺动脉高压和右心室肥大的征象，皆为诊断肺心病的主要依据。②血常规检查，红细胞和血红蛋白可升高。急性感染时白细胞总数增加或有核左移。③血气分析，低氧血症和（或）高碳酸血症，如 $PaO_2 < 60$ mmHg 和（或）$PaCO_2 > 50$ mmHg 时，表示有呼吸衰竭症状。④心电图检查，主要表现为右心室肥大和右心房肥大。⑤肝功能监测情况。

（4）心理 – 社会资料：肺心病患者多数经济收入较低，生活条件较差，加上疾病迁延不愈，临床疗效不显著，患者心情沉重、情绪低落，对治疗缺乏信心，如遇周围环境和亲人的冷漠，可使患者更加痛苦，易产生绝望厌世心理。家属由于长年照顾患者会产生疲惫而不耐烦心态，也给家庭的生活和经济带来沉重的负担。患者逐渐丧失生活和工作能力，带来一些社会问题。

2. 护理诊断

（1）气体交换受损：与肺泡及毛细血管丧失，弥散面积减少，导致通气与血流比例失调有关。

（2）清理呼吸道无效：与痰多黏稠、无力咳嗽或无效咳嗽等有关。

（3）体液过多：与右心功能不全使静脉回流障碍、静脉压升高有关。

（4）活动无耐力：与肺部原发病及肺、心功能下降引起慢性缺氧有关。

（5）潜在并发症：①酸碱平衡失调，与呼吸衰竭导致的体液失衡、右心衰竭引起的恶心和呕吐等有关；②上消化道出血，与右心衰竭引起的消化道黏膜淤血、糜烂或形成应激性溃疡有关。

3. 护理目标

（1）患者呼吸趋于平稳，发绀减轻。

（2）痰能咳出，肺部啰音消失。

（3）尿量增加，水肿减轻或消失。

（4）活动耐力增强。

（5）无并发症发生。

4. 护理措施

（1）气体交换受损。

1）观察病情：定时监测血气分析，注意观察 PaO_2、$PaCO_2$ 等的变化。观察呼吸的频率、节律、深度及其变化特点，如由深而慢的呼吸变为浅快呼吸，且出现点头、提肩呼吸、节律不规则等提示有呼吸衰竭的可能。观察患者有无头痛、意识障碍等肺性脑病表现。

2）休息：卧床休息，减少机体耗氧量，从而减慢心率和减轻呼吸困难，有利于肺、心功能的改善。

3）合理氧疗：根据缺氧和二氧化碳潴留程度，一般给予持续低流量（1 ~ 2 L/min）、低浓度（25% ~ 29%）吸氧。

4）慎用药物：慎用镇静催眠药，以免诱发或加重肺性脑病，以及进一步加重呼吸衰竭。

（2）清理呼吸道无效：促进排痰，改善通气功能。

（3）心力衰竭的护理。

1）合理饮食：低盐、低热量、清淡、易消化和富含纤维的饮食。应用排钾利尿剂的患者应注意钾的摄入，鼓励患者多吃含钾高的食物和水果（如香蕉、枣等）。

2）入量的限制：限制钠盐的摄入，每日进水量限制在 1 ~ 1.5 L。根据病情限制输液量、控制输液速度。输液量每日不超过 1 L，速度不超过每分钟 30 滴。

3）监测血压、脉搏、呼吸、心率、心律、尿量及意识，记录 24 h 液体出入量。观察有无尿少、下肢水肿、食欲缺乏、腹胀、腹痛等右心衰竭的表现。如有异常，及时通知医生处理。

（4）心理护理：了解患者患病后的心理反应和情绪变化，因肺心病患者精神休息与体力休息同等重要，情绪波动、焦虑、紧张等不良的心理反应可导致交感神经兴奋，儿茶酚胺分泌增加，心率加快，心肌耗氧量增加，导致呼吸困难、心力衰竭加重。因此，应理解患者的反应，做好患者的心理护理，帮助患者认识这些问题并指导应对措施。

（5）用药护理：肺心病多因呼吸道感染而加重心力衰竭，因此，如能有效地控制呼吸道感染，改善缺氧和高碳酸血症，配合应用利尿剂，即可控制心力衰竭，无须使用强心剂。但对以右心衰竭为主的患者，或呼吸道感染已控制、利尿剂不能取得良好的疗效时，即应考虑应用强心剂。

1）利尿剂：利尿剂的使用应以缓慢、小量和间歇用药为原则，利尿过猛容易导致发生以下结果。①脱水使痰液黏稠不易咳出，加重呼吸衰竭；②低钾、低氯性碱中毒，抑制呼吸中枢，使通气量降低，耗氧量增加，加重神经精神症状；③血液浓缩可增加循环阻力，且易发生弥散性血管内凝血。利尿剂尽可能在白天给药，以免因频繁排尿而影响患者的夜间睡眠。用药后应观察患者的精神症状、痰液黏稠度、有无腹胀、四肢是否无力等，准确记录给药时间和 24 h 尿量，如出现尿量过多、脉搏细快、血压下降、全身乏力、口渴等血容量不足现象，应立即报告医生并停药。

2）强心剂：遵医嘱给药，注意药效并观察毒性反应。由于肺心病患者长期处于缺氧状态，对洋地黄类药物耐受性很低，故疗效差、易中毒，用药前应注意纠正缺氧，宜选用速效、排泄快的制剂，剂量宜小。

3）呼吸兴奋剂：必须在保持呼吸道通畅的基础上应用呼吸兴奋剂，同时配合氧疗，在用药过程中注意药物的不良反应。

5. 预后

慢性阻塞性肺疾病预后与病情轻重和合理治疗有关。积极治疗可延缓病情发展。总之，要早发现、早治疗，防止发生多脏器功能衰竭，使病情得到控制，降低肺心病的病死率。

6. 健康教育

（1）帮助患者及家属认识肺心病的病因，向患者宣传及时控制呼吸道感染、增强体质、改善心肺功能、防止肺心病进一步发展的重要性。

（2）教会患者呼吸训练、呼吸体操等方法，嘱家属督促患者长期坚持。

（3）积极防治呼吸道慢性疾病，避免各种诱发因素。

（4）告知患者增加营养，保证足够的热量和蛋白质的供应。

（5）定期门诊随访。患者如感到呼吸困难加重、咳嗽剧烈、咳痰、尿量减少、水肿明显或家属发现患者表情淡漠、嗜睡或兴奋躁动、口唇发绀提示病情变化或加重，需及时就医诊治。

（陈海珠）

第五节　支气管哮喘

支气管哮喘简称哮喘，是指以嗜酸性粒细胞、肥大细胞和 T 淋巴细胞等多种炎症细胞参与的气道慢性炎症。这种炎症使易感者对各种激发因子具有气道高反应性，并引起气道狭窄。临床上以反复发作性呼气性呼吸困难伴哮鸣音为特点，可自行缓解或经治疗后缓解。本病约 40% 有家族史。儿童发病率高于成人，发达国家高于发展中国家，城市高于农村。

一、病因与发病机制

哮喘的病因与发病机制尚不十分清楚，目前认为与多基因遗传有关，同时受环境因素影响，也与变态反应、气道炎症、气道反应性增高及神经学因素相互作用有关。

1. 病因与诱因

（1）遗传因素：有学者认为，哮喘是一种有明显家族聚集倾向的多基因遗传病，遗传发生率为 70% ~ 80%。

（2）环境因素：应变原是诱发哮喘的一组重要病因，以吸入为主，如花粉、尘螨、动物的毛屑、二氧化硫、氨气等各种特异性和非特异性的吸入物。

（3）感染：哮喘急性发作常见的诱因，如病毒、细菌、原虫、寄生虫等感染。

（4）其他：气候变化、某些药物、剧烈运动，以及精神因素等均可诱发哮喘。

2. 发病机制

（1）变态反应：被公认的主要是特异性变态反应。变应原进入具有过敏体质的机体后，通过巨噬细胞和 T 淋巴细胞的传递，可刺激机体的 B 淋巴细胞合成特异性 IgE，并结合于肥大细胞和嗜碱性粒细胞表面的高亲和性的 IgE 受体。若变应原再次进入体内，可与肥大细胞和嗜碱性粒细胞表面的 IgE 交联，从而促发细胞内一系列反应，使该细胞合成并释放多种活性介质导致平滑肌收缩、黏液分泌增加、血管通透性增高和炎症细胞浸润等。炎症细胞在介质的作用下又可分泌多种介质，使气道病变加重，炎症浸润增加，产生哮喘的临床症状。

（2）气道炎症：表现为以肥大细胞、嗜酸性粒细胞和 T 淋巴细胞为主的多种炎症细胞在气道的浸润和聚集。这些细胞相互作用可以分泌出数十种炎症介质和细胞因子。这些介质、细胞因子与炎症细胞相互作用和影响，可使气道炎症持续存在，引起气道平滑肌收缩，黏液分泌增加，血浆渗出和黏膜水肿。总之，哮喘的气道慢性炎症是由多种炎症细胞、炎症介质和细胞因子参与的，它们相互作用形成恶性循环，使气道炎症持续存在。其相互关系十分复杂。

（3）气道高反应性（AHR）：表现为气道对各种刺激因子出现过强或过早的收缩反应，是哮喘的重要特征。目前普遍认为气道炎症是导致气道高反应性的重要机制之一。

（4）神经机制：气管受复杂的自主神经支配。除胆碱能神经、肾上腺素能神经外，还有非肾上腺素能非胆碱能（NANC）神经系统。NANC 释放舒张支气管平滑肌的神经介质，如血管活性肠肽（VIP）、一氧化氮（NO），以及收缩支气管平滑肌的介质，如 P 物质、神经激肽等。两者平衡失调，则可引起支气管平滑肌收缩。

二、临床表现

1. 症状

起病急，哮喘发作前可有干咳、打喷嚏、流泪等先兆，随之很快出现哮喘发作。典型表现为发作性伴有哮鸣音的呼气性呼吸困难或发作性胸闷和咳嗽，严重者被迫采取坐位或端坐位呼吸，甚至出现发绀等，有时咳嗽为唯一症状。哮喘症状可在数分钟内发作，经数小时至数天，可自行或用支气管舒张剂缓解。

2. 体征

哮喘发作时胸部呈过度充气状态，严重发作时可有颈静脉怒张、发绀、大汗淋漓、脉搏加快和奇脉，胸廓饱满，胸部叩诊呈过清音，听诊双肺可闻及以呼气期为主的哮鸣音，有时不用听诊器也可听到哮鸣音，若伴有感染，则可闻及湿啰音。

3. 并发症

并发阻塞性肺气肿、慢性肺源性心脏病、慢性呼吸衰竭及自发性气胸等。

4. 心理 – 社会表现

因哮喘发作时出现呼吸困难、濒死感而导致患者焦虑，恐惧。哮喘发作严重的患者，甚至丧失生活信心，易对家属、医务人员或支气管舒张药产生依赖心理。

三、辅助检查

1. 血常规检查

发作时可有嗜酸性粒细胞增多，但多不明显，合并感染时白细胞总数和中性粒细胞数增高。

2. 痰液检查

涂片可见较多嗜酸性粒细胞、嗜酸性粒细胞退化形成的尖棱形结晶（嗜酸性蛋白结晶）及黏液栓和透明的哮喘珠。合并感染时，应做痰涂片（查找细菌）、细菌培养及药物敏感实验。

3. 肺功能检查

哮喘发作时有关呼气流速的全部指标均显著下降，如第一秒用力呼气量（FEV_1）、第一秒用力呼气量占用力肺活量百分率（FEV_1/FVC）、呼气峰流速值（PEFR）等均显著减小，可有残气量增加及残气量占肺总量百分比增高。

4. 血气分析

哮喘发作时可有不同程度的缺氧，PaO_2 降低，由于过度通气可使 $PaCO_2$ 下降，pH 上升，表现呼吸性碱中毒。如重症哮喘，气道阻塞进一步发展，可出现呼吸性酸中毒。若缺氧明显，则可合并代谢性酸中毒。

5. 胸部 X 线检查

哮喘发作时双肺透亮度增加，呈过度充气状态，缓解期多无异常。合并肺部感染时，可见肺纹理增粗及炎症的浸润阴影。

6. 变应原检测

常用放射性变应原吸附法（RAST）可直接测定特异性 IgE 血清，哮喘患者的血清 IgE 常升高 2 ~ 6 倍。在缓解期检查可判断变应原，但应防止发生变态反应。

四、治疗

急性发作期使用支气管舒张剂和抗生素，消除诱因，控制发作；缓解期预防复发。

1. 脱离变应原

这是治疗哮喘最有效的方法。

2. 应用支气管解痉剂

（1）β_2 受体激动剂：沙丁胺醇为轻度哮喘的首选药，平喘效果迅速，可口服制剂或气雾剂吸入。

（2）茶碱类：茶碱类有松弛支气管平滑肌的作用，是中效支气管扩张剂。常口服，必要时用葡萄糖注射液稀释后静脉注入或滴入。本药有较强的碱性，局部刺激性强，不宜肌内注射。静脉用药速度过快或浓度过高，可强烈兴奋心脏，引起头晕、心悸、心律失常、血压剧降，严重者可致心搏骤停。急性心肌梗死及血压降低者禁用。

（3）抗胆碱能药物：如异丙托溴铵，具有舒缓支气管、减少分泌物分泌的作用；与β_2受体激动剂联合应用有协同作用，对于夜间哮喘、痰多的患者尤其适用。

3. 控制哮喘发作的抗炎药物

（1）糖皮质激素：当前控制哮喘最有效的抗炎药物。用于中、重度哮喘，其作用是抑制气道变应性炎症，降低气道高反应性。常用泼尼松，口服 30 ~ 40 mg/d，症状缓解后逐渐减量至 10 mg/d 以下，然后停用。重症者应及早静脉给予琥珀氢化可的松或氢化可的松，病情控制后改为口服激素，一般不宜长期应用。

（2）色苷酸钠及尼多酸钠：色苷酸钠及尼多酸钠是一种非糖皮质激素抗炎药，对预防运动和变应原诱发的哮喘最为有效。

（3）其他药物：如酮替芬、阿司咪唑、硝苯地平等药物，对治疗哮喘有一定效果。

五、护理

（一）护理评估

1. 健康史

主要评估哮喘发作是否与下列因素有关。①吸入变应原，如花粉、尘螨、真菌孢子、动物毛屑、工业粉尘、刺激性气体。②食物，引起哮喘发作的常见食物有鱼类、虾蟹、蛋类和牛奶等。过咸或过甜等刺激性强的食物也可诱发哮喘的发作。③感染，哮喘的发作与上呼吸道的反复感染有关，如病毒、细菌、真菌、原虫、寄生虫等的感染。④接触某些药物，常见的药物有阿司匹林、普萘洛尔、青霉素、磺胺类药物等。⑤其他，如吸烟、气候的变化、剧烈运动、精神紧张等也可诱发哮喘的发作，还应注意询问家族史。

2. 身体状况

（1）典型发作：发病前多有干咳、打喷嚏、流泪等先兆，随即胸部紧闷，继而出现发作性呼气性呼吸困难，伴有哮鸣音，痰黏稠、不易咳出，患者常被迫坐起。发作严重时，表现为张口抬肩、大汗、喘气费力、烦躁不安，甚至发绀。在夜间或清晨发作和加重是哮喘的特征之一。

（2）评估要点：临床上根据哮喘发作期病情轻重可分为 4 度。①轻度：行走、上楼时感气促，尚能平卧，说话连续成句，无三凹征，血气分析各项指标在正常范围，两次发作间无症状。②中度：稍事活动时感到明显气短，喜坐位，说话常有中断，可有三凹征，PaO_2 下降，日常生活受限。③重度：休息时也明显气促，呈端坐呼吸，说话单字，常有三凹征，焦虑或烦躁不安，日常生活明显受限，大汗淋漓，心率和呼吸明显增快，有奇脉、发绀，PaO_2 下降的同时有 CO_2 潴留。④危重：患者出现意识改变如嗜睡或意识障碍，不能讲话，胸腹部矛盾运动，呼吸音、哮鸣音减弱或消失，心动过缓，血压下降，严重脱水，哮喘严重发作时可持续 1 ~ 2 d，称为"重症哮喘"。

3. 并发症

可并发阻塞性肺气肿、慢性肺源性心脏病、慢性呼吸衰竭及自发性气胸等。

4. 实验室和其他检查

主要评估：①血常规检查，发作时可有嗜酸性粒细胞增多；并发感染者白细胞计数和中性粒细胞比例增高；②动脉血气分析；③X线检查，哮喘发作时两肺透亮度增加；④痰液检查，涂片可见较多的嗜酸性粒细胞及黏液栓；并发细菌感染时，痰培养、药物敏感试验有助于病原菌诊断和治疗。

5. 心理 - 社会资料

因哮喘发作时出现呼吸困难、濒死感而导致患者焦虑，恐惧。哮喘发作严重的患者，甚至丧失生活信心，易对家属、医务人员或支气管舒张药产生依赖心理。

（二）护理诊断

1. 低效型呼吸型态

与支气管狭窄、气道阻塞有关。

2. 有体液不足的危险

与哮喘反复发作或重症哮喘发作时间长，患者张口呼吸，体液消耗过多，不能进食有关。

3. 焦虑、恐惧

与呼吸困难、哮喘发作伴濒死感、健康状态不佳有关。

4. 潜在并发症

呼吸衰竭。

（三）护理目标

（1）患者呼吸困难缓解，发绀减轻或消失。

（2）摄入足够的液体，痰液稀释，排痰顺畅。

（3）情绪稳定。

（4）预防哮喘发作，不发生呼吸衰竭。

（四）护理措施

1. 改善通气，缓解呼吸困难

（1）环境：患者对气温和气味很敏感，应保持室内空气流通、新鲜，维持室温在 18 ~ 22℃、湿度在 50% ~ 70%。应避免环境中的变应原，不宜在室内放置花草及用羽毛枕头，应注意避免房间内尘埃飞扬，避免吸入刺激性物质而导致哮喘发作。

（2）体位：发作时，协助患者采取半卧位或坐位并较舒适地伏在床旁小桌上休息，以减轻体力消耗。

（3）病情观察：密切观察患者哮喘发作时的意识、面容、出汗等情况，注意观察咳嗽的性状、呼吸状况及痰的量和颜色。观察患者是否有脱水症状，监测生命体征。重症哮喘患者应有专人护理，严密观察病情变化，监测动脉血气分析结果、肺功能指标等，及时发现危重症状或并发症。

（4）给氧：哮喘发作时，PaO_2 可有不同程度的下降，按医嘱给予吸氧 2 ~ 4 L/min，伴有高碳酸血症时应低流量（1 ~ 2 L/min）、低浓度吸氧。吸氧时应注意呼吸道的湿化和通畅，避免气道干燥和寒冷气流的刺激而导致的气道痉挛。

（5）促进排痰：清除呼吸道分泌物是改善通气的重要环节。

（6）按医嘱使用支气管舒张药和抗生素。

2. 补充液体

哮喘发作的患者应注意补充液体，使痰液稀释，以利于咳出，改善通气功能。若无心、肾功能不全，鼓励患者每日饮水 2 ~ 3 L。重症哮喘应静脉补液，以纠正失水，一般补液量为每日 2 ~ 3 L，滴速以 30 ~ 50 滴 / 分为宜，避免单位时间内因输液过多而诱发心力衰竭。

3. 消除恐惧心理，促进身心休息

哮喘发作时患者精神紧张、烦躁、恐惧，而不良情绪常会诱发或加重哮喘发作。应提供良好的心理支持，尽量守护在患者床旁，多安慰患者，使其产生信任和安全感。哮喘发作时多伴有背部发胀、发凉的感觉，可采用背部按摩的方法使患者感觉通气轻松，并通过暗示、诱导或现身说法等方式或适当允许患者家属陪伴，使患者身心放松，情绪渐趋稳定，以缓解症状。

4. 预防并发症

痰液黏稠造成痰栓，使呼吸困难加重。意识不清时，应做好气管插管或气管切开准备，及时清除痰栓，减少无效腔，以预防呼吸衰竭的发生。出现呼吸衰竭时应积极采取相应措施，必要时给予人工呼吸机辅助治疗，以缓解患者呼吸困难，使呼吸肌得到休息，维持呼吸功能。若出现气胸等并发症，应积极采取相应措施，立即排气减压。

5. 用药护理

（1）拟肾上腺素类药物：目前多选用 β_2 受体兴奋剂，如沙丁胺醇，每次 2 ~ 4 mg，每日 3 次；特布他林，每次 2.5 mg，每日口服 2 ~ 3 次；沙丁胺醇气雾剂吸入，每次 0.1 ~ 0.2 mg，每日 2 ~ 3 次。缓释沙丁胺醇口服剂型每次 8 mg，每日 2 次，对夜间发作较适用，此药片内含有控释材料，必须整片吞服。其他常用的长效 β_2 受体兴奋剂有丙卡特罗、沙美特罗和班布特罗缓释片等。注意观察药物的不良反应，如头痛、头晕、心悸、手指震颤等，药物用量过大时可引起严重心律失常，甚至发生猝死。

（2）茶碱类药物：常用药物有氨茶碱，口服每次 0.1 ～ 0.2 g，每日 3 次，必要时用葡萄糖稀释后静脉注射或滴注，一般日剂量为 8 ～ 10 mg/kg，每日总量不得超过 1.5 g，静脉注射的时间应超过 10 min。茶碱缓释片必须整片吞服。茶碱类药的主要不良反应是胃肠道、心脏和中枢神经系统的毒性反应。氨茶碱用量过大或静脉注射（滴注）速度过快可引起恶心、呕吐、头痛、失眠、心律失常，严重者可引起室性心动过速、癫痫样症状、昏迷甚至心搏骤停等。

（3）糖皮质激素类药物：糖皮质激素类药物是当前防治哮喘最有效的药物。吸入剂有倍氯米松和布地奈德，吸入剂量为 200 ～ 600 μg/d。口服剂有泼尼松、泼尼松龙，可大剂量，短疗程，30 ～ 40 mg/d。严重哮喘发作时应静脉给药，可用地塞米松 10 ～ 30 mg/d。注意观察药物的不良反应，吸入剂虽然全身不良反应少，但少数患者可引起口咽部念珠菌感染、声音嘶哑或呼吸道不适，喷药后应用清水漱口可减轻局部反应和胃肠道吸收。长期口服激素可引起或加重消化性溃疡、骨质疏松等。

（五）预后

合理治疗，可减轻发作或减少发作次数，部分患者可以治愈。据统计，有 25% ～ 78% 的儿童，经过治疗或到成年期可完全缓解。如诱发因素未能消除，哮喘反复发作而加重，可并发肺气肿、肺源性心脏病及心、肺功能不全者预后较差。

（六）健康教育

（1）向患者解释哮喘的诱因，以及避免诱因的方法，使患者了解长期、适当、充分的治疗，可以完全控制哮喘的发作。

（2）熟悉哮喘发作的先兆及相应的处理方法。

（3）了解支气管舒张剂的作用、用法和不良反应，掌握正确的吸入技术。

（4）指导患者摄入营养丰富清淡饮食，避免易诱发哮喘发作的食物，如牛奶、鱼虾等，避免刺激性食物和饮酒，鼓励多饮水。

（5）适当锻炼，保证充足睡眠，增强体质。保持有规律的生活和乐观情绪，避免身心过劳。皮试查变应原，进行特异脱敏治疗。还可用哮喘疫苗预防注射以增强非特异性体液因子，提高白细胞的吞噬功能。

（陈海珠）

第六节　支气管扩张

支气管扩张是支气管慢性异常扩张的疾病。由于支气管及其周围组织的慢性炎症和支气管阻塞，支气管组织结构发生较严重的病理性破坏，以致支气管管腔扩张和变形。临床特点为慢性咳嗽伴大量脓痰和（或）反复咯血。

一、病因与发病机制

主要发病因素是支气管 – 肺组织感染和支气管阻塞，两者互为因果。其病原菌多为流感嗜血杆菌、肺炎球菌，严重病例可为铜绿假单胞菌感染所致。部分患者继发于婴幼儿期麻疹、百日咳或支气管肺炎迁延不愈。支气管扩张好发于左肺下叶，感染使支气管黏膜充血、水肿，分泌物增多，使小气管狭窄甚至阻塞，导致引流不畅而加重感染，促使支气管扩张的发生和发展。支气管先天性发育缺损和遗传因素引起的支气管扩张较少见。另有约 30% 的支气管扩张患者可能与机体免疫功能失调等因素有关。

二、临床表现

1. 症状

（1）慢性咳嗽伴大量脓痰：咳嗽、咳痰与体位改变有关，晨起及晚间卧床改变体位时咳嗽明显、痰量增多。呼吸道感染急性发作时，黄绿色脓痰明显增加，一日可达数百毫升；有厌氧菌混合感染时，痰有恶臭味，呼吸有臭味。痰液收集于玻璃瓶中静置后可分4层：上层为泡沫，下层脓性黏液，中为浑浊黏液，底层为坏死组织沉淀物。

（2）反复咯血：50% ~ 70%的患者反复咯血，量不等，从痰中带血至大咯血，咯血量与病情程度、病变范围不一致。部分患者咯血为唯一症状，无咳嗽、脓痰等呼吸道症状，临床上称为"干性支气管扩张"，多发生于引流良好的上叶支气管，且不易感染。

（3）全身中毒症状：反复的肺部感染可引起全身中毒症状，出现间歇发热或高热、乏力、食欲减退、盗汗、消瘦、贫血等，严重者可出现气促或发绀。

2. 体征

早期或干性支气管扩张可无异常肺部体征。病变重或继发感染时常可在两肺下方、背部闻及较粗的湿啰音，有时可闻及哮鸣音；结核引起的支气管扩张，湿啰音多位于肩胛间区；慢性重症支气管扩张肺功能严重障碍时，可出现杵状指（趾）。

3. 并发症

并发症有胸膜炎、脓胸、心包炎及肺源性心脏病，甚至可发生心力衰竭。

三、辅助检查

1. 胸部 X 线检查

早期轻症患者一侧或双侧有肺纹理增多、增粗现象；典型的 X 线表现为粗乱肺纹理中有多个不规则的蜂窝状透亮阴影，或沿支气管的卷发状阴影，感染时阴影内出现液平面。

2. 胸部 CT 检查

显示管壁增厚的柱状扩张或成串成簇的囊样改变。

3. 支气管造影

可确定病变部位、性质、范围、严重程度，为治疗或手术切除提供重要参考依据。

4. 纤维支气管镜检查

可明确出血、扩张或阻塞部位，还可进行局部灌洗、局部止血，取冲洗液做微生物学检查。

5. 实验室检查

白细胞计数一般正常，如继发肺部感染时白细胞和中性粒细胞可增多。痰涂片或培养可发现致病菌。

四、治疗

治疗原则是促进痰液引流和防治呼吸道感染。反复呼吸道感染或大咯血者，若病变范围比较局限，可行肺叶切除术。

1. 控制感染

急性感染时应根据症状、体征、痰液性状，必要时根据痰培养及药物敏感试验选用合适的抗生素。常用阿莫西林、环丙沙星或头孢类抗生素口服，或青霉素肌内注射，每日 2 次。厌氧菌混合感染者加用甲硝唑或替硝唑等。

2. 痰液引流

这是重要的治疗措施，它可保持气道通畅，减少继发感染和减轻全身中毒症状。①祛痰剂常用复方甘草合剂 10 mL 或氯化铵 0.3 g、溴己新 16 mg，每日 3 次，口服。痰液黏稠时加用超声雾化吸入治疗，每日 2 ~ 3 次。有气道反应性增高者可加入支气管扩张剂，以提高祛痰效果。②体位引流：应根据病变部位采取不同体位进行引流，引流时，要密切观察患者病情变化及咳痰的情况，以防发生意外。

3. 手术治疗

病灶较局限者，内科治疗无效应考虑手术治疗。

4. 其他

加强营养，纠正贫血等。

五、护理

（一）护理评估

1. 健康史

主要评估内容包括：①既往病史，婴幼儿期曾患麻疹、百日咳或有支气管肺炎迁延不愈的病史和呼吸道感染反复发作可造成支气管扩张；②了解患者吸烟史及生活、工作环境是否有尘埃或废气污染等。

2. 身体状况

多数患者在 12 岁前，多于幼年或青年时期发病，病程呈慢性过程。常在童年有麻疹、百日咳或支气管肺炎迁延不愈病史，以后伴有反复发作的下呼吸道感染。

（1）典型表现。①慢性咳嗽、咳大量脓痰：与体位有关，多为阵发性，常在晨起和夜间卧床时加重，痰液静置后可分 3 层。②咯血：50% ~ 70% 的患者有不同程度的反复咯血，部分患者以反复咯血为唯一症状，临床上称为干性支气管扩张。

（2）护理体检：继发感染时可在病变部位听到局限性、固定性湿啰音，长期反复感染多伴有营养不良和肺功能障碍，并可伴有杵状指（趾）。

3. 心理 – 社会资料

支气管扩张是长期反复感染的慢性疾病。病程长，发病年龄较轻，会给患者的学习、工作甚至婚姻带来影响，特别是痰多、有口臭的患者，在心理上产生极大压力，往往害怕到人群中去，将自己孤立，远离集体。

（二）护理诊断

1. 清理呼吸道无效

与痰多黏稠、咳嗽无力、咳嗽方式无效有关。

2. 营养失调 – 低于机体需要量

与慢性、反复支气管肺组织感染导致机体消耗量增多有关。

3. 有窒息的危险

与痰液黏稠、大咯血有关。

（三）护理目标

（1）患者能有效清除痰液。

（2）摄入足够营养，体重渐增，抗病能力增强。

（3）呼吸道通畅，未发生窒息。

（四）护理措施

1. 保持呼吸道通畅

（1）观察患者体温、脉搏、呼吸的变化，痰液的量、性质及咯血的情况等。

（2）清除痰液：超声雾化吸入和蒸汽吸入，指导有效咳嗽，遵医嘱给予祛痰剂。

（3）卧床休息，高热者给予物理降温，鼓励患者多饮水，保证摄入足够的水分，每日饮水量应在 1.5 ~ 2 L 以利于痰液稀释，易于咳出。

（4）根据病情进行体位引流。引流后护理：患者休息，漱口，保持口腔清洁，减少呼吸道感染机会。

2. 加强营养

摄入高热量、高蛋白质及含维生素、矿物质丰富的饮食，以增强机体的抵抗力。

3. 手术患者护理

行肺叶切除术的患者按肺叶切除术护理。

（五）预后

预后取决于支气管扩张的范围和有无并发症。支气管扩张范围局限者，若积极治疗，一般很少影响生活质量和寿命。支气管扩张范围广泛者易损害肺功能，甚至发展至呼吸衰竭，引起死亡，大咯血也可严重影响预后。

（六）健康教育

（1）向患者及其家属解释预防呼吸道感染的重要性，指导患者正确认识、对待疾病，积极配合治疗。

（2）积极治疗口腔及上呼吸道的慢性病灶如扁桃体炎、鼻窦炎等，避免受凉。减少刺激性气体吸入，吸烟者应戒烟。注意口腔卫生，既可防止呼吸道感染，又能去除呼吸时的臭味。可用复方硼酸溶液漱口，一日数次。

（3）培养患者自我保健的意识和能力，学会自我监测病情，掌握体位引流的方法。对并发肺气肿者，应鼓励和指导患者进行适当的呼吸运动锻炼，促进呼吸功能的改善，保存和恢复肺功能。

（4）生活起居要有规律，保证适当休息，注意劳逸结合，防止情绪激动和过度活动而导致咯血的发生和加重。

（陈海珠）

第七节　肺炎

肺炎是指肺实质（包括终末气道、肺泡腔和肺间质等）的急性炎症。可由多种病原体引起，如细菌、病毒、真菌、寄生虫等，其他如放射线、化学、过敏因素等也能引起肺炎。本病是呼吸系统常见病，在我国发病率及病死率高，尤其是老年或机体免疫力低下者。

一、病因与发病机制

肺炎可根据病因或解剖加以分类。为指导治疗，一般按病因分类，在各种病因分类中以感染为常见，其中又以细菌感染最常见。

（一）病因

1. 细菌性肺炎

如肺炎链球菌（即肺炎球菌）、金黄色葡萄球菌、甲型溶血性链球菌、肺炎克雷伯菌、流感嗜血杆菌、铜绿假单胞菌、大肠埃希菌等。

2. 非典型病原体所致的肺炎

如军团菌、支原体和衣原体等。

3. 病毒性肺炎

如冠状病毒、腺病毒、流感病毒、巨细胞病毒、单纯疱疹病毒等。

4. 真菌性肺炎

如白念珠菌、曲霉菌、放线菌等。

5. 其他病原体所致的肺炎

如立克次体、弓形虫、原虫、寄生虫（如肺包虫、肺吸虫、肺血吸虫）等。机体免疫力低下者（如艾滋病患者）容易伴发肺孢子菌肺炎、军团菌、鸟形分枝杆菌、结核菌、弓形体等感染。

6. 理化因素所致的肺炎

如放射性肺炎、胃酸吸入引起的化学性肺炎等；吸入刺激性气体、液体等化学物质也可引起化学性肺炎。

（二）发病机制

正常的呼吸道免疫防御机制可使气管隆嵴以下的呼吸道保持无菌。病原体和宿主两个因素决定肺炎是否发生。当全身抵抗力低下时，特别是上呼吸道感染后，使呼吸道防御功能受损而发病。受凉、淋雨、过劳、酒醉、长期卧床等均可使全身免疫功能降低而易致肺部感染。

二、临床表现

1. 症状

（1）肺炎球菌肺炎：起病急，有高热，呈稽留热型，多伴寒战、全身肌肉酸痛、食欲缺乏；患侧胸部疼痛，可放射到肩、腹部，咳嗽或深呼吸时加重；咳嗽、咳痰，可痰中带血，典型者痰呈铁锈色；当肺炎病变范围广泛时，引起通气血流比例减低，出现低氧血症，表现为呼吸困难、发绀。

（2）革兰阴性杆菌肺炎：由革兰阴性杆菌感染引起的肺炎中毒症状较重，早期即可出现休克、肺脓肿，甚至出现心包炎表现。患者起病急，高热、咳嗽、咳痰、胸痛，可有发绀、气急、心悸。其中，痰中带血、黏稠脓性、量多、呈灰绿色或砖红色、胶冻状，多见于肺炎克雷伯菌肺炎；绿色脓痰见于铜绿假单胞菌感染；红棕色胶冻样痰见于肺炎杆菌感染。

（3）肺炎支原体肺炎：一般起病较为缓慢，起病初可有乏力、头痛、咽痛、咳嗽、发热、食欲缺乏、肌肉酸痛等表现。2~3 d 后出现明显的呼吸道症状，如阵发性刺激性咳嗽，咳少量黏痰或黏液脓性痰，有时痰中带血。发热可持续 2~3 周，多无胸痛。约有 1/3 病例症状不明显。

（4）葡萄球菌肺炎：起病多急骤，可有寒战、高热、胸痛、咳嗽、咳痰，痰为脓性、量多，带血丝或呈粉红色乳状，常伴头痛、全身肌肉酸痛、乏力等。病情严重者早期即可出现周围循环衰竭症状。院内感染者通常起病较隐袭，体温逐渐上升，且有脓痰。

（5）病毒性肺炎：临床症状通常较轻，与支原体肺炎的症状相似。起病较急，发热、头痛、全身酸痛、乏力等较为突出，以后逐渐出现咳嗽、咳少量白色黏液痰、咽痛等呼吸道症状，少有胸痛。婴幼儿及老年人易发生重症病毒性肺炎，表现为呼吸困难、发绀、嗜睡、精神萎靡，严重者可发生休克、心力衰竭、呼吸衰竭等并发症。

2. 体征

（1）肺炎球菌肺炎患者多呈急性病容，双颊绯红，皮肤干燥，口角和鼻周可出现单纯性疱疹。有败血症者，皮肤黏膜可有出血点，巩膜黄染，心率增快或心律不齐。早期肺部体征无明显异常，肺实变时有典型体征，如呼吸动度减低、语颤增强、叩诊呈浊音并可闻及支气管呼吸音，消散期可闻及湿啰啰音。

（2）革兰阴性杆菌肺炎病变范围大者可有肺实变体征，双肺下野及背部可闻及湿性啰音。肺炎支原体肺炎患者体征多不明显，可有咽部中度充血，肺部干、湿啰音，耳镜可见鼓膜充血甚至出血。病毒性肺炎胸部体征不突出，有时偶可在下肺闻及湿啰音。

3. 并发症

并发症有休克型肺炎。

三、辅助检查

1. 血常规检查

白细胞计数升高，可达（10~30）×10⁹/L，中性粒细胞占 80% 以上。休克型肺炎、年老体弱、酗酒、免疫功能低下者白细胞计数常不增高，只是存在中性粒细胞的比例增高，有核左移现象，胞质内常有中毒颗粒。病毒性肺炎者，白细胞计数正常、稍高或偏低。

2. 痰液检查

使用抗生素前进行痰涂片或培养，可见致病菌。

3. 胸部 X 线检查

早期仅见肺纹理增多。典型表现为，与肺叶、肺段分布一致的片状、均匀、致密的阴影。病变累及胸膜时，可见肋膈角变钝的胸腔积液征象。葡萄球菌肺炎可表现为片状阴影伴空洞及液平。

4. 血清学检查

确诊肺炎支原体感染最常用的检测手段，如补体结合试验、间接红细胞凝集试验、酶联免疫吸附试验及间接荧光抗体试验等均具有特异性诊断价值。病毒性肺炎患者的血清抗体可呈阳性，如恢复期血清抗体较急性期滴度增高 4 倍以上有诊断意义。

5. 血气分析

可出现动脉血氧分压下降和（或）二氧化碳分压增高。休克型肺炎可出现呼吸性酸中毒合并代谢性酸中毒。

四、治疗

肺炎的治疗原则为抗感染，辅以对症治疗和支持疗法，如止咳化痰、补充营养和水分等。休克型肺炎除早期使用足量有效的抗生素外，还需补充血容量、纠正酸中毒、应用血管活性药物和肾上腺皮质激素。本病大部分预后良好，免疫功能低下者预后较差，其主要死因为感染性休克。

1. 肺炎球菌肺炎

首选青霉素。用药途径及剂量视病情轻重及有无并发症而定。对于轻症患者，每日可用 160 万 U，分 2 次肌内注射；病情较重者，每日可用 240 ~ 480 万 U，每隔 6 ~ 8 h 静脉滴注 1 次；对青霉素过敏者，可用红霉素、头孢菌素等。抗生素疗程一般为 5 ~ 7 d，或在热退后 3 d 停药，或由静脉用药改为口服给药，维持数日。

2. 革兰阴性杆菌肺炎

预后较差，病死率高，故及早使用有效抗生素，使用之前应做药敏试验。院内感染的重症肺炎在未明确致病菌之前，即可给予氨基糖苷类抗生素与半合成青霉素或第二、第三代头孢菌素。宜大剂量、长疗程、联合用药，以静脉滴注为主，辅以雾化吸入。目前，针对肺炎克雷伯菌肺炎，主要用第二、第三代头孢菌素联合氨基糖苷类抗生素。对铜绿假单胞菌有效的抗生素有 β - 内酰胺类、氨基糖苷类及氟喹诺酮三类。流感嗜血杆菌肺炎的治疗首选氨苄西林，氨基糖苷类抗生素与红霉素联用有协同作用。使用氨基糖苷类抗生素时，要注意观察药物对肾功能及听神经的损害，如出现尿量减少、管型尿、蛋白尿、尿比重下降或血尿素氮、肌酐升高，或耳鸣、眩晕甚至听觉障碍等，应及时通知医生予以调整剂量或改用其他有效的抗生素。

3. 肺炎支原体肺炎

可在 3 ~ 4 周自行消散。早期使用适当的抗生素可以减轻症状，缩短疗程至 7 ~ 10 d。治疗首选红霉素 0.3 g，每日 4 次。口服红霉素因食物会影响其吸收，故应在进食后一段时间内给药，口服红霉素前或当时，嘱患者不要饮用酸性饮料（如橘子汁等）以免降低疗效。红霉素静脉滴注时速度不宜过快，浓度不宜过高，以免引起疼痛及静脉炎。

4. 葡萄球菌肺炎

宜早期选用敏感的抗菌药物，如青霉素，用量通常大于常规剂量。近年来，耐青霉素的葡萄球菌对青霉素的耐药率已高达 90% 左右。因此，可选用耐青霉素酶的半合成青霉素或头孢菌素。临床选择抗生素时应参考细菌培养的药物敏感试验。

5. 病毒性肺炎

主要以对症治疗为主。可选用抗病毒药物，如金刚烷胺、利巴韦林（病毒唑）、阿昔洛韦、阿糖腺苷等。抗生素治疗无效时，可选用中草药和生物制剂进行治疗。若继发细菌感染，可选用相应抗生素。

常见肺炎的症状、体征、X 线征象和抗菌药物的选择见表 1-1。

表 1-1　常见肺炎的症状、体征、X 线征象和抗菌药物的选择

致病菌	症状、体征	X 线征象	首选抗生素	其他选择
肺炎球菌	急起病，寒战高热、铁锈色痰、胸痛、肺实变体征	肺叶或肺段变，无空洞	青霉素 G	红霉素，林可霉素，头孢菌素（一代），氟喹诺酮类（氧氟环丙沙星）

致病菌	症状、体征	X线征象	首选抗生素	其他选择
葡萄球菌	急起病，寒战高热、脓血痰、毒血症状明显	肺叶或小叶浸润多变，早期空洞脓胸，肺气囊肿	耐酶青霉素（苯唑西林、氯唑西林）加氨基糖苷类	青霉素、头孢类抗生素、克林霉素、万古霉素、红霉素、多黏菌素B、舒安、阿莫西林
克雷伯杆菌	急起病，寒战高热，全身衰竭，痰稠可呈砖红色，胶冻状	肺小叶实变，蜂窝状脓肿，叶间隙下坠	氨基糖苷类，加半合成广谱青霉素类（如哌拉西林）	氟喹诺酮类，舒他西林等二、三代头孢菌素
铜绿假单胞菌	院内感染，毒血症明显，脓痰，可呈蓝绿色	弥漫性支气管肺炎，早期脓肿	同上	头孢哌酮钠，头孢他啶，氟喹诺酮类，亚胺培南-西拉司丁纳
大肠杆菌	原有慢性病，发热，脓痰，呼吸困难	支气管肺炎，脓腔，脓胸	同上	氟喹诺酮类，三代头孢菌素，多黏菌素B
流感嗜血杆菌	似急性肺炎，高热，呼吸困难，衰竭	支气管肺炎，肺叶实变，无空洞	氨苄西林	阿莫西林，二、三代头孢类抗生素，舒他西林，氨基糖苷类等
军团菌	高热、肌痛、相对缓脉	肺下叶斑片状浸润，进展迅速，无空洞	红霉素	利福平、复方磺酸甲硝唑、多西环素
厌氧菌	吸入感染，高热、痰臭、毒血症状明显	支气管肺炎，脓胸多发性肺脓肿	青霉素G	克林霉素、甲硝唑、舒他西林、阿莫西林克拉维酸钾
支原体	缓慢起病，可流行、发热、乏力、肌痛	下叶间质性肺炎，支气管肺炎，3~4周自行消散	红霉素	四环素类
念珠菌、曲霉菌	久用广谱抗生素或免疫抑制剂史，起病缓，黏痰	两肺中下野纹理加深，空洞内可有曲菌球	氯康唑，两性霉素B	氟胞嘧啶，酮康唑

五、护理

（一）护理评估

1. 健康史

主要评估如下几点。肺炎的发生与微生物的侵入和机体防御能力的下降有关。吸入口咽部的分泌物或空气中的细菌、周围组织感染的直接蔓延、菌血症等均可成为微生物入侵的途径；吸烟、酗酒、年老体弱、长期卧床、意识不清、吞咽和咳嗽反射障碍、慢性或重症患者、长期使用糖皮质激素或免疫抑制剂、接受机械通气及大手术者均可因机体防御机制降低而继发肺炎。注意询问患者起病前是否存在使机体抵抗力下降、呼吸道防御功能受损的因素，了解患者既往的健康状况。

2. 身体状况

（1）症状：典型表现为起病多急骤，寒战、高热，数小时内体温可高达39~41℃，呈稽留热型。全身肌肉酸痛，患侧胸痛明显，咳嗽时加剧。干咳，少量黏痰，典型者在发病2~3d时咳铁锈色痰。偶有恶心、呕吐、腹胀、腹泻等症状。感染严重患者可出现意识模糊、烦躁不安、嗜睡、谵妄、昏迷等神经精神症状。严重感染中毒患者易发生休克型肺炎，表现为烦躁不安、意识模糊、嗜睡、面色苍白、出冷汗、四肢厥冷、少尿或无尿。可以体温不升，常无咳嗽、咳痰现象。

（2）体征：肺实变时表现为患侧呼吸运动减弱，语颤增强，叩诊浊音，听诊出现支气管呼吸音，干、湿啰音，累及胸膜时，可闻及胸膜摩擦音。休克型肺炎出现休克体征。病变广泛者可因缺氧而引起气急和发绀。消散期可闻及湿啰音。心率增快，有时心律不齐。

（3）并发症：休克型或中毒性肺炎可发生于多种病原体所致的肺炎。肺炎球菌引起者，病情一般较轻；金黄色葡萄球菌及革兰阴性杆菌引起者，多较险恶。一般多在肺炎早期发生，有高热或体温不升，血压降到 10.7 kPa（80/50 mmHg）以下，四肢厥冷、多汗，少尿或无尿，脉快、心音弱，伴烦躁、嗜睡及意识障碍等表现。

3. 实验室和其他检查

（1）血液检查：细菌性肺炎患者绝大多数白细胞总数明显增加，中性粒细胞增多，严重病例可见中毒性颗粒及核左移。

（2）痰涂片及培养可帮助确定病原体，同时做药敏试验，以指导抗生素的应用。

（3）X 线检查：胸片示肺叶或肺小叶实变阴影。葡萄球菌肺炎可有单个或多发的液气囊腔，肺炎克雷伯菌肺炎可有多发性蜂窝状肺脓肿。

4. 心理 – 社会资料

肺炎起病多急骤，短期内病情严重，加之高热和全身中毒症状明显，患者及家属常深感不安。当出现较严重的并发症时，患者就会忧虑和恐惧。

（二）护理诊断

1. 气体交换受损

与肺部病变广泛所致有效呼吸面积减少有关。

2. 清理呼吸道无效

与痰液过多、黏稠或咳痰无力有关。

3. 体温过高

与肺部感染有关。

4. 疼痛（胸痛）

与炎症累及胸膜有关。

5. 潜在并发症

感染性休克。

（三）护理目标

（1）患者呼吸平稳，发绀消失。

（2）咳嗽、咳痰症状减轻，呼吸道通畅。

（3）体温逐渐恢复正常范围。

（4）患者疼痛减轻或消失。

（5）感染控制，未发生休克。

（四）护理措施

1. 改善呼吸状况

（1）急性期要强调卧床休息的重要性，尤其对于体温尚未恢复正常的患者。卧床休息可以减少组织耗氧量，利于机体组织的修复。协助患者取半卧位，以增强肺通气量，减轻呼吸困难。应尽量将治疗、检查与护理操作集中进行，避开患者的睡眠和进餐时间，以确保患者得到充分的休息。

（2）注意患者呼吸频率、节律、深度和形态的改变；观察皮肤黏膜的色泽和意识状态；监测白细胞计数和分类、动脉血气分析结果。气急发绀者用鼻导管或鼻塞法给氧，流量一般为 2 ~ 4 L/min，以迅速提高血氧饱和度，纠正组织缺氧，改善呼吸困难，使患者呼吸渐趋平稳，发绀减轻或消失。

（3）室内应阳光充足、空气新鲜，室内通风每日 2 次，每次 15 ~ 30 min，但要注意避免患者受凉。病房环境保持整齐、清洁、安静和舒适并适当限制探视。室温应保持在 18 ~ 20℃，湿度以 55% ~ 60% 为宜，以防止因空气过于干燥，降低气管纤毛运动的功能，而导致排痰不畅。

2. 清除痰液，保持气道通畅

指导患者进行有效的咳嗽，协助排痰，采取翻身、拍背、雾化吸入等措施。对痰量较多且不易咳出者，可遵医嘱应用祛痰剂。

3. 监测体温，观察病情

（1）观察体温：每 4 h 测量体温、脉搏和呼吸 1 次，体温骤变时应随时测量并记录。观察体温热型及变化规律，高热时予以物理降温，寒战时应注意保暖，适当增加被褥。高热持续不退者，应遵医嘱给予解热镇痛药物。

（2）补充营养和水分：高热时消化吸收能力减低，机体分解代谢增加，糖类、蛋白质、脂肪及维生素等营养物质消耗增多，故应给予高热量、高蛋白质、维生素丰富、易消化的流质或半流质饮食。鼓励患者多饮水，每日摄水量应在 2 000 mL 以上。高热、暂不能进食者则需静脉补液，但须注意控制滴速，以免引起肺水肿。

4. 缓解不适，加强身心护理

（1）缓解疼痛：胸痛患者宜采取患侧卧位，通过减小呼吸幅度来减轻局部疼痛。对早期干咳而胸痛明显者，可遵医嘱使用镇咳剂治疗。

（2）保持口腔、皮肤的清洁：高热时，由于水分消耗过多及胃肠道消化吸收障碍，体液不足，唾液分泌减少，引起口腔黏膜干燥、口唇干裂，出现疱疹、炎症甚至口腔溃疡。因此，应定时清洁口腔，保持口腔的清洁湿润，在清晨、餐后及睡前协助患者漱口，口唇干裂可涂润滑油保护。患者退热时，出汗较多，应勤换床单、衣服，保持皮肤干燥清洁。

（3）心理护理：以通俗易懂的话语耐心地讲解有关疾病的知识，各种检查、治疗和护理的目的，解除患者紧张、焦虑等不良心理，使其身心愉快，并积极主动配合各项操作，促进疾病的迅速康复。

5. 休克型肺炎的观察与护理

将患者安置在监护室，抬高头胸部和下肢约 30°，取仰卧位，以利于呼吸和静脉血的回流，增加心排血量，尽量减少搬动，注意保暖。

迅速采用鼻导管吸氧，流量为 4 ~ 6 L/min。如患者发绀明显或发生抽搐时需适当加大吸氧浓度，以改善组织器官的缺氧状态。给氧前应注意清除气道内分泌物，保证呼吸道通畅，达到有效吸氧。

迅速建立两条静脉输液通道，遵医嘱给予扩容、纠正酸中毒、应用血管活性药物和糖皮质激素等抗休克治疗及应用抗生素进行抗感染治疗，以恢复正常组织灌注，改善微循环功能。

（1）扩充血容量：扩容是抗休克的最基本措施。一般先输低分子右旋糖酐，以迅速扩充血容量、降低血液黏稠度、疏通微循环、防止弥散性血管内凝血（DIC）的发生；继之输入 5% 葡萄糖盐水、复方氯化钠溶液、葡萄糖溶液等。输液速度应先快后慢，输液量宜先多后少，可在中心静脉压的监测下决定补液的量和速度。扩容治疗要求达到比较理想的效果：收缩压大于 90 mmHg（12.0 kPa），脉压大于 30 mmHg（4.0 kPa）；中心静脉压不超过 10 cmH₂O；每小时尿量多于 30 mL；脉率每分钟少于 100 次；患者口唇红润、肢端温暖。

（2）纠正酸中毒：纠正酸中毒可以增强心肌收缩力，改善微循环。常用 5% 碳酸氢钠溶液静脉滴注。碱性药物因配伍禁忌较多，可集中先行输入，后给予其他药物。

（3）血管活性药物：在补充血容量和纠正酸中毒后，末梢循环仍无改善时可应用血管活性药物，如多巴胺、酚妥拉明、间羟胺等。血管活性药物应由单独一路静脉输入，并随时根据血压的变化来调整滴速。若滴入剂量不足或速度过慢，血压不能很快回升；若滴注速度太快或浓度过高，患者就会出现剧烈头痛、头晕、恶心、呕吐及烦躁不安的表现，故应注意观察用药后的反应。滴注多巴胺时，要注意药液不得外溢至组织中，以免引起局部组织的缺血坏死。

（4）抗感染治疗：应早期使用足量有效的抗生素，重症患者常需联合用药并经静脉给药。用药过程中应注意观察疗效和不良反应，发现异常要及时报告并处理。

（5）糖皮质激素的应用：病情严重、经以上药物治疗仍不能控制者，可使用糖皮质激素，以解除血管痉挛，改善微循环，稳定溶酶体膜，防止酶的释放，从而达到抗休克的作用。常用氢化可的松、地塞米松加入葡萄糖注射液中静脉滴注。

6. 用药护理

注意观察药物的疗效和不良反应，发现异常及时报告。

（五）预后

预后良好，但如有下列因素存在，预后则较差：年老，有心、肺、肝、肾及代谢疾病基础者，T 细胞及白细胞不高者，以及免疫缺陷者；病变广泛，多叶受累者，严重并发症，如有感染性休克者。

（六）健康教育

（1）向患者介绍有关肺炎的基本知识，避免受凉、过劳或酗酒，平时应注意锻炼身体，尤其要加强耐寒锻炼，并协助制订和实施锻炼计划。

（2）增加营养物质的摄取，保证充足的休息睡眠时间，以增加机体的抵抗力。

（3）老年人及久病卧床的慢性病患者，更应根据天气的变化随时增减衣物，积极避免各种诱因，预防呼吸道感染。必要时可进行预防接种。

（4）出院后需继续用药者应做好用药指导。

（陈海珠）

第八节　肺结核

肺结核是由结核杆菌侵入人体引起的肺部慢性感染性疾病。结核菌可累及全身多个脏器，但以肺结核最为常见。临床上常有低热、乏力、盗汗、消瘦等全身中毒症状和咳嗽、咳痰、咯血、胸痛等呼吸系统表现。本病若能及时诊断并予合理治疗，大多可获临床痊愈。

20 世纪 50 年代以来，我国结核病防治工作逐步开展与加强，结核病总的疫情有所下降。由于耐药结核菌的产生、结核菌与人体免疫缺陷病毒（HIV）的双重感染，以及许多国家结核病控制规则的不完善，使得全球结核病疫情呈明显上升趋势，被称为"死灰复燃的疾病"。我国由于人口众多，各地区疫情控制不均衡，结核病仍然严重危害人民的健康，流行形势也十分严峻，使其仍为当前一个重要的公共卫生问题。

一、病因与发病机制

结核菌属分枝杆菌，涂片染色具有抗酸性，故俗称抗酸杆菌，其中引起人类结核病的主要为人型结核菌，牛型结核菌感染较少见。

1. 结核菌的主要特点

（1）生长缓慢：结核菌在改良罗氏培养基上培养需 4 ~ 6 周才能繁殖成明显的菌落。

（2）对外界抵抗力较强：结核菌在阴湿环境能生存 5 个月以上，但在烈日下暴晒 2 h 以上、70% 乙醇接触 2 min、煮沸 1 min 均能被杀灭。

（3）菌体成分有不同的生物活性：类脂质能引起单核细胞、上皮样细胞和淋巴细胞浸润而形成结核结节；蛋白质具有抗原性，可引起变态反应；多糖类则引起某些免疫反应（如凝集反应）。

（4）具有耐药性：一为先天耐药，结核菌在自然繁殖过程中，由于基因突变而出现的极少量天然耐药菌；二为继发耐药，结核菌与抗结核药物接触一定时间后逐渐产生的耐药。

2. 感染途径

（1）传染源：结核病传染源是排菌的肺结核患者，尤其是痰涂片阳性、未经治疗者。

（2）传播途径：要通过呼吸道传播，引起肺部结核菌感染；也可经消化道感染和接触感染；结核菌随血行播散还可并发脑膜、心包、泌尿生殖系统疾病及骨结核。

3. 人体的反应性

（1）结核病的免疫主要是细胞免疫，表现为淋巴细胞的致敏增强、细胞吞噬作用增强。入侵的结核菌被吞噬后，经处理加工，将抗原信息传递给 T 淋巴细胞，使其致敏。当致敏的 T 淋巴细胞再次遇到结核菌时，便释放出一系列淋巴因子使巨噬细胞聚集在细菌周围，吞噬杀死细菌，然后变为类上皮细胞和郎汉斯巨细胞，最后形成结核结节，在医学上，此反应属于Ⅳ型变态反应。

（2）结核菌侵入人体后引起炎症反应，细菌与人体抵抗力之间的较量互有消长，病变过程复杂，但其基本病变主要有渗出、增生、变质。

二、临床表现

1. 症状

（1）全身中毒症状：表现为午后低热、乏力、食欲减退、消瘦、盗汗等，妇女可有月经失调和闭经，当肺部病灶急剧进展播散时，可有不规则高热。

（2）呼吸系统症状：有咳嗽、咳痰、咯血、胸痛、呼吸困难等，一般为干咳或带少量黏液痰，继发感染时痰液呈黏液脓性且量增多；约1/3患者有不同程度咯血，痰中带血多因炎性病灶的毛细血管扩张所致；中等量以上咯血，则与小血管损伤或来自空洞的血管瘤破裂有关。咯血后低热多为小血管内血液吸收或阻塞支气管引起感染所致，若高热持续不退，提示结核病灶播散；大咯血时若血块阻塞大气道可引起窒息；炎症波及壁层胸膜，可有相应部位胸痛，且随呼吸和咳嗽而加重；慢性重症肺结核时，呼吸功能减退，常出现渐进性呼吸困难，并发气胸或大量胸腔积液时，呼吸困难尤为严重。

2. 体征

可无任何阳性体征，或仅在肩胛间区有湿啰音。病变范围大而浅表者或干酪样坏死可有实变体征，如患侧呼吸运动减弱，语颤增强，叩诊呈浊音，听诊呼吸音减弱等。慢性纤维空洞型肺结核可有胸廓塌陷、纵隔、气管向患侧移位。结核性胸膜炎早期有局限性胸膜摩擦音，有渗出后出现典型胸腔积液体征。

3. 并发症

有结核性脓气胸、自发性气胸、支气管扩张、慢性肺源性心脏病，甚至心肺衰竭。

三、辅助检查

1. 痰结核菌检查

痰中找到结核菌是确诊肺结核病的主要依据。可直接涂片、厚涂片、荧光显微镜检查，能快速找到结核杆菌。痰培养则更精确，且可鉴定菌型，可做药物敏感试验。聚合酶链反应（PCR）检查，标本中有少量结核菌即可得阳性结果。

2. 结核菌素（简称结素）试验

旧结素（OT）是结核菌的代谢产物，主要成分为结核蛋白。因OT抗原不纯，可能引起非特异性反应。目前多采用结素的纯蛋白衍生物（纯结素，PPD），通常取1∶2 000结素稀释液0.1 mL（5 U）在前臂掌侧做皮内注射，注射后48～72 h测皮肤硬结直径，如小于5 mm为阴性（－），5～9 mm为弱阳性（＋），10～19 mm为阳性（＋＋），20 mm以上或局部有水疱、坏死为强阳性（＋＋＋）。

我国城市中成年居民的结核菌感染率高，用5 U结素进行试验，阳性仅表示曾有结核感染；用1∶10 000结素稀释液0.1 mL（1 U）试验呈强阳性，常提示体内有活动性结核病灶。结素试验对婴幼儿的诊断价值比成人高，因年龄越小，自然感染率越低。

结素试验阴性除表明机体未感染结核菌外，还见于：①结核菌感染尚未到4～8周，机体内变态反应尚未完全建立；②应用糖皮质激素、免疫抑制剂者及营养不良和老年体弱病者结素反应可暂时消失；③严重结核病和危重患者，由于免疫力下降和变态反应暂时受抑制，结素试验可暂时呈阴性，待病情好转可转为阳性。

3. 影像学检查

胸部X线检查不但可早期发现肺结核，而且还可对病灶部位、范围、性质、病情发展和治疗效果做出判断，这有助于决定治疗方案，也是肺结核临床分型的主要依据。胸部CT检查能发现微小或隐蔽性病变，这有助于了解病变范围及组成，为诊断提供依据。

4. 其他检查

结核病患者血常规检查一般无异常。严重病例可有贫血，红细胞沉降率增快，白细胞减少或类白血病反应。血清中抗体检查、纤维支气管镜检查、浅表淋巴结活检对结核病诊断有帮助。

四、治疗

1. 抗结核化学药物治疗（简称化疗）

（1）化疗对结核病的控制起着决定性作用。化疗原则是早期、联合、适量、规律和全程治疗。

（2）常用药物杀菌剂有异烟肼、利福平、链霉素和吡嗪酰胺；抑菌剂有对氨基水杨酸、乙胺丁醇、氨硫脲、卡那霉素等。

（3）化疗方案如下。

1）"常规"或"标准"：疗法强化治疗一般为3个月，需选用2种杀菌剂加1种抑菌剂，经强化治疗后痰菌转阴性或病灶吸收好转进入巩固期。巩固疗程一般为9～15个月。

2）短程疗法：联用异烟肼、利福平等2种以上杀菌剂，连续用药6～9个月。联用高效杀菌剂：前2个月联合应用异烟肼、利福平、乙胺丁醇，后7个月减去乙胺丁醇。

（4）常用抗结核药物的用法、不良反应和注意事项见表1-2。

表1-2　常用抗结核药物的用法、不良反应和注意事项

药名	成人每日用量（g）	间歇疗法一日量（g）	主要不良反应	注意事项
异烟肼（HINH）	0.3～0.4（空腹顿服）	0.6～0.8（2～3次/周）	偶有眩晕、周围神经炎、精神异常、发热、皮疹等	1. 避免与抗酸药同时服用 2. 注意消化道反应，以及肢体远端感觉和精神状态 3. 定期查肝功能 4. 可抑制抗凝血药代谢，使抗凝作用增强
利福平（RFP）	0.45～0.6（空腹顿服，或分3次饭前1h服）	0.6～0.9（2～3次/周）	偶有肝功能损害、胃肠道不适、腹泻、血白细胞及血小板减少、流感样综合征	1. 体液及分泌物呈橘黄色，使隐形眼镜永久变色 2. 监测肝毒性及过敏反应 3. 会加速口服避孕药、口服降糖药、茶碱、抗凝血药等的排泄，使药效降低或失效
链霉素（S，SM）	0.75～1.0（一次肌内注射）	0.75～1.0（2次/周）	听神经损害、眩晕、听力减退、口周麻木、过敏性皮疹、肾功能损害	1. 进行听力检查，注意听力变化及有无平衡失调（用药前、用药后1～2个月复查1次） 2. 了解尿常规及肾功能的变化
吡嗪酰胺（Z，PZA）	1.5～2.0（顿服，或分3次服用）	2～3（2～3次/周）	可引起发热、黄疸、肝功能损害及痛风	1. 警惕肝脏毒性 2. 注意关节疼痛，皮疹等反应 3. 定期监测血清丙氨酸转移酶及血清尿酸 4. 避免日光过度照射
乙胺丁醇（E，EMB）	0.75～1.0（顿服，或分3次服用）	1.5～2.0（2～3次/周）	视神经损害、视力减退、皮疹	检查视觉灵敏度和颜色的鉴别力（用药前、用药后1～2个月复查1次）
对氨基水杨酸钠（P，PAS）	8～12（分3次饭后服用）	10～12（3次/周）	胃肠道不适，过敏反应，有恶心、呕吐、食欲减退、腹痛、腹泻、皮疹、黄疸及肝功能损害	1. 监测不良反应的症状，体征 2. 定期检查肝功能

2. 对症治疗

（1）毒性症状：有高热等严重毒性症状时，应卧床休息；并发结核性浆膜炎时，如脑膜炎、腹膜炎、心包炎等可在有效抗结核药的基础上短期加用糖皮质激素，以减轻炎症和变态反应，促进渗液吸收，减少纤维组织形成及浆膜粘连。

（2）咯血：年老体弱、肺功能不全者，慎用强镇咳药，以免因抑制咳嗽反射及呼吸中枢，使血块不能排出而引起窒息。咯血较多时应绝对卧床休息，胸部放置冰袋，并配血备用。取患侧卧位，轻轻地将存留在气管内的积血咳出，并给予神经垂体素 5 U 加入 50% 葡萄糖注射液 40 mL 中，缓慢静脉注射。脑神经垂体素可收缩小动脉和毛细血管，使肺血流量减少，促进止血。该药尚可收缩子宫及平滑肌，故忌用于高血压、冠状动脉粥样硬化性心脏病的患者及孕妇。窒息是咯血致死的主要原因，需严加防范，并积极准备抢救。

（3）胸腔穿刺：结核性胸膜炎患者需及时抽液以缓解症状，防止胸膜肥厚影响肺功能，一般每次抽液量不超过 1 L。以防抽液过多使纵隔复位太快，引起循环障碍；抽液过快，可发生肺水肿。抽液时如患者出现头晕、出汗、面色苍白、心悸、脉细、四肢发凉等"胸膜反应"时应立即停止抽液，让患者平卧，必要时皮下注射 0.1% 肾上腺素 0.5 mL，并密切观察血压变化，预防休克发生。

五、护理

（一）护理评估

1. 健康史

主要评估以下内容。①一般情况：有无吸烟嗜好。年龄可影响人对结核菌感染的自然抵抗力，老年人及幼儿是易感者；原发性肺结核多见于儿童、青少年或来自边远山区、农村初次进城无卡介苗接种史的成年人；浸润型肺结核多见于成年人。②机体抵抗力：生活贫困、营养不良、婴幼儿、老年人、糖尿病、硅沉着病、麻疹、百日咳及有免疫缺陷疾病和接受免疫抑制剂的治疗者，人体免疫力较弱，而易感染发病，或引起原已稳定的病灶重新活动。③既往史：有无卡介苗接种史；有无淋巴结炎、胸膜炎、咯血或肺结核病史；抗结核治疗经过和疗效，目前的用药情况，能否按医嘱服药。④环境因素：是否在过于拥挤和污染的环境中工作和生活。⑤预防接种史：是否常规接种过卡介苗，家族中与患者有密切接触的人是否接种过卡介苗或患过肺结核，目前有无症状。

2. 身体状况

（1）全身症状：多数患者起病缓慢，表现为午后低热、乏力、食欲减退、体重减轻、盗汗等全身症状。当肺部病灶急剧进展播散时，可出现高热、畏寒症状，女性患者可出现月经失调或闭经。

（2）呼吸系统症状：重点评估咳嗽、咳痰、咯血及呼吸困难情况。

3. 体征

早期病灶小或位于肺组织深部，一般无明显体征。若病灶广泛，可见患侧呼吸运动减弱，叩诊浊音，听诊呼吸音降低。结核好发于肺尖，在锁骨上下、肩胛间区叩诊略浊，于咳嗽后偶可闻及湿啰音，对肺结核的诊断具有参考意义。病变广泛纤维化或胸膜增厚粘连时，患侧胸廓塌陷、肋间隙变窄、气管和纵隔向患侧移位，健侧可有代偿性肺气肿征。

4. 活动性与转归

（1）进展期：新发现的活动性病变；病变较前增多、恶化；新出现空洞或空洞增大；痰菌转阳。凡具备上述一项者，即属进展期。

（2）好转期：病变较前吸收好转；空洞缩小或闭合；痰菌减少或转阴。凡具备上述一项者，即属好转期。

（3）稳定期：病变无活动性，空洞闭合，痰菌连续呈阴性（每月至少查痰 1 次），均达 6 个月以上。若空洞仍然存在，则痰菌需连续呈阴性 1 年以上。

5. 实验室和其他检查

（1）痰结核菌检查：确诊肺结核最特异的方法。痰菌阳性说明病灶是开放的，具有传染性。

（2）影像学检查：胸部 X 线检查是早期诊断肺结核的主要方法。肺部 CT 检查可发现微小或隐蔽性病灶，了解病变范围，帮助鉴别肺病变。

（3）结核菌素试验：测定人体是否受过结核菌感染。目前多采用结核菌素试验。

6. 心理－社会资料

肺结核病临床上多呈慢性过程，疾病早期因症状不明显，往往不会引起患者的重视。病情一旦发展到影响工作和生活时，会导致患者心理压力增加。故应评估如下内容。①患者的性格特征、情绪反应，了解患者是否采用有效应对方式适应角色的转变；有无因疾病导致角色的改变而产生自卑、悲观、抑郁；是否因病程长而产生"患病角色"习惯。②由于疾病具有传染性，多数患者患病期间十分关注亲友、同事对他的态度，对人际交往有紧张、恐惧情绪，应了解患者是否害怕他人嫌弃而主动远离人群，造成心理上的压抑和孤独。③有吸烟嗜好的患者是否已经或准备戒烟，家庭是否成为有效的戒烟支持系统。④患者及家属对结核病知识的了解程度，是否有进一步获得有关知识的愿望，患者对用药的长期性是否有充分的思想准备。⑤了解患者家庭主要成员对他的关怀、支持程度；家庭的经济条件，有无医疗保障的支持；患者工作单位所能提供的支持；出院后的就医条件，居住地的社区保健服务等。

（二）护理诊断

1. 活动无耐力

与结核菌感染引起的毒血症症状有关。

2. 营养失调－低于机体需要量

与机体消耗增加、食欲减退有关。

3. 知识缺乏

缺乏结核病防治知识和坚持服药原则的知识。

4. 有窒息的危险

与结核病灶内血管破裂导致大出血阻塞大气道有关。

（三）护理目标

（1）患者身心得到休息，能够维持日常生活和社交活动，乏力等不适症状减轻。

（2）遵循饮食计划，保证营养物质的摄入，维持足够的营养和液体，体重增加。

（3）患者获得有关结核病知识，治疗期间按时服药。

（4）呼吸道通畅，无窒息发生。

（四）护理措施

1. 适当休息和活动，增加机体耐力

（1）与患者一起讨论预防和减轻疲劳的方法，如指导患者使用全身放松术，解除精神负担和心理压力；协助患者日常活动，减少机体消耗和减轻疲乏感。

（2）了解患者的活动能力、方式和活动量，制订合理的休息与活动计划。①急性期应取半坐卧位卧床休息，使膈肌下降，胸腔容量扩大，肺活量增加，以改善呼吸困难，还可减轻体力和氧的消耗，避免活动后加重呼吸困难和疲劳感；肺结核进展期或咯血时，以卧床休息为主，适当离床活动；大咯血者应绝对卧床休息，保证患侧卧位，以免病灶扩散。②稳定期可适当增加户外活动，如散步、打太极拳、做保健操等，加强体质锻炼，提高机体耐力和抗病能力。呼吸功能的锻炼可减少肺功能受损。③轻症患者在化疗的同时，可进行正常工作，但应避免劳累和重体力劳动。

2. 加强营养，补充机体需要

（1）制订较全面的饮食营养摄入计划。补充蛋白质、维生素等营养物质，如鱼、肉、蛋、牛奶、豆制品等动植物蛋白质，成人每日蛋白质总量为 90 ~ 120 g，以增加机体的抗病能力及修复能力；每日摄入一定量的新鲜蔬菜和水果，满足机体对维生素 C、维生素 B_1 等的需要；注意食物合理搭配，色、香、味俱全，以增加食欲及促进消化液的分泌，保证摄入足够的营养。

（2）患者如无心、肾功能障碍，应补充足够的水分。由于机体代谢增加，盗汗使体内水分的消耗量增加，故应鼓励患者多饮水，每日不少于 1 500mL，既保证机体代谢的需要，又有利于体内毒素的排泄。

（3）每周测体重 1 次并记录，观察患者营养状况的改善情况。

3. 病情观察

定时监测血压、脉搏、呼吸、心律、瞳孔、意识状态等方面的变化并详细记录。观察患者有无窒息先兆，如胸闷、唇甲发绀、面色苍白、大汗淋漓、烦躁不安、血压下降等。了解患者咯血的量、颜色、性质及出血的速度，以及患者对咯血症状的认识程度。备好吸引器、气管插管等急救物品，以便及时抢救。

4. 用药护理

（1）掌握早期、联用、适量、规律和全程的抗结核化疗的原则，督促患者按化疗方案用药，不遗漏或中断。加强访视宣传，取得患者合作，以保证治疗计划的顺利完成。

（2）用药剂量要适当。药量不足，组织内药物达不到有效浓度，影响疗效，还易使细菌产生继发性耐药；滥用药物或药量过大，不但造成浪费，而且会使不良反应增加。

（3）向患者说明用药过程中可能出现的不良反应，并注意观察有无巩膜黄染、肝区疼痛及胃肠道反应等，发现异常随时报告医生并协助处理。

（4）咯血患者遵医嘱使用止血药物，使用过程中须密切观察药物的不良反应。

（五）预后

肺结核是一种慢性传染病，病程长且病情变化大。判断肺结核的预后要全面观察和分析。

（1）全身症状：主要观察了解结核的一般中毒症状，如发热、盗汗、食欲缺乏、全身乏力等症状，经及时用药治疗，渐有改善表示好转，反之则为恶化。

（2）X 线检查：不仅可确定病变位置、范围、性质，而且可动态观察病灶变化。经治疗若病变吸收消散，由渗出性（云絮状密度低、边缘模糊）变为增生性（密度增高边缘清楚），病变均表示好转；若由增生性变为渗出性，浸润范围扩大，或出现溶解播散、空洞形成，则是恶化的表现，预后差。

（3）痰菌：原痰菌阳性，经治疗后，多次查痰结核杆菌阴性表示好转，以后又排菌为恶化表现。

（4）红细胞沉降率：病变好转，稳定者，红细胞沉降率正常；如红细胞沉降率增速者表示病变活跃，但临床所见，活动性肺结核红细胞沉降率并不一定增快。

（六）健康教育

1. 指导用药、配合治疗

（1）根据患者及家属对结核病知识的认识程度及接受知识的能力进行卫生宣教，使其了解结核病是一种慢性呼吸道感染病，抗结核用药时间至少半年，有时长达一年半之久，患者往往难以坚持，而只有坚持合理、全程的化疗，才可完全康复。告知患者，不规则服药或过早停药是治疗失败的主要原因。

（2）帮助住院患者尽快适应环境，消除焦虑、紧张心理，充分调动人体内在的自身康复能力，增进机体免疫功能，树立信心，使患者处于接受治疗的最佳心理状态，积极配合治疗。

2. 重视营养

宣传饮食营养与人体健康及疾病痊愈的关系，在坚持药物治疗的同时，辅以营养疗法的意义。使患者了解结核病是一种慢性消耗性疾病，由于体内分解代谢加速和抗结核药物的毒性反应，使胃肠功能障碍、食欲缺乏，导致营养代谢的失衡和机体抵抗力下降，促使疾病恶化，必须高度重视饮食营养疗法。

3. 户外活动和锻炼

（1）指导患者进行有利于身心健康和疾病恢复的有益活动，如做保健体操、行走、打太极拳等，以促进疾病早日康复。

（2）宣传休息、营养、阳光、空气对结核病康复的重要性。有条件的患者可选择在空气新鲜、阳光充足、气候温和、花草茂盛、风景怡人的海滨湖畔疗养。

4. 消毒、隔离

宣传结核病的传播途径及消毒、隔离的重要性，指导患者采取有效的消毒、隔离措施，并能自觉遵照执行。①患者单居一室，实行呼吸道隔离，室内保持良好通风，每日用紫外线照射消毒，或用 0.1% 过氧乙酸 1 ～ 2 mL 加入空气清洁剂内进行空气喷雾消毒。②注意个人卫生，严禁随地吐痰，痰液须经灭菌处理，将痰吐在纸上直接焚烧是最简易的灭菌方法；打喷嚏或咳嗽时避免面对他人，并用双层纸巾遮住口鼻，纸巾用后焚烧，以控制感染源；为避免结核菌的传播，外出时应戴口罩。③实行分餐制，同桌共餐时使用公筷；餐具、痰杯煮沸消毒或用消毒液浸泡消毒，以预防结核菌经消化道进入人体。④不饮未消毒的牛奶，以免肠道结核菌感染。⑤患者使用的被褥、书籍应在烈日下曝晒，时间不少于 6 h。

5. 出院指导

指导出院患者定期随诊，接受肝功能和 X 线检查，以了解病情变化，及时调整治疗方案，继续巩固治疗至疾病痊愈。

6. 预防接种

做好结核病的预防工作和结核病患者的登记管理工作。对未受过结核菌感染的新生儿、儿童及青少年及时接种卡介菌，使人体对结核菌产生获得性免疫力。

（陈海珠）

第九节　肺血栓栓塞症

肺栓塞（PE）是以各种栓子阻塞肺动脉系统为其发病原因的一组疾病或临床综合征的总称，包括肺血栓栓塞症（PTE）、脂肪栓塞综合征、羊水栓塞、空气栓塞等。PTE 为来自静脉系统或右心的血栓阻塞肺动脉或其分支所致的疾病，以肺循环和呼吸功能障碍为其主要临床和病理生理特征。引起 PTE 的血栓主要来源于深静脉血栓形成（DVT），PTE 与 DVT 是静脉血栓栓塞症（VTE）的两种临床表现形式，PTE 为 PE 最常见的类型，占 PE 中的绝大多数，通常所称的 PE 即指 PTE。

一、病因与发病机制

（一）危险因素

PTE 的危险因素包括任何可以导致静脉血液淤滞、静脉系统内皮损伤和血液高凝状态的因素。易发生 VTE 的危险因素包括原发性和继发性两类。

原发性危险因素由遗传变异引起，包括 V 因子突变、蛋白 C 缺乏、蛋白 S 缺乏和抗凝血酶缺乏等，常以反复静脉血栓栓塞为主要临床表现。

继发性危险因素是指后天获得的易发生 VTE 的多种病理生理异常，包括骨折、创伤、手术、妊娠、产褥期、恶性肿瘤和口服避孕药等，还包括脑卒中后肢体瘫痪、长期卧床、制动等。上述危险因素可以单独存在，也可同时存在协同作用。

（二）发病机制

PTE 发生后，一方面通过栓子的机械阻塞作用直接影响肺循环、体循环血流动力学状态和呼吸功能，另一方面通过栓塞后心脏和肺的反射效应及神经体液机制导致多种功能和代谢的变化。

1. PTE 对肺循环的影响

栓子堵塞肺动脉后，受机械阻塞作用，以及神经体液因素引起肺动脉收缩，肺循环阻力增加，肺动脉压力升高，形成肺动脉高压。当肺血管床面积被阻塞 75% 以上时，由于持续的严重的肺动脉高压，体循环压力急剧下降，右心室功能衰竭，可导致休克、猝死。

随着肺循环阻力的增加，心脏每搏量趋于下降，右心室舒张末期充盈压开始升高，右心室扩张。当右心室后负荷进一步增加，心脏在频率和心肌收缩力上的代偿作用不足以维持有效的心排血量时，心室舒张末期压力开始显著升高，心排血量明显下降，右心房压力升高，心房扩大，导致左心回心血量减少，体循环淤血，出现急性肺源性心脏病。

2. PTE 对呼吸功能的影响

栓塞部位肺血流减少或阻断，使肺泡无效腔增大，同时肺表面活性物质合成减少导致肺萎陷和肺不张，使肺通气血流比例（V/Q）失调；支气管的反射性痉挛和过度通气等因素产生气体交换障碍，从而发生低氧血症和代偿性过度通气。

3. PTE 的分型

根据 PTE 的病生理变化，可将 PTE 分为急性大面积 PTE 和急性非大面积 PTE。

急性大面积 PTE 临床以休克和低血压为主要表现，即体循环动脉收缩压 < 90 mmHg，或较基础值下降幅度 ≥ 40 mmHg，持续 15 min 以上。

急性非大面积 PTE 即不符合以上大面积 PTE 标准的 PTE。

二、临床表现

PTE 的临床症状多种多样，不同病例常有不同的症状组合，但均缺乏特异性。各病例所表现症状的严重程度也有很大差别，可以从无症状到血流动力学不稳定，甚至发生猝死。

1. 呼吸困难及气促

呼吸困难及气是最常见的症状，多于栓塞后立即出现，尤以活动后明显。

2. 胸痛

包括胸膜炎性胸痛或心绞痛样疼痛，胸膜炎性胸痛是 PTE 最常见的胸痛类型；心绞痛样疼痛与体循环低血压、冠状动脉痉挛、右心室室壁张力增高等因素引起冠状动脉血流减少、心肌耗氧量增加有关。

3. 晕厥

可为 PTE 的唯一或首发症状，其中有约 30% 的患者表现为反复晕厥发作。PTE 所致晕厥的主要表现是突然发作的一过性意识丧失，多合并有呼吸困难和气促表现。可伴有晕厥前症状，如头晕、黑矇、视物旋转等。

4. 烦躁不安、惊恐甚至濒死感

烦躁不安、惊恐甚至濒死感是 PTE 的常见症状，主要由严重的呼吸困难和（或）剧烈胸痛引起；因病情的严重程度不同，症状的轻重程度变异很大。

5. 咯血

常为少量咯血，大咯血少见。

6. 咳嗽

多为干咳或伴有少量白痰，当继发感染时，也可伴有喘息症状。

7. 心悸

多于栓塞后即刻出现，主要由快速性心律失常引起。

8. 腹痛

可能与膈肌受刺激或肠缺血有关。

9. 猝死

PTE 猝死率不足 10%，但其后果严重，即使经积极而合理的治疗，抢救成功率仍很低，是 PTE 最危重的临床类型。

三、辅助检查

1. 动脉血气分析

常表现为低氧血症、低碳酸血症。

2. D- 二聚体测定

酶联免疫吸附试验（ELISA）是较为可靠的检测方法，但并无确诊价值。

3. 心电图检查

心电图异常非特异性。较为多见的表现包括 $V_1 \sim V_4$ 的 T 波改变和 ST 段异常；部分病例可出现 $S_I Q_{III} T_{III}$ 征（即 I 导联 S 波加深，III 导联出现 Q 波及 T 波倒置）；心电图改变多在发病后即刻开始出现，以后随病程的发展演变呈动态变化。

4. X 线胸片检查

①肺动脉阻塞征：区域性肺纹理变细、稀疏或消失，肺野透亮度增加；②肺动脉高压症及右心扩大

征：右下肺动脉干增宽或伴截断征，肺动脉段膨隆，以及右心室扩大；③肺组织继发改变：肺野局部片状阴影，尖端指向肺门的楔形阴影，肺不张或膨胀不全，肺不张侧可见横膈抬高，有时合并少至中量胸腔积液。X 线胸片对鉴别其他胸部疾病有重要帮助。

5. 超声心动图检查

在提示诊断和除外其他心血管疾患方面有重要价值。对于严重的 PTE 病例，可以发现右心室壁局部运动幅度降低；右心室和（或）右心房扩大；室间隔左移和运动异常；近端肺动脉扩张；三尖瓣反流速度增快；下腔静脉扩张，吸气时不萎陷。若在右心房或右心室发现血栓，同时患者的临床表现符合 PTE，可做出诊断。

6. 核素肺通气 / 灌注扫描

核素肺通气 / 灌注扫描是 PTE 重要的诊断方法。典型征象是呈肺段分布的肺灌注缺损，并与通气显像不匹配。一般可将扫描结果分为 3 类。①高度可能：其征象为至少一个或更多叶段的局部灌注缺损而该部位通气良好或 X 线胸片无异常；②正常或接近正常；③非诊断性异常：其征象介于高度可能与正常之间。

7. CT 肺动脉造影

PTE 的直接征象为各种形态的充盈缺损；间接征象包括病变部位肺组织有马赛克样改变、肺出血、肺梗死继发的肺部改变。

8. 磁共振成像

可以显示栓塞血管的近端扩张，血栓栓子表现为异常信号。

9. 肺动脉造影

其敏感性和特异性在 95% 以上，为 PTE 诊断的"金标准"。表现为栓塞血管内充盈缺损或完全阻塞，外周血管截断或枯枝现象。

四、治疗

1. 一般处理

对高度疑诊或确诊 PTE 的患者，应进行严密监护，监测呼吸、心率、血压、静脉压、心电图及血气的变化，对大面积 PTE 可收入重症监护病房（ICU）；观察患者发绀、胸闷、憋气、胸部疼痛有无改善，有无咳嗽及尿量等情况；及时准确记录 24 h 出入量；为防止栓子再次脱落，要求绝对卧床，保持大便通畅，避免用力，注意保持患肢的功能，抬高患肢，以利静脉血的回流，密切观察患肢皮肤颜色、温度、水肿程度，严禁挤压、按摩患肢，防止血栓脱落，造成再次肺栓塞；对于有焦虑和惊恐症状的患者应予安慰并可适当使用镇静药给予患者心理安慰，缓解紧张焦虑情绪；胸痛者可予止痛药；对于发热、咳嗽等症状可给予相应的对症治疗。

2. 呼吸循环支持治疗

保持病室清洁及有效的温湿度，室温 20℃左右，相对湿度 70%，对有低氧血症的患者，采用经鼻导管或面罩吸氧。当合并严重的呼吸衰竭时，可使用经鼻 / 面罩无创性机械通气或经气管插管行机械通气。呼吸平稳后指导患者深呼吸运动，使肺早日膨胀。

对于出现右心功能不全，心排血量下降，但血压尚正常的病例，可给予具有一定肺血管扩张作用和正性肌力作用的多巴酚丁胺和多巴胺；若出现血压下降，可增大剂量或使用其他血管加压药物，如间羟胺、肾上腺素等。应用升压药物应监测血压变化。

3. 溶栓治疗

溶栓治疗主要适用于大面积 PTE 病例。

绝对禁忌证有：活动性内出血，近期自发性颅内出血。

相对禁忌证有：2 周内的大手术、分娩、器官活检或不能以压迫止血部位的血管穿刺，2 个月内的缺血性脑卒中，10 d 内的胃肠道出血，15 d 内的严重创伤，1 个月内的神经外科或眼科手术，难于控制的重度高血压（收缩压 > 180 mmHg，舒张压 > 110 mmHg），近期曾行心肺复苏，血小板计数低于

$100 \times 10^9/L$，妊娠，细菌性心内膜炎，严重肝肾功能不全，糖尿病出血性视网膜病变，出血性疾病等。

对于大面积 PTE，因其对生命的威胁极大，上述绝对禁忌证也应被视为相对禁忌证。溶栓前宜选择两条粗大静脉，留置外周静脉套管针，以方便溶栓及溶栓中取血监测，避免反复穿刺血管，如有短期内穿刺的动静脉伤口应进行加压包扎，避免溶栓后出血和血肿，并应用生理盐水进行封管。

目前临床上用于 PTE 溶栓治疗的药物主要有链激酶（SK）、尿激酶（UK）和重组组织型纤溶酶原激活剂（rt-PA）。溶栓药物治疗结束后每 2～4 h 测 1 次 APTT，待其降至正常值的 2 倍以下时，开始使用肝素或低分子肝素抗凝治疗。

溶栓前应查血常规、血小板、出凝血时间和血型，配血备用；溶栓后观察患者有无寒战、发热、皮疹等变态反应，是否发生皮肤、黏膜及内脏出血等不良反应，一旦出血应立即中止治疗，紧急处理。

4. 抗凝治疗

抗凝治疗是 PTE 和 DVT 的基本治疗方法，可以有效地防止血栓再形成和复发。目前临床上应用的抗凝药物主要有普通肝素（以下简称肝素）、低分子肝素和华法林。一般认为，抗血小板药物的抗凝作用尚不能满足 PTE 或 DVT 的抗凝要求。

临床疑诊 PTE 时，即可安排使用肝素或低分子肝素进行有效的抗凝治疗。应用肝素 / 低分子肝素前应测定基础 APTT、PT 及血常规（含血小板计数，血红蛋白）；注意是否存在抗凝的禁忌证，如活动性出血，凝血功能障碍，血小板减少，未予控制的严重高血压等。对于确诊的 PTE 病例，大部分禁忌证属相对禁忌证。

（1）普通肝素：用药原则是快速、足量和个体化。根据 APTT 调整剂量，使 APTT 达到并维持于正常值的 1.5～2.5 倍。因肝素可能会引起血小板减少症（HIT），在使用肝素的第 3～5 日必须复查血小板计数。若较长时间使用肝素，尚应在第 7～10 日和 14 日复查。若出现血小板迅速或持续降低达 30% 以上，或血小板计数 $< 100 \times 10^9/L$，应停用肝素。

（2）低分子量肝素：按千克体重皮下注射。不需监测 APTT。此药由肾清除，对于肾功能不全，特别是肌酐清除率低于 30 mL/min 的病例须慎用。若应用，需减量并监测血浆抗 Xa 因子活性。

（3）华法林：长期抗凝应首选华法林，其抗凝作用主要来自血浆凝血酶原的降低和凝血因子 X 活性的降低，初始通常与低分子肝素重叠使用，3～4 d 后开始测定 INR 值，使 INR 稳定在 2.0～3.0 后停用肝素或低分子肝素。

5. 肺动脉血栓摘除术

适用于经积极保守治疗无效的紧急情况，要求医疗单位有施行手术的条件与经验。

6. 经静脉导管碎解和抽吸血栓

用导管碎解和抽吸肺动脉内巨大血栓或行球囊血管成形，同时还可进行局部小剂量溶栓。

五、护理

（一）护理评估

1. 健康史

（1）了解患者的一般情况，如高龄、肥胖、吸烟史、活动情况及近期长时间坐位旅行史。

（2）既往有无 VTE 发病史或血栓性静脉炎、静脉曲张，晕厥病史、间断发作或进行性加重的呼吸困难和胸痛病史；有无肺栓塞家族史（家族中至少 2 名成员证实有肺栓塞或一级亲属中有遗传性血栓形成倾向）。

（3）近期创伤、手术、脑卒中、人工假体置入术或下肢制动病史。

（4）已明确诊断或需要进一步检查的特殊疾病如恶性肿瘤、肾病综合征、骨髓异常增生综合征等。

（5）了解妊娠及口服避孕药史，妊娠及产后、含雌激素的避孕药或激素替代、选择性雌激素受体调节药。

（6）近期经静脉操作史，如深静脉留置导管、经静脉使用抗肿瘤药物、漂浮导管和射频消融治疗等。

2. 心理 - 社会资料

患者突然出现呼吸困难和（或）剧烈胸痛时，容易出现恐惧、焦虑和濒死感，护士要同情理解患者，并给予心理支持。通过亲切热情的交流、娴熟的护理技巧、精确完善的各项床旁监护取得患者信任，使患者在安静舒适的环境中，以积极态度接受治疗和护理。

（二）护理诊断

1. 低效型呼吸形态

与通气血流比例失调、低氧血症有关。

2. 有窒息的危险

与突发咯血有关。

3. 自理能力缺陷

与心、肺功能不全、活动耐力下降及制动有关。

4. 知识缺乏

缺乏肺栓塞的预防、治疗及抗凝药物使用的知识。

5. 睡眠形态紊乱

与呼吸困难、恐惧有关。

6. 恐惧、焦虑

与呼吸困难、剧烈胸痛及疾病预后有关。

7. 潜在并发症

休克、心力衰竭、出血。

（三）护理目标

（1）患者呼吸平稳、血气正常。

（2）护士及时发现咯血征象，避免患者窒息。

（3）尽快使患者胸痛得到缓解，增加舒适感，心理护理缓解焦虑恐惧情绪。

（4）患者能理解卧床休息对疾病恢复的重要性并积极配合。

（5）患者及家属能掌握疾病的预防治疗知识及抗凝药物使用的知识。

（6）患者能恢复正常睡眠。

（7）护士严密监测和管理患者，及时发现并发症并配合医师抢救。

（四）护理措施

1. 基础护理

为了防止栓子的脱落，患者绝对卧床休息 2 周。如果已经确认肺栓塞的位置应取健侧卧位。避免突然改变体位，禁止搬动患者。肺栓塞栓子 86% 来自下肢深静脉，而下肢深静脉血栓者 51% 发生肺栓塞。因此有下肢静脉血栓者应警惕肺栓塞的发生。抬高患肢，并高于肺平面 20 ~ 30 cm。密切观察患肢的皮肤有无青紫、肿胀、发冷、麻木等感觉障碍。一经发现及时通知医生处理，严禁挤压、热敷、针刺、按摩患肢，防止血栓脱落，造成再次肺栓塞。指导患者进食高蛋白、高维生素、粗纤维、易消化饮食，多饮水，保持大便通畅，避免便秘、咳嗽等，以免增加腹腔压力，影响下肢静脉血液回流。

2. 维持有效呼吸

本组病例 89% 患者有低氧血症。给予高流量吸氧，5 ~ 10 L/min，均以文丘里面罩或储氧面罩给氧，既能消除高流量给氧对患者鼻腔的冲击所带来的不适，又能提供高浓度的氧，注意及时根据血氧饱和度指数或血气分析结果来调整氧流量。年老体弱或痰液黏稠难以咳出患者，每日给予生理盐水 2 mL 加盐酸氨溴索 15 mg 雾化吸入 2 次。使痰液稀释，易于咳出，必要时吸痰，注意观察痰液的量、色、气味、性质。呼吸平稳后指导患者深呼吸运动，使肺早日膨胀。

3. 加强症状观察

肺栓塞临床表现多样化、无特异性，据报道典型的胸痛、咯血、呼吸困难三联征所占比例不到 1/3，而胸闷、呼吸困难、晕厥、咯血、胸痛等都可为肺栓塞首要症状。因此，接诊的护士除了询问现病史外，还应了解患者的基础疾病。

目前已知肺栓塞危险因素如静脉血栓、静脉炎、血液黏滞度增加、高凝状态、恶性肿瘤、术后长期静卧、长期使用皮质激素等。患者接受治疗后，我们注意观察患者发绀、胸闷、憋气、胸部疼痛等症状有无改善。有 21 例患者胸痛较剧，导致呼吸困难加重，血氧饱和度为 72% ~ 84%，给予加大吸氧浓度，同时氨茶碱 0.25 g + 生理盐水 50 mL 微泵静脉注射 5 mL/h，盐酸哌替啶 50 mg 肌内注射。经以上处理，胸痛、呼吸困难缓解，病情趋于稳定。

4. 监测生命体征

持续多参数监护仪监护，专人特别护理。每 15 ~ 30 min 记录 1 次，严密观察心率、心律、血氧饱和度、血压、呼吸的变化，发现异常及时报告医生，平稳后测脉搏、呼吸、血压，每小时 1 次。

5. 溶栓及抗凝护理

肺栓塞一旦确诊，最有效的方法是用溶栓和抗凝疗法，使栓塞的血管再通，维持有效的肺循环血量，迅速降低有心前阻力。

溶栓治疗最常见的并发症是出血，平均为 5% ~ 7%，致死性出血约为 1%。因此，要注意观察有无出血倾向，注意皮肤、黏膜、牙龈及穿刺部位有无出血，是否有咯血、呕血、便血等现象。严密观察患者意识的变化，发现有头痛、呕吐症状，要及时报告医生处理。谨防脑出血的发生。溶栓期间要备好除颤器、利多卡因等各种抢救用品，防止溶栓后血管再通，部分未完全溶解的栓子随血流进入冠状动脉，发生再灌注心律失常。用药期间应监测凝血时间及凝血酶原时间。

6. 心理护理

胸闷、胸痛、呼吸困难，易给患者带来紧张、恐惧的情绪，甚至造成濒死感。有文献报道，情绪过于激动也可诱发栓子脱落，因此要耐心指导患者保持情绪的稳定。尽量帮助患者适应环境，接受患者这个特殊的角色，同时向患者讲解治疗的目的、要求、方法，使其对诊疗情况心中有数，减少不必要的猜疑和忧虑。及时取得家属的理解和配合。指导加强心理支持，采取心理暗示和现身说教，帮助患者树立信心，使其积极配合治疗。

7. 预防

存在发生 DVT-PTE 危险因素的病例，宜根据临床情况采用相应预防措施。采用的主要方法：机械预防措施，包括加压弹力袜、间歇序贯充气泵；药物预防措施，包括小剂量肝素皮下注射、低分子肝素和华法林。

（五）护理评价

患者呼吸平稳，血气在正常范围；胸痛得到缓解；患者能说出绝对卧床休息对病情恢复的重要性；消除紧张焦虑情绪；无并发症出现。

（六）健康教育

（1）指导患者要定期随访，按时服药，特别是抗凝药的服用，一定要按医嘱服用，并告知患者影响抗凝药物使用的食物，如韭菜、菠菜、油菜等，嘱其尽量避免食用。

（2）教会患者观察出血现象，如有牙龈出血、皮肤破口流血不止等症状及时就医。

（3）按照医嘱定期复查抗凝指标，了解并学会看抗凝指标化验单。

（4）教会患者平时生活中注意下肢的活动，有下肢静脉曲张者可穿弹力袜等，避免下肢深静脉血液滞留，血栓复发。

（5）指导患者病情变化时及时就医。

（许婵女）

第十节　胸腔积液

胸膜腔内液体称为胸液，其形成与吸收处于动态平衡状态，正常情况下胸膜腔内仅有 13 ~ 15 mL 的微量液体，在呼吸运动时起润滑作用。任何原因使胸液形成过多或吸收过少时，均可导致胸液异常积聚，称为胸腔积液。胸腔积液可以根据其发生机制和化学成分不同分为漏出液、渗出液、血液（称为血胸）、脓液（称为脓胸）和乳糜液。

胸液的形成主要取决于壁层和脏层毛细血管与胸膜腔内的压力梯度，有两种方向相反的压力促使液体的移动，即流体静水压和胶体渗透压。胸膜腔内液体自毛细血管的静脉端再吸收，其余的液体由淋巴系统回收至血液，滤过与吸收处于动态平衡。许多肺、胸膜和肺外疾病破坏了此种动态平衡，致使胸膜腔内液体形成过快或吸收过缓，从而导致液体不正常地积聚在胸膜腔内引起胸腔积液。

一、病因与发病机制

1. 胸膜毛细血管内静水压增高

体循环静水压的增加是生成胸腔积液最重要的因素，充血性心力衰竭、缩窄性心包炎、血容量增加、上腔静脉或奇静脉受阻等因素均可使胸膜毛细血管内静水压增高，胸膜液体滤出增加，产生胸腔漏出液。

2. 胸膜毛细血管通透性增加

胸膜炎症、结缔组织病（如系统性红斑狼疮、类风湿关节炎）、胸膜肿瘤、肺梗死等，可使胸膜毛细血管通透性增加，毛细血管内细胞、蛋白和液体等大量渗入胸膜腔，产生胸腔渗出液。

3. 胸膜毛细血管内胶体渗透压降低

如低蛋白血症、肝硬化、肾病综合征、急性肾小球肾炎等，产生胸腔漏出液。

4. 壁层胸膜淋巴引流障碍

如淋巴导管阻塞、发育性淋巴引流异常等，产生胸腔渗出液。

5. 损伤

如主动脉瘤破裂、食管破裂、胸导管破裂等，产生血胸、脓胸和乳糜胸。

二、临床表现

1. 症状

胸腔积液局部症状的轻重取决于积液量，全身症状取决于原发疾病。

（1）呼吸困难：最常见，与胸腔积液的量有关。少量胸腔积液常无症状或仅有咳嗽，常为干咳。当胸腔积液量超过 500 mL 时，大量积液可使胸廓顺应性下降、膈肌受压、纵隔移位和肺容量下降，患者出现胸闷和呼吸困难，并随积液量的增多而加重。

（2）胸痛：多为单侧锐痛，并随呼吸或咳嗽加重，可向患侧肩、颈或腹部放射，疼痛程度随着胸腔积液增多反而缓解。

（3）伴随症状：病因不同，其伴随症状不同。炎性积液多为渗出性，伴有咳嗽、咳痰和发热；心力衰竭所致胸腔积液为漏出液，伴有心功能不全的其他表现；结核性胸膜炎多见于青年人，常有发热、干咳；恶性胸腔积液多见于中年以上患者，伴有消瘦和呼吸道或原发部位肿瘤的症状；肝脓肿所致的右侧胸腔积液可为反应性胸膜炎，也可为脓胸，常伴有发热和肝区疼痛。

2. 体征

少量积液时，体征不明显或可闻及胸膜摩擦音。典型积液患者的体征为患侧肋间隙饱满，呼吸运动减弱；语颤减弱或消失，可伴有气管、纵隔向健侧移位；局部叩诊呈浊音；积液区呼吸音减弱或消失。肺外疾病引起的胸腔积液可有原发病的体征。

三、辅助检查

相关辅助检查可帮助医生确定患者有无胸腔积液，区别漏出液和渗出液，寻找胸腔积液的病因。

1. X 线检查

少量胸腔积液时，仅见患侧肋膈角变钝；中等量积液时，呈内低外高的弧形积液影；平卧时积液散，使整个肺野透亮度降低；大量积液时整个患侧胸部呈致密阴影，气管和纵隔推向健侧。CT 检查有较高的敏感性与密度分辨率，有助于病因诊断。

2. B 超检查

可探查胸液掩盖的肿块，估计胸腔积液的量和深度，协助胸腔穿刺的定位。

3. 胸腔积液检查

（1）外观：漏出液常为清晰、透明的淡黄色液体，静置不凝固，渗出液可因病因不同而颜色不一，以草黄色多见，可有凝块。血性胸液呈程度不等的洗肉水样或静脉血样。乳糜胸的胸腔积液呈乳状。

（2）细胞：正常胸腔积液中有少量间皮细胞或淋巴细胞。漏出液细胞数较少，常 < 100×10^6/L（与渗出液鉴别时以 500×10^6/L 为界），以淋巴细胞与间皮细胞为主。渗出液的细胞数较多，以白细胞为主，常 > 500×10^6/L。中性粒细胞增多时，提示为急性炎症；淋巴细胞为主则多为结核性或恶性。胸液中红细胞 > 5×10^6/L 时呈淡红色，多由恶性肿瘤或结核所致。

（3）pH：正常胸液 pH 为 7.6 左右，pH 降低见于脓胸、食管破裂、结核性和恶性胸腔积液。

（4）生化检查：包括葡萄糖、蛋白质、类脂、酶和肿瘤标志物。漏出液和大多数渗出液葡萄糖定量与血糖近似，当葡萄糖含量 < 3.35 mmol/L 时可能为脓胸、类风湿关节炎所致的胸腔积液、结核性或恶性胸腔积液，当葡萄糖和 pH 均较低时，提示肿瘤广泛浸润。类脂用于鉴别乳糜胸。胸腔积液中乳酸脱氢酶（LDH）水平则是反映胸膜炎症程度的指标，其值越高，炎症越明显。胸腔积液淀粉酶升高可见于急性胰腺炎、恶性肿瘤等。结核性胸膜炎时，胸腔积液中腺苷脱氨酶（ADA）多高于 45 U/L。肿瘤标志物的测定可以用于鉴别良、恶性胸腔积液。

（5）病原体：胸液涂片查找细菌及培养，有助于病原学诊断。

（6）免疫学检查：结核性胸膜炎胸腔积液的 T 细胞增多；系统性红斑狼疮及类风湿关节炎引起的胸腔积液中补体 C_3、C_4 成分降低，免疫复合物的含量增高。

4. 胸膜活检

经皮闭式胸膜活检或胸膜针刺活检对确定胸腔积液的病因具有重要意义；CT 或 B 超引导下活检可提高成功率，但脓胸或有出血倾向者不宜做胸膜活检。

5. 纤维支气管镜检查

用于咯血或疑有气道阻塞患者。

四、治疗

病因治疗最重要，因胸腔积液为胸部或全身疾病的一部分。漏出液常在纠正病因后可吸收，渗出液常见于结核性胸膜炎、类肺炎性胸腔积液、脓胸及恶性肿瘤。

1. 结核性胸膜炎

（1）胸腔抽液：结核性胸膜炎患者胸腔积液中的蛋白含量高，为防止和减轻胸膜粘连，故应尽早抽尽胸腔积液。抽液治疗可以解除积液对心肺和血管的压迫作用，使被压迫的肺迅速复张，改善呼吸，减轻结核中毒症状。大量胸腔积液者首次抽液量不超过 700 mL，每周抽液 2 ~ 3 次，每次抽液量不应超过 1 000 mL，直至胸腔积液完全消失。抽液后无须向胸腔注入抗结核药物，但可注入链激酶预防胸膜粘连。

（2）抗结核药物治疗：执行早期、联合、适量、规律和全程的化学治疗原则。

（3）糖皮质激素：全身中毒症状严重、有大量胸腔积液者，需在有效抗结核药物治疗的同时，加用糖皮质激素治疗至体温正常，全身中毒症状消退、胸腔积液明显减少为止。通常用泼尼松每日 30 mg，分 3 次口服，一般疗程为 4 ~ 6 周。

2. 类肺炎性胸腔积液和脓胸

少量类肺炎性胸腔积液经有效抗生素治疗后可吸收，大量胸腔积液时需胸腔穿刺抽液，胸腔积液 pH < 7.2 时需行胸腔闭式引流。脓胸治疗原则是控制感染、引流胸腔积液、促使肺复张、恢复肺功能。

（1）抗生素治疗：原则是足量和联合用药，可全身和（或）胸腔内给药。体温正常后还需继续用药 2 周以上，以防复发。

（2）引流：反复抽脓或胸腔闭式引流为脓胸最基本的治疗方法。可用 2% 碳酸氢钠或生理盐水反复冲洗胸腔，然后注入抗生素及链激酶，使脓液稀释易于引流。支气管胸膜瘘患者不宜进行胸腔冲洗，以免窒息或感染播散。慢性脓胸应改进原有的胸腔引流，也可采用外科胸膜剥脱术等治疗。

3. 恶性胸腔积液

恶性胸腔积液是晚期恶性肿瘤的常见并发症，肺癌、乳腺癌、淋巴瘤、卵巢癌的转移是恶性胸腔积液最常见的病因，治疗方法包括原发病的治疗和胸腔积液的治疗。

（1）去除胸腔积液：恶性胸腔积液的生成速度极快，常因大量积液的压迫引起严重呼吸困难，甚至导致死亡，需反复穿刺抽液。可用细管做胸腔内插管进行持续闭式引流，细管引流具有创伤小、易固定、效果好、可随时胸腔内注入药物等优点。

（2）减少胸腔积液的产生：化学性胸膜固定术和免疫调节治疗可减少胸腔积液的产生。化学性胸膜固定术指在抽吸胸腔积液或胸腔插管引流后，在胸腔内注入博来霉素、顺铂、丝裂霉素等抗肿瘤药物，也可注入胸膜粘连剂如滑石粉等，使胸膜发生粘连，以减缓胸腔积液的产生。免疫调节治疗是在胸腔内注入生物免疫调节剂如短小棒状杆菌疫苗、白细胞介素 –2、干扰素等，可抑制恶性肿瘤细胞，增强淋巴细胞局部浸润及活性，并使胸膜粘连。

（3）外科治疗：经上述治疗仍不能使肺复张者，可行胸腹腔分流术或胸膜切除术。

五、护理

（一）护理评估

1. 一般资料

（1）患者主诉：有无胸闷、气促、咳嗽、咳痰、疲倦、乏力等症状。

（2）生命体征：体温正常或偏高，结核性胸膜炎患者可为午后潮热，脓胸患者体温可为高热。

（3）通气功能：严密监测呼吸的形态、频率、节律、深浅和音响，观察患者的痰液情况和排痰能力。观察患者意识状态、皮肤黏膜的颜色、血氧饱和度的变化，判断呼吸困难的程度。患者呼吸可正常或增快，大量积液或感染严重时可伴随不同程度的呼吸困难和发绀。

（4）疼痛情况：观察患者体位，以及疼痛的部位、范围、性质、程度、持续时间、伴随的症状和影响因素等。

（5）其他：血气分析、血氧饱和度、体重、体位、出入量等记录结果。

2. 身体状况

（1）头颈部：有无心悸气促、鼻翼翕动、口唇发绀等呼吸困难和缺氧的体征；患者的意识状态，呼吸方式；有无急性面容。

（2）胸部：判断患者有无被迫体位；检查胸廓的弹性，两肺呼吸运动是否一致，有无胸廓的挤压痛，是否存在气管、纵隔向健侧移位。病变部位叩诊呈浊音。积液区呼吸音减弱或消失，可闻及胸膜摩擦音。

（3）其他：重点观察胸腔引流液的量、颜色、性质、气味和与体位的关系，记录 24 h 胸腔引流液排出量。

3. 心理 – 社会资料

询问健康史，发病原因、病程进展时间，以及以往所患疾病对胸腔积液的影响，评估患者对胸部疼痛的控制能力、疲劳程度和应激水平。

4. 辅助检查阳性结果

血氧饱和度的数值，血气分析结果报告，组织灌注情况，胸腔积液生化检查结果，胸部 CT 检查明确的病变部位。

5. 常用药物治疗效果

（1）抗结核药物：严密观察体温、体重的变化；补充 B 族维生素可减轻胃肠道不良反应；注意观察药物的不良反应，定期检查视力和听力，定期复查肝、肾功能。

（2）糖皮质激素及免疫抑制剂：严密观察患者有无体温过高及上呼吸道、泌尿道、皮肤等继发感染的表现。定期检查肝、肾功能和外周血常规，及时发现骨髓抑制等严重的不良反应。

（二）护理诊断

1. 气体交换受损

与气体交换面积减少有关。

2. 疼痛：胸痛

与胸膜摩擦或胸腔穿刺术有关。

3. 体温过高

与感染有关。

4. 营养失调－低于机体需要量

与机体高消耗状态有关。

（三）护理措施

1. 环境

提供安全舒适的环境，保持室内空气新鲜流通，维持适宜的温湿度，减少不良刺激。

2. 休息和活动

大量胸腔积液致呼吸困难或发热者，应卧床休息减少氧耗，以减轻呼吸困难症状。按照胸腔积液的部位采取舒适的体位，抬高床头，半卧或患侧卧位，减少胸腔积液对健侧肺的压迫以利呼吸。胸腔积液消失后，患者还需继续休养 2 ~ 3 个月，可适当进行户外活动，但要避免剧烈活动。

3. 饮食护理

给予高蛋白质、高热量、高维生素、营养丰富的食物，增强机体抵抗力。大量胸腔积液患者应控制液体入量，保持水、电解质平衡。

4. 促进呼吸功能

（1）保持呼吸道通畅：避免剧烈咳嗽，鼓励患者积极排痰，保持呼吸道通畅。

（2）给氧：大量胸腔积液影响呼吸时按患者的缺氧情况给予低、中流量持续吸氧（2 ~ 4 L/min，30% ~ 40%），增加氧气吸入可弥补气体交换面积的不足，改善患者的缺氧状态。

（3）缓解胸痛：胸腔积液患者常有随呼吸运动而加剧的胸痛，为了减轻疼痛，患者常采取浅快的呼吸方式，可导致缺氧加重和肺不张，因此，需协助患者取患侧卧位，必要时用宽胶布固定胸壁，以减少胸廓活动幅度，减轻疼痛，或遵医嘱给予止痛剂。

（4）呼吸锻炼：胸膜炎患者在恢复期，应每日督促患者进行缓慢的腹式呼吸。经常进行呼吸锻炼可减少胸膜粘连的发生，提高通气量。

5. 病情观察

注意观察患者胸痛及呼吸困难的程度、体温的变化；监测血氧饱和度或动脉血气分析的改变；正确记录每日胸腔引流液的量及性状，必要时留取标本。有呼吸困难者准备好气管插管机械通气、吸痰、吸氧设备。

6. 用药护理

遵医嘱使用抗生素、抗结核药物、糖皮质激素，指导患者掌握药物的疗效、剂量、用法和不良反应。注意观察抗结核药物的不良反应，糖皮质激素治疗时停药速度不宜过快，应逐渐减量至停用，避免出现反跳现象。

7. 胸腔闭式引流的护理

胸腔引流管是指放置在胸膜腔用于排出胸腔内积气或积液的管道。留置胸腔引流管可达到重建胸腔负压，维持纵隔的正常位置，平衡两侧胸腔压力，促使患侧肺复张，防止感染的作用。胸腔闭式引流是胸腔内插入引流管，管下端连接至引流瓶水中，维持引流单一方向，避免逆流，以重建胸腔负压。引流液体时，选腋中线和腋后线之间的第 6 ~ 8 肋间；引流气体时，一般选锁骨中线第 2 肋间或腋中线第 3 肋间插管。

（1）体位：胸腔闭式引流术后常置患者于半卧位，以利呼吸和引流。鼓励患者进行有效咳嗽和深呼吸运动，利于积液排出，恢复胸膜腔负压，使肺扩张。

（2）保持胸腔引流管的无菌：严格执行无菌操作，防止感染。胸壁伤口引流管周围，用油纱布包盖严密，每48～72 h更换1次。管道与水封瓶做好时间、刻度标识，接口处用无菌纱布包裹，并保持干净，每日更换。

（3）保持管道的密闭性和有效固定：确认整个引流装置固定妥当、连接紧密，水封瓶长管应浸入水中3～4 cm，并确保引流瓶保持直立状态。运送患者或更换引流瓶时必须用两把钳双向夹闭管道，防止气体进入胸膜腔。若引流管从胸腔滑脱，应迅速用无菌敷料堵塞、包扎胸壁引流管处伤口。

（4）维持引流通畅：注意检查引流管是否受压、折曲、阻塞、漏气等，通过观察引流液的情况和水柱波动来判断引流是否通畅，一般水柱上下波动在4～6 cm。定期以离心方向闭挤捏引流管，以免管口被血凝块堵塞。若患者出现胸闷气促，气管向健侧偏移等肺受压的症状，应疑为引流管被血块堵塞，需设法挤捏或使用负压间断抽吸引流管的短管，促使其通畅，并通知医生。

（5）观察记录：观察引流液的量、颜色、性状、水柱波动范围，并准确记录。

（6）拔管：24 h引流液少于50 mL，脓液少于10 mL，无气体溢出，患者无呼吸困难，听诊呼吸音恢复，X线检查肺膨胀良好，即可拔管。拔管后应观察患者有无胸闷、呼吸困难、切口漏气、渗液、出血、皮下气肿等症状。

8. 心理护理

耐心向患者解释病情，消除悲观、焦虑不安的情绪，配合治疗。教会患者调整自己的情绪和行为，指导使用各种放松技巧，采取减轻疼痛的合适体位。

（四）护理评价

（1）患者无气体交换障碍的发生，血氧饱和度、动脉血气分析值在正常范围。

（2）患者主动参与疼痛治疗护理，疼痛程度得到有效控制。

（3）患者胸腔闭式引流留置管道期间能保持有效的引流效果，患者自觉症状好转，无感染等并发症的发生。

（五）健康教育

（1）饮食指导：向患者及家属讲解加强营养是胸腔积液治疗的重要组成部分，需合理调配饮食，高热量、高蛋白、富含维生素饮食。

（2）指导患者合理安排休息与活动，适当进行户外运动以增加肺活量，但应避免剧烈活动或突然改变体位。

（3）指导患者有意识地使用控制呼吸的技巧，如进行缓慢的腹式呼吸、有效咳嗽运动等。

（4）用药指导：向患者及家属解释本病的特点及目前的病情，介绍所采用的治疗方法，药物剂量、用法和不良反应。对结核性胸膜炎的患者需特别强调坚持用药的重要性，即使临床症状消失，也不可自行停药。

（5）病情监测：遵从治疗、定期复查，每2个用复查胸腔积液1次。

（6）及时到医院就诊的指标：体温过高；出现胸闷、胸痛、气促、呼吸困难、发绀、面色苍白、出冷汗、烦躁不安等症状。

（许婵女）

第二章　消化系统疾病护理

第一节　急性胃炎

急性胃炎是由多种病因引起的急性胃黏膜炎症。临床上急性发病，常表现为腹上区症状。内镜检查可见胃黏膜充血、水肿、出血、糜烂（可伴有浅表溃疡）等一过性病变。病理组织学特征为胃黏膜固有层见到以中性粒细胞为主的炎症细胞浸润。

急性胃炎的病变可以仅局限于胃底、胃体、胃窦的任何一部分，病变深度大多局限于黏膜层，严重时则可累及黏膜下层、肌层，甚至达浆膜层。

一、病因与发病机制

引起急性糜烂出血性胃炎的常见病因有以下几点。

1. 药物

常见的有非甾体抗炎药（Nonsteroidal Antiinflammatory Drug，NSAID）如阿司匹林、吲哚美辛等，某些抗肿瘤药、口服氯化钾或铁剂等。这些药物直接损伤胃黏膜上皮层。其中，NSAID 还通过抑制环氧合酶的作用而抑制胃黏膜生理性前列腺素的产生，削弱胃黏膜的屏障功能；某些抗肿瘤药如氟尿嘧啶对快速分裂的细胞如胃肠道黏膜细胞产生明显的细胞毒作用。

2. 应激

严重创伤、大手术、大面积烧伤、颅内病变、败血症及其他严重脏器病变或多器官功能衰竭等均可引起胃黏膜糜烂、出血，严重者发生急性溃疡并大量出血，如烧伤所致者称柯林（Curling）溃疡、中枢神经系统病变所致者称库欣（Cushing）溃疡。虽然急性应激引起急性糜烂出血性胃炎的确切机制尚未完全明确，但一般认为应激状态下胃黏膜微循环不能正常运行而造成黏膜缺血、缺氧是发病的重要环节，由此可导致胃黏膜黏液和碳酸氢盐分泌不足、局部前列腺素合成不足、上皮再生能力减弱等改变，胃黏膜屏障因而受损。

3. 乙醇

乙醇具亲酯性和溶脂能力，高浓度乙醇因而可直接破坏胃黏膜屏障。

黏膜屏障的正常保护功能是维持胃腔与胃黏膜内氢离子高梯度状态的重要保证，当上述因素导致胃黏膜屏障破坏，则胃腔内氢离子便会反弥散进入胃黏膜内，从而进一步加重胃黏膜的损害，最终导致胃黏膜糜烂和出血。上述各种因素也可能导致增加十二指肠液反流入胃腔，其中的胆汁和各种胰酶，参与了胃黏膜屏障的破坏。

二、临床表现

急性胃炎的临床表现常因病因不同而异：由酗酒、刺激性食物和药物引起者，多有腹上区不适、疼痛、食欲缺乏、恶心、呕吐等，一般不很严重。食物中毒所致的急性胃肠炎的症状轻重不一，一般在食后数小时至 24 h 内发病，大多有中腹上区不适、疼痛，甚至剧烈腹绞痛、食欲缺乏、恶心、呕吐等，伴有急性水样腹泻，严重者可有发热、失水，酸中毒，休克等中毒症状。体检可有中腹上区及脐周轻压痛，肠鸣音亢进。一般病程短暂，1～2 d 后即好转自愈。由解热镇痛药如阿司匹林、吲哚美辛、肾上腺皮质激素和应激状态等引起的急性胃炎常以上消化道出血为主要表现。患者多有呕血与黑便，出血也呈间歇发作，大量出血者可发生休克。半数以上患者有腹上区不适、疼痛、食欲缺乏、头晕、软弱等症状。病因去除后，短期内可以痊愈。

三、辅助检查

1. 血常规检查

可根据外周血白细胞总数、中性粒细胞数、嗜酸性粒细胞数等判断感染的类型，对究竟是细菌感染、病毒感染还是寄生虫感染可有初步判断。

2. 大便常规检查

病毒感染者粪便外观多为黄色水样，无脓细胞和红细胞。不同细菌感染后粪便可呈不同性状，如稀水样便、洗肉水样便、脓血便、血便、黏液便等。根据大便的性状可对病因做出初步判断。

3. 病原学检查

粪便培养为确诊证据，但一般培养阳性率低。

4. 蛋白检测

乳铁蛋白和粪便钙卫蛋白都是结肠炎性反应的重要指标。

5. 血清抗体检测

通过检查血液中的抗体判断病原体。

6. 分子生物学诊断技术

从粪便提取物中检测病原体的 DNA，从而确定病原体。

四、治疗

1. 一般治疗

去除病因，卧床休息，停止一切对胃有刺激性的饮食或药物，进清淡、流质饮食，必要时禁食 1～2 餐。

2. 对症治疗

上腹痛较剧烈者肌内注射阿托品（每次 0.5 mg）或山莨菪碱（每次 10 mg）；或口服颠茄片（8 mg，每日 3 次），或溴丙胺太林（普鲁本辛）（15 mg，每日 3 次）。伴有呕吐者，可口服甲氧氯普胺（10 mg，每日 3 次）或多潘立酮（10 mg，每日 3 次）或西沙必利（5～10 mg，每日 2～3 次）；也可针刺足三里穴和内关穴。伴有腹泻者，可口服双八面体蒙脱石（3 g，每日 3 次），或复方地芬诺酯（复方苯乙哌啶片）（1～2 片，每日 2～4 次），或洛哌丁胺（2～4 mg，每日 2～4 次）等止泻药物。并发上消化道出血时应予静脉输液，应用 H_2 受体拮抗剂（如雷尼替丁、法莫替丁）或质子泵抑制剂（如奥美拉唑）等药物。

3. 抗生素的应用

由细菌感染引起者，可口服诺氟沙星（氟哌酸）（0.2 g，每日 3 次），或小檗碱（黄连素）（0.3 g，每日 3 次）等药物，伴腹泻的严重病例可加用庆大霉素或妥布霉素 8 万 U 肌内注射，每日 2 次；或 20 万～24 万 U/d 加入液体中静脉滴注。

4. 维持水电解质平衡

因呕吐、腹泻导致失水及电解质失衡，可静脉补液，用生理盐水或平衡盐溶液与 5% 葡萄糖注射液按 2∶1 或 3∶1 的比例配合静脉滴注。排尿后适当补钾。酸中毒者可滴注 5% 碳酸氢钠。

五、护理

（一）护理评估

1. 健康史

评估患者既往有无胃病史，有无服用对胃有刺激的药物，如阿司匹林、保泰松、洋地黄、铁剂等，评估患者的饮食情况及睡眠。

2. 临床症状

（1）腹痛：患者主要表现为上腹痛、饱胀不适。多数患者无症状，或症状被原发疾病所掩盖。

（2）恶心、呕吐：患者可有恶心、呕吐、食欲缺乏等症状，注意观察患者呕吐的次数及呕吐物的性质、量的情况。

（3）腹泻：食用沙门菌、嗜盐菌或葡萄球菌毒素污染食物引起的胃炎患者常伴有腹泻。评估患者的大便次数、颜色、性状及量的情况。

（4）呕血和（或）黑便：在所有上消化道出血的病例中，急性糜烂出血性胃炎所致的消化道出血占 10%～30%，仅次于消化性溃疡。

3. 辅助检查

（1）病理：主要表现为中性粒细胞浸润。

（2）胃镜检查：可见胃黏膜充血、水肿、糜烂、出血及炎性渗出。

（3）实验室检查：血常规检查，糜烂性胃炎可有红细胞、血红蛋白减少；大便常规检查，大便隐血试验阳性；血电解质检查，剧烈腹泻患者可有水，电解质紊乱。

4. 心理 - 社会因素

（1）生活方式：评估患者生活是否规律，包括学习或工作、活动、休息与睡眠的规律性，有无烟酒嗜好等。评估患者是否能得到亲人及朋友的关爱。

（2）饮食习惯：评估患者是否进食过冷、过热、过于粗糙的食物；是否食用刺激性食物，如辛辣、过酸或过甜的食物，以及浓茶、浓咖啡、烈酒等；是否注意饮食卫生。

（3）焦虑或恐惧：因出现呕血、黑便或症状反复发作而产生紧张、焦虑、恐惧心理。

（4）认知程度：是否了解急性胃炎的病因及诱发因素，以及如何防护。

5. 腹部体征评估

腹上区压痛是常见体征，有时上腹胀气明显。

（二）护理诊断

1. 腹痛

与胃黏膜的炎性病变有关。

2. 营养失调 - 低于机体需要量

与胃黏膜的炎性病变所致的食物摄入、吸收障碍有关。

3. 焦虑

与呕血、黑便及病情反复有关。

（三）护理目标

（1）患者腹痛症状减轻或消失。

（2）患者住院期间保证机体需热量，维持水电解质及酸碱平衡。

（3）患者焦虑程度减轻或消失。

（四）护理措施

1. 一般护理

（1）休息：患者应注意休息，减少活动，对急性应激造成者应卧床休息，同时应做好患者的心理疏导。

（2）饮食：一般可给予无渣、半流质的温热饮食。如少量出血可给予牛奶、米汤等以中和胃酸，有利于黏膜的修复。剧烈呕吐、呕血的患者应禁食，可静脉补充营养。

（3）环境：为患者创造整洁、舒适、安静的环境，定时开窗通风，保证空气新鲜及温湿度适宜，使其心情舒畅。

2. 心理护理

（1）解释症状出现的原因：患者因出现呕血、黑便或症状反复发作而产生紧张、焦虑、恐惧心理。护理人员应向其耐心说明出血原因，并给予解释和安慰。应告知患者，通过有效治疗，出血会很快停止；并通过自我护理和保健，可减少本病的复发次数。

（2）心理疏导：耐心解答患者及家属提出的问题，向患者解释精神紧张不利于呕吐的缓解，特别是有的呕吐与精神因素有关，紧张、焦虑还会影响食欲和消化能力，而树立信心及情绪稳定则有利于症状的缓解。

（3）应用放松技术：利用深呼吸、转移注意力等放松技术，减少呕吐的发生。

3. 治疗配合

（1）患者腹痛的时候：遵医嘱给予局部热敷、按摩、针灸，或给予止痛药物等缓解腹痛症状，同时应安慰、陪伴患者以使其精神放松，消除紧张恐惧心理，保持情绪稳定，从而增强患者对疼痛的耐受性；非药物止痛方法还可以用分散注意力法，如数数、谈话、深呼吸等；行为疗法，如放松技术、冥想、音乐疗法等。

（2）患者恶心、呕吐、上腹不适：评估症状是否与精神因素有关，关心和帮助患者消除紧张情绪。观察患者呕吐的次数及呕吐物的性质和量的情况。一般呕吐物为消化液和食物时有酸臭味。混有大量胆汁时呈绿色，混有血液呈鲜红色或棕色残渣。及时为患者清理呕吐物、更换衣物，协助患者采取舒适体位。

（3）患者呕血、黑便：排除鼻腔出血及进食大量动物血、铁剂等所致呕吐物呈咖啡色或黑便。观察患者呕血与黑便的颜色性状和量的情况，必要时遵医嘱给予输血、补液、补充血容量治疗。

4. 用药护理

（1）向患者讲解药物的作用、不良反应、服用时的注意事项，如抑制胃酸的药物多于饭前服用；抗生素类多于饭后服用，并询问患者有无过敏史，严密观察用药后的反应；应用止泻药时应注意观察排便情况，观察大便的颜色、性状、次数及量，腹泻控制时应及时停药；保护胃黏膜的药物大多数是餐前服用，个别药例外；应用解痉止痛药如山莨菪碱或阿托品时，会出现口干等不良反应，并且青光眼及前列腺肥大者禁用。

（2）保证患者每日的液体入量，根据患者情况和药物性质调节滴注速度，合理安排所用药物的前后顺序。

（五）健康教育

（1）应向患者及家属讲明病因，如是药物引起，应告知今后禁止用此药；如疾病需要必须用该药，必须遵医嘱配合服用制酸剂，以及胃黏膜保护剂。

（2）嗜酒者应劝告戒酒。

（3）嘱患者进食要有规律，避免食生、冷、硬及刺激性食物和饮料。

（4）让患者及家属了解本病为急性病，应及时治疗及预防复发，防止发展为慢性胃炎。

（5）应遵医嘱按时用药，如有不适，及时来院就医。

（李　琼）

第二节　慢性胃炎

慢性胃炎是指由多种原因引起的胃黏膜慢性炎症。其发病率在各种胃病中居首位，男性多于女性，各个年龄段均可发病，且随年龄增长发病率逐渐增高。慢性胃炎的分类方法很多，2000 年全国慢性胃炎研讨会共识意见中采纳了国际上新悉尼系统的分类方法，将慢性胃炎分为浅表性（又称非萎缩性）、萎缩性和特殊类型 3 大类。慢性浅表性胃炎是指不伴有胃黏膜萎缩性改变的慢性炎症，幽门螺杆菌感染是其主要病因；慢性萎缩性胃炎是指胃黏膜已经发生了萎缩性改变，常伴有肠上皮化生，又分为多灶萎缩性胃炎和自身免疫性胃炎两大类；特殊类型胃炎种类很多，临床上较少见。

一、病因与发病机制

1. 幽门螺杆菌感染

幽门螺杆菌感染是慢性浅表性胃炎最主要的病因。幽门螺杆菌具有鞭毛，其分泌的黏液素可直接侵袭胃黏膜，释放的尿素酶可分解尿素产生 NH_3 中和胃酸，使幽门螺杆菌在胃黏膜定居和繁殖，同时可损伤上皮细胞膜；幽门螺杆菌产生的细胞毒素还可引起炎症反应和菌体壁诱导自身免疫反应的发生，导致胃黏膜慢性炎症。

2. 饮食因素

高盐饮食，长期饮烈酒、浓茶、咖啡，摄取过热、过冷、过于粗糙的食物等，均易引起慢性胃炎。

3. 自身免疫

患者血液中存在自身抗体，如抗壁细胞抗体和抗内因子抗体，可使壁细胞数目减少，胃酸分泌减少或缺失，还可使维生素 B_{12} 吸收障碍导致恶性贫血。

4. 其他因素

各种原因引起的十二指肠液反流入胃，削弱或破坏胃黏膜的屏障功能而损伤胃黏膜；老年人胃黏膜退行性病变；胃黏膜营养因子缺乏，如促胃液素缺乏；服用非甾体抗炎药等，均可引起慢性胃炎。

二、临床表现

慢性胃炎起病缓慢，病程迁延，常反复发作，缺乏特异性症状。由幽门螺杆菌感染引起的慢性胃炎患者多数无症状；部分患者有上腹不适、腹部隐痛、腹胀、食欲减退、恶心和呕吐等消化不良的表现；少数患者可有少量上消化道出血；自身免疫性胃炎患者可出现明显畏食、体重减轻和贫血。体格检查可有腹上区轻微压痛。

三、辅助检查

1. 胃镜及活组织检查

胃镜及活组织检查是诊断慢性胃炎最可靠的方法。慢性浅表性胃炎可见红斑（点、片状或条状）、黏膜粗糙不平、出血点或出血斑；慢性萎缩性胃炎可见黏膜呈颗粒状、黏膜血管显露、色泽灰暗、皱襞细小。

2. 幽门螺杆菌检测

可通过侵入性（如快呋塞米素酶试验、组织学检查和幽门螺杆菌培养等）和非侵入性（如 ^{13}C 或 ^{14}C 尿素呼气试验、粪便幽门螺杆菌抗原检测和血清学检查等）方法检测幽门螺杆菌。

3. 胃液分析

自身免疫性胃炎时，胃酸缺乏；多灶萎缩性胃炎时，胃酸分泌正常或偏低。

4. 血清学检查

慢性萎缩性胃炎血清胃泌素常中度升高，这是因胃酸缺乏不能抑制 G 细胞分泌之故。若病变严重，不但胃酸和胃蛋白酶原分泌减少，内因子分泌也减少，因而影响维生素 B_{12} 也下降；血清 PCA 常呈阳性（75% 以上）。

四、治疗

治疗原则是积极去除病因、根除幽门螺杆菌感染、对症处理、防治癌前病变。

1. 病因治疗

根除幽门螺杆菌感染；目前多采用的治疗方案是以胶体铋剂或质子泵抑制药为基础加上两种抗生素

的三联治疗方案。如常用奥美拉唑或枸橼酸铋钾，与阿莫西林及甲硝唑或克拉霉素 3 种药物联用，2 周为 1 个疗程。治疗失败后再治疗比较困难，可换用两种抗生素，或采用胶体铋剂和质子泵抑制药合用的四联疗法。

其他病因治疗：因非甾体抗炎药引起者，应立即停药并给予制酸药或硫糖铝；因十二指肠液反流引起者，应用硫糖铝或氢氧化铝凝胶吸附胆汁；因胃动力学改变引起者，应给予多潘立酮或莫沙必利等。

2. 对症处理

有胃酸缺乏和贫血者，可用胃蛋白酶合剂等以助消化；对于上腹胀满者，可选用胃动力药、理气类中药；有恶性贫血时可肌内注射维生素 B_{12}。

3. 胃黏膜异型增生的治疗

异型增生是癌前病变，应定期随访，给予高度重视。对不典型增生者可给予维生素 C、维生素 E、β－胡萝卜素、叶酸和微量元素硒预防胃癌的发生；对已经明确的重度异型增生可手术治疗，目前多采用内镜下胃黏膜切除术。

五、护理

（一）护理评估

1. 健康史

评估患者既往有无其他疾病，是否长期服用 NSAID 如阿司匹林、吲哚美辛等，有无烟酒嗜好及饮食、睡眠情况。

2. 临床症状

（1）腹痛：评估腹痛发生的原因或诱因，疼痛的部位、性质和程度；与进食、活动、体位等因素的关系，有无伴随症状。慢性胃炎进展缓慢，多无明显症状。部分患者可有腹上区隐痛与饱胀的表现。腹痛无明显节律性，通常进食后较重，空腹时较轻。

（2）恶心、呕吐：评估恶心、呕吐发生的时间、频率、原因或诱因，与进食的关系；呕吐的特点及呕吐物的性质、量；有无伴随症状，是否与精神因素有关。慢性胃炎的患者进食硬、冷、辛辣或其他刺激性食物时可引发恶心、反酸、嗳气、上腹不适、食欲缺乏等症状。

（3）贫血：慢性胃炎并发胃黏膜糜烂者可出现少量或大量上消化道出血，表现以黑便为主，持续 3～4 d 停止。长期少量出血可引发缺铁性贫血，患者可出现头晕、乏力及消瘦等症状。

3. 心理－社会因素

（1）生活方式：评估患者生活是否有规律；生活或工作负担及承受能力；有无过度紧张、焦虑等负性情绪；睡眠的质量等。

（2）饮食习惯：评估患者平时饮食习惯及食欲，进食时间是否规律；有无特殊的食物喜好或禁忌，有无食物过敏，有无烟酒嗜好。

（3）心理－社会状况：评估患者的性格及精神状态；患病对患者日常生活、工作的影响。患者有无焦虑、抑郁、悲观等负性情绪及其程度。评估患者的家庭成员组成，家庭经济、文化、教育背景，对患者的关怀和支持程度；医疗费用来源或支付方式。

（4）认知程度：评估患者对慢性胃炎的病因、诱因及如何预防的了解程度。

4. 腹部体征

慢性胃炎的体征多不明显，少数患者可出现上腹轻压痛。

（二）护理诊断

1. 疼痛

与胃黏膜炎性病变有关。

2. 营养失调－低于机体需要量

与畏食、消化吸收不良有关。

3. 焦虑

与病情反复、病程迁延有关。

4. 活动无耐力

与慢性胃炎引起贫血有关。

5. 知识缺乏

缺乏慢性胃炎的病因和预防相关知识。

（三）护理目标

（1）患者疼痛减轻或消失。

（2）患者住院期间能保证机体所需热量、水分、电解质的摄入。

（3）患者焦虑程度减轻或消失。

（4）患者活动耐力恢复或有所改善。

（5）患者能自述疾病的诱因及预防保健知识。

（四）护理措施

1. 一般护理

（1）休息：指导患者急性发作时应卧床休息，并可用转移注意力、做深呼吸等方法来减轻。

（2）活动：病情缓解时，进行适当的锻炼，以增强机体抵抗力。嘱患者生活要有规律，避免过度劳累，注意劳逸结合。

（3）饮食：急性发作时可予少渣半流食，恢复期患者指导其食用富含营养、易消化的食物，避免食用辛辣、生冷等刺激性食物及浓茶、咖啡等饮料。嗜酒患者嘱其戒酒。指导患者加强饮食卫生并养成良好的饮食习惯，定时进餐、少量多餐、细嚼慢咽。如胃酸缺乏者可酌情食用酸性食物如山楂、食醋等。

（4）环境：为患者创造良好的休息环境，定时开窗通风，保证病室的温湿度适宜。

2. 心理护理

（1）减轻焦虑：提供安全舒适的环境，减少患者的不良刺激。避免患者与其他有焦虑情绪的患者或亲属接触。指导其散步、听音乐等转移注意力的方法。

（2）心理疏导：首先帮助患者分析这次产生焦虑的原因，了解患者内心的期待和要求；然后共同商讨这些要求是否能够实现，以及错误的应对机制所产生的后果。指导患者采取正确的应对机制。

（3）树立信心：向患者讲解疾病的病因及防治知识，指导患者如何保持合理的生活方式和去除对疾病的不利因素；并可以请有过类似疾病的患者讲解采取正确应对机制所取得的良好效果。

3. 治疗配合

（1）腹痛：评估患者疼痛的部位、性质及程度。嘱患者卧床休息，协助患者采取有利于减轻疼痛的体位。可利用局部热敷、针灸等方法来缓解疼痛。必要时遵医嘱给予药物止痛。

（2）活动无耐力：协助患者进行日常生活活动。指导患者体位改变时动作要慢，以免发生直立性低血压。根据患者病情与患者共同制订每日的活动计划，指导患者逐渐增加活动量。

（3）恶心、呕吐：协助患者采取正确体位，头偏向一侧，防止误吸。安慰患者，消除患者紧张、焦虑的情绪。呕吐后及时为患者清理，更换床单位并协助患者采取舒适体位。观察呕吐物的性质、量及呕吐次数。必要时遵医嘱给予止吐药物治疗。

（4）呕吐不伴恶心：呕吐突然发生，无恶心、干呕的先兆，伴明显头痛，且呕吐于头痛剧烈时出现，常见于神经血管头痛、脑震荡、脑出血、脑炎、脑膜炎及脑肿瘤等。

（5）呕吐伴恶心：多见于胃源性呕吐，如胃炎、胃溃疡、胃穿孔、胃癌等，呕吐多与进食、饮酒、服用药物有关，吐后常感轻松。

（6）清晨呕吐：多见于妊娠呕吐和乙醇性胃炎的呕吐。

（7）食后即恶心、呕吐：如果食物尚未到达胃内就发生呕吐，多为食管的疾病，如食管癌、食管贲门失弛缓症。食后即有恶心、呕吐伴腹痛、腹胀者常见于急性胃肠炎、阿米巴痢疾。

（8）呕吐发生于饭后 2 ~ 3 h：可见于胃炎、胃溃疡和胃癌。

（9）呕吐发生于饭后 4 ~ 6 h：可见于十二指肠溃疡。

（10）呕吐发生在夜间：呕吐发生在夜间，且量多有发酵味者，常见于幽门梗阻、胃及十二指肠溃疡、胃癌。

（11）大量呕吐：呕吐物如为大量，提示有幽门梗阻、胃潴留或十二指肠淤滞。

（12）少量呕吐：呕吐常不费力，每口吐出量不多，可有恶心，进食后可立即发生，吐完后可再进食，多见于神经官能性呕吐。

（13）呕吐物性质辨别。

1）呕吐物酸臭：呕吐物酸臭或呕吐隔日食物见于幽门梗阻、急性胃炎。

2）呕吐物中有血：应考虑消化性溃疡、胃癌。

3）呕吐黄绿苦水：应考虑十二指肠梗阻。

4）呕吐物带粪便：见于肠梗阻晚期，带有粪臭味见于小肠梗阻。

4. 用药护理

（1）向患者讲解药物的作用、不良反应及用药的注意事项，观察患者用药后的反应。

（2）根据患者的情况进行指导，避免使用对胃黏膜有刺激的药物，必须使用时应同时服用抑酸剂或胃黏膜保护剂。

（3）有幽门螺杆菌感染的患者，应向其讲解清除幽门螺杆菌的重要性，嘱其连续服药两周，停药 4 周后再复查。

（4）静脉给药患者，应根据患者的病情、年龄等情况调节滴注速度，保证入量。

（五）健康教育

（1）向患者及家属介绍本病的有关病因，指导患者避免诱发因素。

（2）教育患者保持良好的心理状态，平时生活要有规律，合理安排工作和休息时间，注意劳逸结合，积极配合治疗。

（3）强调饮食调理对防止疾病复发的重要性，指导患者加强饮食卫生和饮食营养，养成有规律的饮食习惯。

（4）避免刺激性食物及饮料，嗜酒患者应戒酒。

（5）向患者介绍所用药物的名称、作用、不良反应，以及服用的方法剂量和疗程。

（6）嘱患者定期按时服药，如有不适及时就诊。

（李　琼）

第三节　假膜性肠炎

假膜性肠炎（PMC）是一种主要发生于结肠，也可累及小肠的急性黏膜坏死、纤维素渗出性炎症，黏膜表面覆有黄白或黄绿色假膜，其多系在应用抗生素后导致正常肠道菌群失调，难辨梭状芽孢杆菌（CD）大量繁殖，产生毒素致病，因此，有学者称其为 CD 相关性腹泻（CDAD）。Henoun 报道 CDAD 占医院感染性腹泻患者的 25%。该病多发生于老年人、重症患者、免疫功能低下和外科手术后等患者。年龄多在 50 ~ 59 岁，女性稍多于男性。

一、病因与发病机制

假膜性肠炎是由两种菌群产生毒素致病。

1. 难辨梭状芽孢杆菌

难辨梭状芽孢杆菌是与抗生素相关的假膜性肠炎的重要发病原因，1935 年由 Hall 等从婴儿的粪便中分离出来的细长的严格厌氧的革兰阳性杆菌。这种细菌是体内常驻细菌存在于正常人的肠道中。在未接受抗生素治疗的患者中，难辨性梭状芽孢杆菌数量仅占厌氧菌的 2% ~ 3%，细菌产生的毒素少，甚至不产生对人体致病的毒素。人群中难辨梭状芽孢杆菌的检出率为 5% ~ 13%，正常情况下这些细菌互相制约，不能大量繁殖，也不会导致发病。长期使用大量抗生素，能抑制肠道内各类细菌的生长，不受抗生素影响的耐药性难辨梭状芽孢杆菌则迅速繁殖，大便中的难辨梭状芽孢杆菌可高达厌氧菌的 10% ～ 20%，产生大量的外毒素，引起黏膜坏死、渗出性炎症伴假膜形成，几乎所有假膜性肠炎的大便中都可找到这种外毒素。

2. 凝固酶阳性的溶血性耐药金黄色葡萄球菌

使用大量广谱抗生素（如土霉素、氯霉素、四环素、氨苄西林、头孢菌素等）后，抑制了肠道内包括大肠埃希菌在内的各种菌群，耐药的金黄色葡萄球菌则大量繁殖产生外毒素，导致假膜性肠炎的发生。把这类患者的粪便涂片做革兰染色可找到成堆的球菌，如将这种细菌产生的毒素给动物注射也可以发生假膜性肠炎。

二、临床表现

本病一般发生于肿瘤、慢性消耗性疾病及大手术后应用抗生素的过程中，大多数起病急骤，病情发展迅速。发病时间最早的可在开始用药后几小时，但也可在停药后 3 周左右，约有 20% 的患者在停抗生素后 2 ～ 10 d 起病。

1. 发热

有 10% ～ 20% 的患者发热、白细胞计数升高，个别的可呈现类白血病反应样血常规。轻型患者多呈中等发热，重型患者可出现高热。

2. 腹泻

腹泻是本病突出的症状。黏膜炎症及外毒素刺激损害了病变肠管的吸收功能，影响肠道对肠内容物的吸收，使肠壁向肠腔内分泌的水、钠增加，液体渗入肠腔，造成大量肠液积聚引起腹泻。腹泻的程度取决于细菌的数量、毒力的大小，以及患者的抵抗力。轻者一日数次稀便或十数次水样便，停用原使用的抗生素，投有针对性的药物后可治愈；重者出现严重的腹泻，排出有腥臭味脓性黏液血便，每日可多达 20 ～ 30 次，每日排便量可达 4 000 mL，甚至多达 10 000 mL。粪便中时有血或斑块样假膜出现，感染金黄色葡萄球菌往往是草绿色水样便，难辨梭状芽孢杆菌可为黄色蛋花样稀水便。如出现中毒性肠麻痹不能排除积聚在肠腔内的大量液体，腹泻次数反而减少，但病情变得更加严重。腹泻一般在停药后 5 ～ 8 d 即停止，个别可持续 2 ～ 3 周，甚至 2 个月。

腹泻可分两型。一型为大量绿色水样便，可类似霍乱。每日在便量 4 000 ～ 5 000 mL，致使体液大量丢失，引起脱水和电解质紊乱，再由细菌霉素和坏死组织霉素的吸收而致代谢性中毒。患者往往出现休克，此时可有少尿，甚至肾功能不全的表现。另一型为黄绿色黏液便，每日 3 ～ 4 次，多至 10 余次，量少，部分有血便。

3. 腹痛、腹胀

在炎症及肠液毒素的刺激下肠管呈痉挛性收缩，从而引起不同程度的腹痛，重者可很剧烈伴有早期的肠鸣音亢进。

肠管蠕动功能紊乱后，不能有效地排空积聚在肠内的液体和气体导致腹胀。假膜性肠炎是在频繁腹泻的同时出现腹胀而不同于一般的腹泻。严重者可有典型的中毒性巨结肠症症状，有的患者有腹痛、腹胀、肠型、全腹肌抵抗和压痛、肠鸣减弱或消失。有肠坏死、穿孔者出现弥漫性腹膜炎，全腹肌出现明显的抵抗、压痛、反跳痛，腹胀更为明显，全身的中毒症状更加重，以致陷入感染中毒性休克。有的患者出现腹腔积液。

4. 毒血症和休克

毒血症和休克是重症患者晚期的表现。大量毒素吸收后出现食欲明显减退、高热、心动过速、精神萎靡、谵妄、定向力差、意识障碍、呼吸深促、手足发凉、血压不稳等，最后导致肝、肾功能不全而陷入不可逆性休克。个别患者起病急骤，主要表现为高热、严重腹胀、呕血、便血，数小时内出现休克、死亡。

三、辅助检查

1. 粪便常规检查

将粪便涂片镜检，若发现革兰阳性杆菌及其芽孢将对临床判断很有帮助。随后可进行分阶段细菌培养，检查有无大量革兰阳性菌。粪便在显微镜下见脓细胞和白细胞增多，隐血试验呈阳性。

如有条件，可用双酶梭状芽孢杆菌抗霉素中和法测定粪便中有无难辨梭状芽孢杆菌霉素的存在。不含细胞的粪便滤液在组织培养中产生的细胞霉素作用可由抗霉素来中和，可用以帮助确定诊断。

2. 细菌学检查

约 90% 的病例在发病时粪便中可培养到难辨梭状芽孢杆菌。

3. 细胞毒素的毒性实验

稀释的大便或细菌培养滤液，对组织培养细胞（HELA）有特异性的细胞病理效应，这种效应可被污泥梭状芽孢杆菌的抗毒素中和，从而证实难辨芽孢杆菌为产毒菌株。

4. 毒素 A 的检测

可以用对流免疫电泳、酶联免疫吸附试验、乳胶凝集试验、单克隆抗体方法等检查毒素 A。

5. 其他辅助检查

（1）结肠镜检：假膜性肠炎同时侵犯结肠，尤其是乙状结肠可借助结肠镜进行检查。典型的表现为黏膜发红水肿，上面有斑块或融合的假膜，活检可见黏膜有急性炎症，假膜内含有坏死上皮、纤维蛋白、炎性细菌等。应用纤维结肠镜检查时要掌握病程进展的阶段，肠炎尚未形成假膜或局部的假膜已经脱落时镜下未必能发现假膜，所以不一定以假膜为唯一的诊断根据，未见假膜并不一定能排除本病。假膜性肠炎病变可以呈跳跃式分布，为了防止遗漏小的病变，要求镜检的范围必须包括全结肠，在有代表性部位采取病变组织，采取活检时要有一定的深度。

（2）腹部 X 线平片：常有肠黏膜增厚、小肠胀气，部分肠麻痹患者表现为肠梗阻。钡灌肠可能发现肠管边呈毛刷状、指压迹症和散在的圆形、不规则形充盈缺损。气钡双重造影可提供更多的诊断指标，但必须小心操作防止肠穿孔的发生。

（3）超声诊断：超声能发现局部肠壁假膜、黏膜及黏膜下水肿导致的重度增厚、肠腔变窄或消失，仔细探查可于右下腹发现似肠结核或肿瘤的假肾征。条件好的超声诊断仪还能更准确地分辨病变相关的层次。除此之外，超声诊断能发现疾病伴发的腹腔积液等。

（4）CT 检查：CT 的表现不具有特异性，偶可发现低衰减的增厚的肠壁。

（5）血液生化检查：可见电解质紊乱，常有低钾血症、低钠血症及低蛋白血症。人血白蛋白要低于3%，白细胞计数可高达 $20 \times 10^9/L$ 以上，且以中性粒细胞为主。

四、治疗

治疗的目标是消除细菌、消除或减弱细菌毒素的作用、扶植肠道正常菌群、改善全身和腹部消化道的症状。

1. 病因治疗

病因治疗极为重要，临床用药应严格掌握适应证，对大量使用广谱抗生素的要严密观察消化道的变化。一旦怀疑本病或已明确诊断应立即停用正在使用的抗生素。停用抗生素以后有利于肠道其他细菌特别是需氧菌的生长，抑制厌氧菌生长，恢复正常的肠道内环境。

2. 抗生素的应用

在大便培养及药物敏感试验得出结果之前应及时改用抗生素，可使用针对性强的窄谱抗生素。

（1）红霉素：金黄色葡萄球菌为病原的可口服红霉素，静脉滴注，疗程为 7 ~ 10 d。

（2）万古霉素：万古霉素对难辨梭状芽孢杆菌有抗菌活性，在肠道内很少被吸收，能维持较高的药物浓度，很少有全身的不良反应，对金黄色葡萄球菌也有作用，故被临床确认为治疗本病的首选药物。但有少部分患者症状缓解停药后有复发。

（3）甲硝唑：甲硝唑也常被用于本病的治疗，得到较满意的疗效。体外试验中甲硝唑对难辨梭状芽孢杆菌有很好的抑制作用，缺点是口服时药物易被吸收，肠道的浓度相对较低，使用时需要加大剂量。对不能口服的可经静脉给药，个别情况下甲硝唑也可以成为假膜性肠炎的诱因，但仍然不失为很好的治疗药物。

（4）磺胺脒和酞磺胺噻唑：口服 7 ~ 10 d。

（5）杆菌肽：也有用杆菌肽治疗的报道。杆菌肽是对细胞壁有活性的多肽，体外试验能抑制难辨梭状芽孢杆菌。与万古霉素相同，口服给药时从胃肠吸收少，粪便中可获得较大的浓度，全身的不良反应少。

3. 抗毒素抑制毒素的致病作用

（1）消胆胺：在体外能结合难辨梭状芽孢杆菌的细胞毒和肠毒素，此药在肠道内发挥离子交换树脂作用与肠道内梭状芽孢杆菌结合排出肠外，阻断或降低毒素的组织毒性和活力，促进回肠末端对胆盐的吸收，减轻症状。消胆胺适合轻症或经初期治疗成功而复发的，以及使用万古霉素后减少剂量而复发的。

（2）气性坏疽梭状芽孢杆菌多价抗毒素：加于 5% 葡萄糖注射液静脉滴注，直到效果满意。

（3）考来烯胺：此药能与毒素结合，减少毒素的吸收。

4. 扶持正常菌群

由于难辨梭状芽孢杆菌肠道定植阻力的丧失是假膜性肠炎病理中一个重要因素，所以从理论上讲，可以用重建正常菌群的方法治疗。乳酶生、维生素 C、叶酸、复合 B 族维生素、维生素 B_{12}、谷氨酸等能促进肠内球菌正常菌群的繁殖。乳糖、蜂蜜、麦芽糖等促进大肠埃希菌的繁殖。

5. 对症及全身支持治疗

（1）抗休克和对毒血症的治疗：补充血容量，并给予全血、血浆或白蛋白，增强抵抗力及抗休克的能力。对毒血症的治疗可以短期应用。肾上腺皮质激素以期达到减轻毒血症的作用，有利于纠正休克。但没有必要大剂量、长期使用。血压偏低可用多巴胺、间羟胺等血管活性药物。

（2）纠正水电解质紊乱及酸碱平衡失调：腹泻可以导致脱水，一般为等渗性脱水，应根据生化检查和尿量补充丢失的水和钾、钠盐。使用碱性药物纠正酸中毒。单纯静脉补充液体常难以补足血容量，肠道尚有正常黏膜可以吸收水分时，可以通过口服途径补充葡萄糖盐水，葡萄糖在被吸收的同时作为载体将钠离子吸收，有利于补充钠的丢失和酸碱平衡的恢复。

（3）肠外营养（PN）：治疗本病有严重的腹泻，病程中影响进食，病程长，常易导致氮的负平衡。因此，PN 治疗可以增强机体的抗御疾病的能力，加速组织的修复。

（4）治疗基础疾病：在治疗过程中要注意对于基础疾病的治疗，纠正心力衰竭，改善肝功能等。

（5）其他治疗方法：试用解痉剂。个别报道对重症患者试用激素，必要时可应用肾上腺皮质激素。有的主张试用消胆胺。在肠道内发挥离子交换作用与梭状芽孢杆菌结合后排出，并可促进回肠末端对胆盐的吸收，以改善腹泻。口服 4 g，每 6 h 1 次，连服 5 d。如有顽固性腹泻伴有低蛋白血症和电解质紊乱或出现中毒性结肠扩张，必要时进行手术减压，并行横结肠造口术。忌用止泻剂，以免诱发中毒性结肠扩张。对手术后严重营养不良者，可给予静脉高营养滴注治疗。

6. 手术治疗

在非手术的积极治疗下，病程无改善，怀疑肠坏死、肠穿孔或发生中毒性巨结肠的，可在纠正酸中毒、补足血容量的同时积极手术探查。

（1）小肠修补或肠切除术：适用于局部或一段肠管病变，肠壁充血水肿、坏死、穿孔者。可酌情行修补或一期切除吻合。

（2）回肠造口和横结肠造口术：中毒性巨结肠或肠穿孔时，由于病情危重，全身状况差，不容易经受较大手术，可行末段回肠造口或横结肠双腔造口术，同时可经造口灌注万古霉素或甲硝唑。

五、护理

（一）护理评估

1. 健康史及家族史

询问患者既往身体状况，尤其是近期是否发生过比较严重的感染，以及近期使用抗生素的情况。

2. 临床症状

（1）评估患者腹泻的症状：临床表现可轻如一般腹泻，重至严重血便。患者表现为水泻（90% ~ 95%），每日可达 10 次，较重病例水样便中可见漂浮的假膜，5% ~ 10% 的患者有血便。顽固腹泻可长达 2 ~ 4 周。

（2）评估患者腹痛的情况：80% ~ 90% 的患者会出现腹痛。

（3）评估患者有无发热症状：近 80% 的患者有发热。

（4）评估患者营养状况：因患者腹泻、发热可致不同程度的营养不良。

（5）评估患者精神状态：有些患者可表现为精神萎靡、乏力和意识模糊，严重者可进入昏迷状态。

3. 心理 - 社会因素

（1）评估患者对假膜性肠炎的认识程度。

（2）评估患者心理承受能力、性格类型。

（3）评估患者是否缺少亲人及朋友的关爱。

（4）评估患者是否存在焦虑及恐惧心理。

（5）评估患者是否有经济负担。

（6）评估患者的生活方式及饮食习惯。

4. 腹部体征

其中 10% ~ 20% 的患者在查体时腹部会出现反跳痛。

（二）护理诊断

1. 腹泻

与肠毒素与细胞毒素在致病过程中的协同作用，肠毒素通过黏膜上皮细胞的 cAMP 系统使水、盐分泌增加有关。

2. 腹痛

与肠内容物通过充血、水肿的肠管而引起的刺激痛有关。

3. 体温过高

与肠道炎症活动及继发感染有关。

4. 部分生活自理能力缺陷

与静脉输液有关。

5. 营养失调 - 低于机体需要量

与腹泻、肠道吸收障碍有关。

6. 有体液不足的危险

与肠道炎症所致腹泻有关。

7. 有肛周皮肤完整性受损的危险

与腹泻有关。

8. 潜在的并发症：肠穿孔、中毒性巨结肠

与肠黏膜基底层受损，结肠扩张有关。

9. 潜在的并发症：水、电解质紊乱，低蛋白血症

与腹泻、肠黏膜上皮细胞脱落、基底膜受损、液体和纤维素有关。

10. 焦虑

与腹痛、腹泻有关。

（三）护理目标

（1）患者主诉大便次数减少或恢复正常排便。

（2）患者主诉腹痛症状减轻或缓解。

（3）患者体温恢复正常。

（4）患者住院期间生活需要得到满足。

（5）患者住院期间体重增加，贫血症状得到改善。

（6）保持体液平衡，患者不感到口渴，皮肤弹性良好，血压和心率在正常范围。

（7）患者住院期间肛周皮肤完整无破损。

（8）患者住院期间，通过护士的密切观察，能够及早发现并发症，得到及时治疗。

（9）患者住院期间不出现水、电解质紊乱，或通过护士的密切观察，能够及早发现，得到及时纠正；血清总蛋白、白蛋白达到正常水平。

（10）患者住院期间保持良好的心理状态。

（四）护理措施

1. 一般护理

（1）为患者提供舒适安静的环境，嘱患者卧床休息，避免劳累。

（2）室内定时通风，保持空气清新，调节合适的温度湿度。

（3）患者大便次数多，指导患者保护肛周皮肤，每次便后用柔软的卫生纸擦拭，并用温水清洗、软毛巾蘸干，避免用力搓擦，保持局部清洁干燥，如有发红，可局部涂抹鞣酸软膏或润肤油。

（4）将日常用品放置于患者随手可及的地方，定时巡视病房，满足患者各项生理需要。

2. 心理护理

（1）患者入院时主动接待，热情服务，向患者及家属介绍病房环境及规章制度，取得患者及家属的配合，消除患者的恐惧心理。

（2）患者腹痛、腹泻时，应耐心倾听患者主诉，安慰患者，稳定患者情绪，帮助患者建立战胜疾病的信心。

（3）向患者讲解各项检查的目的、方法，术前准备及术后注意事项，消除患者的恐惧心理。

3. 治疗配合

（1）观察患者大便的次数、性状、量及有无黏液脓血，及时通知医生给予药物治疗。

（2）观察患者腹痛的部位、性质、持续时间、缓解方式及腹部体征的变化，及时发现，避免肠穿孔及中毒性巨结肠的发生。

（3）观察患者生命体征变化，尤其是体温变化，注意观察热型，遵医嘱应用物理降温及药物降温。

（4）评估患者营养状况，监测血常规、电解质及人血白蛋白、总蛋白的变化，观察患者有无皮肤黏膜干燥、弹性差、尿少等脱水表现。

（5）指导患者合理选择饮食，一般给予高营养低渣饮食，适量补充维生素及微量元素。

（6）指导患者合理用药，观察药物效果及不良反应。

4. 用药护理

（1）抗菌治疗（表2-1）。

表2-1 假膜性肠炎患者的抗菌治疗

万古霉素、去甲万古霉素使用注意事项
·输入速度不可过快：否则可产生红斑样或荨麻疹样反应
·浓度不可过高：可致血栓性静脉炎，应适当控制药液浓度和滴注速度
·不可肌内注射
·不良反应：可引起口麻、刺痛感、皮肤瘙痒、嗜酸性粒细胞增多、药物热、感冒样反应，以及血压剧降、过敏性休克等，与许多药物可产生沉淀反应
·含本品的输液中不得添加其他药物

（2）保证患者每日液体入量，根据药物的性质和患者自身情况合理调节滴注速度。

（五）健康教育

（1）向患者及家属介绍假膜性肠炎的病因、疾病过程及预防方法。

（2）指导患者合理选择饮食，避免粗纤维和刺激性食物。

（3）讲解用药的注意事项、不良反应及服用方法，教会患者自我观察。

（4）嘱患者注意腹部保暖，避免受凉，如有不适随时就医。

（李　琼）

第四节　溃疡性结肠炎

溃疡性结肠炎（UC）是一种病因不明的直肠和结肠慢性非特异性炎症性疾病。病变主要限于大肠黏膜与黏膜下层，临床表现为腹泻、黏液脓血便、腹痛和里急后重。病情轻重不等，多反复发作或长期迁延呈慢性经过。本病可发生于任何年龄，以 20 ~ 40 岁为多见。男女发病率无明显差别。

一、病因与发病机制

本病的发生可能为免疫、遗传等因素与外源性刺激相互作用的结果。

1. 免疫因素

在部分患者血清中可检测到抗结肠上皮细胞抗体，故认为本病发生和自身免疫反应可能有关。本病还可能存在对正常肠道菌丛的免疫耐受缺失。

2. 环境因素

环境因素中饮食、吸烟或尚不明确的因素可能起一定作用。

3. 遗传因素

目前认为本病为多基因病，且不同人由于不同基因引起。

4. 感染因素

目前一般认为感染是继发或为本病的诱发因素。

5. 神经精神因素

精神紧张、过劳可诱发本病发作，而焦虑、抑郁等也可能是本病反复发作的继发表现。但近年来临床资料说明本病有精神异常或精神创伤史者，并不比一般人群多见。

病变部位以直肠和乙状结肠为主，也可延伸到降结肠，甚至整个结肠，极少数累及小肠。

二、临床表现

（一）症状

1. 消化系统症状

（1）腹泻：是本病均有的症状，因炎症刺激使肠蠕动增加及肠腔内水、钠吸收障碍所致。因病变的部位和轻重不同可表现为稀便、黏液便、水样便、血便、黏液血便等，特别是黏液血便被视为本病活动时必有的症状，也常是轻型患者的唯一表现。便次的多少有时可反映病情的轻重，轻者每日 3 ~ 4 次，或腹泻与便秘交替出现；重者每日排便次数可多至 30 余次，粪质多呈糊状及稀水状，混有黏液、脓血，病变累及直肠则有里急后重。

（2）腹痛：轻型及病变缓解期可无腹痛，或呈轻度至中度隐痛，少数绞痛，多局限左下腹及下腹部，也可全腹痛。疼痛的性质常为痉挛性，有疼痛 – 便意 – 便后缓解的规律，常伴有腹胀。若并发中毒性结肠扩张或炎症波及腹膜，可有持续性剧烈腹痛。

（3）其他症状：可有腹胀，严重病例可有食欲缺乏、恶心及呕吐。

2. 全身表现

急性期或急性发作期常有低度或中度发热，重者可有高热及心动过速，病程发展中可出现消瘦、衰弱、贫血、水与电解质平衡失调及营养不良等表现。

3. 肠外表现

部分患者可出现皮肤结节性红斑、外周关节炎、口腔复发性溃疡、巩膜外层炎等肠外症状，这些症状在结肠炎控制或结肠切除后可缓解或恢复。

（二）体征

轻、中型患者有左下腹轻压痛，有时可触及痉挛的降结肠或乙状结肠。重型及暴发型患者常有明显压痛和鼓肠。若有腹肌紧张、反跳痛、肠鸣音减弱应注意肠穿孔、中毒性结肠扩张等并发症。

（三）并发症

1. 中毒性巨结肠

溃疡性结肠炎病变广泛严重，累及肌层及肠肌神经丛时，可发生中毒性巨结肠。多见于暴发型或重型患者，常见诱因为大量应用抗胆碱能药物、麻醉药及低钾血症等。临床表现为病情急剧恶化。

2. 结肠癌变

国外报道本病 5%～10% 发生癌变，国内发生率较低。癌变主要发生在重型病例，其病变累及全结肠和病程漫长的患者。

3. 结肠大出血

发生率约 3%，多见于严重型及暴发型。

4. 其他

结肠假性息肉，结肠狭窄，肛门周围瘘管和脓肿等。

三、辅助检查

1. 血液检查

可有轻、中度贫血，重症患者白细胞计数增高及红细胞沉降率加快。严重者血清白蛋白及钠、钾、氯降低。

2. 粪便检查

常有黏液脓血便，镜下可见红细胞、白细胞。

3. 结肠镜检查

结肠镜检查能直接观察肠黏膜的表现，并可取活组织进行病理学检查，是本病最有价值的诊断方法。

4. X 线钡剂灌肠检查

钡剂灌肠造影是诊断本病的重要手段之一，可表现为黏膜皱襞紊乱，有溃疡形成时可见肠壁边缘呈锯齿状，结肠袋消失，管壁变硬，肠腔变窄，肠管缩短呈水管状。气钡双重造影可显示微小溃疡与糜烂。

四、治疗

治疗目的在于尽快控制急性发作、维持缓解、减少复发、防治并发症。

（一）一般治疗

急性发作期，特别是重型和暴发型者应住院治疗，卧床休息，及时纠正水与电解质平衡紊乱，若有显著营养不良低蛋白血症者可输全血或血清白蛋白。

（二）药物治疗

1. 柳氮磺胺吡啶（简称 SASP）

一般作为首选药物，适用于轻型或重型经肾上腺糖皮质激素治疗已有缓解者，疗效较好。不良反应有恶心、呕吐、皮疹、粒细胞减少等。

2. 肾上腺糖皮质激素

适用对于氨基水杨酸类药物疗效不佳的轻、中型患者，尤其适用于暴发型或重型患者。

3. 免疫抑制药

对糖皮质激素疗效不佳或依赖性强者，可试用硫唑嘌呤或巯嘌呤。

4. 微生态制剂

近年来有学者根据溃疡性结肠炎肠道菌群失调学说，提出用微生态制剂来治疗溃疡性结肠炎，部分病例有效。

5. 灌肠治疗

适用于轻型而病变局限于直肠、左半结肠的患者。常用琥珀酸钠氢化可的松 100 mg，地塞米松 5 mg，加生理盐水 100 mL 保留灌肠。

（三）手术治疗

对内科药物治疗无效，有严重并发症者，应及时采用手术治疗。一般采用全结肠切除加回肠造瘘术。为避免回肠造瘘缺点，近年采用回肠肛门小袋吻合术。

五、护理

（一）基础护理

1. 休息

在急性发作期或病情严重时应卧床休息，减少精神负担，减轻体力消耗。给患者提供安静、舒适的休息环境。

2. 饮食

急性活动期患者应进食无渣流质饮食，病情好转后给予高蛋白、少纤维、易消化、富营养的少渣饮食，禁食生冷食物及含纤维素多的蔬菜，避免牛奶及乳制品。病情严重者应禁食并给予胃肠外营养，使肠道得以休息减轻炎症。

3. 心理护理

耐心向患者介绍疾病保健知识，使患者能积极配合治疗，注意自我调节饮食、心态，使疾病得到长期缓解，从而帮助患者树立战胜疾病的信心和勇气。

（二）疾病护理

1. 对症护理

急性发作期或重型患者腹泻次数较多，要指导患者和家属做好肛周皮肤的护理。便后用肥皂与温水清洗肛门及周围皮肤，选择柔软的手纸，轻柔擦拭，必要时给予鞣酸软膏涂擦。

2. 专科护理

（1）病情观察：监测患者的体温、脉搏、心率、血压的变化以及全身表现，观察排便次数、粪便的量、性状，并做记录。使用阿托品的患者应注意观察腹泻、腹部压痛及腹部肠鸣音的变化，如出现鼓肠、肠鸣音消失、腹痛加剧等，要考虑中毒性结肠扩张的发生，应及时报告医师，以得到及时抢救。

（2）用药护理：护理人员应向患者及家属说明药物的用法、作用、不良反应等，柳氮磺胺吡啶在饭后服用，可减少其恶心、呕吐、食欲缺乏等不良反应；指导灌肠治疗后患者适当抬高臀部，延长药物在肠道内的停留时间。

（三）健康教育

（1）生活规律，注意劳逸结合，保持心情舒畅。

（2）饮食以高热量、高营养、低纤维、无刺激性食物为主。

（3）指导患者及家属遵医嘱坚持用药的重要性及药物不良反应，出院后能正确用药。

（4）如出现腹泻、腹痛加剧，大便便血等异常情况，应及时到医院就诊，避免耽误治疗。

（李　琼）

第五节　消化性溃疡

消化性溃疡主要指发生于胃和十二指肠的慢性溃疡，即胃溃疡（GU）和十二指肠溃疡（DU），因溃疡的形成与胃酸／胃蛋白酶的消化作用有关而得名。临床以慢性病程、周期性发作和节律性腹上区疼痛为主要特点。消化性溃疡是消化系统的常见病，我国总发病率为 10% ~ 12%，秋冬和冬春之交好发。临床上十二指肠溃疡较胃溃疡多见，二者之比约为 3：1。男性患病较女性多见，男女之比为（3 ~ 4）：1。十二指肠溃疡好发于青壮年，胃溃疡的发病年龄高峰比十二指肠溃疡约晚 10 年。

一、病因与发病机制

1. 幽门螺杆菌感染

大量研究表明，幽门螺杆菌感染是消化性溃疡的主要病因，尤其是十二指肠溃疡。其机制尚未完全阐明，可能是幽门螺杆菌感染通过直接或间接作用于胃、十二指肠黏膜，胃酸分泌增加，使黏膜屏障作用削弱，引起局部炎症和免疫反应，导致胃、十二指肠黏膜损害和溃疡形成。

2. 胃酸和胃蛋白酶

消化性溃疡的最终形成是由于胃酸／胃蛋白酶对黏膜的自身消化所致。胃酸分泌增多不仅破坏胃黏膜屏障，还能激活胃蛋白酶，从而降解蛋白质分子，损伤黏膜，故胃酸在溃疡的形成过程中起关键作用，是溃疡形成的直接原因。

3. 非甾体抗炎药

如阿司匹林、吲哚美辛、糖皮质激素等可直接作用于胃、十二指肠黏膜，损害黏膜屏障，主要通过抑制前列腺素合成，削弱其对黏膜的保护作用。

4. 其他因素

（1）遗传：O 型血人群的十二指肠溃疡发病率高于其他血型。

（2）吸烟：烟草中的尼古丁成分可引起胃酸分泌增加、幽门括约肌张力降低、胆汁及胰液反流增多，从而削弱胃肠黏膜屏障。

（3）胃十二指肠运动异常：胃排空增快，可使十二指肠壶腹部酸负荷增大；胃排空延缓，可引起十二指肠液反流入胃，而损伤胃黏膜。

总之，胃酸／胃蛋白酶的损害作用增强或（和）胃、十二指肠黏膜防御／修复机制减弱是本病发生的根本环节。但胃和十二指肠溃疡发病机制也有所不同，胃溃疡的发病主要是防御／修复机制减弱，十二指肠溃疡的发病主要是损害作用增强。

二、临床表现

临床表现轻重不一，部分患者可无症状或症状较轻，或以出血、穿孔等并发症为首发表现。典型的消化性溃疡有以下临床特点：①慢性病程，病史可达数年至数十年；②周期性发作，发作与缓解交替出现，发作常有季节性，多在春、秋季好发；③节律性腹上区疼痛，腹痛与进食之间有明显的相关性和节律性。

1. 症状

（1）腹上区疼痛：为本病的主要症状，疼痛部位多位于中上腹，偏右或偏左。疼痛性质可为钝痛、胀痛、灼痛、剧痛或饥饿不适感。多数患者疼痛有典型的节律性，胃溃疡疼痛常在餐后 1 h 内发生，至下次餐前消失，即进食 – 疼痛 – 缓解，故又称饱食痛；十二指肠溃疡疼痛常在两餐之间发生，至下次进餐后缓解，即疼痛 – 进食 – 缓解，故又称空腹痛或饥饿痛，部分患者也可出现午夜痛。

（2）其他：可有反酸、嗳气、恶心、呕吐、腹胀、食欲减退等消化不良的症状，或有失眠、多汗等自主神经功能失调的表现，病程长者可出现消瘦、体重下降和贫血。

2. 体征

溃疡发作期腹上区可有局限性轻压痛，胃溃疡压痛点常位于剑突下或剑突下稍偏左，十二指肠溃疡压痛点多在中上腹或中上腹稍偏右。缓解期无明显体征。

3. 并发症

（1）出血：是最常见的并发症。出血引起的临床表现取决于出血的量和速度，轻者仅表现为呕血与黑便，重者可出现低血量持久休克征象。

（2）穿孔：急性穿孔是最严重的并发症，常见诱因有饮食过饱、饮酒、劳累、服用非甾体抗炎药等。表现为突发的剧烈腹痛，迅速蔓延至全腹，并出现腹肌紧张、弥漫性腹部压痛、反跳痛，肝浊音界缩小或消失，肠鸣音减弱或消失等体征，部分患者出现休克。慢性穿孔的症状不如急性穿孔剧烈，往往表现为腹痛规律的改变，顽固而持久，常放射至背部。

（3）幽门梗阻：多由十二指肠溃疡或幽门管溃疡引起。溃疡急性发作时炎症水肿可引起暂时性梗阻，慢性溃疡愈合后形成瘢痕可致永久性梗阻。主要表现为上腹胀痛，餐后明显，频繁大量呕吐，呕吐物含酸腐味宿食。严重呕吐可致脱水和低氯低钾性碱中毒，常继发营养不良和体重减轻。腹上区空腹振水音、胃蠕动波及插胃管抽液量超过 200 mL 是幽门梗阻的特征性表现。

（4）癌变：少数胃溃疡可发生癌变。对有长期胃溃疡病史、年龄在 45 岁以上、胃溃疡上腹痛的节律性消失、症状顽固且经严格内科治疗无效、粪便隐血试验持续阳性者，应考虑癌变，需进一步检查和定期随访。

本病病程长、周期性发作和节律性腹痛，会使患者产生紧张、焦虑或抑郁等情绪，当并发出血、穿孔或癌变时，患者易产生恐惧心理。

三、辅助检查

1. 胃镜及胃黏膜活组织检查

胃镜及胃黏膜活组织检查是确诊消化性溃疡首选的检查方法。胃镜检查可直接观察溃疡部位、病变大小和性质，还可在直视下取活组织做病理学检查及幽门螺杆菌检测。

2. X 线钡剂检查

龛影是溃疡的 X 线检查直接征象，对溃疡有确诊价值；激惹和变形等间接征象，提示可能有溃疡的发生。

3. 幽门螺杆菌检测

幽门螺杆菌检测是消化性溃疡诊断的常规检查项目，因为有无幽门螺杆菌感染决定治疗方案的选择。

4. 粪便隐血试验

隐血试验阳性提示溃疡活动期，胃溃疡患者如隐血试验持续阳性，提示有癌变的可能。

四、治疗

本病的治疗目的是消除病因、控制症状、促进溃疡愈合、防止复发和防治并发症。

1. 一般治疗

注意休息，劳逸结合，饮食规律，戒烟、酒，消除紧张、焦虑情绪，停用或慎用非甾体抗炎药等。

2. 药物治疗

（1）抑制胃酸药物：有碱性抗酸药和抑制胃酸分泌的药物两大类。

碱性抗酸药：如氢氧化铝、铝碳酸镁及其复方制剂等，能中和胃酸，缓解疼痛，因其疗效差，不良反应较多，现很少应用。

抑制胃酸分泌的药物：常用药物有以下两类。①H_2 受体拮抗药，是目前临床使用最为广泛的抑制胃酸分泌、治疗消化性溃疡的药物。常用药物有西咪替丁、雷尼替丁和法莫替丁等，4 ~ 6 周为 1 个疗程。②质子泵抑制药，是目前最强的抑制胃酸分泌药物，其解除溃疡疼痛，促进溃疡愈合的效果优于 H_2

受体拮抗药，且能抑制幽门螺杆菌的生长。常用药物有奥美拉唑、兰索拉唑和泮托拉唑等，疗程一般为6～8周。

（2）保护胃黏膜药物：常用硫糖铝、枸橼酸铋钾和米索前列醇。

（3）根除幽门螺杆菌药物：对于有幽门螺杆菌感染的消化性溃疡，无论初发或复发、活动或静止、有无并发症，均应予以根除幽门螺杆菌治疗。

3. 手术治疗

对于大量出血经内科治疗无效、急性穿孔、瘢痕性幽门梗阻、胃溃疡有癌变、正规内科治疗无效的顽固性溃疡者可选择手术治疗。

五、护理

（一）护理诊断

（1）腹痛：与胃酸刺激溃疡面、引起化学性炎症或并发穿孔等有关。

（2）营养失调 – 低于机体需要量：与疼痛所致摄食减少或频繁呕吐有关。

（3）焦虑：与溃疡反复发作、迁延不愈或出现并发症使病情加重有关。

（4）潜在并发症：上消化道出血、穿孔、幽门梗阻、癌变。

（5）知识缺乏：缺乏溃疡病防治知识。

（二）护理措施

1. 病情观察

密切观察患者腹痛的规律和特点，与进食、服药的关系，呕吐物及粪便的颜色和性状；监测生命体征及腹部体征的变化。观察患者有无出血、穿孔、幽门梗阻和癌变征象，一旦发现及时通知医师，并配合做好各项护理工作。

2. 生活护理

（1）适当休息：溃疡活动期且症状较重或有并发症者，应适当休息。

（2）饮食护理：基本要求同慢性胃炎。指导患者进餐定时定量、少食多餐、细嚼慢咽。选择营养丰富、易消化。低脂、适量蛋白质的食物，如脱脂牛奶、鸡蛋和鱼等；主食以面食为主，因其柔软、含碱且易消化，不习惯于面食则以软米饭或米粥代替；避免辛辣、油炸、过酸、过咸食物及浓茶、咖啡等刺激食物和饮料，以减少胃酸分泌。

3. 药物治疗的护理

严格遵医嘱用药，注意观察药物的疗效及不良反应，并告知患者用药的注意事项。

（1）碱性抗酸药：应在饭后 1 h 和睡前服用，避免与奶制品、酸性食物及饮料同服。氢氧化铝凝胶能阻碍磷的吸收，引起磷缺乏症，长期大量服用还可引起严重便秘；服用镁制剂可引起腹泻。

（2）H_2 受体拮抗药：应在餐中或餐后即刻服用，也可将一日的剂量在睡前顿服，若与抗酸药联用时，两药间隔 1 h 以上。静脉给药时要注意控制速度，避免低血压和心律失常的发生。长期大量应用西咪替丁可出现男性乳房肿胀、性欲减退、腹泻、眩晕、头痛、肌肉痉挛或肌痛、皮疹、脱发，偶见粒细胞减少、精神错乱等。

（3）质子泵抑制药：奥美拉唑可引起头晕，告知患者服药期间避免从事注意力高度集中的工作；兰索拉唑的主要不良反应有荨麻疹、皮疹、瘙痒、头痛、口干、肝功能异常等，不良反应严重时应及时停药；泮托拉唑的不良反应较少，偶有头痛和腹泻。

（4）保护胃黏膜药物：硫糖铝片应在餐前 1 h 服用，可有便秘、口干、皮疹、眩晕、嗜睡等不良反应；米索前列醇可引起子宫收缩，孕妇禁用。

（5）根除幽门螺杆菌药物：应在餐后服用抗生素，尽量减少对胃黏膜的刺激，服药要定时定量，以达到根除幽门螺杆菌的目的。

4. 并发症的护理

（1）穿孔：急性消化道穿孔时，禁食并胃肠减压，做好术前准备工作；慢性穿孔时，密切观察疼痛的性质，指导患者遵医嘱用药。

（2）幽门梗阻：观察患者呕吐物的性状，准确记录出入液量，重者禁食禁水、胃肠减压，及时纠正水、电解质、酸碱平衡紊乱。

5. 心理护理

正确评估患者及家属的心理反应，告知患者及家属，经过正规治疗和积极预防，溃疡是可以痊愈的，并说明不良情绪会诱发和加重病情，使患者树立信心，消除紧张、恐惧心理。指导患者心理放松，转移注意力，保持乐观的情绪。

6. 健康教育

（1）疾病知识指导：向患者及家属介绍导致溃疡发生及加重的相关因素；指导患者生活规律，保持乐观的心态，保证充足的睡眠和休息，适当锻炼，提高机体抵抗力；建立合理的饮食习惯和结构，戒除烟酒，避免摄入刺激性食物。

（2）用药指导：指导患者严格遵医嘱正确服药，学会观察药物疗效和不良反应，不可擅自停药和减量，以避免溃疡复发；忌用或慎用对胃黏膜有损害的药物，如阿司匹林、咖啡因、糖皮质激素等；若用药后腹痛节律改变或出现并发症应及时就医。

（李　琼）

第六节　下消化道出血

肛门、直肠为下消化道出血的好发部位，出血时因肛门括约肌收缩，血液多向上逆流至结肠，当患者有便意时排出大量血便，导致血压下降甚至引起休克。对疑有肛门、直肠大出血的患者，应做到密切观察，早发现，早治疗，防止因大出血而造成患者死亡。

一、病因与发病机制

1. 直肠疾病

直肠息肉是直肠的良性肿瘤，便血多因息肉继发感染，带蒂息肉脱落所致，儿童多见。如果出现持续便血，伴下坠感，大便次数增加，有便秘与腹泻交替出现的情况，同时有体重在短期内明显下降的情况，则提示可能发生直肠恶变的可能，老年人应特别注意，少数直肠癌患者可发生急性大出血。

2. 结肠疾病

结肠也可有息肉与恶变发生，少数结肠癌患者也可发生急性大出血。溃疡性结肠炎可致急性大出血，严重者造成肠外综合征，甚至死亡。细菌性痢疾也可引起便血。此外，一些比较少见的疾病，如肠套叠、肠伤寒、肠结核等，也偶见肛门、直肠出血发生。

3. 肛门疾病

内痔、肛裂等肛门疾病是引起便血最常见的原因。

4. 全身性疾病

血液系统如白血病、再生障碍性贫血、原发性血小板减少性紫癜、血友病等；传染病如斑疹伤寒、流行性出血热、艾滋病等，都会出现便血。维生素 K 缺乏，中毒和严重感染如败血症、尿毒症后期等都会出现便血。

5. 其他疾病

憩室病、先天性肠道血管病、粪便嵌塞、缺血性肠病、子宫内膜异位症等均可引起直肠、肛门出血。

6. 医源性损伤

痔及肛裂手术后，直肠息肉切除或电灼，肛门镜、结肠镜等检查操作不当，可引起肛门直肠大出血。

二、临床表现

一次出血量超过 400 mL 者为急性大出血，超过 1 000 mL 为严重大出血。

（1）肛裂引起的便血常伴有排便后肛门疼痛。内痔出血是在排便用力时，有小肿块由肛门内向外凸出，并有便后滴鲜血或有喷射状鲜血排出，血与粪便不相混淆，出血量可大可小，内痔为无痛性出血。

（2）细菌性痢疾、肠结核、溃疡性结肠炎等疾病引起的便血多混有黏液或呈脓血便，并伴有腹痛、发热、里急后重等症状。

（3）出血性坏死性肠炎、肠系膜血管栓塞、肠套叠等疾病引起的便血，可伴剧烈腹痛，严重者出现休克。

（4）肿瘤、肠结核、肠套叠等疾病，除便血症状外，检查时可触及腹部包块。

（5）血液系统疾病、急性感染性疾病，便血同时会伴有皮肤或其他器官出血。

（6）内痔手术后引起的大出血，出血量一般在 400 ~ 600 mL，严重者可达 1 000 mL，可有肠鸣音亢进、腹痛、腹胀、嗳气、便感强烈、难以入睡，随着出血量的增加可排出大量鲜红血液或暗红的血液及血凝块，由于大量出血及腹压的短时间内下降，患者可出现失血性休克症状。

三、辅助检查

1. 直肠指检

直肠指检有助于查明距肛缘 7 cm 的中、下段直肠内病变；若患者取蹲位行直肠指诊，指尖可达距肛缘 10 cm 的直肠。

2. 肛门镜检查

对于有痛性便血，可见特定部位小溃疡；对于痔、肛裂出血，可明确病因，还可在肛门镜下采取止血治疗。

3. 纤维结肠镜检查

下消化道出血 2/3 以上病因在大肠，直肠指检未发现病灶者，结肠镜检查应列为首选；诊断阳性率最高，可发现由肿瘤、憩室、息肉、炎症、血管畸形等病变引起的出血，约 80% 的患者通过纤维结肠镜检查能明确出血病因及部位。

4. 选择性动脉造影

出血速度快、出血量大患者可做此检查，对肠壁血管畸形，憩室与肿瘤等有很高的诊断价值。

5. 结肠气钡造影检查

对肿瘤或肠镜通过困难的患者，此检查较有诊断价值。检查应在出血静止期进行，不仅能显示病变轮廓，还能观察结肠功能。

四、治疗

（一）保守治疗

对于病变广泛，出血量不大的炎性疾病如溃疡性结肠炎、肠伤寒等，保守治疗为主要的治疗措施。对大肠良性出血可采用冰盐水保留灌肠，使局部血管收缩从而达到止血目的，再进一步病因治疗。

对出血量较大患者应快速输液、输血，补充有效循环血容量，改善组织血液灌注，若患者发生休克，在迅速补充血容量仍未见好转时可考虑应用多巴胺等血管活性药物。同时注意纠正水电解质及酸碱平衡紊乱。因感染导致出血的患者，应给予足量有效的抗生素治疗，以控制炎症。

对于一、二期内痔及一期肛裂出血可行保守治疗，必要时输血，并局部注射血管收缩药或硬化剂。

（二）内镜治疗

浅表性出血病灶可将止血药物作用于出血部位，起到收敛、凝血作用，还可采用高频电凝、激光等方法止血。当出血部位广泛或局限出血显示不清时，应避免使用高频电凝止血。出血局限的某些良性病变如息肉、血管畸形等，可应用结肠镜行激光、电灼治疗。有些晚期肿瘤患者，因不耐受手术治疗，发生出血时也可通过内镜行姑息性止血治疗。

（三）介入治疗

可经留置导管持续滴注血管收缩剂或生长激素类药物止血。

动脉栓塞常导致肠管缺血坏死，引起严重的并发症。对于出血严重，但暂不能手术的患者，可先选择吸收性明胶海绵、自体血凝块或聚乙烯醇等进行动脉栓塞疗法，待病情稳定后择期手术。年老体弱患者应首选介入治疗，若介入不成功，再选择手术治疗。

（四）手术治疗

出现失血性休克，血流动力学不稳定者；有急性出血合并有肠梗阻、肠套叠、肠穿孔、腹膜炎者；经保守治疗仍不能止血者；已明确出血原因，需要手术治疗并可耐受者；反复多次出血导致患者贫血，再次发作者都应尽早手术治疗。

对结肠、直肠病变广泛而无法止住的大出血，可做肠系膜下动脉、直肠上动脉或髂内动脉结扎术，以控制出血。右半结肠及其以上的病变或无梗阻的病变，可考虑一期吻合，左半结肠的病变，尤其是伴左半结肠及其以上的病变，做一期吻合应慎重。如缺乏把握，应做 Hartmann（哈特曼）手术，即切除病变肠段近端造瘘，远端缝闭。

五、护理

（一）护理评估

1. 术前评估

（1）健康史：了解病情、有无肛门直肠疾病、血液系统疾病等既往病史，有无继发感染及全身性疾病；了解饮食、排便情况、活动情况、过敏史及诱发因素等。

（2）身体情况：评估便血性质、出血量大小，有无烦躁不安、面色苍白、出汗、四肢湿冷、心悸、心率加快、血压下降等失血性休克症状；评估辅助检查结果，明确出血部位及原因，选择治疗方案；评估患者对于手术的耐受力。

（3）心理 – 社会状况：评估患者有无对疾病，以及拟采取的治疗护理，而产生的紧张、焦虑情绪；评估家属对于患者的关心和支持程度。

2. 术后评估

（1）手术情况：了解麻醉方式和手术类型，术中出血量、有无输血，补液量。

（2）身体情况：评估患者生命体征及引流管情况，手术切口愈合情况，有无出血、感染等并发症发生。

（3）心理 – 社会状况：评估患者对于疾病和术后有无焦虑等心理反应，患者及家属对于术后康复及健康宣教的认知程度。

（二）护理诊断

1. 焦虑、恐惧

与肛门直肠疾病所致便血有关。

2. 体液不足

与肛门直肠疾病大出血致血容量降低有关。

3. 知识缺乏

缺乏疾病治疗与康复相关知识。

4. 潜在并发症

低血容量性休克、出血、感染等。

（三）护理措施

1. 非手术治疗护理／术前护理

（1）积极抢救：备好心电监护、氧气，以及各种抢救用药和器械，如患者出现面色苍白、心率加快等休克早期的临床表现，应密切观察并给予高度重视。出现休克表现，应取平卧位或中凹位，绝对卧床，减少搬动，迅速建立静脉通路以补充血容量，开始输液时速度宜快，待休克纠正后可减慢输液速度，密切观察生命体征变化，对轻度、中度休克的患者，在补充血容量的同时积极止血治疗。

（2）常规准备：遵医嘱做好血常规、血型、出凝血时间、尿常规、便常规、肝肾及心肺功能等检查，并根据辅助检查结果确定治疗方案。

（3）心理护理：肛门直肠大出血患者易有恐惧、焦虑等情绪，应给予无微不至的关心、体贴，安慰患者，鼓励患者积极配合诊疗及护理；向患者讲解止血方法的可靠性和术后注意事项，消除患者的顾虑。

（4）对症处理：遵医嘱立即采取止血措施，应用止血药物或冰盐水保留灌肠等。

（5）饮食护理：应暂禁食，出血停止后可根据恢复情况，进流质或无渣半流质饮食，逐渐增加富含蛋白质、高热量、高维生素、清淡易消化食物，提高机体防御能力，促进伤口愈合。肛门疾病引起的大出血经止血治疗后，注意排便时勿用力，保持大便通畅，以免再次出血。

（6）病情观察：严密观察血压、脉搏、尿量、中心静脉压及周围循环情况，密切观察便血的量、性质，判断有无活动性出血，以及止血效果。若出血不止，应立即报告医生，并配合做好术前准备。

（7）术前皮肤、肠道准备：剃除手术部位毛发，注意防止损伤皮肤。术前排空大便，保证直肠清洁无便。

2. 术后护理

（1）病情观察：术后密切观察生命体征变化，至少每 30 min 测生命体征 1 次，直至血压平稳，如果病情较重，仍需每 1～2 h 测量 1 次；详细记录患者 24 h 出入量，密切观察尿量变化；维持水、电解质，以及酸碱平衡，维持有效循环血量。密切关注患者主诉，注意体征变化，及时发现异常情况，并通知医生处理；观察患者的意识、体温、切口渗血、渗液，以及引流情况等。

（2）体位护理：患者手术后给予平卧位。全身麻醉未清醒者头偏向一侧，注意有无呕吐，保持呼吸道通畅。全身麻醉清醒或硬膜外麻醉患者平卧 6 h，生命体征平稳后改为低半卧位，以减轻切口张力和疼痛，有利于呼吸及循环。

（3）引流管护理：经手术治疗后的患者常留置胃管、腹腔引流管、导尿管等，护理时应注意妥善固定，保持引流管通畅，并注意观察记录引流液量、性质、颜色。患者无发热和腹胀、白细胞恢复正常，可考虑拔除引流管。留置胃管可起到胃肠减压作用，待结肠造瘘开放、胃肠减压量减少或肛门排气后，可停止胃肠减压。

（4）鼓励早期活动：除年老体弱或病情较重者，鼓励协助患者术后第 1 日可在床上轻微活动，第 2 日可协助患者床边活动，第 3 日可逐渐增加活动量。术后早期活动目的在于可促进肠蠕动，预防肠粘连及下肢静脉血栓的发生。

（5）营养支持：根据患者的营养状况，给予营养支持。术后给予全胃肠外营养，待出血停止、排气排便后可逐渐过渡到肠内营养。必要时给予血浆、全血输注，改善贫血状况。

（6）预防感染：合理应用抗生素，患者全身情况得到改善、临床感染症状消失后，可停用抗生素。观察伤口敷料是否干燥，有渗血或渗液时及时更换敷料；观察伤口愈合情况，及早发现感染情况。

（7）预防并发症：生命体征平稳时应协助患者翻身、叩背，指导患者有效咳嗽咳痰，必要时给予雾化吸入治疗，促使呼吸道分泌物排出，减少肺部感染的发生。高龄患者补液速度切忌过多、过快，防止肺水肿和心功能衰竭的发生。密切观察患者有无尿潴留、腹痛、便血及出血等并发症，发现异常情况及时通知医生并协助处理。

（四）护理评价

（1）患者生命体征是否平稳，止血是否彻底。

（2）患者有无水、电解质紊乱或休克表现。

（3）患者焦虑、恐惧是否得到减轻，情绪是否稳定，能否顺利配合诊疗和护理。

（4）患者是否得到充分的营养支持。

（5）患者术后排便是否正常。

（6）患者有无术后并发症出现，发生异常情况是否得到及时处理。

（7）患者及家属是否获得精神支持，是否掌握疾病有关知识，是否能复述健康教育内容。

（五）健康教育

1. 疾病指导

为患者讲解有关疾病治疗和护理方面的知识。

2. 饮食调整

讲解手术后恢复饮食的规律，鼓励循序渐进，少食多餐，多进食富含蛋白质、高热量、高维生素的食物，以提高机体防御能力，促进伤口愈合，保持大便通畅。少食刺激性的辛辣食物，避免暴饮暴食，禁烟禁酒。

3. 注意休息

肛门、直肠大出血患者应以休息为主，待病情平稳后可适当活动。

4. 保持排便通畅

因肛门疾病引起大出血的患者，应告知患者禁止排便时间过长，禁止排便用力过猛，保持大便通畅，如大便干燥可适当应用润肠通便药物，避免做肛门镜等检查。

5. 积极治疗

结、直肠息肉患者应积极治疗，防止发生癌变；对于患溃疡性结肠炎、肠结核、血液系统疾病的患者，应指导其规律治疗与用药。

6. 随访指导

出院后定期复查随访，出现腹痛、便血等不适症状，及时到医院就诊。

（李　欢）

第七节　痔疮

痔是直肠末端黏膜下和肛管皮肤下静脉丛淤血、扩张和屈曲所形成的柔软静脉闭，是成人常见病。

一、病因与发病机制

痔的病因与发病机制尚未完全明确，目前认为主要与以下因素有关：①肛垫下移学说；②静脉曲张学说；③遗传、地理及饮食因素；④其他，如肛周感染。

二、临床表现

1. 内痔

好发部位为截石位3、7、11点钟位。主要表现为出血和脱出。内痔的常见临床症状是间歇性便后出鲜血。部分患者可伴发排便困难。当内痔合并发生血栓、嵌顿、感染时则出现疼痛。

内痔分度标准如下。

Ⅰ度，排便时带血、滴血，便后出血自行停止，痔不脱出肛门。

Ⅱ度，常有便血，便时有痔脱出，便后可自行还纳。

Ⅲ度，偶有便血，排便或久站、负重时痔脱出，需手辅助还纳。

Ⅳ度，偶有便血，痔脱出后不能还纳或还纳后再次脱出。均可伴有齿状线区黏膜糜烂、小血管裸露、肛裂等。

2. 外痔

发生于肛门外部，如厕时有痛感，有时伴瘙痒。常见的外痔主要为结缔组织外痔（皮垂、皮赘）和炎性外痔。

3. 混合痔

混合痔是临床上最主要的发病形式，内痔和外痔的症状可同时存在，主要表现为便血、肛门疼痛及坠胀、肛门瘙痒等。

三、辅助检查

1. 直肠指检

医师带上指套或手套后，将示指沾上润滑剂之后从肛门伸入直肠，环绕触摸直肠内壁以发现是否有膨出物或赘生物。如果直肠指检没发现肿块，找不到隆起，则会向患者推荐肛门镜检查，以更好地观察直肠内壁。

2. 肠镜或肛门镜检查

对于 40 岁以上人群，如果存在相关症状和结直肠癌的危险因素，则可以考虑屈性电子结肠镜检查，排除有结直肠息肉、炎症或癌的可能。

四、治疗

治疗原则是以保守治疗为主，无症状的痔疮无须治疗，有症状的痔疮重在减轻和消除症状。

（一）非手术治疗

（1）一般治疗：适用于绝大部分的痔，痔初期和无症状静止期的痔。保持大便通畅，必要时服用缓泻剂；也可采用便后热水坐浴；肛门内注入栓剂或油剂。

（2）注射疗法：适用于Ⅰ、Ⅱ度出血性内痔。

（3）物理疗法：适用于Ⅰ、Ⅱ度内痔。如激光治疗、冷冻疗法、直流电疗法和铜离子电化学疗法、微波热凝疗法、红外线凝固治疗。

（4）胶圈套扎疗法：适用于Ⅱ、Ⅲ度内痔，对于巨大的内痔及纤维化内痔更适合。套扎痔根部，阻断其血供以使痔脱落坏死。

（5）多普勒超声引导下痔动脉结扎术：适用于Ⅱ～Ⅳ度的内痔。

（二）手术治疗

（1）痔单纯切除术：主要用于Ⅱ、Ⅲ度内痔和混合痔的治疗。

（2）PPH 手术：吻合器痔上直肠黏膜环切钉合术。主要适用于Ⅲ～Ⅳ度的内痔，非手术治疗失败的Ⅱ、Ⅲ度内痔和环状痔，直肠黏膜脱垂也可用。

（3）血栓性外痔剥离术：适用于血栓性外痔保守治疗后疼痛不缓解或肿块不缩小者。

（4）HCPT 微创术：目前用于痔疮、肛瘘治疗的较好手段，除了备受推崇的 PPH 术之外，就是具有综合治疗作用的 HCPT。HCPT 肛肠综合治疗仪的治疗机制是利用电容场产热原理，组织内带电离子和偶极离子在两极间高速振荡产生内源性的热，使组织液干结、组织坏死、继而自然脱落。

HCPT 优点：以电子镜像代替肉眼直视，以细长器械代替手术刀，力求以最小的切口路径和最少的组织损伤；具有出血少、术后疼痛轻、恢复快、瘢痕细微或无瘢痕的特点。它强调将单纯治疗病的模式向治人的模式转变，进而达到人性化的治疗目的。

（三）预防

1. 加强锻炼

经常参加多种体育活动有益于血液循环，改善盆腔充血，防止大便秘结，预防痔疮。有意识做肛门收缩运动（即提肛），早、晚各 1 次，每次做 30 下，这是一种内按摩的方法，锻炼肛门括约肌，可以改善痔静脉回流，对于痔疮的预防和自我治疗均有一定的作用。

2. 生活习惯

（1）注意饮食调节：不喝酒，不吃辛辣刺激的食物，多吃些蔬菜水果，一方面可保持排便通畅，另一方面又可减轻痔疮的淤血扩张。

（2）定时排便且保持大便通畅。

（3）便后要有坐浴的习惯：坐浴是清洁肛门，促进创面愈合和抗炎的简便有效的方法。每次 20 min 左右。

（4）穿比较宽松、舒适的内裤。

3. 注意妊娠期保健

妇女妊娠后可致腹压增高，特别是妊娠后期，下腔静脉受日益膨大的子宫压迫，直接影响痔静脉的回流，容易诱发痔疮，另外，孕妇活动量相对减少，引起胃肠功能减弱，粪便停留于肠腔，粪便中的水分被重吸收，引起大便干燥，诱发痔疮。因此，妊娠期间应适当增加活动，对于预防痔疮是十分有益的。

4. 保持肛门周围清洁

肛门周围很容易受到这些细菌的污染，诱发肛门周围汗腺、皮脂腺感染。女性阴道与肛门相邻，阴道分泌物较多，可刺激肛门皮肤，诱发痔疮。因此，应经常保持肛门周围的清洁，每日温水熏洗，勤换内裤，可起到预防痔疮的作用。

5. 其他注意事项

腹内压增高，可以使痔静脉回流受阻，引起痔疮。

五、护理

1. 护理诊断

（1）疼痛：与血栓形成、痔块嵌顿等有关。

（2）便秘：与不良饮食、排便习惯等有关。

（3）知识缺乏：缺乏痔的病因、诊治及预防等方面的相关知识。

（4）潜在并发症：贫血、术后尿潴留等。

2. 护理目标

（1）患者疼痛缓解或消失。

（2）患者排便正常。

（3）患者掌握有关疾病的病因、治疗、康复和预防知识。

（4）相关并发症能得到及时治疗及处理。

3. 术前护理措施

（1）贫血体弱者，协助完成术前检查，防止排便或坐浴时晕倒受伤。

（2）保持大便通畅，少吃辛辣、刺激性食物，多吃蔬菜、水果、脂类及粗纤维食物，避免饮酒。

（3）内痔脱垂，不能复位并有水肿及感染者：用 1 ∶ 5 000 高锰酸钾温开水坐浴，局部涂痔疮膏，用手法将其还纳，嘱其卧床休息。

（4）术前用温开水配成 1 ∶ 5 000 高锰酸钾液（43 ~ 46 ℃，3 000 mL）坐浴，每次 20 min，每日 2 ~ 3 次，并清洁肛门及会阴部。

（5）给予高蛋白饮食，术前 3 d 流食，并口服肠道杀菌剂，预防感染，术前 1 d 口服缓泻药物。

（6）术前一晚清洁灌肠，肛管应缓慢插入，以免引起痔出血。

（7）准备手术区域皮肤，保持肛门皮肤清洁。

4. 术后护理措施

（1）术后定时监测生命体征的变化，如发现患者面色苍白、出冷汗、脉细速等内出血的症状，立即通知医师，用消毒凡士林纱布堵塞肛门压迫出血，并做好输血的准备。病情平稳后给予半卧位。

（2）术后观察患者有无腹胀、尿潴留、排尿困难，经诱导无效时给予导尿，必要时留置导尿。

（3）遵医嘱给予镇痛药物，并在术后首次排便之前再给一次。

（4）术后第 1 日进流质饮食，2 ~ 3 d 改为无渣或少渣饮食。

（5）术后 48 h 口服阿片酊，减少肠蠕动，尽量不排便以保证手术切口的愈合。

（6）术后每次排便或换药前均用 1 ∶ 5 000 高锰酸钾溶液坐浴，坐浴后用凡士林油纱覆盖及再用纱垫盖好并固定。

（7）观察患者有无排便困难，大便变细或大便失禁等肛门括约肌松弛现象。鼓励患者有便意时，尽快排便，括约肌松弛者，指导其 3 d 后进行肛浴，保持创面清洁，促进早期愈合。

5. 健康教育

（1）多饮水，多吃蔬菜、水果及富含纤维素的食物，禁止饮酒及进食辛辣等刺激性食物。

（2）养成定时排便的习惯，避免排便时间过长。

（3）出现便秘时，应增加粗纤维食物，必要时口服适量蜂蜜或润肠通便药物。

（4）出院时如创面尚未完全愈合者，正确配制坐浴液。每日温水坐浴，保持创面清洁，促进早期愈合。

（5）如发现排便困难，应及时就诊。

（6）预防患者肛门狭窄，指导患者术后 5 ~ 10 d 用示指扩肛，每日 1 次。

（7）预防肛门括约肌松弛，术后 3 d 可开始做肛门收缩舒张运动（即提肛运动）。

（李　欢）

第八节　粪便嵌塞

干硬的粪块堵塞直肠不能排出，引起严重的便秘和会阴部疼痛，称为粪便嵌塞，是直肠便秘的一种形式，是肛肠科常见的一种急症（图 2-1）。

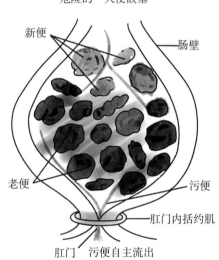

图 2-1　粪便嵌塞

一、病因与发病机制

（1）由于泻药、抗抑郁药等不合理应用，直肠黏膜压力感受器敏感性下降或丧失，直肠内粪便充盈后不能引起排便反射，引起粪便嵌塞。

（2）肛周病变如肛裂等，肛门手术后各种疼痛使患者惧怕排便，但未采取妥善的通便措施，使粪便在直肠内蓄积过久，引起粪便嵌塞。

（3）长期卧床，直肠收缩无力，运动功能减退，患者活动减少，饮食中粗纤维摄入减少，结肠转运粪便时间延长，引起粪便嵌塞。

（4）低位脊髓病变阻断了排便反射弧，引起粪便嵌塞。

（5）糖尿病神经病变性便秘，可引起粪便嵌塞。

（6）放射性钡剂胃肠造影检查后未及时排出残留钡剂，引起粪便嵌塞。

二、临床表现

患者以排便困难、肛周胀痛及小腹疼痛、腹胀，严重者可出现冷汗淋漓，个别患者出现头痛、头晕甚至晕厥，虽频感便意但大便无法排出，肛内坠胀，烦躁不安，易并发尿潴留。

三、辅助检查

1. 触诊

左下腹饱满，可触及条索样粪块，肛门水肿。

2. 直肠指诊

可迅速确诊，可触及坚硬粪块，如能向上推动粪块，可有较软的粪便从侧边流出。

3. 腹部 X 线摄片

提示下腹由粪块影，可见肠管扩张、气液平面等肠梗阻表现。

四、治疗

（1）最有效、简单、快捷的方法就是人工取便，最好由肛肠科医生施行，以防损伤直肠黏膜，具体方法就是让患者采取左侧卧位、屈膝，用液状石蜡润滑右手示指、中指及患者肛门，轻柔地经肛门插入直肠，了解肛门及粪便嵌塞的情况，将肛管、直肠内能触及的粪块轻轻捣碎，再慢慢用手指取出，也可注入开塞露通便。如患者疼痛剧烈，可给予镇静止痛药后再行人工取便。

（2）可以用温盐水 2 000 ~ 3 000 mL 灌肠，也可用温水 1 000 mL 加入甘油或肥皂水 75 mL 灌肠；甘油灌肠剂及开塞露等药物也可用来灌肠通便；也可用液体液状石蜡小剂量保留灌肠。

（3）可遵医嘱口服液体液状石蜡，注意禁服甘露醇等高渗性药物，因下端梗阻没有解除，大量的液体聚集到结肠下段，可引起腹痛，严重者导致肠破裂。

（4）粪便排出后，应行肛门镜检查。根据患者情况应用复方角菜酸酯栓纳肛，或者外用复方角菜酸酯乳膏、马应龙痔疮膏等药物。遵医嘱给予抗生素、缓泻剂、中药熏洗等治疗。

（5）粪便嵌塞治疗后，应进一步分析嵌塞原因，遵医嘱进行结肠镜检查、直肠肛门测压、排粪造影等检查，以进行手术、结肠水疗、中医药等治疗。

五、护理

（一）护理评估

（1）健康史：全面收集病史，了解病情、既往史、饮食、排便习惯、活动情况、过敏史及诱发因素等。

（2）基本情况：了解职业、患病年龄、发病时间、有无便秘病史、有无肛肠疾病及肛肠手术病史。

（3）身体状况：了解疾病的性质、疼痛的程度，以及患者耐受能力，有无尿潴留等临床表现。

（4）心理－社会状况：评估患者有无对疾病、拟采取治疗护理产生紧张、焦虑情绪；家属对于患者治疗、预后的认知程度和心理承受能力。

（5）康复情况：观察患者生命体征是否平稳，有无便血，饮食改善情况，有无肛门坠胀感，大便是否通畅，大便的颜色、性质、量等。

（二）护理诊断

1. 便秘

与疾病和生活规律改变有关。

2. 腹痛

与粪便嵌塞引起腹痛有关。

3. 焦虑

与粪便嵌塞引起疼痛、排便困难，缺乏相关疾病防治知识有关。

4. 尿潴留

与腹胀、腹痛、排便困难及精神紧张有关。

5. 潜在并发症

出血。

（三）护理措施

1. 心理护理

向患者及家属讲解有关疾病知识，解除患者紧张焦虑情绪。治疗前向家属和患者解释操作的方法和必要性，指导患者放松；操作过程中要密切观察患者的面色、有无不适症状，操作时动作要轻柔；操作后要密切观察患者生命体征，面色，排便的性状、颜色及量，患者有无不适主诉等。

2. 病情观察

注意观察有无病情变化，密切监护患者生命体征，有无头晕、头痛、烦躁不安、腹痛、腹胀、腹膜刺激征等；人工取便、灌肠后观察患者大便形状、有无直肠出血等并发症。直肠出血可在通便后 24 h 内出血，症状为便血，严重者甚至出现休克，一旦发现异常情况立即报告医生及时处理并治疗。

3. 便秘的护理

（1）适当运动：对于可以自主活动的患者鼓励其多参与体育锻炼，注意劳逸结合；对于长期卧床的患者指导患者腹式呼吸、按摩腹部、提肛运动、瘫痪肢体的主动与被动运动等，病情允许情况下鼓励其下床行走，以促进肠蠕动，排出大便。

（2）饮食调理：鼓励患者多食纤维含量高的食物，多吃水果，多喝水，合理饮食，避免辛辣及刺激性食物。

（3）合理用药：通便药物不可长期应用，容易形成药物依赖。遵医嘱合理应用缓泻剂，以刺激肠蠕动，软化粪便利于排便，对于可能引起便秘的药物减少应用。

（四）护理评价

（1）患者是否顺利接受各项检查及治疗。

（2）患者粪便嵌塞解除后是否有出血发生，是否得到及时发现和治疗。

（3）患者是否可以正常排尿、排便。

（4）患者是否能保证足够营养水分摄入，合理膳食。

（5）患者及家属是否获得精神支持，是否掌握疾病有关知识，是否能复述健康教育内容。

（五）健康教育

（1）针对引起便秘的结直肠肛门疾病进行治疗。

（2）养成定时排便的习惯，排便时注意力集中。

（3）合理饮食、饮水，多食用膳食纤维含量丰富的食物，忌食辛辣刺激性食物。

（4）鼓励适当运动，劳逸结合，对于长期卧床或生活不能自理的患者可给予腹部按摩，鼓励患者做提肛运动。

（5）积极治疗引起便秘的如糖尿病、抑郁症等疾病，保持轻松愉悦的心情。

（6）合理使用通便药物，治疗糖尿病、抑郁症等疾病的同时尽量避免应用引起便秘的药物。

（李　欢）

第九节　大肠癌急性肠梗阻

大肠癌急性肠梗阻是常见的外科急腹症，是大肠癌晚期特征性表现之一，起病隐匿，发展缓慢，临床表现不典型，易被人们忽视，大肠癌急性肠梗阻病情发展快，病情重，一旦达到完全梗阻阶段，出现典型肠梗阻表现时，临床处理起来非常棘手。引起梗阻的主要为左半结肠，其中以乙状结肠癌最为多见，而直肠癌所引起的梗阻要少于乙状结肠癌。

一、病因与发病机制

大肠癌急性肠梗阻是由于腹腔内肿瘤压迫导致肠腔缩窄、肠内容物通过障碍引起；结肠癌发生急性肠梗阻时，病变肠袢两端完全阻塞，称为闭袢性肠梗阻。大肠癌的病因尚未完全阐明，其因素可归纳为两大类。

（一）环境因素

1. 饮食习惯

饮食以高蛋白、高脂肪、低纤维素的食品为主，过多摄入腌制及油煎炸食品可增加肠道内致癌物质，诱发大肠癌；维生素、微量元素及矿物质的缺乏均可增加大肠癌的发病率。

2. 肠道细菌

肠道内细菌特别是厌氧菌对直肠癌的发生具有重要的作用，厌氧菌中又以梭状芽孢杆菌更为重要。

3. 化学致癌物质

亚硝胺是导致肠癌发生最强烈的化学物质，与大肠癌的发生有密切联系，油煎和烘烤类食品也具有致癌作用。

（二）内在因素

1. 遗传因素

10%～15% 的大肠癌患者为遗传性结直肠肿瘤，常见的有家族性腺瘤性息肉病（familial adenomatous polyposis，FAP）及遗传性非息肉病性结肠癌，在散发性大肠癌患者家族成员中，大肠癌的发病率高于一般人群。

2. 血吸虫性结肠炎

血吸虫病流行区是结直肠癌的高发区，由于血吸虫卵长期积存在结直肠黏膜上，慢性炎症反复溃疡的形成和修复，导致黏膜的肉芽肿形成，继而发生癌变。

3. 慢性溃疡性结肠炎

慢性溃疡性结肠炎是一种非特异性炎症，好发在直肠和乙状结肠，此病反复发作，病程越长，癌变率越高，一般在发病 10 年后每 10 年增加 10%～20% 的癌变率。

二、临床表现

（一）症状

大肠癌肿生长缓慢，原发癌肿的增长时间平均为 620 d。早期可无症状或缺乏特异性症状而未引起患者或医生注意，出现明显症状或出现梗阻症状就诊时已达晚期。一般的表现，如腹部隐痛不适、贫血、消瘦、消化不良、乏力、排便习惯性改变、便血等症状。以急性肠梗阻就诊的大肠癌表现具有典型的肠梗阻特征，而且结肠梗阻是闭锁性梗阻，出现梗阻后症状逐渐加重，进展快，需要及时救治，症状表现如下。

1. 腹痛

大肠癌的梗阻性疼痛为阵发性腹部绞痛，一般情况下是单纯性梗阻。

2. 呕吐

大肠癌急性梗阻可伴有呕吐，多为反射性，呕吐物以胃液和食物为主。低位梗阻时呕吐可伴有粪样物。

3. 腹胀

因为位置比较低，所以腹胀非常明显，而且由于回盲瓣的单向阀门的作用，结肠内气体和内容物聚集，腹胀无法缓解。

4. 停止排便和排气

严重者可出现肛门停止排便、排气。

（二）体征

腹部经检查可观察到有不同程度的腹胀，腹壁比较薄的患者，可见到肠型大肠蠕动、肠型在大肠蠕动腹痛发作时明显。触诊时单纯结肠梗阻腹壁柔软，按之有如充气的球囊，有时在梗阻的部位可有压痛。腹部叩诊呈鼓音，肠鸣音亢进，有时不用听诊器就可听到。而且可有气过水声及高调的金属音。

三、辅助检查

1. X 线检查

腹部立位和卧位 X 线片有典型的肠梗阻表现，立位腹部 X 线片可呈现气液平面，小肠黏膜环状皱襞可显示"鱼肋骨刺"状改变，结肠可见结肠袋，根据气液平面位置大概可以判断梗阻部位。但如果结肠内气体少而多为肠内容物，气液平面可不明显。

2. CT 及 MRI 检查

可显示扩张的结肠，增强 CT 可显示肿块影。CT 及 MRI 检查除提示结直肠梗阻外，还可评估肿瘤的浸润深度、壁外侵犯程度和转移情况。

3. B 超检查

在腹部检查扪及肿块时，B 超检查可帮助判断肿块是实质性还是非实质性，同时超声探测肿块有无转移灶。

4. 纤维结肠镜检查

纤维结肠镜检查是诊断结直肠癌最可靠的方法，但急性梗阻的情况下肠道准备难度大，只能靠灌肠清洁肠道，同时取病理。

四、治疗

大肠癌急性梗阻需立即行急诊手术，术前准备要在最短的时间内完成，包括常规的检查。准备完成后应立即急诊治疗。常用手术方式如下。

1. 单纯造口术

即在梗阻近端做结肠造瘘，术中根据肿瘤位置选择造瘘位置，此手术方式适用于年龄大，一般情况不佳，基础病较多等情况的患者。优点是手术简单、省时、风险小；缺点是肿瘤未切除，需要二期手术。

2. Hartmann 手术

Hartmann 手术是目前最常用的术式，适用于一般情况尚可，心肺功能良好的患者。手术中将肠管距肿瘤下缘一定长度切断，远端封闭，近端结肠造口。

3. I 期切除吻合术

对于右半结肠 I 期切除吻合及手术方式早已确定，临床实践证明只要患者全身状况良好，无严重并发症，肠管血运良好，水肿轻，施行 I 期右半结肠及横结肠切除、吻合是安全可靠的。而对于左半结肠 I 期切除吻合仍缺乏大量病例研究报道，争议较大，近年来随着认识的深入和手术技术的进步发展，有部分病例采用。

五、护理

（一）护理评估

1. 术前评估

（1）健康史。

1）一般资料：了解患者年龄、性别、饮食习惯，有无烟酒嗜好；了解患者沟通能力，职业等一般情况。

2）家族史：了解家族中有无腺瘤性息肉病（FAP）及遗传性非息肉病性结肠癌患者。

3）既往史：患者有无血吸虫性结肠炎及慢性溃疡性结肠炎病史，患者是否有动脉粥样硬化、手术史、过敏史。是否合并糖尿病、高血压、心脏病、慢性肺部疾病等。

（2）身体状况。

1）症状：患者有无腹痛、呕吐、腹胀、停止排便和排气等肠梗阻症状，有无腹部隐痛不适，贫血、消瘦、消化不良、乏力等症状，有无排便习惯性改变、便血等症状。评估生命体征，心肺功能及营养状态，有无眼窝凹陷、脱水体征，有无水、电解质紊乱，酸碱失衡，以及休克表现。

2）体征：有无腹部压痛和腹膜刺激征，有无肠鸣音亢进或肠鸣音减弱或消失，有无气过水音。

3）辅助检查：血常规，术前常规检查及凝血，X线、CT、MRI、B超检查、结肠镜检查、实验室检查是否提示有水、电解质紊乱及酸碱失衡情况。

（3）心理－社会状况：评估患者和家属对疾病的认知程度，有无焦虑、恐惧等影响疾病康复的心理状况；评估患者及家属是否接受治疗护理方案，对手术可能导致的并发症有无足够的心理承受能力，以及家庭经济能力。

2. 术后评估

（1）手术情况：了解患者手术方式、麻醉方式，手术过程是否顺利，术中有无出血及出血量，有无输血。

（2）康复情况：术后观察患者生命特征是否平稳，引流是否通畅，引流液的颜色、性质、量。记录24 h出入量。造瘘口是否保持清洁干燥，有无腹腔感染。评估患者有无出血、腹痛、尿潴留、肺水肿、心功能衰竭，以及肺部感染等并发症。评估患者伤口愈合情况，营养状况是否得到保证。

（3）心理－社会状况：了解患者术后心理适应程度，能否生活自理，对目前治疗是否达到期望。

（二）护理诊断

1. 疼痛

与肠蠕动增强、肠壁缺血及手术创伤有关。

2. 焦虑

与对于疾病的治疗缺乏信心，担心术后康复有关。

3. 营养失调－低于机体需要量

与手术造成体液丢失、炎症引起的机体消耗增加有关。

4. 知识缺乏

缺乏术前准备及术后治疗康复的相关知识。

5. 潜在并发症

感染、出血、尿潴留、肺部感染、心功能衰竭等。

（三）护理措施

1. 术前护理

（1）常规准备：遵医嘱做好血常规、血型、出凝血时间、尿常规、便常规、肝肾心肺功能等检查，根据辅助检查确定手术方式。

（2）心理护理：了解患者对于疾病的认知与心理状态，理解关心患者，告知患者有关于疾病及手术治疗的必要性，耐心解答患者提问，鼓励患者积极配合治疗和护理。

（3）饮食护理：术前如有营养不良，给予患者高蛋白、高热量、高维生素、易消化、清淡饮食。

（4）皮肤、肠道准备：剃除手术部位毛发，注意防止损伤皮肤。术前3 d进流质饮食，遵医嘱给予清洁灌肠或口服缓泻药物，术前排空大便，清洁肠道。

（5）对症处理：纠正水、电解质紊乱，留置胃管进行胃肠减压，留置尿管。疼痛患者可遵医嘱应用止痛药物，并密切观察患者用药后反应。

2. 术后护理

（1）病情观察：术后密切观察生命体征变化，至少每30 min测生命体征1次，直至血压平稳，如果病情较重，仍需每1～2 h测量1次；详细记录患者24 h出入量，保留尿管，密切观察尿量变化，防止尿路感染；维持水、电解质及酸碱平衡，维持有效循环血量。密切关注患者主诉，注意体征变化，及时发现异常情况，并通知医生处理；观察患者的意识、体温、切口渗血渗液、有无内出血等情况。

（2）体位护理：患者手术后给予平卧位。全身麻醉未清醒者头偏向一侧，注意有无呕吐，保持呼吸道通畅。全身麻醉清醒或硬膜外麻醉患者平卧6 h，生命体征平稳后改半卧位，以利于腹腔引流，减轻腹痛，并鼓励患者早期活动。

（3）持续胃肠减压：保持通畅，待结肠造瘘开放或肛门排气后停止胃肠减压。

（4）营养支持：根据患者的营养状况给予营养支持，术后给予全胃肠外营养，待排气排便后逐渐过渡到肠内营养。

（5）预防感染：合理应用抗生素，患者全身情况得到改善、临床感染症状消失后，可停用抗生素。保证有效引流，妥善固定各引流装置、引流管，防止脱出、曲折受压，维持有效引流，准确记录引流液的量、颜色和性状，患者无发热和腹胀、白细胞恢复正常，可考虑拔除引流管。

（6）肠造口的护理：术后有造瘘口的患者，造瘘口第一次排便前应耐心解释说明造瘘的目的，使患者了解造瘘口的护理，排便后必须及时清洗干净，保持造瘘口周围皮肤干燥清洁，防止大便污染伤口。

（7）伤口护理：观察伤口敷料是否干燥，有渗血或渗液时应及时更换敷料；观察伤口愈合情况，及早发现感染情况。

（8）预防并发症：生命体征平稳时应协助患者翻身、叩背、指导患者有效咳嗽咳痰，必要时给予雾化吸入治疗，促使呼吸道分泌物排出，减少肺部感染的发生。高龄患者切忌补液速度过快，防止肺水肿和心功能衰竭的发生。观察患者有无尿潴留、腹痛、便血、出血等并发症，发现异常情况及时协助医生处理。

（四）护理评价

（1）患者生命体征平稳。

（2）患者无水、电解质紊乱或休克表现。

（3）患者各种引流管妥善固定，通畅。

（4）患者焦虑得到减轻，情绪稳定，顺利配合诊疗和护理。

（5）患者得到充分的营养支持。

（6）患者术后排尿、排便正常。

（7）患者及家属获得精神支持，掌握疾病有关知识，能复述健康教育内容。

（8）患者无并发症出现，或发生并发症时得到及时发现及处理。

（五）健康教育

1. 疾病指导

为患者讲解有关疾病治疗和护理方面的知识。

2. 饮食调整

讲解手术后恢复饮食的规律，鼓励循序渐进，少食多餐，多进食富含蛋白质、高热量、高维生素的食物，以提高机体防御能力，促进伤口愈合。少食刺激性的辛辣食物，避免暴饮暴食，忌饭后剧烈运动。

3. 早期活动

鼓励患者早期床上活动，根据病情好转和体力的恢复可下床活动，促进肠功能恢复，防止肠粘连，利于术后康复。适当参加体育锻炼，生活规律，保持心情舒畅。避免劳累和过度运动，保证充分休息，劳逸结合。

4. 保持排便通畅

便秘者可通过饮食调整，腹部按摩等方法保持大便通畅，必要时可服用缓泻剂，避免用力排便。

5. 随访指导

术后定期复查随访，每3～6个月门诊复查。指导患者自我监测，出现腹痛、呕吐、腹胀、停止排气排便或不适症状，及时到医院就诊。

（李　欢）

第三章　神经系统疾病护理

第一节　急性脑卒中

急性脑卒中是突然起病的脑血液循环障碍导致猝然发生的暂时或永久的神经功能损害、缺失，居我国三大死因次位。我国城市脑血管病的年发病率、死亡率分别为 219 人 /10 万人和 116 人 /10 万人，农村地区分别为 185 人 /10 万人和 142 人 /10 万人，全国每年死于脑血管病约 150 万人，存活者中度致残的占 1/3。急性脑卒中高的发病率、病死率、致残率，严重威胁人类健康，给社会和家庭造成沉重的经济和精神负担。

一、病因与发病机制

脑卒中可分为出血性卒中和缺血性卒中两大类。

1. 出血性卒中

出血性卒中是指非外伤性脑实质内或脑表面的出血，包括脑出血和蛛网膜下腔出血，主要病因有高血压、脑血管畸形、脑淀粉样血管病和溶栓、抗凝、脑卒中等。急性期病死率为 30% ~ 40%，在急性脑卒中病死率中最高。

2. 缺血性卒中

缺血性卒中又称为脑梗死，占全部脑卒中的 60% ~ 80%，指因脑部血液循环障碍，缺血、缺氧所致的局限性脑组织的缺血性坏死或软化。血管壁病变、血液成分和血流动力学改变是引起脑梗死的主要原因，包括短暂性脑缺血发作（TIA）、脑栓塞、脑血栓形成等。

二、临床表现

脑卒中常见的症状为：突然发生一侧肢体（伴或不伴面部）无力、笨拙、沉重或麻木，一侧面部麻木或口角歪斜，说话不清或理解语言困难，双眼向一侧凝视，一侧或双眼视力丧失或模糊，视物旋转或平衡障碍；既往少见的严重头痛、呕吐。上述症状可伴意识障碍或抽搐，也可突然出现意识模糊或昏迷。

（一）出血性卒中

出血性卒中多在动态下急性起病，突发出现局灶性神经功能缺损症状，常伴有头痛、呕吐，可伴有血压升高、意识障碍和脑膜刺激征。

（二）缺血性卒中

缺血性卒中多数在静态下急性起病，部分病例在发病前可有 TIA。临床表现决定于梗死灶的大小和部位，主要为局灶性神经功能缺损的症状和体征，如偏瘫、偏身感觉障碍、失语、共济失调等，部分可有头痛、呕吐、昏迷等全脑症状。可出现不同程度的脑功能损伤和并发症的表现。

三、辅助检查

1. 体格检查

由于急性缺血性脑卒中可能出现不同的身体功能障碍，患者意识清醒时，需配合进行指令性动作完成情况的检查，以判断病情进展和受损情况。若患者意识不清晰，由家属口述。

2. 一般检查

血液检查包括血常规、凝血功能、血糖、血脂等，少见病因的血液检查还应包括免疫相关检查、抗中性粒细胞胞质抗体（ANCA）、同型半胱氨酸、抗凝血酶Ⅲ、蛋白C、蛋白S等。心电图也是常规检查项目之一。这些检查有助于寻找患者的危险因素和病因。

3. 影像学检查

（1）头颅 CT：CT 是目前最方便、快捷、常用的影像学检查手段。主要的缺点是对于脑干、小脑部位的病灶，以及较小梗死灶其分辨率差。大部分患者发病 24 h 后 CT 逐渐显示低密度梗死灶，发病后 2～15 d 显示均匀片状或楔形的明显低密度灶。在大面积脑梗死中显示有脑水肿和占位效应，出血性梗死时病灶呈混杂密度。梗死吸收期为发病后 2～3 周，病灶水肿消失，出现吞噬细胞浸润与周围正常脑组织等密度，在 CT 上难以分辨，称为"模糊效应"。

（2）磁共振成像（MRI）：对于缺血性脑卒中，MRI 在很多方面优于 CT 检查，对于小灶脑梗死、脑干或者小脑梗死，MRI 更容易发现病灶。磁共振弥散加权像（DWI）和灌注加权像（PWI）可以在发病数分钟之内发现缺血性改变，能够进行早期诊断。PWI 和 DWI 的错配区域（PWI–DWI）往往被认为是缺血半暗带，错配大于 20% 是溶栓治疗的标准之一。

（3）血管造影：数字减影血管造影（DSA）、CT 血管造影（CTA）和磁共振动脉成像（MRA）可以进一步了解血管情况，如动脉的狭窄和闭塞，还有助于诊断血管炎、肌纤维发育不良、动脉夹层及烟雾病等。

（4）经颅多普勒（TCD）：TCD 能够用于评估颅内外血管狭窄、闭塞、痉挛或血管侧支循环建立情况，用于溶栓治疗监测。由于存在血管周围软组织或颅骨干扰，以及操作人员技术水平影响的缺点，目前仍不能完全替代 DSA，多被用于高危患者筛查和定期血管病变监测。

（5）颈动脉彩色多普勒超声：颈动脉超声有助于寻找脑梗死的病因，观察血管的形态、颈动脉内膜中层厚度（IMT）、粥样硬化斑块，以及血管狭窄情况等。

（6）超声心动图：用于发现心脏附壁血栓、心房黏液瘤和二尖瓣脱垂，利于脑梗死不同类型间鉴别诊断。

四、治疗

1. 出血性卒中的治疗

阻止继续出血及稳定出血导致的急性脑功能障碍。治疗要点：保持安静，防止引起血压、颅内压波动的因素；控制脑水肿、颅内压增高；处理并发症；对有指征者应及时清除血肿、积极降低颅内压、保护血肿周围脑组织。有脑疝危及生命者紧急行去骨板减压术。

2. 缺血性卒中的治疗

脑梗死的治疗实施以分型、分期为核心的个体化治疗。在支持治疗的基础上可选用改善脑循环、脑保护、抗脑水肿、降颅内压等措施。大、中梗死应积极抗脑水肿、降颅内压，防止脑疝形成。在 < 6 h 的时间窗内有适应证者可行溶栓治疗。

五、护理

（一）护理目标

（1）协助院前急救，保存脑功能，挽救生命。

（2）发现早期症状，提供治疗依据，保障治疗顺利实施。

（3）预防并发症，促进功能恢复，减少致残率。

（4）提高患者及家庭的自护能力。

（二）护理措施

1. 院外急救时的护理

监测和维持生命体征。保持呼吸道通畅，解开患者衣领，有义齿者应设法取出，必要时吸痰、清除口腔呕吐物或分泌物。昏迷患者应侧卧位，途中保护患者头部免受振动，在旁适当固定。遵医嘱给予甘露醇和降压、止痉药物，抽搐者预防舌咬伤等意外。必要时吸氧及进行心电监护。途中应提前通知急诊室，做好准备及时抢救。

2. 监护护理

所有急性脑卒中患者，无论病情轻重，都应安置于卒中病房或神经科监护病房。对入院时病情较轻的患者勿麻痹大意，再出血、血栓的扩展、复发栓子、病灶周围水肿区的扩展或脑疝等因素，都能使病情恶化、造成危险。

3. 预防监测护理

严密观察生命体征的变化，动态观察患者的意识、瞳孔、体温、肢体活动情况，及早发现潜在问题，为抢救、治疗赢得宝贵时机，减少病死率和致残率。

（1）立即进行心电、血压、呼吸、血氧饱和度监护：出现呼吸、心搏骤停者，立即进行心肺复苏。重症脑卒中死亡原因主要是脑出血和大范围脑梗死引起的颅内压增高，致使脑疝和中枢功能衰竭，若能早期发现，及时处理，可挽救生命。如呼吸次数明显减慢，出现鼾声、叹息、抽泣样呼吸则提示呼吸中枢受到损害，病情危重；病变波及脑干时早期就会出现脉搏、呼吸、血压等异常；血压、脉搏、呼吸也反映了颅内压的改变。颅内压增高时，血压急剧上升，脉搏慢而有力，呼吸深大呈潮式呼吸，意识障碍加重，呕吐频繁，可能为脑疝的前驱症状；血压下降，则可能为延髓功能衰竭。发现异常及时报告医生，并协助抢救、处理。

（2）观察意识：部分急性脑卒中患者存在着不同程度的意识障碍，意识的改变提示病情的轻重，也是判断脑水肿和颅内压高低的指征之一，它的改变多较瞳孔变化早。护士可通过简单的问话、呼唤或刺激（如角膜刺激反射、压眶反射、针刺皮肤疼痛觉）、观察患者是否睁眼来判断意识障碍程度。通过对话了解清醒患者的辨识力、记忆力、计算力及抽象思维能力，做出正确估计。

（3）观察瞳孔：急性期护士每 15～30 min 观察瞳孔和眼球运动情况 1 次。注意瞳孔的大小、形态、对光反射敏感还是迟钝等，双侧同时进行对比性观察，做好记录，前后对比，对确定损害部位和程度有一定帮助。两侧瞳孔缩小呈针尖样，为脑桥出血的体征；双侧瞳孔不等大提示脑疝的可能；脑缺氧时瞳孔可扩大，如持续扩大，提示预后不良。观察眼球有无向外、内、上凝视。双眼球向外凝视，提示脑干病变。

（4）观察体温：在发病早期可骤然升高至 39℃以上，体温分布不均匀，双侧皮肤温度不对称，患者多无寒战。如体温逐渐升高并呈弛张热型，多伴有感染；如持续低热为出血后吸收热的表现；如体温下降或不升，提示病情危重。

（5）观察有无抽搐、强直性痉挛、呕吐、呕血、黑便、躁动等情况。持续导尿，观察尿量情况。

（6）保持呼吸道通畅：对于昏迷的急性脑卒中患者，务必注意保持呼吸道通畅，防止窒息危险。施行气管插管或切开术者，术后加强护理。患者应取侧卧位或头偏向一侧，经常翻身叩背，使呼吸道内分泌物引流通畅。如有呕吐物或痰液阻塞，应及时吸痰，并注意防止舌后坠。

4. 休息和体位护理

脑卒中急性期绝对卧床休息，限制活动。尤其是发病后 24～48 h 尽量减少搬动。一般每 2 h 翻身 1 次，预防局部皮肤受压，翻身动作要轻、稳。因体位改变可导致颅内压一过性升高，高血压脑出血患者、颅内压较高的患者，应相对固定头部，血压平稳后才适当变换体位，取床头抬高 15°～30° 体位，降低颅内压。颅内压不高的急性缺血性卒中患者保持平卧或侧卧位，头部平放，将枕头撤下，以保证脑部血液供应。

5. 发热和亚低温治疗的护理

亚低温主要是指轻、中度低温（28～35℃）。在急性脑卒中早期采用亚低温治疗，能降低脑细胞代谢和耗氧量，有利于减轻脑水肿，促进神经细胞功能的修复。

（1）方法床上垫冰毯，水温 10～20℃；头部置冰帽，水温 4～10℃，在 2～3 h 内将患者的体温控制在 30～36℃，持续降温 5～7 d。

（2）护理注意事项：严密观察体温变化，患者腋下持续留置体温探头，使腋温保持在 35～36℃，以利保护脑细胞；注意降温仪的工作运行情况，根据体温及时调整设置温度。掌握降温幅度，出现寒战时适当提高冰毯温度，盖被保暖；避免患者皮肤直接接触冰帽和冰毯，每 30 min 检查 1 次水温，观察皮肤颜色，以免冻伤；亚低温治疗时严密监测心电、血压、呼吸、脉搏、意识、瞳孔等。低温可使患者的心率减慢，血压降低。体温降低过多易引起心血管功能紊乱，出现心律失常，严重者可因室颤而死亡。如有变化及时报告医生处理；在亚低温治疗结束前，先撤除冰毯，使腋温逐渐自然回升到 36～37℃，连续 3 d，再撤除冰帽。

6. 药物治疗的护理

（1）静脉滴注甘露醇的护理：甘露醇能降低颅内高压，预防脑疝形成。静脉滴注要根据病情及医嘱按时应用，保证应有的治疗作用。20% 甘露醇 250 mL 必须在 30 min 内输完，尽量选择较粗的静脉和注射针头或加压静脉滴注、静脉注射。使用甘露醇期间，要经常更换注射部位，避免在同一条静脉多次滴注，以免刺激局部产生疼痛，或引起静脉炎，静脉滴注过程中要经常观察有无渗出，避免甘露醇大量渗出导致组织坏死。由于甘露醇的高渗作用，静脉快速滴注时使血容量突然增加，血压上升，心脏负荷增加。在用药过程中要密切观察心率、脉搏、呼吸、血压等，出现呼吸困难、憋气、烦躁等急性心力衰竭的表现时，立即减慢滴速，通知医生及时处理。

（2）降压治疗的护理：护士必须明确急性脑缺血性卒中时调控血压的目标值。除了高血压脑病、蛛网膜下腔出血、主动脉夹层分离、心力衰竭、肾衰竭等情况外，大多数情况下，除非收缩压 > 220 mmHg 或舒张压 > 120 mmHg 或平均血压 > 130 mmHg，否则不进行降压治疗。使用降压药物治疗时，护士要密切监护血压和神经功能变化，严格按照医嘱的剂量和速度给药，出现血压波动及时通知医生调整药物和剂量。

（3）静脉溶栓治疗的护理：急性脑梗死应用重组组织型纤溶酶原激活物（rt-PA）溶栓治疗，使血管再通复流，挽救半暗带组织，避免形成坏死。溶栓时间窗为 3～6 h。

迅速帮助医生完成静脉溶栓前各项准备工作，保障 3 h 的最佳时间窗。检查知情同意书是否签字、完善。

密切观察和管理血压。能够开始溶栓治疗的目标血压为收缩压 < 185 mmHg 和（或）舒张压 < 110 mmHg。遵照医嘱在给予 rt-PA 前直至应用后的 24 h，严密管理血压，动态监护，根据血压水平及时调整降压药物的量和速度。

准确注入溶栓药物。rt-PA 剂量为 0.9 mg/kg（最大剂量 90 mg），先在 1 min 内静脉注射总量的 10%，其余剂量连续静脉滴注，60 min 滴完，使用微量泵，确保均匀无误。动态评估神经功能，用药物过程中每 15 min 1 次，随后 6 h 内，每 30 min 1 次，此后每 60 min 1 次直至 24 h。

观察出血并发症。溶栓中，患者出现严重的头痛、急性血压增高、恶心或呕吐、急性呼吸衰竭应注意颅内出血的可能。应立即停用溶栓药物，紧急进行头颅 CT 检查并协助抢救。发现突发的皮下大片瘀斑，创面出血或注射针孔渗血不止，采用压迫止血无效、咳痰带血、咯血，肉眼血尿，呕血、黑便，以及出血的全身症状等，立即报告医生。

7. 吞咽障碍患者的护理

意识尚清楚能进食的患者给予易消化的半流质饮食和软食，食物温度要适中，以清淡为主，可根据患者的饮食习惯搭配饮食，增加患者食欲，保证热量及营养供给。并发吞咽障碍和昏迷患者 24～48 h 禁食，以静脉补液来维持生命需要。48 h 后，仍不能进食者，可给予鼻饲饮食。急性脑梗死患者吞咽障碍的发生率在 29%～45%，容易发生营养不良、脱水、误吸，误吸引起的肺炎占肺炎死亡的 1/3。①轻度吞咽障碍，帮助患者取坐位进食，颈部微前屈以减少食物反流及误吸。不能坐起者取半卧位，偏瘫者患侧肩部垫软枕，进食后保持该体位 30 min，以减少食物向鼻腔逆流和误吸。给予软食、冻状、糊状的碎食，进食时食团的量要小，以一汤匙为适宜，待食物完全下咽后再给下一次。舌肌运动麻痹不能将食物推向咽部时，将食团送至患者的舌根部，引起吞咽反射将食物吞下。面瘫者由健侧喂食，检查口内无残留食物后再送入食物。②重度吞咽障碍时，为满足营养需求，同时防止吸入性肺炎的发生，需留置胃管鼻饲流质食物。为防止鼻饲时发生吸入性肺炎，可延长胃管插入长度，鼻饲时抬高床头，限制每次鼻饲量（150 ~ 250 mL）和速度（8 ~ 10 mL/min），防止发生胃潴留。鼻饲过程中注意观察，患者出现恶心、呕吐、呛咳、呼吸困难等，可能发生反流或误吸，应立即停止鼻饲，取右侧卧位，头部放低，清除气道内异物，并抽吸胃内容物，防止进一步反流造成严重后果。

8. 排尿及尿路感染并发症的护理

如果无尿潴留，尽量不插尿管，使用自制集尿袋，每次便后清洗会阴部。必须留置导尿时，导尿过程和护理导尿系统严格遵守无菌原则，保持系统密闭，每日更换无菌引流袋，会阴部护理每日 1 ~ 2 次，保持尿道口及周围皮肤清洁。有感染时遵医嘱给予 0.2% 甲硝唑，每日 2 次，膀胱冲洗。

9. 预防肺部感染并发症的护理

急性脑卒中并发肺部感染是导致死亡的主要原因之一。由于呼吸中枢受抑制，咳嗽反射减弱，吞咽障碍易发生呛咳、误吸，卧床致呼吸道分泌物积聚。老年患者因体质弱、抵抗力低下等因素，更增加其易感性，导致肺炎而危及生命。具体措施：采取头高侧卧位，头稍后仰，利于口咽部分泌物引流。每 1 ~ 2 h 翻身 1 次，同时配合叩背，刺激咳嗽使痰液排出。意识不清者及时吸出口腔、呼吸道内分泌物防止呛咳、痰液坠积。雾化吸入湿化呼吸道、稀化痰液。气管切开患者加强呼吸道的管理，严格无菌操作，每 6 h 消毒气管内套管 1 次。必要时根据药敏结果行气管内滴药后及时吸痰。保持口腔清洁，昏迷患者清洁口腔 4 次。

10. 预防皮肤、黏膜感染并发症的护理

预防压力性损伤最重要的是避免同一部位长时间受压，每 2 h 翻身 1 次，骨隆起处要加软垫保护，按摩受压部位改善血液循环。定时全身擦浴，每日至少 1 次，保持皮肤清洁，保证床铺及皮肤干燥，眼闭合不全者覆盖无菌湿纱布，涂金霉素眼膏，防止感染及眼球干燥。防止口腔黏膜过分干燥，可用湿棉球沾湿口唇及颊黏膜。呕吐后要及时清除口腔异物，用水清洗使口腔清洁。

11. 消化道出血并发症的护理

急性脑卒中时的应激，常引起胃肠道黏膜急性糜烂、出血和溃疡，导致上消化道出血。应激性溃疡多发生在急性脑卒中的高峰期，出血量有时较大，不易自止，可迅速导致循环衰竭、脑血管病症状恶化，预后不良。注意观察消化道出血征兆，意识清醒患者出现不同程度的腹胀、恶心、腹部隐痛、肠鸣音活跃、躁动、呃逆、尿量减少等，昏迷或有意识障碍患者突发的血压下降、心率增快、脉搏细数、睑结膜、甲床苍白，即使尚未表现出明显的呕血或黑便，也应考虑为上消化道出血。注意大便颜色及抽出的胃内容物的颜色。发现消化道出血时，密切观察患者意识及生命体征变化，立即报告医生并配合积极抢救。

12. 心脏并发症的护理

常规持续心电监护，患者有胸闷、胸痛症状或发现 ST-T 改变、心律失常，及时向医生报告，及时诊断和治疗。

13. 并发癫痫的护理

脑卒中后癫痫尤其是并发癫痫持续状态，是临床上一种紧急情况，应立即抢救，终止发作。否则导致昏迷加深、高热、脱水、呼吸循环衰竭，甚至死亡。

护士要重视预见性护理。大脑皮质卒中癫痫发生率最高，蛛网膜下腔出血癫痫率高，脑出血次之，脑梗死最低。对高发患者随时注意有无癫痫症状，发现病情变化及时与医生联系，同时准备好抢救物品及药品。

对癫痫大发作者要保护患者，防止外伤。加保护床拦、垫牙垫、取出活动义齿、防止坠床及舌咬伤，确保患者安全。保持呼吸道通畅，应将患者头偏向一侧，痰多者及时吸痰，防止吸入性肺炎。高热患者予物理降温并配合药物治疗。认真执行医嘱，严格掌握给药剂量和途径。抗癫痫药物剂量大时抑制呼吸，一旦出现应立即配合医生抢救。发作时，观察抽搐的部位、次数、持续时间、间隔时间及发作时对光反射是否存在并详细记录。

14. 早期康复护理

对急性脑卒中患者实施早期康复护理干预，目的是防止出现肿胀、肌肉挛缩、关节活动受限等功能恢复的情况，预防并发症，降低致残率，提高患者生活质量。早期床旁康复如患肢保护、被动活动等，简单有效，容易掌握，应充分重视。

（1）维持正确的体位摆放和正确的卧姿，保持各关节功能位置，预防关节畸形。正确的体位即上肢保持肩前伸，伸肘，下肢以保持稍屈髋、屈膝、踝中立位。每次变动体位后，及时将患者肢体置于功能位。

仰卧位时，在患肩后方和膝关节下方各放一软枕，使肩向前、稍外展，伸肘，前壁旋后，手指伸展或握一毛巾卷。腿外侧及足下均放枕相抵，防腿外展、外旋及足下垂、足外翻；健侧卧位时，前屈80°～90°，稍屈肘，前臂旋前，手同上。健侧下肢稍后伸，屈膝。患侧下肢放在健侧前，在其下方放枕，保持屈髋、屈膝、踝中立位；患侧卧位时患肩前伸、前屈，避免受压，其下放软枕，伸肘、前臂旋后，手同上。健侧上肢处于舒适位置即可，患侧下肢稍后伸、屈膝、踝中立位。健侧下肢放在患侧前面，屈髋、屈膝，其下放软枕。

（2）按摩和被动活动肢体，尤其是瘫痪侧肢体。对瘫痪肌肉揉捏按摩，对拮抗肌予以安抚性的按摩，使其放松。按摩后进行关节各方向的被动活动，先大关节，后小关节。活动范围以正常关节活动度为依据，尽可能活动到位，每次30 min，每日2次，幅度由小到大，循序渐进。

（3）出现自主运动后，鼓励患者以自主运动为主，辅以被动运动，以健侧带动患侧，床上翻身和进行患侧运动，每次30 min，每日2次。教患者自力翻身，双手交叉前平举，双足撑床，头转向翻身侧，向两侧摆动并翻身。练习坐起，锻炼躯干肌肉，能在床上稳坐后，可让其使两下肢下垂并练习两下肢活动，准备下地站立和步行。开始时由于肌力差需要由医务人员助力使动作完成，但必须以患者的主动运动为主、助力为辅。当肌力达3级时，每日应多次练习主动运动，逐渐增加抗阻运动练习，进一步发展肌肉力量，促进功能恢复。

（4）面、舌、唇肌刺激：张口、鼓腮、叩齿、伸舌、舌顶上腭等，冰冻棉签和（或）冰块含服及味觉刺激，鼓励患者与治疗师交流，在治疗期间进行言语矫治。

（5）语言康复训练：运动性失语是脑卒中常见症状，其主要特征为语言的产生困难、说话缓慢、声音失真，有单词遗漏、言语重复、命名异常、朗读困难，并有书写困难。语言康复训练介入越早越好。意识清醒、生命体征基本稳定后即可开始，以达到最大限度的功能恢复。

进行口形及声音训练，教会患者支配控制唇舌发音，先易后难；进行发音肌肉的训练，重点指导患者练习舌及口腔肌肉的协调运动。指导患者尽力将舌向外伸出，然后将舌头从外上到外下、外左，再到外右，由慢到快，每日5～10次，每次练习5～10 min。或让患者听命令做口形动作，如鼓腮、吹气、龇牙；口语训练时向其提出简短的问题，说话缓慢清晰，问后给患者一定的时间回答；用直观的方法重新认字、认物，进行理解、识别训练；教会患者用形体语言表达意愿。

（6）心理护理：急性脑卒中患者心理问题突出，对功能恢复非常不利，要高度重视心理康复。患者常存在自卑、抑郁、烦躁、悲观失望、淡漠甚至拒绝交流等情况。护士要重视对患者精神情绪变化的监控，应用语言、体态语言等方法与患者沟通交流，对其进行解释、安慰、鼓励，尽量消除存在的顾虑，增强战胜疾病的信心，使其坚信经过持之以恒的康复训练，身体功能得到较好的恢复。抑郁症与焦虑症，均应同时辅以药物治疗及行为治疗。

（三）健康教育

（1）指导患者及家属了解脑卒中发病的主要危险因素和诱发因素，有关预防、治疗等基本知识，积极控制可干预的生理学危险因素（如高血压、糖尿病、高脂血症、心脏病、高半胱氨酸血症等）和行为学危险因素（如吸烟、酗酒、肥胖、抑郁等），预防脑卒中再发。

（2）强调持续康复的意义，出院不是治疗和康复的结束，而是其继续。指导患者进行各期的康复训练，针对患者存在的功能缺陷及障碍，制订站立、步行等计划，使患者早日回归正常的生活，提高生命质量。

（3）让家庭成员充分了解患者的情况，包括功能障碍、心理问题，以便能相互适应，还应使其掌握帮助患者康复的方法，协助患者进行康复训练。

（4）定期复查，一旦出现前驱症状，要及早就诊。

（臧正明）

第二节　短暂性脑缺血发作

短暂性脑缺血发作（TIA）是由于脑动脉狭窄、闭塞或血流动力学异常而导致的短暂性、反复发作性脑局部组织的血液供应不足，使该动脉支配的脑组织发生缺血性损伤，表现出相应的神经功能障碍。典型的临床表现症状可持续数分钟至数小时，可反复发作，但在 24 h 内完全恢复，不遗留任何后遗症。但有部分可发展为完全性卒中。可分为颈内动脉系统及椎基底动脉系统 TIA，椎基底动脉系统 TIA 可发生短暂的意识障碍。

一、病因与发病机制

TIA 的病因与发病机制至今尚不安全清楚，目前认为有以下几种学说。

1. 微栓塞学说

发现微栓子的来源部位，即入颅动脉存在粥样硬化斑块及附壁血栓；脑动脉血流具有方向性造成反复出现同一部位 TIA。

2. 脑动脉痉挛学说

脑动脉硬化、管腔狭窄，血流经过时产生的漩涡刺激动脉壁使动脉痉挛，造成短时的缺血。

3. 颈椎学说

椎动脉硬化及横突孔周围骨质增生直接压迫椎动脉，突然过度活动颈部使椎动脉扭曲和受压出现椎基底动脉系统的 TIA；增生的骨质直接刺激颈交感干造成椎基底动脉痉挛。

4. 脑血流动力学障碍学说

在脑动脉粥样硬化、管腔狭窄的基础上，血压突然下降，脑分水岭区的灌注压下降，出现相应的脑缺血表现。

5. 心脏病变学说

心脏产生的栓子不断进入脑动脉导致阻塞或心功能减退导致脑动脉的供血不足。引起 TIA 最常见的心脏病有心瓣膜病、心律失常、心肌梗死等。

6. 血液成分异常学说

红细胞增多症、血小板增多症、骨髓增生性疾病、白血病、避孕药、雌激素、产后、手术后等。

7. 脑动脉壁异常学说

动脉粥样硬化病变、系统性红斑狼疮、脑动脉纤维肌肉发育不良、烟雾病及动脉炎等。

二、临床表现

本病多发于中、老年人，大多伴有高血压、高血脂、心脏病、糖尿病病史。典型特点：发病突然；症状和体征数秒钟达高峰，可持续数分钟至数小时；而且 24 h 内完全恢复；可反复发作，每次发作症状和体征符合脑神经功能定位。

1. 椎基底动脉系统 TIA 的临床表现

①复视；②偏盲；③眩晕呕吐；④眼球震颤；⑤声音嘶哑，饮水呛咳，吞咽困难；⑥共济失调，猝

倒发作；⑦单侧或双侧口周及舌部麻木，交叉性面部及肢体感觉障碍，单侧或双侧肢体无力及病理反射阳性；⑧一过性遗忘症。

2. 颈内动脉系统 TIA 的临床表现

①大脑中动脉 TIA 最多见，表现为以上肢和面舌瘫为主的对侧肢体无力，病理反射阳性，可有对侧肢体的感觉障碍、对侧偏盲、记忆理解障碍、情感障碍、失用等，在左侧半球者可有失语、失读、失算、失写等；②大脑前动脉 TIA 表现为精神障碍、人格障碍、情感障碍等；③颈内动脉主干发生 TIA 表现除以上症状和体征外，同时还伴同侧眼球失明及对侧上下肢体无力等症状。

三、辅助检查

1. 血生化检查

高血脂、高血糖。

2. 脑 CT、MRI 检查

检查一般无明显异常，发作期间可发现片状缺血性改变。

3. DSA 或 MRA 检查

可有脑动脉粥样硬化斑块、溃疡及狭窄。

4. 颈动脉超声检查

可见颈动脉狭窄或动脉粥样斑块。

5. 心电图检查

冠状动脉供血不足。

四、治疗

1. 进行系统的病因学检查

制订治疗策略。

2. 抗血小板聚集治疗

肠溶阿司匹林、氯吡格雷、缓释双嘧达莫与阿司匹林复合制剂。

3. 抗凝血治疗

短期内频繁发作，一日发作 3 次以上或一周发作 5 次，或有进展性卒中的可能尤其是椎基底动脉系统 TIA。药物有肝素钠、双香豆素类药物、低分子肝素等。

4. 他汀类药物

用于动脉粥样硬化引起的短暂性脑缺血发作。

5. 扩容药物

用于低灌注引起的短暂性脑缺血发作。

6. 病因、危险因素、并发症的治疗

针对引起 TIA 的病因如动脉粥样硬化、高脂血症、高血糖、高血压、颈椎病进行相应的治疗。

7. 外科手术治疗

当发现颈动脉粥样硬化狭窄在 70% 以上时，在患者和家属同意下，可考虑行颈动脉内膜剥离术或颈动脉支架植入术。

8. 预后

短暂性脑缺血发作可完全恢复正常，但频繁发作而不积极正规治疗可发生脑梗死。

五、护理

1. 护理评估

（1）健康史：在短暂性脑缺血发作中，男性患病率高于女性，平均发病年龄 55 岁。在急性脑血管病中，短暂性脑缺血发作占 10%。

（2）身心状况：对频繁发作的 TIA 患者应密切观察发作的时间、次数、临床症状等。

2. 护理措施

（1）检查患者感觉障碍侧的肢体活动及皮肤情况。

（2）防止烫伤、扭伤、压伤、撞伤等。

（3）对于患者视觉障碍特别是偏盲者，病房环境应简洁整齐，物品放置规范，生活用品放在患者视觉范围内（训练时除外）。

（4）发作时应做好肢体功能位的护理。

（5）加强饮食护理，选择营养丰富、软食、团状或糊状食物，保证患者的营养摄入，防止误吸。

（6）根据患者 TIA 发作频次、时间等制订保护措施。发作频繁者限制活动，给予卧床。必要时给予陪护，并向陪护人员讲解预防摔伤的相关知识。

（7）发作时的护理：密切观察发作时的临床表现，有无意识障碍等症状，并立即给予吸氧；发作后检查患者有无摔伤、骨折，必要时行 X 线片、CT 等检查。

（8）并发症的护理：当出现饮水呛咳、吞咽困难时应给予相应护理。

（9）密切观察药物的作用与不良反应。

3. 健康教育

（1）积极治疗基础病：对动脉粥样硬化、高脂血症、高血糖、高血压、颈椎病等进行相应的治疗。有针对性地采取措施，尽量减少危险因素的损害。血压控制不可太低，以免影响脑组织供血供氧。

（2）做好出院指导：特别是预防再次发作的相关知识，最重要的是向患者宣讲 TIA 发作时的各种临床表现，一旦有症状应立即就诊。

（3）药物指导：指导患者正确遵医嘱规律服药，不得擅自增减药物，并注意观察药物的不良反应。当发现皮肤有出血点、牙龈出血等，及时就诊。服用抗凝血药物及抗血小板聚集药物定期复查 PT/INR。

（4）饮食指导：合理饮食，低盐、低脂、高纤维饮食，增加植物蛋白、单纯不饱和脂肪酸的摄入，多食水果和蔬菜，戒除烟酒等不良嗜好。

（5）适当运动：活动中避免劳累，选择适宜运动方式，起坐、转身要慢，防止摔伤。

（6）定期复查：定期到医院复查，复查血压、血脂、血糖情况，根据检查情况医师调整药物剂量。

（臧正明）

第三节　开放性颅脑损伤

颅脑损伤是一种常见外伤，可单独存在，也可与其他损伤复合存在。其分类根据颅脑解剖部位分为头皮损伤、颅骨损伤与脑损伤，三者可合并存在。头皮损伤包括头皮血肿、头皮裂伤、头皮撕脱伤。颅骨骨折包括颅盖骨线状骨折、颅底骨折、凹陷性骨折。脑损伤包括脑震荡、弥漫性轴索损伤、脑挫裂伤、脑干损伤。按损伤发生的时间和类型又可分为原发性颅脑损伤和继发性颅脑损伤。按颅腔内容物是否与外界交通分为闭合性颅脑损伤和开放性颅脑损伤。根据伤情程度又可分为轻、中、重、特重四型。

一、病因与发病机制

开放性颅脑损伤是指颅骨和硬脑膜破损，脑组织直接或间接地与外界相通。多因锐器、钝器打击和坠伤与跌伤所造成。开放性颅脑损伤按受伤原因可分为如下几种。

1. 钝器伤

致伤物为棍棒、砖、锤、斧背等。该类损伤所造成的头皮挫裂伤创缘不整，颅骨呈粉碎性骨折伴凹陷，硬脑膜常被骨折片刺破，脑组织挫裂伤面积较大，可伴有颅内血肿及一定程度的脑对冲伤，常有异物、毛发、泥沙等污染创面，感染发生率高。

2. 锐器伤

致伤物有刀、斧、匕首等。该类损伤所致的头皮损伤创缘整齐，颅骨呈槽形裂开或陷入，硬脑膜及脑组织也有裂伤及出血，对冲性脑损伤少见。通常锐器伤污染较轻，颅内异物也少见，感染发生率较低。

3. 坠伤、跌伤

由于快速运动的头颅撞击在有棱角或凸起的固定物上所致。常引起头皮裂伤，伴局限性或广泛性颅骨骨折及脑挫裂伤，对冲性脑损伤较多见，颅内出血及感染的机会也较多。

二、临床表现

1. 头部伤口

观察伤口大小、形状，以及有无活动性出血、异物及碎骨片、脑组织或脑脊液流出。

2. 意识障碍

广泛性脑损伤，脑干或下丘脑损伤，合并颅内血肿或脑水肿引起颅内高压者，可出现不同程度的意识障碍。

3. 局灶性症状

依脑损伤部位不同，可出现偏瘫、失语、癫痫、同向偏盲、感觉障碍等。

4. 颅内高压症状

出现头痛、呕吐、进行性意识障碍，甚至发生脑疝。

5. 全身症状

早期可出现休克及生命体征改变。此外，开放性颅脑损伤可有低热，而伤口或颅内感染可引起高热、脑膜刺激征阳性。

6. 脑损害症状

开放性颅脑损伤患者常有不同程度的意识障碍。脑重要功能区损害时可出现局灶症状；脑干或下丘脑等重要结构受损时临床表现危重，预后不良。开放性颅脑损伤癫痫发生率较闭合性脑损伤高。

三、辅助检查

1. X线平片

了解颅骨骨折范围、凹陷深度、颅内异物、骨碎片分布，以及气颅等情况。

2. CT检查

明确脑损伤的部位和范围，了解有无继发颅内血肿，并能对异物或骨片的位置、分布做出精确的定位。对后期的脑积水、脑脓肿、脑穿通畸形及癫痫病灶均有重要诊断价值。

3. 其他检查

如腰椎穿刺，目的在于了解颅内有无感染；脑血管造影，目的在于了解有无外伤性动脉瘤及动静脉瘘的形成。

四、治疗

1. 及时清创处理，预防感染

尽早清除挫碎组织、异物、血肿，修复硬脑膜及头皮创口，变有污染的开放性伤道为清洁的闭合性伤道，为脑损伤的修复创造有利条件。

2. 清创手术

尽可能在伤后6～8h行清创。目前应用抗生素的条件下，早期清创缝合时间最晚可延长至48h。清创完毕后应缝好硬脑膜与头皮。伤道与脑室相通时，应清除脑室内积血，留置脑室引流管。如果脑组织膨胀，术后颅内压仍高，可以不缝硬脑膜，并视情况做外减压（颞肌下减压或去骨瓣减压术）。

3. 特殊伤的处理

钢、钉、锥等刺入颅内形成较窄的伤道，不要贸然将其拔除，以免引起颅内大出血或附加损伤引起不良后果。了解伤道，致伤物的大小、形状、方向、深度、是否带有钩刺，以及伤及的范围。根据检查所获取的资料，分析可能出现的情况，研究取出致伤物方法，做好充分准备后再行手术。

五、护理

（一）护理评估

了解与现患疾病相关的外伤史、受伤时间、致伤物及出血情况；观察患者的意识、瞳孔、生命体征、肢体障碍、语言等神经系统功能，是否有休克表现；观察伤口的形状、深浅、出血量、是否与颅腔相通。

（二）护理措施

1. 术前护理

（1）观察创面情况，记录出血量对创面和伤口的异物不可贸然取出，以防造成出血和脑损伤。患者有脑膨出时，可用敷料绕其周围，上面用无菌油纱覆盖，或用无菌碗罩于膨出的脑组织，再加包扎，保护脑组织，以免污染和损伤。

（2）饮食视病情而定，意识清醒的患者，鼓励其食用高蛋白、高热量、多维生素等易消化食物，以满足机体的生理需要，增强抗病能力，促进创伤的修复。病情严重需手术治疗的患者应禁食水。

（3）开放性颅脑损伤要及时注射破伤风抗毒素，为预防二重感染，周围环境要保持清洁，适当限制探视，室内定期空气消毒。

（4）严密观察患者的意识、瞳孔、生命体征及神经功能损害程度，特别在伤后 24 ~ 48 h，每小时观察测量 1 次并记录。对出现休克、颅内血肿、脑疝等前期症状，应立即通知医师，并协助抢救。

（5）合并颅底骨折和颌面创伤时，要及时清除口腔和呼吸道分泌物及血凝块，以防引起窒息和吸入性肺炎。患者伤后昏迷、呼吸不畅，分泌物较多致呼吸困难者，需及时吸痰或及早行气管切开，以保持呼吸道通畅。

（6）做好术前准备工作。

2. 术后护理

（1）按神经外科术后护理常规及全身麻醉术后护理。

（2）意识、瞳孔、生命体征的观察：患者术毕 15 ~ 30 min 应测量血压、脉搏、呼吸各 1 次，同时注意观察意识、瞳孔及肢体活动的变化。

（3）保持呼吸道通畅：在麻醉清醒前患者易发生舌后坠、喉痉挛、呼吸道分泌物多，咳嗽、吞咽反射减弱等，因此术后要保持呼吸道通畅，及时清除呼吸道分泌物，注意有无呼吸困难、烦躁不安等呼吸道梗阻症状。

（4）伤口的观察：严密观察伤口渗血、渗液情况，并严密观察伤口周围组织有无肿胀、"波动"感。保持切口敷料的清洁、干燥；注意体温变化，若体温持续升高，应及时做腰椎穿刺及脑脊液常规、生化、细菌培养等；同时术前术后严格遵医嘱使用抗生素。

（5）保持头部引流管的固定可靠，防止脱落及扭曲，发现引流管不畅及时报告医师，引流袋每日更换 1 次，认真观察并记录引流流液的色及量，若引流量及色异常及时报告医师。

（6）对躁动患者仔细分析引起躁动的原因，特别要考虑颅内再出血、脑水肿等颅内因素，应及时通知医生，复查 CT 确诊，对躁动患者加强护理，防止坠床，但不宜加强约束，否则患者会因反抗外力消耗能量而衰竭。

（7）并发症护理。①防治应激性溃疡引起的上消化道出血。要密切观察患者的生命体征，鼻饲患者要及时抽吸胃液，动态观察有无应激性溃疡的发生。如有上消化道出血，要通知医生，遵医嘱给予组胺受体拮抗药，暂禁食，给予持续胃肠减压、冰盐水洗胃或胃内注入去甲肾上腺素 2 mg 加生理盐水 50 mL，避免生、冷、硬食物。②预防肺部感染。定时给患者翻身、叩背、吸痰。③防治肾衰竭及尿路感染。严格记录液体出入量，观察尿液色、量、比重，防止血容量不足导致急性肾衰竭。留置导尿管患者每日膀胱冲洗，3 d 更换 1 次性尿袋，防止尿路感染。④防止压力性损伤的发生。每 2 h 翻身 1 次，在搬动患者时注意身体各部分的位置，避免拉、扯、拽患者。⑤预防下肢深静脉血栓的形成。每日有计划地为患者做被动肢体活动和肢体按摩。给患者静脉输液时尽量选择上肢静脉。⑥术后肢体偏瘫或活动障碍者，要保持肢体处于功能位，急性期过后要尽早给患者进行瘫痪肢体的功能训练，促进肢体的功能恢复，防止足下垂、肢体僵硬及失用性萎缩。

3. 心理护理

由于躯体上突然遭到极大的创伤，不少开放性颅脑损伤的患者可留有某些神经或精神障碍方面后遗症，如失语、肢体瘫痪、智能降低，或表现头晕、记忆力减退、心悸等功能性表现。为促进患者的康复，要关心患者的痛苦，耐心解释伤情。家庭、社会各方面人员都要注意避免夸大伤情，以防造成患者恐慌心理。及时掌握患者的心理活动，有效地给患者心理上的支持，并向其介绍疾病的治疗效果和治疗方法，使患者能够正确地接受现实，与医护人员合作，树立战胜疾病的信心。嘱家属全力配合，共同协助患者康复。

（三）健康教育

（1）颅脑损伤患者易出现焦虑不安，对生活失去乐趣的病态心理。针对患者的心理特点，针对性地进行疏导、启发、解释和鼓励，帮他们排除病态心理、稳定情绪、提高信心，主动配合康复治疗，并鼓励他们主动参与社交活动和建立良好的人际关系。

（2）帮助肢体瘫痪患者拟定功能锻炼计划，嘱患者及家属定期回院复查，评估康复效果。

（3）应告知家属营养支持的重要性，指导摄入高热量、高蛋白、高维生素等富有营养的食物，预防感冒，保持个人卫生。

（4）癫痫患者应告知不宜单独外出、登高、游泳、驾驶车辆，严格按时服药。

（5）颅骨缺损患者注意保护骨窗，外出戴防护帽，术后6个月可行颅骨修补术。

（6）告知患者及家属出院后 3 ~ 6 个月进行复查，有任何不适症状及时就诊。

（臧正明）

第四节　硬膜下血肿

硬膜下血肿是指出血积聚在硬脑膜下腔，是最常见的颅内血肿。约占外伤性颅内血肿的40%，多为急性（3 d 内）或亚急性（4 ~ 21 d）。

一、病因与发病机制

急性或亚急性硬脑膜下血肿的出血来源主要是脑皮质血管。大多由对冲性脑挫裂伤所致，好发于额极、颞极及基底面，可视为脑挫裂伤的一种并发症，称为复合型硬脑膜下血肿。较少见的血肿是由于大脑表面回流到静脉窦的桥静脉或静脉窦本身撕裂所致，范围较广，可不伴有脑挫裂伤，称为单纯性硬脑膜下血肿。慢性硬脑膜下血肿（22 d 以上）的出血来源及发病机制尚不完全清楚。好发于老年人，大多有轻微头部外伤史，部分患者无外伤，可能与营养不良、维生素 C 缺乏、血管性或出血性疾病等相关。

二、临床表现

急性或亚急性硬脑膜下血肿的主要表现如下。

1. 意识障碍

伴有脑挫裂伤的急性复合型血肿患者多表现为持续昏迷或昏迷进行性加重，亚急性或单纯性血肿则多有中间清醒期。

2. 颅内压增高

血肿及脑挫裂伤继发的脑水肿均可造成颅内压增高，导致头痛、恶心、呕吐及生命体征改变。

3. 瞳孔改变

复合型血肿的病情进展迅速，容易引起脑疝而出现瞳孔改变，单纯性或亚急性血肿瞳孔变化出现较晚。

4. 神经系统体征

伤后立即出现偏瘫等征象，因脑挫裂伤所致。逐渐出现的体征，则是血肿压迫功能区或脑疝的表现。

慢性硬脑膜下血肿进展缓慢，病程较长，可为数月甚至数年。临床表现差异很大，大致可归纳为3种类型：①以颅压增高症状为主，缺乏定位症状；②以病灶症状为主，如偏瘫、失语、局限性癫痫等；③以智力和精神症状为主，表现为头晕、耳鸣、记忆力减退、精神迟钝或失常。

三、辅助检查

如有较重的头部外伤史，伤后即有意识障碍并逐渐加重，或出现中间清醒期，伴有颅压增高症状，多表明有急性或亚急性硬脑膜下血肿。CT扫描可以确诊，急性或亚急性硬脑膜下血肿表现为脑表面新月形高密度、混杂密度或等密度，多伴有脑挫裂伤和脑受压。慢性硬脑膜下血肿容易误诊漏诊，应引起注意。凡老年人出现慢性颅压增高症状、智力和精神异常，或病灶症状，特别是曾经有过轻度头部受伤史者，应想到慢性硬脑膜下血肿的可能，及时行CT或MRI检查可以确诊。CT显示脑表面新月形或半月形低密度或等密度影，MRI则为短T_1、长T_2信号影。

四、治疗

急性或亚急性硬脑膜下血肿的治疗原则是一经确诊即应手术。慢性硬脑膜下血肿患者凡有明显症状者，即应手术治疗，且首选钻孔置管引流术，引流2～3 d，多可治愈。

五、护理

（一）护理评估

详细了解受伤过程，如暴力大小、方向、性质、速度，患者当时有无意识障碍，其程度及持续时间，有无中间清醒期、逆行性健忘，受伤当时有无口鼻、外耳道出血或脑脊液漏发生，是否出现头痛、恶心、呕吐等情况，了解现场急救情况及患者既往健康状况。全面检查并结合X线、CT以及MRI检查结果判断损伤的严重程度及类型，评估患者损伤后的症状及体征，确定是开放或闭合性损伤，了解有无神经系统病症及颅内压增高征象；观察患者生命体征、意识状态、瞳孔及神经系统体征的动态变化，区分脑伤是原发性还是继发性。了解患者的营养状态、自理能力等，家属对患者的支持能力和程度，以及患者及家属对颅脑损伤及其功能恢复的心理反应。

（二）护理措施

1. 术前护理

（1）保持呼吸道通畅：硬脑膜下血肿常有不同程度的意识障碍，丧失正常的咳嗽反射和吞咽功能，呼吸道分泌物不能有效排出，血液、脑脊液及呕吐物等可引起误吸；舌根后坠可引起呼吸道梗阻。因此，应尽快清除口腔和眼部血块或呕吐物，将患者侧卧或放置口咽通气道。禁用吗啡止痛，以防呼吸抑制。

（2）妥善处理伤口：单纯头皮出血，可在清创后加压包扎止血；如果有开放性颅脑损伤应剪短伤口周围头发，消毒时注意勿使乙醇流入伤口；伤口局部不冲洗、不用药；外露的脑组织周围可用消毒纱布保护，外加干纱布适当包扎，避免局部受压。

（3）防止休克：一旦出现休克征象，应协助医师查明有无颅外部位损伤，如多发性骨折、内脏破裂等。患者应平卧，注意保暖，补充血容量。

（4）做好护理记录：准确记录受伤经过、初期检查发现、急救处理经过及生命体征、意识、瞳孔、肢体活动等病情演变。

（5）术前准备：①皮肤准备，术前1 d剃头，手术日晨再次剃头，用聚维酮碘或1：1 000苯扎溴铵纱布消毒头皮，仔细检查手术野有无感染及破溃处，并戴上手术帽或用无菌治疗巾包裹；②有颅内压增高者切忌灌肠，可用轻泻药，如酚酞、开塞露、番泻叶等；③术前12 h禁食、8 h禁饮；④备齐带进手术室的药物、病历、CT、MRI、取血单等；⑤术日晨按医嘱给药，监测生命体征，如有异常及时汇报医生；⑥做好接手术患者准备，铺麻醉床，垫尿垫，将床摇高，备好床旁用物，如负压吸引器、多功能监护仪、输液架、大别针2个、量杯、纸巾、漱口水、吸管、特护记录本、笔、输液盘、适量的药物和无菌物品。

2. 术后护理

（1）严密观察病情，及时发现颅内压增高：严密观察患者意识状态、生命体征、瞳孔、神经系统病症等变化，判断颅内血肿清除后效果并及时发现术后血肿复发迹象。通常术后3d左右行CT检查，证实血肿消失后拔管。

（2）脑水肿的预防：多数患者于术后12h即出现脑水肿的变化，24～72h为脑水肿反应的高峰期。因此，应严密观察并及时采取控制脑水肿的措施，观察有无颅内压增高的发生。遵医嘱及时、准确地使用脱水药，同时控制水、钠摄入。

（3）指导患者有效活动：术后待病情稳定，应制订活动计划，促进康复。轻者术后24～48h即可行肢体被动活动、局部按摩，防止肌肉萎缩和关节强直，随着病情的好转可在床上进行肢体的主动活动，根据病情恢复情况，增加活动量，进一步坐起，下床活动，并逐渐增加活动范围和量，以恢复活动能力。

（4）心理护理：对于术后出现后遗症的患者应加强心理护理，鼓励患者正视现实，积极配合治疗，减轻后遗症；主动了解患者的心理状态，有自伤、伤人倾向时，避免让患者独处、接触伤人物品；随时与患者交谈，沟通思想，稳定情绪，使其积极配合治疗。

（臧正明）

第五节 高血压脑出血

脑出血性疾病是指引起脑实质内或脑室内自发性出血的疾病，通常又称脑出血或出血性脑卒中。

一、病因与发病机制

高血压脑出血的发病原因是脑内小动脉在长期高血压刺激下，发生慢性病变的基础上出现破裂所致。这些小动脉一般是颅内大动脉直接发出的直径100～200μm的穿通血管，包括豆纹动脉、丘脑穿通动脉及基底动脉的脑干穿通支等。微小动脉的慢性病变包括脑内小动脉硬化、脑血管透明脂肪样变性及粟粒状微动脉瘤形成等。此外，脑出血可能和脑梗死合并发作，二者可能互为因果。高血压可以引起脑血管痉挛、脑动脉栓塞导致脑梗死，而脑梗死后可继发梗死灶内的脑血管发生管壁坏死发生脑出血。

二、临床表现

1. 一般临床特点

突然发作剧烈头痛、呕吐、意识障碍和精神功能缺失。少部分以癫痫发作或大小便失禁为首发症状。常有对侧偏瘫和偏身感觉障碍，优势半球出血者可有失语。如病程进展快，发生脑疝，会出现肌张力增高、病理征阳性等相应表现。眼底可能有视网膜出血或视盘水肿，瞳孔可不等大，双侧瞳孔缩小或散大。呼吸深大，节律不规则，脉搏徐缓有力，血压升高，体温升高。部分患者可发生急性消化道出血，呕吐咖啡色胃内容物。

2. 按不同的出血部位，脑出血还可能有不同的临床特点

（1）基底核出血：脑出血最常见的部位。除头痛呕吐、意识障碍等一般症状外，因为内囊受压或被破坏而表现出"三偏"征象，即对侧偏瘫、偏身感觉障碍和同向偏盲。此外，还可能有双眼向病灶侧凝视。

（2）丘脑出血：当血肿较小且局限在丘脑本身时，可出现嗜睡及表情淡漠，对侧偏身感觉障碍；如累及脑干背侧可出现双眼向上凝视、瞳孔大小不等；下丘脑出血会出现高热、昏迷、脉搏加快、血压升

高及内环境紊乱等反应。

（3）脑干出血：脑桥是脑干出血的常见部位。表现为起病急骤，突发剧烈头痛呕吐，可立即出现意识障碍，甚至迅速陷于深昏迷；针尖样瞳孔常是脑桥出血的特征性改变，尚有四肢瘫、面瘫及双侧锥体束征阳性；脑桥出血还常有中枢性高热和呼吸节律紊乱，预后较差。

（4）小脑出血：表现为突发剧烈呕吐、枕部头痛、眩晕及因共济失调而摔倒。查体可能有颈项强直、眼球震颤及构音不清。如出血量较大可致颅内压迅速升高，甚至发生急性枕骨大孔疝，出现生命体征紊乱，严重者可迅速死亡。

（5）脑叶出血：可表现为头痛、呕吐、颈项强直。额叶出血，可出现高级活动障碍、精神异常、抽搐发作、对侧偏瘫，优势半球出血有失语；颞叶出血，可出现部分性偏盲、癫痫发作，以及感觉性失语；顶叶出血，可出现偏身感觉障碍、失语、失用；枕叶出血，可出现对侧视野同向偏盲。

（6）脑室出血：临床表现为脑膜刺激症状和脑积液循环阻塞引发的颅内高压症状，以及出血部位脑组织损伤或受压引起的神经功能障碍。

三、辅助检查

1. 实验室检查

血、尿、脑脊液成分异常。血白细胞计数增高、尿蛋白质增高、血尿素氮增高及电解质紊乱。脑脊液常为血性。

2. 影像学检查

脑 CT 是快速诊断脑出血最有效的检查手段，除了可以显示血肿本身的大小、形态、出血部位和范围，还可以了解周围脑组织受压的情况、脑水肿的严重程度，以及是否合并脑积水等。

四、治疗

对于脑出血患者，视出血程度和患者的全身情况，可分别采取内科治疗和外科手术治疗。

1. 内科治疗

主要以控制血压、降颅压、止血及对症处理为主。

2. 外科治疗

确定手术应对患者的全身情况、年龄、意识状态、血肿量、出血部位，以及是否合并脑积水等进行综合评估后决定。手术指征明确应尽早手术。

五、护理

（一）护理评估

了解与现患疾病相关的病史和药物使用史，如原发性高血压史、脑血管病史等；了解患者是否以急性意识丧失、失语、肢体瘫痪为首发症状；了解发病时间及患者的意识、瞳孔、生命体征、神经系统功能。

（二）护理措施

1. 术前护理

（1）按神经外科疾病术前护理常规。

（2）严密观察患者的意识、瞳孔、生命体征及神经功能损害程度，遵医嘱给予脱水药、降压药，限制探视人员，保持病房安静及患者的情绪稳定。

（3）有癫痫病史者按癫痫护理常规，同时床旁备好地西泮等急救药品，并做好安全防护措施，以防止自伤、坠床等意外的发生。

（4）肢体偏瘫的患者应尽量避免患侧卧位，患肢摆放功能位，颅内压增高患者呕吐时给予侧卧位或平卧位头偏向一侧，以免引起误吸或窒息。

（5）做好术前准备，如剃头，配血，采血进行血型，凝血检查，准备好吸痰，气管插管，气管切开及各种抢救药，以备急用，严格控制血压，防止再出血。

2. 术后护理

（1）按神经外科术后护理常规及全身麻醉术后护理常规。

（2）严密观察患者的意识、瞳孔、生命体征变化及肢体活动情况。

（3）保持呼吸道通畅。及时清除呼吸道分泌物并保持通畅，注意有无呼吸困难、烦躁不安等呼吸道梗阻症状，气管切开或气管插管患者应定时雾化吸入、吸痰，防止管道阻塞及意外脱管。

（4）维持颅内压相对稳定。患者绝对卧床休息，单纯的颅内血肿（血肿腔）引流时，术后患者采取头低脚高位；血肿破入脑室，要将床头抬高15°～30°，有利于静脉回流，减轻脑水肿。严格遵医嘱使用降压药及脱水药，使血压平稳下降，同时要限制液体的摄入量，避免引起颅内压增高。

（5）防止颅内感染及穿刺点的感染。术后观察切口的渗血、渗液情况，保持切口敷料的清洁、干燥；注意体温变化，若体温持续升高，应及时做腰椎穿刺及脑脊液常规、生化、细菌培养等；严格无菌操作。

3. 心理护理

评估患者的心理状态，了解有无不良情绪，对于失语、肢体偏瘫等功能障碍的患者，应加强沟通、安慰患者、指导功能锻炼，使其保持情绪稳定，增强战胜疾病的信心。

（三）健康教育

（1）向患者家属宣教一些本病的常识，使其了解治疗的过程，从而取得家属配合，教会患者及家属识别早期出血征象及应急措施。

（2）教会患者及家属血压自我监测方法，减少再出血诱发因素，使患者保持情绪稳定，避免过于激动导致血压增高诱发脑出血。

（3）告知家属要合理饮食，少食胆固醇高的食物，多吃蔬菜、水果及富含粗纤维易消化的食物，保持良好的心态，合理安排生活，戒烟戒酒。

（4）在医师指导下服用抗高血压药物，不可随便改药或换药。

（5）出院后定期门诊随访，监测血压、血脂等，适当体育活动，如散步、打太极拳等。

（臧正明）

第四章　骨科疾病护理

第一节　髋臼骨折

髋臼虽为骨盆的一部分，但髋臼的致伤机制、诊断和治疗等方面又有其特点，故又将髋臼与骨盆损伤分别论述。

髋臼由髂骨、坐骨和耻骨组成，Letournel 和 Judet 提出二柱概念。髋臼分为前柱、后柱和臼顶，前柱（髂耻柱）包括髂嵴前部、髋臼前下 1/3（髋臼前壁）及耻骨；后柱（髂坐柱）包括坐骨大切迹前下与髋臼后下 1/3（髋臼后壁）和坐骨。臼顶偏前，口向外下，与股骨头构成髋关节。髋臼内侧壁称为四边形区。坐骨神经和臀上血管、神经位于髂骨后下部和坐骨大切迹。

一、病因与发病机制

髋臼骨折大多是高能量暴力通过股骨颈传导所致，常有明确的外伤史。髋臼骨折是骨盆创伤的重要组成部分。其损伤类型通常取决于股骨头与髋臼接触的位置。大腿屈曲内旋位致伤易产生后柱损伤，外旋伸展位致伤易产生前柱损伤。

二、临床表现

高能暴力所导致的髋臼骨折多见于青壮年，对于老年患者，相对低能量损伤也可导致髋臼骨折。临床上髋臼骨折早期可表现为患侧髋部肿胀疼痛，活动障碍，下肢强迫体位，不能站立或行走。

三、辅助检查

1. 体格检查

根据受伤情况的患者进行全身系统检查，检查的重点除了髋臼骨折之外，还应注意有无同侧肢体骨折或血管、神经损伤。

2. X 线检查

应包括骨盆前后位骨盆平片、髂骨斜位和闭孔斜位像，以便于显示髋臼的骨折特征，还有助于对骨盆环的完整性做出判断。

3. CT 扫描

能够显示更多的骨折细节，避免遗漏某些细微骨折。

4. CT 三维重建

能提供一个立体、直观的三维骨盆图像，有助于髋臼骨折的分类及手术方案的确定，可清晰显示一些特殊部位的骨折，如臼顶、髋臼内壁等骨折。

四、治疗

1. 非手术治疗

目前认为，对无移位或轻度移位的髋臼骨折，行卧床，患侧股骨髁上牵引，6～8 周后去除牵引，扶双拐下地活动并逐渐负重，直至完全承重去拐行走。

非手术治疗指征如下。

（1）无移位或轻微移位（移位 ≤ 3 mm 的骨折）。

（2）骨折移位明显，但移位在负重顶区以外如低位横形骨折或低位前柱骨折。

（3）移位双柱骨折继发匹配，通常粉碎的双柱骨折块围绕股骨头形成一个移位的继发匹配的滚白。

（4）单纯后壁骨折 < 髋臼 40%，应力试验稳定。

2. 手术治疗

如果患者的全身情况可以耐受手术，应尽快采取切开复位内固定。手术治疗的目的是恢复关节面的平整，头臼的匹配，恢复关节的稳定性。

手术适应证如下。

（1）髋臼负重顶骨折，骨折移位 > 3 mm。

（2）髋臼内有小碎骨块，头臼不匹配。

（3）股骨头后脱位伴后壁骨折，髋关节不稳定。

（4）横断骨折伴髋关节后脱位。

（5）后壁骨折伴坐骨神经损伤。

（6）伴同侧股骨颈骨折或股骨干骨折。

五、护理

（一）非手术治疗及术前护理

1. 牵引护理

为了减轻疼痛和股骨头对髋臼挤压，急诊闭合复位后予患肢皮牵引制动，重量 6～8 kg，牵引时保持患肢外展 15°～30° 中立位，维持有效牵引，不随意增减牵引的重量，定时检查牵引带的松紧、位置，受压皮肤有无红肿、水疱，骨突出处垫以棉垫，定时按摩受压部位，观察肢端皮温、颜色和足背伸活动，防止牵引带下滑卡压膝部、踝部，影响患肢血液循环。

2. 常见并发伤的观察及护理

（1）脑外伤的观察及护理：髋臼骨折多数由高能量创伤引起，患者入院时常合并有脑外伤，如头皮外伤、轻度颅底骨折、颅内血肿等，须经 CT 检查，排除手术指征。严密监测患者生命体征、意识、瞳孔变化，以及有无头痛、呕吐症状，观察鼻腔、耳道有无出流血、流液，保持局部清洁，禁忌填塞，防止颅内感染。

（2）尿道损伤的护理：髋臼骨折时软组织的严重牵拉容易使尿道撕裂或骨折片挫伤尿道。主要表现为尿道口流血，排尿困难，会阴部肿胀。当确诊尿道损伤时，迅速给予留置导尿，解决排尿困难，减轻局部肿胀，以利尿道修复，操作时避免动作粗暴，以免加重尿道损伤。观察尿液的颜色、性质、量，保持引流通畅，每日用 0.5% PVP-I 棉球擦洗尿道口 2 次，更换尿袋 1 次。嘱患者多饮水，每日尿量维持在 2 000 mL 以上，保持会阴部清洁，预防尿道感染。

（3）胸部损伤的观察和护理：多数由高能量创伤引起的髋臼骨折，入院时患者常合并有胸部损伤。①由于胸部受挤压，可发生创伤性窒息，应紧急排除呼吸道血块、分泌物或异物，建立人工气道，保证供氧。②出血性休克的抢救，应迅速建立两条静脉通路或深静脉穿刺行 CVP 监测、血流动力学、生命体征、血氧饱和度监测，指导输液，纠正休克。③对有张力性气胸、血气胸情况及时做腔闭式引流，解除心肺受压，并观察引流液性状、颜色、量，如置管后一次引出 1 000～1 500 mL 以上的血量或每小时血性引流液超过 200 mL 连续 3 h 有剖胸探查指征，紧急做好术前准备。④有连枷胸、反常呼吸严重时伴有低氧血症者，对活动的胸壁进行肋骨牵引固定术，或加压固定包扎，以减少反常呼吸，并及早采用气管插管，使用机械通气，纠正低氧血症，并行血气监测与血氧饱和度监测。⑤如遇胸部开放性损伤，伤口与外界交通，应立即封闭伤口，使开放性伤变为闭合性伤，置胸腔闭式引流，再清创（较大缺损者须先行气管插管），修复缺损，遇有心脏挫伤及心功能不全者及严重肺挫伤者，最好用 Swan-Canz 导管进行床旁血流动力学监测。

3. 心理护理

髋臼骨折多因意外事故所致，严重的创伤使患者遭受巨大的身心痛苦，并为手术的成败及愈后担心，表现焦虑，恐惧的心理。予以主动安慰患者，耐心解释有关的疾病知识，说明手术治疗的重要性和一般过程，介绍手术成功的病例，增强患者对手术治疗的信心。协助床上进食、大小便、及时更换体位，促进患者舒适，解除后顾之忧，使患者在整个治疗过程中保持最佳的心理状态，积极主动配合治疗护理。

4. 体位护理

髋臼骨折患者由于害怕疼痛或担心骨折移位，大多不肯配合翻身。为了预防长时间卧床可能带来的各种并发症，患者入院后给予平卧于气垫床，以适当减少翻身次数，翻身前向患者做好充分解释，指导深呼吸放松肌肉，采用健侧卧位与平卧位交替卧位，避免患侧卧位，防止骨折处受压，每 2～3 h 更换 1 次，翻身时动作轻、柔、稳。怀疑有骨盆环不稳定患者，采用抬臀法，即在患者的髋部垫上 90 cm×45 cm 浴巾，由两人各站病床两侧抓住浴巾四角，一致用力托起臀部，使身体略离床面后垫上 38 cm×48 cm 凉液垫，每 2～3 h 更换 1 次，乘机按摩尾骶部皮肤，既可缓解局部皮肤受压，又避免了受压皮肤受温热潮湿的刺激。

5. 其他护理

（1）正确指导床上大小便，嘱患者使用便盆时不可随意抬高床头或取坐位，采用两人抬臀后在患者腰骶部垫以 5 cm 厚软枕，再放置便盆，操作方便，患者乐于接受。

（2）需手术者，向患者言明手术重要性、基本原理、术后注意事项及功能锻炼的目的，并向患者介绍此类疾病术后顺利康复的病例，使患者消除各种不良心理因素，树立信心，积极配合治疗与护理。

（3）术前指导患者床上训练大小便，避免术后不适应而留置尿管，增加感染的机会，并告知患者术后需较长时间平卧位，以防术后体位不适而增加痛苦。

（4）手术日准备一张有牵引架的病床，以利于患者术后功能锻炼。床边备齐抢救物品，如监护仪、吸引器、氧气等。

（二）术后护理

1. 体位

患者返回病房后，取平卧位，患肢置 30° 外展中立位，皮牵引制动，防止患肢外旋内收，小腿处垫一软枕，防止足跟处压力性损伤，也有利于患肢肿胀消退。

2. 生命体征监测

术后 48 h 内伤口用腹带加压包扎，严密观察生命体征变化，及时记录，床边多功能监护仪监护，每 30 min 监测 1 次血压、脉搏、氧饱和度，正确记录引流量，及时观察伤口敷料有无渗血、渗液，如患者早期出现烦躁、打哈欠、出汗、脉搏快速、尿量减少等血容量不足症状或伤口大量渗血、每小时引流液大于 100 mL 等情况及时汇报医生，警惕低血容量性休克发生。

3. 腹部症状观察

由于术中腹膜牵拉、腹股沟皮神经损伤、骨折后长时间卧床等原因，几乎所有患者术后均有一定程度腹胀。除了术前常规禁食禁饮以外，术前一晚给予 0.1%～0.2% 肥皂水 500 mL 不保留灌肠，能起到清洁肠道，促进肠蠕动，有效预防术后便秘、肠梗阻的发生。术后当日给予禁食，第 2 日开始进半流质饮食，少量多餐，避免胀气和不消化食物，注意观察肛门排气及有无腹胀加重情况，协助左、右侧卧位，每 2 h 更换 1 次，并予腹部顺时针按摩，每次 10 min，每日 2 次。肠鸣音减弱，出现腹胀，予留置胃管，胃肠减压，肛管排气后症状可缓解。

4. 并发症观察及护理

（1）切口感染：术后切口加压包扎，1周内密切监测体温、血常规变化，观察切口敷料有无渗血、渗液，局部有无肿胀、压痛及皮下波动感，保持切口敷料清洁干燥，负压引流管通畅，每2h挤压1次，特别是后路髂窝处引流管，更要防止折叠、受压，避免引流不畅造成皮下积液，最终导致切口感染。协助定时更换卧位，防止局部切口受压过久影响血供。术后3d指导患者进食高蛋白、高能量、富含维生素饮食，增强机体的抵抗力，促进切口愈合。

（2）坐骨神经损伤：术前损伤的原因多为脱位的骨折块挫伤，术后主要指医源性损伤。主要表现为不同程度足下垂，伸趾肌力下降，足背伸力减弱等。术后注意观察患肢有无麻木及足背伸活动情况，给予穿丁字鞋固定，患肢摆放中立位，防止外旋造成腓总神经受压迫。膝部给以垫软枕，使膝关节屈曲大于60°，避免对损伤神经的过度牵拉。早期指导患者做足背伸、跖屈功能锻炼，口服或肌内注射甲钴胺片营养神经。

（3）深静脉血栓形成：髋臼骨折后长时间卧床导致下肢静脉血流淤滞，创伤损伤血管壁，术中失血使血液呈高凝状态，易发生下肢深静脉血栓，首发症状多为患肢肿胀、疼痛。术后予抬高患肢30°，以利静脉血液回流，每日测量比较腿周长，观察患肢肿胀、疼痛程度、皮肤颜色、温度、感觉及肢端动脉搏动情况，6h后指导患者做距小腿关节背伸和屈曲运动及股四头肌的静止性收缩锻炼，每日2次，每次10 min，定时按摩小腿肌肉及足部，以清除静脉血的淤滞。有下肢静脉血栓形成危险者，术前3d及术后7d内常规予速避凝针0.4 mL皮下注射，每日1次，加强出凝血时间、凝血酶原时间监测，术后使用充气式下肢静脉泵治疗，每日2次，每次30 min，并注意有无突然呼吸困难、胸痛、咳嗽等症状，警惕肺栓塞的发生。腓静脉血栓形成早期，予以改善微循环、溶栓、活血治疗，症状可好转。

5. 功能锻炼

（1）术后早期（术后第1周）：术后24 h开始指导患者进行股四头肌等长收缩锻炼、距小腿关节跖屈背伸锻炼，以促进患肢血液循环，减轻肌肉萎缩，预防深静脉血栓形成。

（2）关节活动适应期：第2周开始利用牵引架进行床上髋、膝关节屈伸活动锻炼，也可采用下肢功能锻炼器（CPM）进行持续被动关节活动，以利髋臼骨折的修复。护士要根据术中情况及个体差异指导患者适量进行锻炼，及时认真听取患者主诉，掌握患者的心理动态变化，说明此期功能锻炼的重要性，保证按期进行。同时配合股四头肌的等长收缩锻炼及抬臀练习。

（3）部分主动锻炼期术：术后2周伤口拆线，言明出院后继续逐步加强功能锻炼。术后6周X线复查，若骨折线模糊，嘱继续加大功能锻炼的强度，进行屈髋、外展肌群的锻炼，并逐渐加大外展活动度。协助患者坐卧，进行双髋、关节屈曲、膝关节屈伸锻炼。

（4）准备下床期：术后8~10周，X线复查示骨折线进一步模糊，可指导患者扶双拐行走，就遵循免负重–部分负重–全部负重循序渐进的原则。避免或减少发生骨关节炎和股骨头坏死等并发症。

（三）健康教育

1. 正确体位健康教育

牵引、手术后患者均应平卧，患肢外展30°中立位（外展位可使患侧臀肌处于松弛状态，有利于切口愈合），两腿之间垫一软枕，禁忌髋关节内收、内旋，以防髋关节后脱位。腘窝下垫软枕使膝关节屈曲20°~30°，避免膝关节疼痛、僵硬发生。

2. 牵引健康教育

髋臼骨折内固定手术后也需下肢持续牵引2周，在牵引时告知患者维持正确的牵引位置的重要性，嘱患者及家属不可随意减少或增加牵引重量，如牵引绷带松散、脱落或牵引肢体出现疼痛、麻木等情况，及时告知医护人员处理。

3. 引流管注意事项教育

告知患者保持引流管通畅的重要性，嘱其在翻身、功能锻炼时避免引流管折叠、扭曲、脱落，引流袋放置应低于切口30~50 cm，如为负压引流器，指导家属保持引流器负压状态，确保引流效能。有异常应及时向医护人员反映，以便及时处理，避免手术部位感染及异位性骨化的发生。

4. 功能锻炼

（1）肌力锻炼：告知患者肌力锻炼能促进患肢血液循环，减轻肌肉萎缩，预防深静脉血栓形成等。

（2）关节功能锻炼：髋、膝关节的伸屈、距小腿关节的背伸对行走和负重有重要作用，在髋臼骨折中特别是伸髋、伸膝对行走最为重要，因此，就应教会患者伸髋、伸膝、屈髋、屈膝运动方式。

（3）坐、站、行走健康教育：教会患者用双手支撑缓慢坐起使髋关节屈曲 < 90°，下床前，先移至健侧床边，利用双手力量将患腿自然垂于床边，健腿先离床并使足跟着地，利用助行器或双手支撑力挺患髋站立，站立 5 ~ 10 min 后扶拐杖平地行走，此时医护人员应首先示范、讲解动作要领：双手撑住拐杖，先迈健肢，重心放在健肢上，身体稍向前倾，将患肢移至健肢旁，重复该动作。

（4）复诊 1 个月、3 个月后 X 线片复查，检查骨折愈合情况。

（陈璐璐）

第二节　脊柱骨折

脊柱骨折又称脊椎骨折，指脊柱受到直接或间接暴力所致的脊柱骨折、关节脱位及相关韧带损伤，是骨科常见创伤，发生率在全身骨折中占 5% ~ 6%，以胸腰段最常见。脊髓损伤（SCI）是脊柱骨折或脱位引起脊髓结构和功能的损害，造成损伤水平以下脊髓功能（运动、感觉、反射等）障碍。它是一种严重的致残性损伤，往往造成患者不同程度的截瘫、四肢瘫，严重影响患者生活自理能力与社会活动能力。

一、病因与发病机制

1. 直接暴力

直接暴力指外力直接损害脊柱，较少见。多见于交通事故、战伤、爆炸伤、地震、龙卷风等。常合并软组织损伤，易伴发内脏损伤，应注意检查。

2. 间接暴力

较多见，常见于自高处落下、重物击中头部、跳水、体操等。主要因作用于头颈部及足臀部的暴力纵向传导至脊柱的某一节段，由于压力的作用而引起脊柱骨折、脱位。例如，自高处坠落，头、肩或足、臀部着地，地面对身体的阻挡，使身体猛烈屈曲，所产生的垂直分力可导致椎体压缩性骨折，水平分力较大时，则可同时发生脊椎脱位。弯腰时，重物落下打击头、肩或背部，也可发生同样的损伤。

3. 肌肉拉力

以腰椎、颈椎多见，常发生于腰部或颈部突然侧弯或前屈时，以致引起横突或棘突撕裂性骨折，易漏诊。

4. 病理性骨折

高龄者尤为多发。当脊柱有转移性肿瘤或骨质疏松时，对正常人不致引起骨质受损的轻微外力，却可能导致椎体压缩性骨折样病变。此种情况在临床上易与外伤性骨折相混淆，应注意鉴别，因两者在治疗及预后判定上差别较大。

二、临床表现

1. 局部疼痛、活动受限

如胸椎骨折，患者诉局部疼痛、有压痛，椎旁肌紧张，腰背部活动障碍，不能站立或站立时腰背部无力、疼痛加剧。由于腹膜后血肿刺激腹腔神经丛，引起肠蠕动减慢，可出现腹胀、腹痛等症状，有时需与腹腔脏器损伤相鉴别。

2. 损伤部位的棘突明显压痛

时常有局部肿胀、压痛和后突畸形。

3. 脊髓损伤的症状和体征

包括完全性和不完全性脊髓损伤。表现为损伤平面以下的感觉、运动、反射、内脏功能部分或全部丧失。

三、辅助检查

包括 X 线、CT、MRI 检查。颈椎患者做检查时，不可随意移动头部。

1. X 线检查

不仅有诊断价值，还可确定损伤的部位、类型和移动情况，对指导治疗和估计预后很重要。

2. CT 检查

有利于判定椎管内有无骨片及管径变化情况。

3. MRI 检查

对判定脊髓损伤状况极有价值，可显示脊髓受压的情况及脊髓内有无出血、变性。

四、治疗

1. 急救

如有颅脑、胸、腹脏器损伤或并发休克，要先处理紧急情况，抢救生命。

2. 搬运

对于任何脊柱骨折脱位的可疑患者，不可任意搬动，如现场处理不当，不正确的急救、运送、处理可导致损伤脊髓或加重脊髓损伤，造成不可逆的损害，甚至危及生命。搬运前先将患者的双上肢贴于躯干两侧，两下肢伸直并拢，可采用滚动法（图 4-1）和平托法（图 4-2），搬至担架或木板上，使患者躯干及四肢成一整体滚动移至担架或木板上。绝不能任意将患者四肢拎起抬送（图 4-3）；切忌用暴力强拉硬拖身体的某一部分，切忌一人背送。

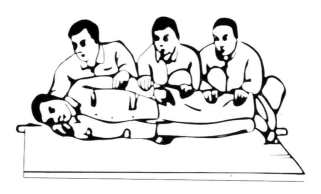

图 4-1 脊柱骨折的正确搬运法（滚动法）

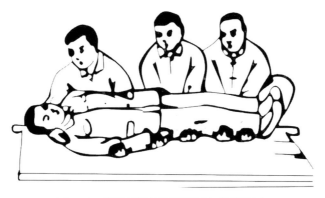

图 4-2 脊柱骨折的正确搬运法（平托法）

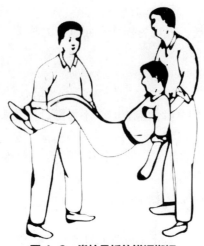

图4-3　脊柱骨折的错误搬运

在急救现场如疑有颈椎骨折脱位，搬动患者时，应由一人扶持固定头颈部，沿纵轴向上略加牵引，使头、颈、躯干在一直线上，勿使颈部处于过屈、过伸或旋转位。搬运人员动作要一致。将患者放置在硬质担架上，颈部两侧各放一小沙袋或折好的衣物，使运送过程中颈椎处于稳定状态，最好放置在一个特制的牵引固定板上（图4-4），或用颈部金属支架固定（图4-5）。

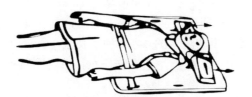

图4-4　牵引固定板示意图

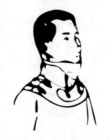

图4-5　颈部金属支架固定

及早解除对脊髓的压迫是保证脊髓功能恢复的首要问题。治疗目的是复位并获得脊柱的稳定性；预防未受损神经的功能丧失并促进神经功能的恢复；获得早期的功能恢复。若有其他严重复合伤，应积极治疗，抢救病员生命。然后根据病情采取非手术治疗和手术治疗。

3. 非手术治疗

（1）颈椎骨折脱位压缩或移位轻者，无神经压迫的稳定型颈椎损伤，用颌枕吊带在卧位牵引复位。牵引重量为3～5kg（图4-6）。复位后用头颈胸石膏或支具固定3个月（图4-7）。

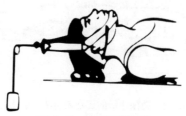

图4-6　枕颌吊带牵引

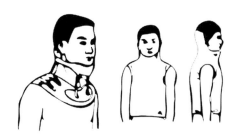

图 4-7　头颈胸石膏固定及支具固定

（2）胸腰段骨折和脱位：单纯压缩骨折椎体压缩不超过 1/3，可平卧硬板床，在骨折部加垫枕，使脊柱过伸（图 4-8）。2 ～ 3 d 后即可背伸肌锻炼。经功能疗法可使压缩椎体自行复位，恢复原状。3 ～ 4周后支具保护下可下床活动。

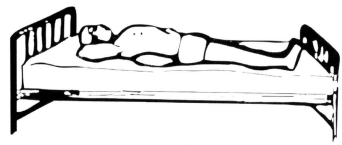

图 4-8　垫枕法

对于较重的胸腰椎骨折和脱位，可通过腰背肌功能锻炼，使骨折获得一定程度的复位，或用两桌法（图 4-9）、双踝悬吊法（图 4-10）复位，复位后用腰围或支具固定。

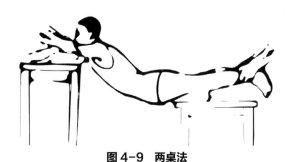

图 4-9　两桌法

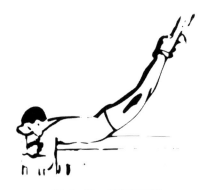

图 4-10　双踝悬吊法

4. 手术治疗

手术的目的是解除脊髓神经压迫，纠正畸形并恢复脊柱稳定性。

（1）胸腰段不稳定性脊柱骨折，椎体压缩超过 1/2、畸形角大于 20°，或伴有脱位可考虑开放复位内固定。方法有后路经椎弓根螺钉内固定技术、前路减压术等。

（2）颈椎骨折压缩移位重者，用持续颅骨牵引复位（图 4-11）。牵引重量可增加到 6 ～ 10 kg。摄 X 线片复查，复位后行前路、后路、前后路联合内固定术。

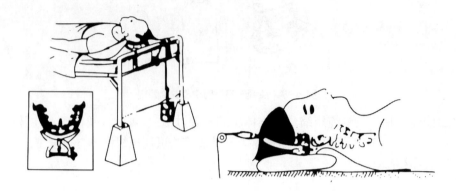

图 4-11　颅骨牵引

（3）合并神经损伤时可以用甲泼尼龙、神经节苷脂等药物治疗。用药期间，注意观察药物疗效及有无不良反应发生。

五、护理

（一）护理评估

1. 健康史

（1）受伤史。详细了解患者受伤的时间、原因和部位，受伤时的体位、症状和体征、搬运方式、现场及急诊急救的情况；有无昏迷史和其他部位的合并伤。

（2）既往史与服药史。患者既往健康情况、有无脊柱受伤或手术史、近期因其他疾病而服用激素类药物，应用剂量、时间和疗程。

2. 社会 – 心理状况

患者因意外损伤、活动受限和生活不能自理而产生情绪和心理状态的改变，故应评估患者和亲属对疾病的心理承受能力和对相关康复知识的认知程度。了解患者及家属对疾病的过程、治疗和护理的了解和期望程度；了解患者家属对此病预后的心理承受能力，以及对患者的支持程度。

（二）护理诊断

1. 焦虑、恐惧

与担心治疗效果和预后有关。

2. 疼痛

与椎体骨折、局部软组织受损有关。

3. 躯体移动障碍

与疼痛、椎体骨折后活动障碍、神经损伤有关。

4. 引起或加重脊髓损伤的危险

与脊柱骨折可能压迫脊髓有关。

5. 潜在并发症（压力性损伤、呼吸系统感染、泌尿系统感染、便秘、下肢静脉血栓形成）

与长期卧床、周围神经血管功能障碍、神经损伤有关。

6. 知识缺乏

缺乏脊柱骨折相关的诊断、护理、预后及术后功能锻炼等相关知识。

（三）护理目标

（1）患者焦虑症状减轻或消失。

（2）患者能正确放置体位。

（3）患者感觉舒适，疼痛缓解。

（4）无进一步脊髓损伤或脊髓损伤程度减轻。

（5）患者能正确进行腰背肌功能锻炼。

（6）患者无压力性损伤、呼吸系统感染、泌尿系统感染、便秘、下肢静脉血栓形成等并发症发生。

（7）患者能说出预防并发症和康复锻炼的有关内容。

（四）护理措施

1. 一般护理

（1）心理护理：突发事件和意外伤害经常使患者及家属处于恐慌和惧怕中，担心会瘫痪，会失去劳动力。及时了解患者的心理状态，建立良好的护患关系，给予必要的心理支持，有针对性地进行健康教育，帮助患者保持积极的心态主动配合治疗。

（2）卧位与翻身：脊柱骨折患者须平卧于硬板床，保持脊柱平直，防止发生畸形或造成脊髓进一步损伤。教会患者及家属正确的翻身方法，可以避免加重脊髓损伤。翻身时保证身体纵轴的一致性，严禁躯干扭曲、旋转，使颈胸腰呈一条直线，挺直腰背部再翻动，以绷紧背肌形成天然的固定夹板（图4-12）；侧卧时，用枕头将全背部顶住，避免上、下身的卧位不一致，而造成胸腰部脊柱的扭转；颈椎伤者，不可随意低头、仰头或扭转；颈椎及高位胸椎损伤者，宜平卧不用枕头；根据病情需要，可在颈部或肩下加枕垫，使颈部后伸。

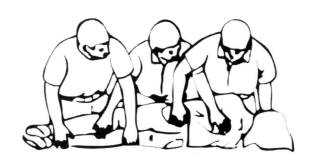

图4-12 脊柱骨折患者翻身

（3）大小便护理：教会患者及家属正确使用便盆。在臀下放便盆时，为防止胸腰段屈曲，应使用三截褥子或带洞木板床，不翻动患者。男患者床上小便可用尿壶，女患者可制作简易小便器（用1.25 L空可乐或雪碧的瓶子，去除收口处将其余部分的开口剪成一斜面，用胶布贴于斜面的边缘处用于保护皮肤不被划伤），保持会阴部及床单清洁。

（4）饮食护理：伤后1～3 d，患者肠蠕动减弱，大量进食易引起腹胀。故少量进食，以流质清淡为主，辅助静脉营养。3 d后给患者提供营养丰富的易消化普食，应多吃水果蔬菜，防止便秘；长期卧床易发生骨质脱钙，鼓励患者在床上锻炼，多饮水，预防泌尿系结石和感染。

（5）疼痛护理：保持局部的稳定，可减轻疼痛。疼痛剧烈者可用止痛剂。

2. 病情观察

（1）观察患者意识、体温、脉搏、呼吸、血压等生命体征变化情况并做好记录，及时发现及处理并发症。

（2）注意观察截瘫肢体感觉、运动及反射功能的恢复情况，并详细记录对照。

（3）观察大小便情况，注意有无大小便失禁及尿潴留现象。

3. 腰背肌训练

腰背肌训练不但可以使压缩的椎体复原，保持脊柱的稳定，而且由于早期活动可增加腰背肌肌力，不至于产生骨质疏松现象，也可避免或减少后遗的慢性腰痛。患者受伤后，无论是稳定性还是不稳定性的骨折，在局部疼痛减轻后即可进行腰背肌锻炼，脊髓损伤者除外。锻炼背肌的方法有以下几种。

（1）五点支撑法：患者仰卧于硬板床上，用头部、双肘部及足跟部五点支撑起全身，使背部尽力腾空后伸（图4-13）。伤后早期即可采用此法。

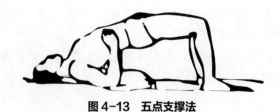

图 4-13　五点支撑法

（2）三点支撑法：仍仰卧位，患者用头部及双足跟部支撑起全身，并尽力将背部腾空后伸，双上肢屈曲搭于胸前（图 4-14）。此法适用于骨折中后期。

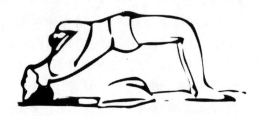

图 4-14　三点支撑法

（3）四点支撑法：仍仰卧位，将双上肢高举于头上，手掌撑在床上，远端双足跟部与双手掌同时用力将身体腾空后伸如拱桥，又称弓桥支撑法（图 4-15）。此法适用于骨折中后期，特别是青壮年患者。

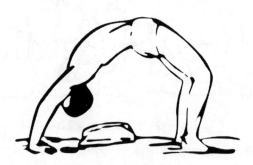

图 4-15　四点支撑法

（4）飞燕点水法：患者取俯卧位，双上肢、背部后伸，双下肢伸直并拢，下肢及腰部后伸，整个身体后伸，仅让腹部一点着床呈一弧形，如燕子点水状（图 4-16）。此法适用于骨折中后期。

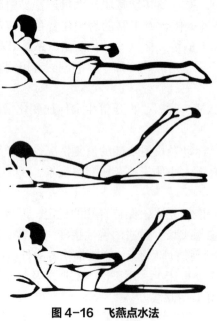

图 4-16　飞燕点水法

4. 呼吸功能训练

胸椎骨折术后卧床时间较长，前路手术后需要安置胸腔引流管，使患者因疼痛、体位不适应而不咳嗽和深呼吸，否则易并发肺炎、肺不张、胸腔积液等肺部并发症，术前常规指导呼吸功能训练，使患者掌握正确的方法，促使肺复张，减少相关并发症。对合并有脊髓损伤截瘫患者更有重要意义。呼吸功能锻炼有深呼吸、有效咳嗽、吹气球、扩胸运动等。

（1）深呼吸：指导患者做缓慢而深的呼吸，可让患者平卧床上，护士用手平放在患者胸壁，然后逐渐离开胸壁，患者用鼻深吸气努力用胸壁去靠近护士的手，吸气动作尽量慢，然后用口缓慢呼气。

呼吸训练方法吹瓶法：取一根输液皮管，剪去墨菲滴管及以上部分，取中间 50 ～ 70 cm 长皮管（皮管越长，呼气阻力越大），将其一头放在有 2/3 水的玻璃瓶（杯子）内，患者含住另一头，用力吹气，可见气泡逸出，持续 15 min，一日 3 ～ 5 次，对于训练呼吸功能效果较好。

（2）有效咳嗽：嘱患者放松，深吸一口气后屏住呼吸 2 ～ 3 s，然后用力进行爆发性咳嗽，促使黏液排出；如分泌物特别黏稠的患者可行超声雾化后再进行。

（3）吹气球：这是一种简单、安全、有效的呼吸训练方法，可锻炼患者的呼吸肌和肺活量，促使肺泡膨胀，减少呼吸道感染。

按照以上方法每日练习 3 ～ 4 次，每次 15 ～ 30 min。

5. 肢体功能锻炼

为改善肢体血液循环、防止肌肉萎缩、关节僵硬、骨质脱钙等并发症，应指导长期卧床、截瘫或不全瘫患者合理进行功能锻炼，包括主动功能锻炼和被动功能锻炼。定时进行肌肉按摩，由远端到近端，促进血液循环；指导股四头肌的舒缩训练；踝泵运动；四肢各关节的活动锻炼；腰背肌训练等。每日 3 ～ 4 次，每次 15 ～ 30 min。

6. 术前准备

（1）术前 1 d：常规备皮、备血，做青霉素和普鲁卡因皮试，做好常规检查，并向患者解释麻醉和手术的方式及主刀医师，术前术后的配合，消除其紧张惧怕的心理。做好胃肠道准备，禁食 12 h，禁饮 6 h。

（2）术日晨：清洁灌肠，留置导尿，更换手术衣裤，取下饰物，并带好 X 片、CT 片、MRI 片，术前抗生素应用，与手术室人员共同核对后送患者入手术室。

7. 手术后护理

（1）卧位及翻身：术后将患者安置于监护病房或重症室，卧硬板床，保持脊柱平直；给予去枕平卧 6 h 后再翻身，达到压迫伤口减少出血的目的；可适当抬起臀部，减轻局部受压。颈椎术后患者头部两侧用沙袋固定，避免旋转及伸屈动作。翻身方法同手术前护理。

（2）病情观察。

1）严密观察生命体征：给予床边心电监护 48 ～ 72 h，每 15 ～ 30 min 观察血压、脉搏、呼吸、血氧饱和度并记录，病情平稳后可延长间隔时间，如有异常及时与医生联系。

2）保持呼吸道通畅：术后床旁常规备吸痰器。鼓励患者咳嗽咳痰，痰液黏稠者予以雾化吸入稀释痰液，必要时给予吸痰，保持呼吸道通畅。颈椎骨折的患者伤口有较多渗血及血肿形成时，可压迫气管，导致呼吸困难甚至窒息，应立即行气管切开。

3）伤口及引流管的观察：密切观察伤口出血情况，渗血多时及时更换敷料。妥善固定引流管，保持引流管通畅，防止扭曲、受压、反折。观察引流液的颜色、性质和量。如一日的量超过 300 mL 或短时间有大量引流液提示有活动性出血，及时报告医生处理；如术后引流液呈清水样，且量多，则提示有脑脊液渗漏，须及时汇报医生。如无异常，术后 24 ～ 48 h 拔管。拔管后观察伤口有无渗液及肿胀情况。渗液多者给予换药，如有肿胀或局部包块则提示有积血或感染。

4）四肢活动、感觉情况：术后重视观察患者截瘫平面、四肢感觉、运动及肌力情况，用手触摸患者脚趾检查下肢活动感觉，并与术前比较。多数患者术后脊髓压迫症状有不同程度改善，也有患者术后四肢无力，感觉、运动有所减退，多与术后脊髓水肿有关。如发现有麻木加重、活动障碍及时通知医生，以免脊髓受压过久造成不可逆的损伤。

（3）饮食护理：胸腰椎骨折后路手术患者术后 6 h 从饮水开始进流质，如无不适 12 h 后进半流质，2 d 后普食。前路手术需禁食，提供静脉营养支持，待肛门排气后可逐步流质、半流质、普食。鼓励患者多食清淡、易消化食物，富含粗纤维素的蔬菜和水果，少量多餐。避免进食引起肠胀气的食物，如牛奶、豆浆等。颈椎前路手术由于术中牵拉气管食管或麻醉鼻插管引起鼻咽部黏膜水肿，可出现一过性咽喉痛及吞咽困难，术后 24 ~ 48 h 应指导患者多食冷饮，以减轻咽喉部的充血水肿。

（4）心理护理：心理护理贯穿于整个护理过程。术后患者更关心手术是否成功，因此我们要及时告知患者手术成功的消息，以缓解其紧张的心情。和患者一起制订护理计划，让患者参与，提高积极性，使其重建生活信心。

（5）术后并发症的观察与护理。

1）颈部血肿：是颈前路手术较危急的并发症，处理不及时可造成患者窒息死亡。主要由于血管结扎不牢固、止血不彻底、术后引流不畅、患者凝血功能不良所致的创口出血引起血肿。因此，在手术后48 h，尤其是在 12 h 内，除严密观察生命体征外，应密切注意颈部外形是否肿胀，引流管是否通畅和引流量是多少，有无呼吸异常，另外要认真听取患者主诉，严密观察，及时巡视。对有原发性高血压病史者，因为本身血管弹性低下，应注意控制血压，预防和减少创口出血。

2）喉上、喉返神经损伤：颈椎手术暴露过程中误夹、误切、牵拉过久神经所致。喉上神经损伤表现为术后一过性呛咳，不能进水等流质。喉返神经损伤表现为声音嘶哑、憋气。发现患者进流食出现呛咳，应告知患者暂禁食流质，并报告医生给予增加输液量，根据情况给予固体食物，嘱患者慢嚼细吞，一般多能自行恢复。对声音嘶哑者做好解释安慰解除顾虑。

3）脊髓和神经根损伤：是脊柱手术中最严重的并发症。多见于手术止血不彻底，血肿压迫引起或减压时操作的震动对脊髓的冲击、神经根的直接挫伤或过度牵拉引起。术后应注意观察感觉活动及大小便情况，及时发现异常，报告医生进行处理。为减轻神经水肿，改善症状，可预防性静脉应用激素、甘露醇和呋塞米等药物。

4）脑脊液漏：多为手术分离或切除后纵韧带时损伤硬脑膜囊所致，一旦出现引流物淡血性或洗肉水样，24 h 引流量超过 500 mL，立即将切口负压引流改为普通引流袋引流，去枕平卧，术后采取严格的颈部制动，切口局部用 1 kg 沙袋加压。对头晕、呕吐患者，抬高床尾 30° ~ 45°，予头低脚高位。同时报告医生，遵医嘱静脉滴注等渗液，必要时拔管切口加密缝合。

5）胃肠道并发症：腰椎前路手术早期，脊柱固定于伸展位时；自主神经功能紊乱；电解质失衡；或由于腹膜后血肿对自主神经的刺激，卧床使肠蠕动减慢，常出现腹胀、腹痛、便秘等症状。尤以腹胀最常见。对腹胀严重者应禁食，在排除急腹症后，可热敷腹部，肌内注射新斯的明，或口服番泻叶、大黄水，必要时给予持续胃肠减压、灌肠。指导患者进行腹肌的收缩锻炼，指导患者进行床上排便，养成定时排便习惯。

6）切口感染：多发生于术后 3 ~ 5 d。主要原因有患者全身情况差，术前准备不充分，术中无菌操作不严格，术后未及时拔除引流管导致逆行感染等。表现为体温升高、白细胞增多、切口局部疼痛伴红肿渗液，甚至脓性分泌物流出。控制感染的关键在于预防，包括正确使用围手术期抗生素、术中注意无菌操作、术后严密观察切口情况、换药和更换引流管严格执行无菌操作、加强营养支持。

7）内固定物松动、断裂：腰椎骨折内固定多属短节段固定，承受的压力大，易造成螺钉疲劳折弯、松动、断钉现象，从而影响神经功能和骨折椎体的恢复，后期出现腰背疼痛、无力、动受限等现象。主要原因有生物学因素、解剖学因素、患椎因素等。因此，除手术者仔细操作外，要告知患者术后不宜过早下床活动，但可早期行腰背肌功能锻炼。4 周后在支具保护下下床活动或 6 周后带腰围活动，防止内固定失败。

（6）预防并发症。

1）泌尿系感染：留置导尿要严格无菌操作。术后 6 h 拔出尿管，如有小便失禁须留置尿管者，每日温水清洗会阴部 2 ~ 3 次，用碘伏消毒尿道口及尿管。尿管于患者腿下经过固定，引流袋低于膀胱，防尿液倒流引起逆行感染尽量避免膀胱冲洗。定时夹闭尿管，练习膀胱功能。

2）压力性损伤：胸腰椎骨折术后卧床时间长，由于伤口疼痛，患者不愿翻身，如护理不当有引起压力性损伤的机会。间歇性解除压迫是有效预防压力性损伤的关键，故应加强翻身每2h1次，平卧、左侧卧位、右侧卧位交替，侧卧后背部给予软枕支撑，保持床铺的清洁、平整，每日温水擦洗全身。注意保护骨突部位，使用气垫或棉圈等使骨突部位悬空，定时对受压的骨突部位进行按摩。保持个人清洁卫生及会阴部清洁。保证足够的营养摄入，提高机体抵抗力。

3）肺部感染：术前练习深呼吸、咳嗽、咳痰。术后给予超声雾化吸入，每日2次，鼓励患者双手轮流叩击胸部。每次翻身后叩击背部，由下致上，由两边至中心。最后叩击气管，使痰液震动脱落咳出。

4）腹胀和便秘：指导患者饮食生活规律，养成良好的排便习惯，便秘者按摩腹部促进肠蠕动。严重者给予缓泻药。腹胀者减少进食，热敷，按摩腹部，肛管排气。可给予大承气汤、针灸或足三里封闭。

自制简易水垫预防压力性损伤：取一次性使用静脉营养输液袋（3L），从开口端往袋内注入自来水或温水，扎紧袋口，套上布套即自制成简易水垫。将水垫置于患者背部、骶尾部、髂嵴、股骨大转子粗隆、足跟等骨突部位，利用垫内液体流动，减轻局部压力，降低局部温度，减少组织耗氧量，可以保持长时间干爽效果，避免压力性损伤，多袋联合使用时还可达到水褥床效果。

（7）功能锻炼：术后次日开始进行双下肢关节的被动活动和肌肉按摩。指导患者做股四头肌的等长收缩练习。指导家属给予肌肉按摩及帮助患者屈曲下肢等，促进静脉回流，防止关节僵硬及肌肉萎缩。术后3d指导进行腰背肌的锻炼，方法有挺胸、三点支撑法、五点支撑法和俯卧飞燕式锻炼。14d拆线后扶患者在床上坐起，4周后带腰围下地。只有坚持合理科学的锻炼方法，才能得到完全的康复。

（8）出院指导：出院后继续做腰背肌的锻炼，短时间不做脊柱过度受力的活动。翻身时仍要保持脊柱的一致性。3个月内起床下地活动时必须穿戴支具，站立时间不宜过长。加强饮食，增加营养，增强体质。定时门诊复查，如有不适及时就诊。

（五）护理评价

（1）患者疼痛减轻或消失。

（2）患者焦虑减轻或消失，情绪稳定。

（3）患者无脊髓进一步损伤或脊髓损伤程度减轻。

（4）患者在卧床期间的基本需要得到满足，生活自理能力逐渐恢复。

（5）患者学会康复训练的方法。

（6）患者无呼吸系统感染、压力性损伤、泌尿系统感染、下肢静脉血栓形成等并发症发生。

（陈璐璐）

第三节 髋关节脱位

髋关节是由股骨头和髋臼构成，股骨头呈球形，约占圆球的2/3，股骨头的方向朝向上、内、前方；髋臼为半球形，深而大，能容纳股骨头的大部分，属杵臼关节，其关节面部分是马蹄形，覆以关节软骨，周围有坚强的韧带及肌肉保护，结构稳固，脱位的发生率较低。髋关节是全身最深最大的关节，也是最完善的球窝关节（杵臼关节），髋关节位于全身的中间部分，其主要功能是负重和维持相当大范围的活动。因此，髋关节的特点是稳定、有力而灵活，当髋部损伤时，以上功能就会丧失或减弱。

一、病因与发病机制

髋关节脱位多由强大的外力作用导致，且致伤暴力多为杠杆暴力、传导暴力、旋扭暴力等间接暴力。

按股骨头脱位后的位置可分为后脱位、前脱位和中心脱位，其中以后脱位最常见。当髋关节屈曲或屈曲内收时，暴力从膝部向髋部冲击，使股骨头穿出后关节囊；或者在弯腰工作时，重物砸于腰骶部，使股骨头向后冲破关节囊，造成髋关节后脱位。

二、临床表现

1. 髋关节后脱位

股骨头多由髂骨韧带与坐骨韧带之间的薄弱区穿出脱位，造成后关节囊及圆韧带撕裂。如髋关节略呈外展位遭受传导暴力，则髋臼后缘易因股骨头的撞击而发骨折，或股骨头的前下方骨折。无论何方骨折，均会影响关节的稳定性，因此分类也主要依据合并骨折的情况而定。

（1）Ⅰ型脱位不合并或者合并髋臼小片骨折。

（2）Ⅱ型脱位合并髋臼后唇大块骨折。

（3）Ⅲ型脱位合并髋臼广泛粉碎骨折。

（4）Ⅳ型脱位合并股骨头骨折。

外伤后患髋肿痛，活动受限；后脱位患髋屈曲，内收、内旋、短缩畸形等。

2. 髋关节前脱位

远较后脱位少见，髋关节前方主要为韧带维护，因而不宜合并骨折。前脱位时患髋呈外展、外旋、伸长畸形。

3. 中心脱位

患肢短缩畸形，髋活动受限。

三、辅助检查

1. X线检查

X线平片是诊断髋部脱位、骨折的最基本方法，大部分的髋关节脱位X线片能正确显示。

2. CT检查

对大多数的髋关节脱位能做出正确的诊断，较X线片其优势在于能清楚地显示脱位的方向与程度，更重要的是它能清晰、准确地显示髋关节内是否有碎骨片的存在。

CT的三维重建最大的优点是立体地显示了关节的表面，图像逼真，并且可以任意角度旋转图像而获得最佳暴露部位。

四、治疗

1. 单纯性脱位治疗

（1）髋关节后脱位一般均可手法复位，很少有困难。复位方法以屈髋屈膝位顺股骨轴线牵引较为稳妥可靠，Allis法为仰卧位牵引，Stimson法为俯卧位牵引。复位时手法应徐缓，持续使用牵引力，严禁暴力或突然转向，遇有阻力时更不可强行扭转。如牵引手法无效，可改用旋转"？"问号式手法。

（2）髋关节前脱位顺患肢轴线牵引时，术者自前而后推动股骨头，使其向髋臼方位移动，内收下肢使之还纳。

（3）中心脱位宜用骨牵引复位，牵引4～6周。如晚期发生严重的创伤性关节炎，可考虑人工关节置换术或关节融合术。

2. 髋关节陈旧性脱位

因髋臼内充满纤维瘢痕，周围软组织挛缩，手法复位不易成功。可根据脱位时间、局部病变和伤员情况，决定处理方法。对关节面破坏严重者，可根据患者职业决定做髋关节融合术或人工关节置换术。

五、护理

（一）护理问题

（1）肿胀。

（2）疼痛。

（3）有患肢感觉运动异常的可能。

（4）有患肢血液循环障碍的可能。

（5）有发生意外的可能。

（6）有髋关节再脱位的可能。

（7）知识缺乏：缺乏功能锻炼的相关知识。

（二）护理措施

（1）髋关节前脱位尤其是前上方脱位时，股骨头可挤压致损伤股动、静脉，所以应密切观察患肢末梢血液循环情况。

（2）股骨头后脱位，易顶撞、牵拉或挤夹坐骨神经，因此，应注意观察患肢感觉、运动情况。

（3）经常观察患肢髋部畸形是否消失，两下肢是否等长，预防发生再脱位。

（4）如进行切开复位者，应注意观察伤口渗血情况，如渗血较多，应及时更换敷料。同时应严密观察生命体征的变化，为治疗提供依据。

（5）固定开始即嘱患者做股四头肌的收缩运动，加强功能锻炼，并经常督促检查，使其积极配合。

（6）保持有效的牵引固定，防止再脱位。

（7）牵引固定期间，指导患者进行股四头肌等长收缩，同时，可配合手指推拿髌骨的锻炼，以防膝关节僵硬。

（8）解除固定后，指导患者进行髋关节自主功能锻炼并按摩，可持拐下床行走，但不宜过早负重。

（三）出院指导

（1）继续加强髋关节功能锻炼，以促使关节早日恢复正常活动度。

（2）股骨头脱位后有发生缺血性坏死的可能，因此患肢不宜过早负重。3个月后拍片复查，证实股骨头血液循环良好，再逐渐负重行走。

（3）不能从事站立和过多行走的工作，5年内应定期拍X线片复查，如发现有股骨头无菌性坏死或骨性关节炎征象，应尽早接受治疗。

（陈璐璐）

第四节　膝关节脱位

膝关节脱位，中医无相应病名，膝关节外伤性脱位不多见，但损伤的严重程度和涉及组织之广，居各类关节损伤之首。近年其发病率有明显增长趋势，多为高能量创伤所致。

膝关节是人体最复杂的关节，其骨性结构由股骨远端、胫骨近端和髌骨构成。膝关节缺乏球与窝，仅胫骨内、外髁关节面轻度凹陷。缺乏骨结构的自然稳定性，关节的稳定主要靠周围软组织来维持。

膝关节囊宽阔松弛，各部厚薄不一，周围有许多韧带。主要有前方的髌韧带，两侧的胫侧副韧带及腓侧副韧带，可防止膝关节向前及侧方移动。关节腔内有前、后交叉韧带，可防止胫骨的前、后移位。膝部前方有股四头肌，外侧有股二头肌，髂胫束止于腓骨小头等，其中尤以股四头肌及内侧韧带对稳定膝关节起重要作用。

膝关节后方的腘窝内，由浅入深走行有胫神经、腘静脉及腘动脉，在膝关节脱位时，上述血管、神经有可能受到损伤。

膝关节的稳定性主要依靠关节周围坚强的软组织来维持，在遭受强大暴力发生脱位时，可并发关节周围软组织损伤，甚至出现骨折及血管、神经损伤。当合并腘动脉损伤时，若诊治不当，有导致下肢截肢的危险，必须高度重视。

一、病因与发病机制

膝关节脱位多由强大的直接暴力或间接暴力引起，以直接暴力居多，如从高处跌下、车祸、塌方等暴力直接撞击股骨下端或胫骨上端而致脱位。

（一）脱位类型（图4-17）

1. 前脱位

膝关节屈曲时，外力由前方作用于股骨下端，或外力由后向前作用于胫骨上端，使胫骨向前移位。

2. 后脱位

当屈膝时，暴力由前向后作用于胫骨上端，使其向后移位。这类脱位较少见，但损伤极为严重。膝关节内侧关节囊与内侧副韧带和胫骨、股骨内侧紧密相连，有限制后脱位的作用，另外，伸膝装置也有同样的限制作用。故膝关节后脱位时，常合并严重的交叉韧带、内侧副韧带、内侧关节囊的撕裂伤，并可能发生肌腱断裂及髌骨撕脱骨折。同时，也常并发腓总神经损伤。

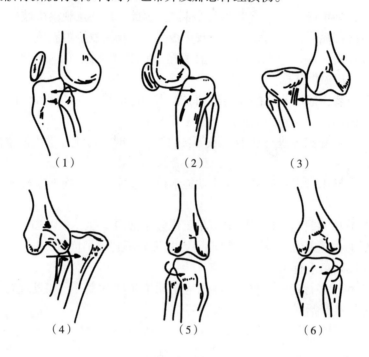

图4-17 膝关节脱位

（1）前脱位；（2）后脱位；（3）外侧脱位；（4）内侧脱位；（5）、（6）旋转脱位

3. 外侧脱位

强大外翻暴力或外力直接由外侧作用于股骨下端，而使胫骨向外侧移位。

4. 内侧脱位

强大外力由外侧作用于胫、腓骨上端，使胫骨向内侧脱位。

5. 旋转脱位

为旋转暴力所引起，多发生在膝关节微屈位，小腿固定，股骨头发生旋转，迫使膝关节承受扭转压力而产生膝关节旋转脱位。这种旋转脱位可因位置不同分为前内、前外、后内、后外4种类型，以向后外侧脱位居多。

（二）并发症

1. 关节囊损伤

关节脱位时，多伴有关节囊撕裂。外侧脱位时，关节囊及内侧副韧带断裂后嵌入关节内，可造成手法复位困难。后外侧旋转脱位时，股骨外髁可被关节囊纽扣状裂口卡住影响复位。

2. 韧带损伤

可有前、后交叉韧带，内、外侧副韧带，髌韧带的损伤，这些韧带损伤可单独发生，也可合并出现。韧带损伤后，影响关节的稳定性。

3. 肌腱损伤

脱位时，膝关节周围肌腱，如腘绳肌、腓肠肌、股四头肌、腘肌等会有不同程度的损伤。

4. 骨折

（1）肌腱、韧带附着部的撕脱骨折。如胫骨结节、胫骨髁间嵴、股骨髁、胫骨髁撕脱骨折。

（2）挤压骨折。如内、外侧脱位时合并对侧胫骨平台挤压骨折。

5. 半月板损伤

脱位时，可合并内、外侧半月板不同程度的损伤。

6. 血管损伤

脱位后可造成腘动、静脉的损伤，轻者为血管受压狭窄，供血下降；重者血管内膜撕裂形成动脉栓塞，引起肢端缺血坏死，甚至动脉断裂，膝以下组织血供中断，腘窝部大量出血而形成巨大血肿，出血后向下流入小腿筋膜间隔，加重膝以下缺血，处理不及时，可导致肢体坏死而截肢。

7. 神经损伤

脱位后，神经受压迫或牵拉，重者出现挫伤及撕裂伤。神经损伤后，出现支配区肌肉运动及皮肤感觉功能障碍。

二、临床表现

有严重外伤史，伤后膝关节剧烈疼痛、肿胀、功能丧失。

不全脱位者，由于胫骨平台和股骨髁之间不易交锁，脱位后常自行复位而没有畸形。

完全脱位者，患膝明显畸形，下肢缩短，筋肉在膝部松软堆积，可出现侧方活动与弹性固定，在患膝的前、后或侧方可摸到脱出的胫骨上端与股骨下端。

前、后交叉韧带断裂时，抽屉试验阳性；内、外侧副韧带断裂时，侧向试验阳性。值得注意的是，韧带损伤早期难以做出正确判断，因脱位早期关节肿痛，肌肉紧张，影响上述检查结果的真实性。如有血管损伤迹象，上述试验被视为禁忌，可在病情稳定或闭合复位数日后复查。

血管损伤的主要体征是足背动脉、胫后动脉无搏动，足部温度降低，小腿与足趾苍白，足趾感觉减退，腘部进行性肿胀。即使足部动脉可触及和足部温暖，也不能排除血管损伤，足趾感觉消失是明确的缺血征象。此外，膝以下虽尚温暖，但动脉搏动持续消失，也有动脉损伤的可能。

腓总神经损伤时，可见胫前肌麻痹，足下垂，踝及足趾背伸无力，小腿与足背前外侧皮肤感觉减弱或消失。注意区分神经本身损伤和缺血所致损伤。

三、辅助检查

1. X线检查

膝关节正、侧位片可明确脱位的类型及有无骨折。

2. CT、MRI检查

CT对股骨髁、胫骨髁间嵴、胫前平台骨折的显示优于X线平片，有时可发现X线片上表现不明显的骨折。MRI对韧带及半月板损伤诊断有帮助。

3. 关节镜检查

可在直视下了解前后交叉韧带、关节囊及半月板的损伤情况。

4. 多普勒检查及血管造影

当有血管损伤征象时，需要血管超声多普勒或动脉造影检查。有学者建议，对前、后交叉韧带同时断裂的脱位，无论有无真正的脱位表现，均应行多普勒和动脉造影，尤其是后脱位患者，至少先做多普勒检查，必要时再进一步进行动脉造影，以免造成不可挽救的后果。

5. 肌电图检查

有神经损伤者，肌电图检查可进一步了解神经损伤的具体情况。

四、治疗

（一）整复固定方法

1. 手法复位外固定

膝关节脱位属急症，一旦确诊，应在充分麻醉下及早手法复位。

（1）整复方法：患者取仰卧位，一助手用双手握住患侧大腿，另一助手握住患侧踝部及小腿做对抗牵引，保持膝关节半屈伸位置。术者用双手按脱位的相反方向推挤或提托股骨下端与胫骨上端，如有入臼声，畸形消失，即表明已复位。复位后，将膝关节轻柔屈伸数次，检查关节间是否完全吻合，并可理顺被卷入关节间的关节囊、韧带和移位的半月板。

（2）固定方法：脱位整复后，可用长腿石膏托将膝关节固定在20°～30°角中立位，固定6～8周。禁止伸直位固定，以免加重血管、神经损伤。适当抬高患肢，以利消肿。

外固定期间应注意观察伤肢肿胀情况及外固定松紧、位置，及时调整。注意观察患肢末梢血运、感觉、运动功能，发现异常，及时处理。

2. 手术治疗

（1）适应证：①韧带、肌腱或关节囊嵌顿，手法难以复位者；②严重半月板损伤者；③合并骨折及韧带、血管及神经损伤者。

（2）手术方法：具体如下。①切开复位：将关节囊纽扣状裂口纵向延长，使股骨髁还纳，同时修复关节囊、韧带、肌腱，清理关节内软骨碎屑，对严重损伤的半月板给予修复。②切开复位内固定：合并髁部骨折者，应及时手术撬起塌陷的髁部，并以螺栓、拉力螺钉或特制的"T"形钢板固定，否则骨性结构紊乱带来的关节不稳定将在后期给患者造成严重后遗症。③韧带修复、重建：需掌握修复的时机和范围。全面的韧带修复，只有在肯定无血管并发症时才可急性期进行。如有血管损伤或血运障碍，不应在急性期修复，可进行二期修复或重建。④血管探查及修复术：有血管损伤时，应毫不迟疑地进行手术探查、修复，不能只切除腘动脉血栓或结扎动脉，否则有肢体坏死而截肢可能。目前主张利用大隐静脉修复腘动脉，同时处理损伤的腘静脉，并同期进行筋膜切开术。⑤神经探查及修复术：一般不必立即处理，在血运改善后神经功能随之改善者，可继续观察治疗，3个月后如无恢复，可进行二期手术探查、修复。对确有神经撕裂者，则应及早修复。

（二）药物治疗

初期以活血化瘀、消肿止痛为主，服用桃红四物汤加牛膝、延胡索、川楝子、泽泻、茯苓或服用跌打丸等；中后期选用强筋壮骨的正骨紫金丹或健步虎潜丸。脱位整复后，早期可外敷消肿止痛膏；中期可用消肿活血汤外洗以活血舒筋；后期可用苏木煎熏洗以利关节。若有神经损伤，早期内服药中可加全虫、白芷；后期宜益气通络、祛风壮筋，服用黄芪桂枝五物汤加续断、五加皮、桑寄生、牛膝、全虫、僵蚕、制马钱子等。

（三）功能康复

复位固定后，即可做股四头肌舒缩及踝、趾关节屈伸练习。4～6周后，可在外固定下，进行扶双拐不负重步行锻炼，8周后可解除外固定。先在床上练习膝关节屈伸，待股四头肌肌力量恢复及膝关节屈伸活动等稳定以后，才可逐步负重行走。

五、护理

（1）注意膝关节复位。

（2）膝关节复位状态下，最重要的制动是采用石膏托进行外固定，同时注意在屈膝10°～20°的情况下进行。

（3）抬高患肢，以利于膝关节以远的肢体血液回流，防止远端肿胀。

（4）观察膝关节以远患肢的血液循环、疼痛，以及感觉情况，避免因为没有仔细观察所导致的膝关节后神经、血管损伤，而进一步导致的膝关节以远出现缺血坏死及神经不可逆损伤。

（5）膝关节脱位固定后，要予以患者患肢远端的局部被动按摩，防止出现深静脉血栓的严重并发症。

（陈璐璐）

第五节　脊髓损伤

脊髓损伤是指由外伤、疾病等原因引起的脊髓结构和功能损害，导致损伤平面以下运动、感觉、自主神经功能的障碍，是一种严重的致残性疾病，脊髓损伤可分为外伤性和非外伤性。

脊髓损伤是脊柱骨折的严重并发症。脊柱骨折脱位或附件骨折，移位的椎体向后或骨片突入椎管，压迫脊髓或马尾神经，产生不同程度的脊髓损伤。脊髓损伤后患者大多合并有不同程度的四肢或双下肢、马尾的功能障碍，临床上称为截瘫。颈椎骨折、脱位合并颈髓第 1 ~ 4 节段损伤，脊髓断裂造成损伤平面以下一切感觉、运动及自主神经功能消失，称为高位截瘫。受伤平面以下的感觉、运动、反射完全消失，括约肌功能完全丧失，称为完全性截瘫，部分丧失称为不完全截瘫。

一、病因与发病机制

（一）病因

1. 外伤性脊髓损伤

外伤性脊髓损伤占70%，常发生于工矿塌方压伤、交通事故、高处坠落和自然灾害时。一般伤情严重，多为复合伤。

2. 非外伤性脊髓损伤

非外伤性脊髓损伤占30%，包括脊髓空洞症、椎管内肿瘤、脊髓蛛网膜炎、脊髓血管性疾病、椎管狭窄等先天自发性疾病。

（二）病理

按脊髓及马尾损伤的程度有不同的病理生理变化。

1. 脊髓震荡

暂时性功能抑制，数小时或数日内逐渐恢复。表现损伤平面以下出现肢体的弛缓性瘫痪，肌张力低下或消失，各种反射均减退或消失，损伤平面以下深浅感觉完全丧失，膀胱无张力，尿潴留，大便失禁，呈无张力性（充盈性）尿失禁。

2. 脊髓挫裂伤

损伤后脊髓可因本身的物理性炎症反应而出现不同程度的水肿，受伤时可能较轻，伤后一阶段内逐渐加重。根据挫伤的程度轻者少量点状出血、水肿，重者有成片脊髓挫伤和出血，导致脊髓软化及瘢痕形成，预后差别大。

3. 脊髓断裂

可发生脊髓完全性横断损伤，神经根完整；脊髓和部分神经根损伤；脊髓和全部神经根损伤。脊髓横断后，其功能不能恢复，造成完全性截瘫。脊髓断裂预后极差。

4. 脊髓受压

由于突入椎管的移位椎体、碎骨块、椎间盘等组织直接压迫脊髓，导致出血、水肿、缺血、变性等改变。可在伤后立即出现该神经区域内不同程度的弛缓性瘫痪，如能及时解除压迫脊髓的因素，脊髓功能可部分或全部恢复，但若压迫时间过久，脊髓可因血液循环障碍而发生缺血性坏死、萎缩、液化及瘢痕形成，则成为永久性瘫痪。

5. 马尾神经损伤

第2腰椎以下骨折脱位可引起马尾神经损伤，受伤平面以下出现迟缓性瘫痪。多为不全损伤，神经功能大部分或完全恢复。

除上述各种病理生理变化外，在各种较重的脊髓损伤后均可立即发生损伤平面以下的迟缓性瘫痪，属失去高级中枢控制的一种病理生理现象，称为脊髓休克。2～4周后，随脊髓实质性损伤程度不同而发生损伤平面以下程度不同的痉挛性瘫痪。肛门反射、球海绵体反射的出现是脊髓休克期已过的标志。

（三）分类

根据损伤程度分为以下几类。

1. 完全性脊髓损伤

损伤平面以下运动、感觉及括约肌功能完全丧失，预后差。

2. 不完全性脊髓损伤

损伤平面以下包括骶段保留部分感觉和运动功能，临床分型如下。

（1）中央索综合征：多数发生于颈椎过伸性损伤，表现为损伤平面以下的四肢瘫，上肢重于下肢，没有感觉分离，预后差。

（2）脊髓半切征：表现为损伤平面以下同侧运动丧失、深感觉消失；对侧痛、温觉消失。

（3）前索综合征：表现为损伤平面以下的运动丧失而轻触觉及本体觉存在。

（4）后索综合征：表现为损伤平面以下的运动功能、痛觉、轻触觉保留，本体觉及精细感觉丧失。

（5）圆锥综合征：第1腰椎骨折可发生脊髓圆锥损伤，表现为会阴部皮肤鞍状感觉缺失，括约肌功能丧失致大小便不能控制和性功能障碍，两下肢的感觉和运动仍保留正常，预后较好。

（6）马尾综合征：表现为损伤平面以下弛缓性瘫痪，有感觉及运动功能障碍及括约肌功能丧失，肌张力降低，腱反射消失，没有病理性锥体束征，预后较好。

二、临床表现

1. 局部表现

患者诉局部疼痛、活动受限；损伤部位的棘突明显压痛；常可见局部肿胀和后突畸形。

2. 神经系统改变

脊髓损伤后，在损伤平面以下的运动、感觉、反射及括约肌和自主神经功能受到损害。

（1）感觉障碍：损伤平面以下的痛觉、温度觉、触觉及本体觉消失。参照脊神经皮节分布可判断脊髓损伤平面。

（2）运动障碍：脊髓休克期，脊髓损伤节段以下表现为松弛性瘫痪，反射消失。休克期过后若是脊髓横断伤则出现上运动神经元性瘫痪，肌张力增高，腱反射亢进出现髌阵挛及踝阵挛及病理反射。

（3）反射异常：脊髓休克期深浅反射均减退；休克期后损伤节段反射通常亢进，损伤以下节段反射减退。

（4）危及生命的并发症：上颈髓损伤（颈）可立即出现呼吸麻痹、呼吸困难，可迅速致命。

三、辅助检查

通过X线、CT、MRI检查，明确椎体损伤情况，脊髓受压、损伤的程度。

四、治疗

（一）急救与搬运

1. 急救

目的是抢救生命，避免脊髓再损伤和尽快转运。急救处理包括：①保持呼吸道通畅，预防窒息和误吸；②防止休克，早发现早处理；③开放伤的处理，根据损伤部位的不同采取专科处理措施。总之，对有危及生命的并发症的脊柱脊髓损伤的现场抢救是以心肺复苏、输血输液、气管切开等急救措施为主，以抢救患者的生命。

2. 搬运

根据医学调查，约1/4的患者由于现场抢救不当而使病情加重，使得原本可以避免脊髓损伤的单纯骨折出现了骨折错位而产生脊髓损伤，原本很轻微的脊髓损伤成为严重的脊髓损伤。所以，正确的搬运方法非常重要，具体方法参见本章第二节脊柱骨折。

（二）治疗原则

1. 早期制动

尽早解除对脊髓的压迫，是保证脊髓功能恢复的首要问题。对椎体骨折或骨折脱位，采用支具固定；颈椎脱位患者，行持续颅骨牵引，避免脊髓再损伤。

2. 药物治疗

以减轻脊髓水肿为目的。

（1）皮质激素：损伤 8 h 内使用可明显改善完全性和不完全性脊髓神经损伤的功能。临床上常用大剂量的甲泼尼龙，首次剂量可达 30 mg/kg，15 min 内静脉输入，间隔 45 min 后，再以 5.4 mg/kg 维持 23 h。

（2）渗透性利尿：可排除脊髓损伤后细胞外水肿。

（3）神经节甘酯：在脊髓损伤 48 ～ 72 h 给予 100 mg/d，持续 3 ～ 4 周。

（4）其他：如神经营养因子、氧化剂、钙通道阻滞剂和自由基清除剂等。

3. 高压氧治疗

在损伤早期 6 h 内为治疗黄金期。可提高组织含氧量，促进脊髓中胶原形成。

4. 手术治疗

根据患者病情可早期行手术治疗，手术目的主要是解除神经压迫、恢复脊柱序列、固定损伤脊椎，在复位的同时解除压迫因素。手术的指征如下。

（1）脊椎骨折，脱位有关节突交锁者。

（2）脊柱骨折复位不满意，或仍有脊柱不稳定因素存在者。

（3）影像显示有碎骨片凸出至椎管内压迫脊髓者。

（4）截瘫平面不断上升，提示椎管内有活动性出血者。

5. 预防及治疗并发症

防治压力性损伤、肺部并发症、泌尿系感染、胃肠功能紊乱等并发症，以改善患者的预后，降低患者死亡率。

6. 功能重建与康复训练

加强功能锻炼，防止关节僵硬及肌肉萎缩，通过积极的康复锻炼措施，提高瘫痪肢体的功能，改善患者的生存质量，提高生活自理能力。

五、护理

（一）护理评估

（1）评估患者的健康史，了解受伤史及既往病史。

（2）评估脊髓损伤的平面、程度、功能和预后；定时测量血压、脉搏、呼吸、体温；评估有无呼吸肌麻痹，有无自主神经功能紊乱引起的体温、血压调节失效；评估大小腿周径，观察肢体有无水肿，有无深静脉血栓形成；评估有无腹胀、排泄困难、失禁等排泄障碍。

（3）了解辅助检查结果，如 X 线平片、CT、MRI。

（4）评估患者的心理和社会支持状况。

（5）ICF 通用组合项目评估，了解患者整体功能情况。

（二）护理诊断

1. 低效型呼吸型态或清理呼吸道无效

与脊髓受伤及活动受限有关。

2. 有脊髓损伤加重的危险

与脊柱骨折压迫脊髓有关。

3. 体温异常

与体温调节中枢受损有关。

4. 躯体移动障碍

与脊髓损伤、牵引有关。

5. 自理能力障碍

与脊髓损伤、卧床有关。

6. 营养失调 – 低于机体需要量

与消化能力降低、患者心理影响有关。

7. 排便异常

与支配排便的神经损伤或神经反射抑制、长期卧床有关。

8. 排尿异常

与膀胱功能障碍有关。

9. 有失用综合征的危险

与瘫痪、长期卧床有关。

10. 潜在并发症

肺部感染、泌尿系感染、压力性损伤。

11. 绝望、焦虑、恐惧、愤怒

与疾病知识缺乏、认识到疾病预后不良、担心社会角色发生变化有关。

（三）护理目标

（1）保持呼吸道通畅，维持呼吸正常功能。

（2）避免加重脊髓损伤的程度。

（3）保持体温在正常范围。

（4）无压力性损伤等并发症发生。

（5）维持正常的排尿功能或建立膀胱的反射性排尿反射。

（6）保持大便通畅。

（7）维持适当的营养。

（8）能接受身体及生活改变的现实，心理健康。

（9）患者及家属了解功能锻炼知识，能按计划进行功能锻炼，逐步恢复肢体功能。

（10）患者生活需要得到满足并达到最大限度的自理状态。

（四）护理措施

1. 急性期的护理

（1）卧床期间给予良肢位摆放，一般急性期卧床 4 ~ 6 周，保证不稳定生物力学结构的安全稳定，根据患者脊柱稳定性评估离床活动时间，使用矫形器支具再保护 6 周，转运患者的整个过程应保证脊柱序列对齐。

（2）密切观察生命体征及神经系统的变化，保护受压区域。尽量保证 2 ~ 3 h 轴线翻身。保留导尿持续开放，准确记录 24 h 出入量。已发生休克的患者，进行抗休克治疗。

（3）保持呼吸道通畅，及时清除呼吸道分泌物，定时翻身拍背，指导患者防寒保暖，避免呼吸道感染，高位脊髓损伤患者床边备好急救药品和器械，必要时行气管切开，减少呼吸道梗阻和防止呼吸道感染。

（4）伤后第一个 24 h，若无其他损伤禁忌存在，每日 2 次被动活动患者手、足关节，正确摆放体位，预防足下垂及指关节挛缩。

（5）急性期至少禁食 48 h，密切观察患者胃部有无不适，遵医嘱使用质子泵抑制剂预防应急性胃肠道溃疡，恢复肠鸣音后，进食清淡饮食或给予肠内肠外营养。

2. 恢复期的护理

（1）仔细询问患者的饮水、排尿习惯、既往病史、用药史。评估患者膀胱功能情况，分析膀胱功能障碍类型，帮助患者制订饮水计划，定时清洁导尿，每日 4 ~ 6 次，以及行为治疗、支持治疗、药物治疗等。住院期间教会患者及家属清洁导尿操作及尿路感染早期症状的发现，反射性排尿措施在监测下实施，避免引起上尿路感染，定时复查尿常规。

（2）根据对患者直肠和括约肌功能的评估，分析直肠功能障碍类型，进行有针对性的排便反射训练，帮助患者进行饮食结构、饮水量的调整，要定时、定质、定量多食含纤维素高的食物，养成定时排便的习惯，一般选择在餐后 30 min，尤以早餐后为最佳时间，采取坐位排便最为理想，可顺结肠走向进行按摩，促进肠蠕动，帮助排便。

（3）加强皮肤护理，定时变换体位，减轻骨突出部位受压；选择良好的坐垫和床垫；改善全身的营养状况，加强针对患者及家属的预防压力性损伤的健康教育。

（4）注意保持患者良肢位的摆放，避免诱发或加重痉挛的发生，患者体位改变的速度不易过快，以防发生直立性低血压，尤其是颈段高位损伤的患者。

（5）尿潴留、便秘、尿路感染、压力性损伤、衣物过紧、痉挛、疼痛等因素可诱发自主神经过反射的发生。当自主神经过反射出现时，立即采取头高位，并尽快排除诱因。检查膀胱是否充盈，有留置尿管的患者检查尿管是否通畅。如患者因为便秘不能排出大便，应立即协助排便。如不能缓解，可酌情给患者使用降压药。

（6）评估患者肢体周径、皮温、肢端血运情况，行血管彩超检查，无禁忌者配合康复治疗师行肢体的主、被动活动及压力治疗来预防深静脉血栓的发生。适当抬高患肢，每日进行下肢被动运动，如以距小腿关节为中心，做足的上下运动，上下不能超过 30°，发挥腓肠肌泵的作用，患肢避免静脉输液，密切观察病情。对已发生血栓的患者，严格制动、保暖、抬高患肢，严密观察肢端血运和呼吸状况，警惕肺栓塞的发生，做好溶栓药的观察和护理，备好抢救药品和器械。

（7）根据评估患者心肺功能的情况，指导患者进行呼吸训练，咳嗽训练、体位排痰训练等，每日 2 次，每次 10 ~ 20 min。进行上述训练时应观察患者的生命体征，根据患者情况逐渐增加训练时间和强度，不要过度劳累。病室每日开窗通风 2 次，每次 30 min，保持空气流通。

（8）帮助患者选择合适的轮椅、支具、矫形器等康复器具，教会患者掌握其性能、正确的使用方法及注意事项，监督保护患者完成特定动作，发现问题及时纠正，在患者使用过程中加强安全防护，防止跌倒、压力性损伤等并发症的发生。

（9）加强病房管理，床间距保持在 1.5 m，病室内保证无障碍通道，卫生间水龙头应安装长柄，建造截瘫患者使用方便的洗澡设施，病区及治疗大厅应安装扶手，以利于患者行走训练。

（10）配合治疗师给予患者转移、站立、步行等训练，在训练过程中密切观察患者有无不适主诉，在训练过程中加强防护，防止意外的发生；并教会患者有意外发生时应急的措施和方法。

（11）教会患者日常生活活动能力训练的方法，训练前应协助患者排空大小便，训练后对患者整体情况进行观察及评估，如有不适及时和医生联系，调整康复训练的内容及强度。

（12）心理护理，运用心理治疗方法减轻患者的心理障碍，减轻焦虑、抑郁、恐慌等神经症状，帮助患者建立良好的人际关系，促进人格的正常成长，充分利用残存功能去代偿致残部分功能，尽最大努力去独立完成各项生活活动，帮助其早日回归家庭和社会。

（13）加强家属教育，配合社会康复和职业康复部门，协助患者做好回归社会的准备，帮助家庭和工作单位改造环境设施，使其适应患者的生活和工作。

（五）健康指导与康复

（1）向患者及家属讲解本病的临床表现及诊治计划，取得良好配合。

（2）教会患者家属一些基本的康复知识、训练方法、技术，以及注意事项，预防并发症。训练原则，从易到难、循序渐进及持之以恒。

（3）加强营养，多食纤维素高的食物、水果；告知患者饮水计划及排尿计划的重要性，做好二便管理。

（4）在康复医师的协助下，对患者进行性教育，这是维持家庭和谐稳定的重要手段，家庭完整、家属支持是患者最大的精神支柱，能够鼓励患者勇敢地面对未来。

（5）教会患者和家属在住院期间完成"替代护理"到自我护理的过度，重点是教育患者学会如何自我护理，避免发生并发症。

（6）告知患者及家属居家环境对于脊髓损伤康复的患者有至关重要的影响，指导患者及家属做好居家环境改造的要求及方法。

（陈璐璐）

第五章 肿瘤科疾病护理

第一节 肺癌

肺癌是世界上最常见且发病率呈持续增高的少数几种恶性肿瘤之一。其发病构成比占据全部恶性肿瘤的16%，占全部癌症死亡原因的28%。在大城市及工业污染重的地区，肺癌的发病率居恶性肿瘤的首位，严重威胁着人类健康。

20世纪初，肺癌为少见病种，随着吸烟的普及和工业的发展，肺癌的发病水平从20世纪30年代开始明显增加。世界卫生组织国际癌症研究机构2020最新数据显示，肺癌的发病率仅次于乳腺癌。根据我国卫健委发布的《中国卫生统计年鉴2020》，肺癌是我国最大的"癌症杀手"，其发病率和死亡率在所有瘤种中均居首位。

近年来，肺癌的流行趋势有两个重要特征：一个是组织细胞学类型的变化，20多年前，鳞状细胞癌一直是肺癌的主要组织学类型，而目前最常见的是腺癌；另一个重要特征是女性肺癌发病率在上升，Cornere等在新西兰进行的一项对照研究显示，45岁以下肺癌发病人群中67%为女性，而且腺癌是最主要的细胞学类型，占48%。

一、病因与发病机制

关于肺癌的确切致病因素尚不清楚，但经过长期的流行病学调查研究认为，以下因素与肺癌的发生有一定的关系。

1. 吸烟

研究表明，吸烟是肺癌最主要的危险因素，吸烟明显增加肺癌的发病危险，重度吸烟者的肺癌发病危险增加达10倍甚至20余倍以上，两者存在明显的量效关系。统计文献报道，美国85%～90%的肺癌和吸烟有关，国内统计证明80%～90%的男性、19.3%～40%的女性肺癌患者与吸烟有关。非吸烟肺癌患者有17%可归因于青少年时期的重度被动吸烟。大量证据表明，每日吸烟量越大，吸烟年限越长，开始吸烟年龄越早，吸入程度越深，烟草中焦油含量越高，患肺癌的危险性越高。

2. 职业暴露

工作场所致癌物的暴露对肺癌发病率的增加也有重要作用，据统计职业性接触引起的肺癌占肺癌总数的5%～20%。目前研究较多的是石棉，石棉致癌存在两个特点：①存在量效关系，且与吸烟有明显协同作用；②短时高强度暴露于石棉中也可能是致肺癌的危险因素。所有职业因子是肺癌的独立致病因素，与吸烟无关；但是这些职业因子与吸烟并存时，致肺癌的可能性进一步加大。

3. 大气污染和环境污染

全球范围内肺癌发病率均呈上升趋势，除吸烟外，大气和环境污染也是重要原因之一。现代工业和汽车尾气每年排放到大气中的多环芳烃估计达20 000～50 000 t，其中苯并芘达5 000 t多，后者为一种很强的致肺癌物质，而香烟中致肺癌的主要因子即为多环芳烃。环境污染一方面指大环境的污染，如工业生产和交通运输不合理排放废气、废渣、废水；另一方面家庭小环境的污染也不容忽视，取暖、烹调所造成的多环芳烃和油烟雾也可能与肺癌发病相关。

4. 饮食营养

越来越多的研究报道，饮食营养因素与肺癌的发病相关。Pillow 等认为高脂、低蔬菜水果饮食增加了肺癌发病的危险性。有报道，饱和脂肪的摄入量与肺腺癌有较强的关系，食物胆固醇的摄入量与小细胞肺癌危险性有关。Ziegler 等认为，增加蔬菜和水果的摄取，无论对吸烟者、被动吸烟者还是非吸烟者来说都有可能降低肺癌发病的危险性。

5. 遗传因素

肺癌是一系列复杂的基因突变的后果，同一暴露条件下不同人群肺癌发病率不尽相同，即使在重度吸烟者中也仅约8%的人发生肺癌，说明肺癌易感性存在个体差异。个体基因的差异或缺陷决定了不同个体对致癌物的易感性不同。对肺癌的家族聚集性研究表明，肺癌患者的非吸烟直系亲属比非吸烟人群患肺癌的危险度要增加 2 ~ 4 倍。

二、临床表现

1. 由原发灶引起的症状

（1）咳嗽：最常见的临床症状，主要是由于肿瘤侵蚀支气管黏膜而引起的刺激性咳嗽，为一种保护性非自主反射，目的是清除呼吸道异物和分泌物。约60%的患者以咳嗽为首发症状，约80%患者有咳嗽症状。晚期由于支气管狭窄引起咳嗽加重，可带有金属音调。

（2）咯血或痰中带血：肺癌第二常见症状，以此为首发症状者占30%左右。常表现为间断性或持续性、反复少量的痰中带血或少量咯血。持续时间不一，一般较短，仅数日，但也有达数月者。中央型肺癌咯血较常见，周围型肺癌在肿瘤较小时很少见咯血，但肿瘤增大到一定程度后，由于肿瘤中心缺血坏死引起出血，也会出现咯血症状。

（3）胸痛：为肿瘤侵犯胸膜、肋骨、胸壁及其他组织所致。肺癌早期可有不定时的胸闷、胸部不规则的隐痛和钝痛，当用力、体位改变、咳嗽和深呼吸时患侧胸痛症状将愈加明显。据统计，周围型肺癌中以胸痛、背痛、肩痛、上肢痛和肋间神经痛为首发症状而前来就诊者占25%左右。

（4）呼吸困难：文献报道，肺癌中50% ~ 60%患者存在呼吸困难，约10%以呼吸困难为首发症状。多见于中央型肺癌，尤其是肺功能较差者。呼吸困难程度因病情严重程度和耐受能力不同而异。

（5）发热：①癌性发热，肿瘤坏死组织被机体吸收所致，抗感染药物治疗无效，有效的抗肿瘤治疗后可以退热；②炎性发热，某一段或叶支气管开口的阻塞或管腔受压迫，引起的相应段或叶的阻塞性肺炎或肺不张引起的发热，多在 38℃ 左右，抗感染治疗虽有效，但常反复发作。

（6）喘鸣：常为管腔内肿瘤或异物阻塞，以及管壁被管外肿大的纵隔淋巴结或侵犯纵隔压迫引起的管腔狭窄。喘鸣一般为间歇性，不受咳嗽影响。

（7）体重下降：肺癌晚期由于感染、疼痛等影响食欲及睡眠，肿瘤生长及其所产生的各种毒素引起身体消耗增加而导致患者体重下降，最终形成恶病质。

2. 肿瘤局部扩展引起的症状

（1）吞咽困难：一般由于纵隔第7、第8组淋巴结（隆突下、食管旁淋巴结）转移增大时压迫食管造成吞咽困难，多为下叶肿瘤，并且淋巴结可向前浸润气管，向后浸润食管形成气管－食管瘘，可反复发生吸入性肺炎。

（2）声音嘶哑：肺癌纵隔淋巴结转移或癌肿直接侵犯该侧喉返神经，造成患侧声带麻痹，左侧常因主动脉弓下淋巴结转移或压迫所致，右侧常因锁骨上淋巴结转移或压迫所致。

（3）膈肌麻痹：由于癌肿侵犯或压迫膈神经造成，表现为胸闷、气促，患侧肺下界上移，呼吸时膈肌出现矛盾运动（吸气时膈肌上升，呼吸时膈肌下降）。

（4）胸腔积液或心包积液：肿瘤累及胸膜或心包时所致，表现为胸部叩诊为浊音，心脏浊音界扩大，穿刺抽液行细胞学检查可确诊。

（5）上腔静脉综合征（SVCS）：常因肺癌直接侵犯或压迫上腔静脉（包括转移纵隔淋巴结），造成上腔静脉及无名静脉的部分或完全堵塞导致静脉回流障碍。表现为气促、上肢和头颈部水肿，颈静脉怒张，胸壁皮肤见红色或青紫色毛细血管扩张，阻塞发展迅速还可以导致脑水肿而出现头痛、嗜睡、意识障碍等。

（6）霍纳（Horner）综合征：颈及第一胸交感神经节受肿瘤侵犯或压迫所致，表现为患侧颜面无汗和发红，患侧眼球内陷、眼睑下垂、眼裂狭窄、瞳孔缩小等。

（7）肺上沟瘤：为肺尖发生的支气管肺癌并侵犯肺上沟部，引起肩部和上胸壁疼痛等一系列临床综合征，多为低度恶性鳞癌，生长缓慢，晚期才出现转移，也可合并 SVCS。

3. 远处转移引起的症状

（1）中枢神经系统转移：脑、脑膜和脊髓转移，主要表现为颅内高压症状，如剧烈疼痛、恶心、喷射性呕吐等；也可表现为脑神经受累症状，如复视、谵妄、意识障碍等。

（2）骨转移：易转移至肋骨、脊椎和骨盆，表现为局部疼痛，压痛、叩击痛，骨质破坏还可导致病理性骨折。

（3）肝转移：可有畏食、肝区疼痛、肝大、黄疸和腹腔积液等，患者多于短期内死亡。

（4）肾及肾上腺转移：肺癌胸外转移中肾转移占 16% ~ 23%，可出现血尿；肾上腺转移也较常见，导致艾迪生病。患者多于短期死亡。

4. 副肿瘤综合征

肺癌细胞产生并释放的具有内分泌功能物质，产生一种或多种特殊肺外症状而导致的综合征。

（1）肥大性肺性骨关节病：多见于鳞癌，主要表现为杵状指、长骨远端骨膜增生，关节肿胀、疼痛和触痛。

（2）异位促肾上腺皮质激素分泌综合征：肿瘤分泌促肾上腺皮质激素样物，导致库欣综合征样症状，下肢水肿、高血压、高血糖、低血钾、向心性肥胖、精神障碍，多见于小细胞肺癌，特别是燕麦细胞癌。

（3）异位促性腺皮质激素分泌综合征：癌肿分泌黄体生成素（LH）和绒毛膜促性腺激素（hCG）刺激性腺激素产生所致，表现为男性乳房发育伴疼痛，各类型肺癌都可以发生，多见于未分化癌和小细胞肺癌。

（4）抗利尿激素分泌异常综合征（SIADH）：肿瘤分泌大量抗利尿激素（ADH）或其类似物质所致，表现为稀释性低钠血症和水中毒症状，多见于燕麦细胞癌。

（5）类癌综合征：肿瘤分泌 5-HT 所致，表现为支气管痉挛性哮喘、皮肤潮红、阵发性心动过速、腹泻、腹痛、消化性溃疡、心瓣膜病变等，多见于腺癌和燕麦细胞癌。

（6）神经 - 肌肉综合征：小细胞未分化癌多见，病因尚不明确，可能是一种自身免疫疾病，表现为随意肌肌力减退、极易疲劳、共济失调、感觉障碍等。

（7）高钙血症：癌肿分泌甲状旁腺激素或一种溶骨物质所致，多见于鳞癌，临床表现为高钙血症，并有不同程度的代谢性酸中毒。患者常感无力、口渴、多尿、食欲缺乏、烦躁不安。

三、辅助检查

1. 痰脱落细胞学检查

可用于肺癌的诊断及早期筛查，方法简便无痛苦，阳性率达 80% 以上，可确定肿瘤的组织学类型。但由于该法假阴性率高（20% ~ 60%），并有一定的假阳性率（约 2%），且不能定位，故在临床应用中有一定局限性。

2. 影像学诊断

（1）胸部 X 线：最基本、应用最广泛的影像学检查方法，包括透视，正、侧位胸部 X 线片等，可发现块影或可疑肿块阴影。

（2）计算机体层摄影（CT）：目前已经作为手术和放疗前估计肿瘤大小和侵犯程度的常规方法。CT 图像清晰，能发现普通 X 线不易发现的较隐蔽的病灶，能清楚显示病变形态和累及范围，能检查有无淋巴结及远处转移，同时可行 CT 引导下穿刺活检。

（3）磁共振成像（MRI）：利用生物组织对中等波长电磁波的吸收来成像，能从横断位、冠状位和矢状位等多个位置对病灶进行观察，可增加对胸部疾病诊断及对肺门区肿瘤和血管的区别能力。

（4）正电子发射断层图（PET）：是目前唯一利用影像学方法进行体内组织功能、代谢和受体显像的技术，不仅能反映人体解剖结构改变，还可提供体内功能代谢信息，可从分子水平揭示疾病发病机制和治疗效应。通过 PET 可发现早期原发性肺癌和转移灶，并且可以判断手术是否达到根治，以及术后是否有转移或者复发。在判断肿瘤分期及疗效方面，PET 优于现有的任何影像学检查。

3. 肺癌标志物

目前具有足够灵敏度和特异性的肺癌标志物还不多，对肺癌诊断、分期和监测有一定临床意义的肺癌标志物包括癌胚抗原（CEA）、神经元特异性烯醇化酶（NSE）、鳞状细胞癌抗原（SCC）、组织素肽抗原（TPA）、细胞角蛋白 -19 成分和异位激素等。

4. 有创检查方法

（1）纤维支气管镜检查：其管径细，可弯曲，易插入段支气管和亚段支气管，直接观察肿块，并且能够取得病理组织进行活检，还能直接对病灶进行处理，已成为确诊肺癌最重要的手段。

（2）胸腔镜检查：适用于肺部肿块，经纤维支气管镜或经皮肺穿刺活检未能得到组织学诊断，且不能耐受开胸手术的患者。其优点在于直观、准确，并可做活检。

（3）纵隔镜检查：是一种用于上纵隔探查和活检的方法，由于其具有高度的敏感性和特异性，在国外被广泛应用于肺癌的术前分期。

（4）经胸壁穿刺活检：在 CT 引导下，用细针穿刺肺部，采取活检组织做病理学或细胞学检查，此方法用于周围型、1 cm 以上的肺部病灶，以及不能耐受支气管镜检查或开胸活检的患者，阳性率可达 80%。

（5）转移病灶活检：已有颈部、锁骨上、腋下及全身其他部位肿块或结节的患者，可行肿块切除活检，以明确病理类型及转移情况，为选择治疗方案提供依据。

四、治疗

（一）手术治疗

1. 肺楔形及局部切除术

肺楔形及局部切除术适用于年老体弱、肺功能低下，难以耐受肺叶切除者的肺周边结节型分化程度较高的原发性癌或转移性病灶。但有报道，无淋巴结转移的 I 期肺癌患者楔形切除的复发率明显高于肺叶切除术，因此对该种术式的选择必须慎重。

2. 肺段切除术

肺段切除术适用于肺内良性病变及老年人、肺功能差的周围型孤立性癌肿。目前大多用楔形切除术代替。但对于接近肺段根部的肿瘤，肺段切除较为安全彻底。

3. 肺叶切除术

目前国内外均以肺叶切除作为肺癌手术的首选方式，适用于局限一个肺叶内的肿瘤，叶支气管可受累，但须有足够安全切除部分，确保残端切缘无癌浸润。

4. 全肺切除术

全肺切除术指一侧全肺切除，适用于肺功能良好，估计可耐受一侧全肺切除，癌肿病变较为广泛的病例。因全肺切除手术病死率明显高于肺叶切除术，因此在病灶能完全彻底切除的前提下，尽一切努力通过运用支气管成形和血管成形的方法完成肺叶切除术，而避免全肺切除。

5. 支气管袖状肺叶切除术

支气管袖状肺叶切除术既可切除累及主支气管的肿瘤，又能保留健康的肺组织，对心肺功能不全或不能耐受全肺切除的患者，此术式安全并取得良好的效果。

6. 隆嵴切除术

隆嵴切除术指气管隆嵴或邻近区域受肿瘤侵犯时，将隆嵴和原发病变一并切除，行主支气管、支气管和气管吻合重建呼吸道。此术式复杂、难度大。

7. 电视辅助胸腔镜手术（VATS）

电视辅助胸腔镜手术是一种比较新的微创外科治疗技术，无须采用常规开胸切口即能进行复杂的胸腔手术。有资料显示，电视辅助胸腔镜手术与标准开胸手术相比，对患者创伤和生理扰乱小，术后并发症和病死率低，减少了术后疼痛，降低了术后的医疗工作量，缩短了住院时间，可促进患者早日康复。通过电视辅助胸腔镜手术可行肺活检术、肺楔形切除术、肺叶切除术等。但电视辅助胸腔镜手术仍有许多不足之处，如费用高、麻醉要求高、手术适应证有限等。

（二）综合治疗

第39届美国临床肿瘤学会（ASCO）大会上将多学科治疗列为肿瘤工作的重点。目前肺癌综合治疗手段除手术外还包括以下几个方面。

1. 术后放、化疗

传统方法，根据患者手术情况给予适当的辅助治疗，在小细胞肺癌（SCLC）已有肯定结果，在非小细胞肺癌（NSCLC）仍有争议。

2. 术前化疗或放疗（新辅助治疗）

无论小细胞肺癌还是非小细胞肺癌近年来都有比较肯定的结果，非小细胞肺癌（ⅢA期）的术前新辅助化疗目前很受重视，可使 N 分期下调（$N_2 \rightarrow N_1$），获得手术机会，减少术中肿瘤细胞播散概率，消灭微小转移灶。

3. 放化疗结合

对于局部晚期的非小细胞肺癌的治疗，有强烈证据表明放化疗比单纯放疗好，同期放化疗优于序贯放化疗。当然，全量的化疗和放疗同期使用的前提，是患者必须有良好的状态和脏器功能，如果达不到这样的条件的话，有循证医学研究的结果是对局部晚期的非小细胞肺癌，为了达到全量和及时的主要目的，宁可选择序贯化放疗模式，而不要一味地强调同期放化疗模式。

4. 生物治疗

（1）局部治疗：癌性胸腔积液引流排液后注入生物反应调节药，如溶链菌制剂、白细胞介素 –2、干扰素等。

（2）免疫治疗：发挥宿主治疗的自身免疫功能，提高人体防御机制，杀伤肿瘤细胞或抑制肿瘤的转移灶形成，而无损于人体器官功能。现在较为成熟有效的免疫调节药有白细胞介素 –2、干扰素、肿瘤坏死因子。文献报道，免疫调节药与化疗联合应用可提高疗效，手术后长期应用免疫调节药有减少转移的作用。

（3）分子靶向治疗：利用肿瘤细胞可以表达特定的基因或基因的表达产物，将抗癌药物定位到靶细胞的生物大分子或小分子上，抑制肿瘤细胞的增生，最后使其死亡。分子靶向药物作用的分子，正常细胞很少或不表达，在最大程度杀伤肿瘤细胞的同时，对正常细胞杀伤最小。分子靶向治疗药物包括：①以表皮生长因子受体（EGFR）为靶点的药物，如吉非替尼、伊马替尼、HER–2 抑制药；②以血管内皮生长因子（VEGF）为靶点的药物，如贝伐单抗。

（4）基因治疗：大致可分为基因替代、基因修饰、基因添加、基因补充和基因封闭，较为推崇的是基因添加，即额外地将外源基因导入细胞使其表达。目前肺癌的基因治疗策略为将含特异性肿瘤坏死因子（TAAs）编码序列的基因导入人体内，产生免疫应答杀伤肿瘤细胞。

五、护理

（一）护理评估

评估患者是否出现刺激性干咳、痰中带血、血痰、间断少量咯血；有无呼吸困难、发绀、杵状指

（趾）；有无肿瘤压迫、侵犯邻近器官组织引起与受累组织相关征象，如持续性、剧烈胸痛等。

（二）护理措施

1. 呼吸道护理

（1）戒烟：吸烟会刺激肺、气管及支气管，使气管、支气管分泌物增加，妨碍纤毛的活动和清洁功能，易致肺部感染，故术前应指导并劝告患者戒烟。

（2）保持呼吸道的通畅：术前痰量超过 50 mL/d 的患者应先行体位引流；痰多不易咳出者，可行雾化吸入每日 3～4 次，每次 20～30 min，必要时经支气管镜吸出分泌物。注意观察痰液的量、色、黏稠度及气味；遵医嘱给予支气管扩张药、祛痰药、抗生素等药物，以改善呼吸状况，控制呼吸道感染。

（3）氧气吸入：术后由于麻醉药物的抑制、手术创伤及胸带包扎等，呼吸频率和幅度受限，患者常有缺氧表现，应持续吸氧以维持有效的呼吸功能，必要时使用面罩吸氧。护士应注意监测血氧饱和度，保持其在 90% 以上，能够达到 95% 以上为最佳。

（4）雾化吸入：术后第 1 日起需遵医嘱给予雾化吸入治疗，以达到稀释痰液、抗炎、解痉、抗感染的目的。若患者痰液黏稠，可酌情增加雾化吸入次数。

（5）有效排痰。

1）腹式呼吸与咳嗽训练：腹式呼吸及咳嗽是开胸术后患者必须进行的康复锻炼，以促进肺的复张。一般可先进行腹式呼吸数次，将双手置于腹上区，感觉腹肌用力状况，然后执行"咳嗽三部曲"，即第一步深吸气、第二步憋住气、第三步声门紧闭，使膈肌抬高，增加胸腔内压力，最后突然放开声门，收缩腹肌使气体快速冲出将痰液咳出。护士需鼓励并协助患者进行，每 1～2 h 进行 1 次。护士可在协助患者咳嗽时固定其胸部伤口，以减轻疼痛。

2）叩击排痰：护士在指导患者进行有效咳嗽的同时，可通过叩击其背部的方法，使痰液松动脱落至气道，利于患者咳出。方法：协助患者取半坐卧位或侧卧位，护士手指并拢弯曲成杯状，利用腕部力量，避开胸部切口，从肺的下叶部开始，自下而上、由边缘向中央有节律地叩拍患者背部，每 4～6 h 重复 1 次。叩击不可在肋骨以下、脊柱或乳房上，以避免软组织损伤。叩击用力需适当，老年患者切勿用力过猛，以免造成肋骨骨折、肺泡破裂等意外发生。在患者呼气或咳嗽时，可用双手在胸壁上加压以加强咳嗽效果。每次叩击时间为 3～5 min。

3）胸骨上窝刺激排痰：当患者咳嗽反应弱，无法掌握有效咳嗽的方法时，可在其吸气终末，用一手指稍用力按压其环状软骨下缘与胸骨交界处，刺激其咳嗽，或稍用力按压胸骨上窝的气管，并同时行横向滑动，可重复数次，以刺激气管促使其深部的痰液咳出，每 4 h 做 1 次。在操作过程中，应注意观察患者的神态、面色、脉搏等，防止发生意外。

4）鼻导管刺激排痰：对于痰多且咳痰无力的患者，在叩击和振动的操作下还不能有效排痰时，可考虑鼻导管刺激法，诱导患者主动排痰。方法：将吸痰管从鼻腔缓慢放入，在 10～15 cm 长度时（接近声门处）上下轻轻移动，刺激患者产生咳嗽。操作过程中应注意避免误吸的发生。

5）纤维支气管镜吸痰：各种辅助咳痰方法均无效时，可由医师利用纤维支气管镜进行吸痰。纤维支气管镜可在直视状态下充分清除支气管和肺泡内痰液，避免由于盲吸造成的吸痰管内负压对支气管壁的损伤，并减少呼吸道感染。

6）气管插管或气管切开：对于上述任何方法都不能有效排痰，患者术后出现因咳痰不畅造成严重低氧血症、心律失常，甚至呼吸衰竭时，可行气管切开术进行急救。通过人工建立的气管切口完成吸痰，并经呼吸机治疗，纠正呼吸衰竭的症状。

2. 胸腔闭式引流的护理

胸腔闭式引流的目的是排除胸腔内的积气、积血和积液，重建和保持胸腔内负压，预防纵隔移位，促进肺复张。

（1）置管位置：引流气体时，常放置在锁骨中线第 2 肋间；引流液体时，常放置于腋中线第 6～8 肋间。一般来说，肺叶切除术、肺楔形切除术者常于开胸侧放置 1 根胸腔引流管以排出积血、积液；肺上叶、中叶、肺段切除术者需同时安置用于排气和排液的 2 根胸腔引流管。

（2）胸管的固定：应保证胸腔闭式引流管接水封长玻璃管置于液面下 2 ~ 3 cm，并保持直立位。水封瓶液面应低于引流管胸腔出口平面 60 ~ 100 cm，并放在床下固定位置，防止碰倒或打碎。患者带管下床时应注意引流瓶位置低于膝关节。

（3）胸管的挤压：术后初期每 30 ~ 60 min 向水封瓶方向挤压引流管 1 次，促进引流，防止凝结的血块堵塞管道。方法：双手握住引流管距胸腔出口插管处 10 ~ 15 cm，挤压时双手前后相接，后面的手捏闭引流管，前面的手快速挤压引流管，使管路内气体反复冲击引流管口。近年来主动挤压胸腔闭式引流管的做法受到质疑，Joanna Briggs Institute（JBI）循证护理中心关于"胸腔引流患者的护理"进行了系统综述，推荐的做法是只在管道内出现血块阻塞时才挤压，并且只在阻塞部位局部挤压，保证产生最小的负压。

（4）胸管的观察：护士检查引流管是否通畅的最直接的方法是观察玻璃管水柱是否随呼吸波动，正常水柱上下波动为 4 ~ 6 cm。若引流管水柱停止波动，有以下两种情况：①引流管阻塞，失去引流作用；②引流侧肺复张良好，无残腔。

3. 体位护理

（1）手术当日，患者麻醉未清醒前取去枕平卧位，头偏向一侧，以避免舌后坠或呕吐物、分泌物误吸入呼吸道引起窒息。清醒后应给予垫枕并抬高床头 30°，可减轻疼痛，有利于呼吸及引流。

（2）术后第 1 日起，肺叶切除术或肺楔形切除术者，应避免手术侧卧位，最好坐位、半坐卧位或不完全健侧卧位，以促进患侧肺组织扩张；全肺切除术者，应避免过度侧卧，可采取 1/4 侧卧位，以预防纵隔移位导致呼吸循环功能障碍；气管、隆嵴重建术后，采用缝线将下颌固定于前胸壁 7 ~ 10 d，以减轻吻合口张力，防止吻合口瘘的发生。术后应避免患者采用头低仰卧位，以防膈肌上升妨碍通气。

4. 疼痛护理

开胸手术创伤大，加上胸腔引流管的刺激，胸肌及神经均受到损伤，切口疼痛较剧烈，患者常不敢深呼吸、咳嗽，引起分泌物潴留，导致肺炎、肺不张。有研究表明，良好的术后镇痛可使术后肺功能改善 10% ~ 15%。目前用于临床的开胸术后的镇痛方法主要有以下几种。

（1）临时肌内注射和口服镇痛药，但不良反应较大，如呼吸抑制、恶心、呕吐、胃肠道反应等，另外还有用药不灵活、药物依赖、给药不及时等缺点。

（2）硬膜外置管注射麻醉药或镇痛药的方法，常发生低血压、恶心、呕吐、嗜睡、尿潴留等并发症，且操作较复杂，麻醉平面不易控制，且硬膜外置管还可能引起严重的硬膜外腔感染等并发症。

（3）患者自控镇痛（PCA）可维持药物的有效浓度，避免不同个体使用常规剂量不足或用药过量的情况，但其配方中麻醉药同样具有各种相应的不良反应，年龄过大或过小、精神异常、无法控制按钮及不愿接受者不适合使用，同时仍存在尿潴留、便秘、嗜睡、恶心、呕吐甚至呼吸抑制等并发症。

（4）肋间神经冷冻，是用高压气流使局部产生低温，使引起疼痛的肋间神经的功能暂时被阻断而处于"休眠"状态而导致无痛的方法。有研究表明，冷冻肋间神经镇痛作用持续时间长，能覆盖整个围手术期，不良反应小，无嗜睡、恶心、呕吐、皮肤瘙痒、尿潴留、呼吸困难等不良反应，是一种值得推广的食管癌术后镇痛方法，但近期有研究发现，肋间神经冷冻镇痛后，慢性疼痛发生率增加，这值得注意。

5. 术后活动

术后第 1 日起即可进行主动活动，应注意劳逸结合，量力而行，不进行活动或活动过量均对康复不利。

（1）肩关节活动：术后第 1 日开始可指导患者进行术侧手臂上举、外展、爬墙，以及肩关节向前、向后旋转、拉绳运动等肩臂的主动运动，以使肩关节活动范围恢复至术前水平，预防肩下垂。

（2）下肢活动：主要目的在于预防深静脉血栓形成（DVT）。有资料统计，行外科手术而未采取预防措施者，深静脉血栓形成的发病率为 25%。预防深静脉血栓形成的方法包括以下几个方面。

1）膝关节伸屈运动及足踝主、被动运动，可以增加腓肠肌泵的作用。足踝的屈伸、内外翻及环转运动能增加股静脉的血流速度，其中以主动环转运动对股静脉血流的促进作用最强，预防效果最为理想。术后第 1 日起即可开始进行，每日不少于 3 次。

2）据患者体质、病情，酌情鼓励患者进行术后床旁活动，活动需循序渐进，可于术后第 1 ～ 2 日开始进行。下床活动宜采取逐渐改变体位的方式进行，如坐起 – 双腿下垂床边 – 缓慢站立，这样可增加循环系统的适应时间。若患者感觉眩晕，应让其平卧，待症状缓解后，间隔几个小时再下床。床旁活动的量不宜过大，以患者不感到疲倦为宜。

3）应用弹力袜。弹力袜可产生由下到上的压力，适度压迫浅静脉，增加静脉回流量，以及维持最低限度的静脉压，可在早期离床活动时穿戴。不足之处是不同患者腿粗细不同，无法完全适合腿形，尤其是腿长型，有可能不能完全符合压力梯度；若使用不当可能引起水肿、浅表性血栓性静脉炎等并发症。

4）应用下肢间歇充气泵。下肢间歇充气泵是通过间歇充气的长筒靴使小腿由远而近地顺序受压，利用机械原理促使下肢静脉血流加速，减少血流淤滞，可在手术当日使用。使用器械辅助预防深静脉血栓形成时需注意评估皮肤的情况，观察有无红、肿、痛及皮肤温度的变化，了解血液循环情况。

6. 皮肤护理

（1）术前皮肤准备：有研究结果表明，术前适当地清洁手术野皮肤，其预防切口感染的效果同常规术前剃毛相类似，而剃毛则可造成肉眼看不见的表皮组织损伤，成为细菌进入体内的门户，易导致术后切口感染，同时会给患者带来不适。根据国内外学者的研究结果，结合临床实际情况，患者术前以淋浴清洁皮肤为主，只需剃去腋下及胸背部浓密部位毛即可，若手术涉及腹部切口，还应包括会阴部。有国外学者提倡使用脱毛剂脱毛，但其费用较高，对国内患者是否适用有待于进一步探讨。

（2）术后皮肤保护：有研究表明，压力是导致压力性损伤发生的重要原因，并与受压时间密切相关，术后压力性损伤 85% 发生于骶尾部。护士应对患者的病情及营养状况进行正确评估，对于有压力性损伤风险的患者，可提前在受压部位贴透明敷料保护，帮助改善局部供血供养，减少摩擦力，减少受压部位的剪切力，预防压力性损伤的发生。

7. 化疗患者的护理

（1）护士应了解药物的作用与毒性反应，并对患者做详细的说明。

（2）安全用药，选择合适的静脉，注射过程中严禁药物外渗。

（3）密切观察和发现药物的毒性反应，及时给予处理。

1）评估患者应用化疗药物后机体是否产生毒性反应，严重程度如何。

2）恶心、呕吐的护理：①患者出现恶心、呕吐时，嘱家属不要紧张，以免增加患者的心理负担，减慢药物滴注速度，并遵医嘱给予止吐药物，以减轻药物反应；②化疗期间进食较清淡的饮食，少食多餐，避免过热、粗糙的刺激性食物，化疗前后 2 h 内避免进食；③患者感恶心时，嘱患者做深呼吸，或饮少量略带酸性的饮料，有助于抑制恶心反射；④如化疗明显影响进食，出现口干，皮肤干燥等脱水表现，应静脉补充水、电解质及营养。

3）骨髓抑制的护理：①检测患者的白细胞，当白细胞总数降至 $3.5 \times 10^9/L$ 或以下时应及时通知医师；②当白细胞总数降至 $1.0 \times 10^9/L$ 时，遵医嘱使用抗生素预防感染，并嘱患者注意预防感冒，做好保护性隔离。

4）口腔护理：应用化疗药物后患者唾液腺分泌减少，易致牙周病和口腔真菌感染，嘱患者不要进食较硬的食物，用软毛牙刷刷牙，并用盐水漱口。

5）其他毒性反应：①对患者化疗后产生脱发，向患者解释，停药后毛发可以再生，消除患者的顾虑；②色素沉着等反应影响患者，做好解释和安慰工作。

8. 饮食营养

术后患者意识恢复且无恶心症状时，即可少量饮水；肠蠕动恢复后可开始进食清淡流食、半流食；若患者进食后无任何不适可改为普食。术后饮食宜为高蛋白、高热量、丰富维生素、易消化，以保证营养，提高机体抵抗力，促进切口愈合。术后应鼓励患者多饮水，补充足够水分，防止气道干燥，利于痰液稀释，便于咳出，每日饮水量 2 500 ～ 3 000 mL（水肿、心力衰竭者除外）。

9. 心理护理

肺癌患者围手术期常存在恐惧、焦虑、抑郁等心理，并且不能很好地去应对，常害怕手术后病情恶化和癌症疼痛的折磨，以及术后化疗、放疗过程中出现的不良反应。护士应给予患者同情与理解，熟悉患者的心理变化，深入患者内心与其进行沟通，取得患者信任和好感。学会转移和分散患者注意力，帮助患者获得家属和朋友的社会支持，充分调动患者自身内在的积极因素，主动配合手术和治疗，尽可能满足其心理和生理需求。

10. 特殊护理

（1）全肺切除术的护理：一侧全肺切除后，纵隔可因两侧胸膜腔内压力的改变而移位。明显的纵隔移位能造成胸内大血管扭曲，心排血量减少并影响健侧肺的通气和换气，最终导致循环、呼吸衰竭。为防止纵隔的摆动，在全肺切除术后早期需夹闭胸腔引流管，使患侧胸腔内保留适量的气体及液体，以维持两侧胸腔内压力平衡。

护士需密切观察患者气管位置是否居中，如发现气管明显向健侧偏移，应立即告知医生，听诊肺呼吸音，在排除肺不张后，由医师开放胸腔引流管，排出术侧胸腔内的部分气体或液体，纵隔即可恢复至中立位。一般放出 100 ~ 200 mL 液体及少量气体后夹闭引流管，观察 1 ~ 2 h 后，根据患者情况重复操作。应特别注意开放胸腔引流管一定要控制引流速度，一次过快过量地放出胸腔内气体和液体，患者可出现胸痛、胸闷、呼吸困难、心动过速，甚至低血压、休克。

全肺切除术后的患者应控制静脉输液量和速度，避免发生急性心力衰竭及肺水肿。输血量不宜超过丢失的血量。输液滴速控制在每分钟 40 滴以内。术后第 1 个 24 h 的输液总量在 2 000 mL 左右。重力滴注的方法影响因素较多，滴速难以控制，有条件时使用输液泵控制输液速度。液体输注期间，护士应勤巡视，及时调节输液速度，防止输液过程中发生意外情况。

（2）上腔静脉压综合征的护理：对于出现上腔静脉压综合征的患者，护士需给予持续吸氧，密切观察患者的意识，注意血压、脉搏、呼吸等生命体征变化。测血压时尽量避免使用上肢，最好测量腿部血压。促进患者上身的重力引流，采取抬高床头 30° ~ 45° 卧位，以利于上腔静脉回流，减轻压迫症状。而且避免抬高下肢以增加血液回流至已充盈的躯干静脉。给予化学治疗时应避开上肢静脉，因上腔静脉压综合征会造成液体堆积在胸腔内，药物分布不均匀可能造成静脉炎或血栓，选择足背部容易暴露的静脉穿刺给药较为安全。饮食上需严格限制患者液体及食盐的摄入，以减少因钠盐摄入导致的血容量增高。

11. 并发症的观察与护理

（1）出血：观察引流液的色、量及性质。正常情况下，手术日第 1 个 2 h 内胸腔积液量 100 ~ 300 mL；第 1 个 24 h 胸腔积液量在 500 mL 左右，色淡红、质稀薄。若引流液达到 100 mL/h，呈血性，应高度警惕胸腔内存在活动性出血，需立即通知医师，密切观察病情变化。胸腔积液量达到 500 mL/h、胸腔积液血红蛋白 > 50 g/L 为行开胸止血术的指征。

对于可疑出血者，护士还应严密观察有无失血性休克的表现，可结合以下几方面进行综合观察并记录：①心率、血压的变化；②有无面色、口唇、甲床、眼睑苍白；③有无大汗、皮肤湿冷；④有无烦躁、意识模糊；⑤每小时记录尿量 1 次，正常情况下应在 30 mL/h 以上，直至出血征象平稳。

（2）肺栓塞：肺栓塞是来自静脉系统或右心室内栓子脱落或其他异物进入肺动脉，造成肺动脉或其分支栓塞，产生急性肺性心力衰竭和低氧血症。肺栓塞典型的临床表现为呼吸困难、胸痛和咯血，多数患者是在下床活动或排便后出现。当观察到可疑肺栓塞症状时，需及时给予高流量面罩吸氧、心电监护，并及时通知医生处理，尽力做到早发现、早治疗。

将肺栓塞的预防工作前置于术前更有现实意义。护士应于术前告知患者及家属术后活动预防深静脉血栓的必要性，指导患者掌握床上、床旁活动原则与方法，明确告知术后勿用力排便，对于高危人群应遵医嘱预防性给予抗凝药物。

（3）肺不张：肺不张多在术后 24 ~ 48 h 开始出现症状，一般表现为发热、胸闷、气短，心电监护示心率加快，血氧饱和度降低。肺部听诊可有管状呼吸音，血气分析显示低氧血症、高碳酸血症。胸部

X线为气管偏向患侧，可见段性不张或一叶肺不张，或仅可见局部一片密度增高的阴影。

鼓励患者深呼吸、咳嗽、雾化吸入等是清除呼吸道分泌物和解除呼吸道阻塞的首选方法，特别是对轻度肺不张者效果最佳。对重度肺不张者，如呼吸道内有大量分泌物潴留并造成呼吸道梗阻的患者，可用纤维支气管镜吸痰。

（4）支气管胸膜瘘：多发生于术后1周左右。常见原因有：支气管残端处理不当；术后胸腔感染侵蚀支气管残端；支气管黏膜本身有病变，影响残端愈合；一般情况差、严重贫血等。患者常出现刺激性咳嗽、发热、呼吸短促、胸闷等症状。尤其会随体位变化会出现刺激性的剧烈咳嗽，早期痰量多，陈旧血性痰液，有腥味，性质类似胸腔积液，以后则逐渐呈果酱色，当已发生脓胸时，可咳出胸腔内的浓汁痰。

在支气管胸膜瘘进行保守治疗期间，护士应协助医师做到：①及时行胸腔闭式引流术，保持引流通畅，排出脓液，控制感染；②帮助患者掌握日常管路放置位置，指导带管活动方法，嘱患者取患侧卧位，以防漏出液流向健侧；③注意观察有无张力性气胸；④当引流管间断开放时，应注意观察敷料情况，潮湿时及时更换，保护管口周围皮肤不被脓液腐蚀；⑤遵医嘱给予有效抗生素，积极控制感染；⑥加强营养，改善全身状况，促进瘘口愈合。

（三）健康教育

（1）环境：保持休养环境的安静、舒适，室内保持适宜的温湿度，每日上午和下午各开窗通风至少0.5 h，以保持空气新鲜。根据天气变化增减衣服，不要在空气污浊的场所停留，避免吸入二手烟，尽量避免感冒。

（2）饮食：只需维持正常饮食即可，饮食宜清淡、新鲜、富于营养、易于消化。不吃或少吃辛辣刺激的食物，禁烟酒。

（3）活动：术后保持适当活动，每日坚持进行低强度的有氧锻炼，如散步、打太极拳等，多做深呼吸运动，锻炼心肺功能。注意保持乐观开朗的心态，充分调动身体内部的抗病机制。

（4）其他：术后切口周围可能会出现的疼痛或麻木属于正常反应，随时间推移，症状会逐渐减轻或消失，不影响活动。出院后3个月复查。如有不适，随时就诊。

（许婵女）

第二节　胰腺癌

胰腺癌主要指胰外分泌腺的恶性肿瘤，约占消化道恶性肿瘤的10%，发病率近年来明显增高，恶性程度高、发展较快、预后较差。临床上主要表现为腹上区疼痛、食欲缺乏、消瘦和黄疸等。发病年龄45 ~ 65岁最多见，男女之比为1.8∶1。

胰腺癌发病率的迅速增加与人口平均寿命增加、老年人群增多、诊断技术进步、检出率提高有关，也不能忽视某些致病因素的作用。过去10年来，在英国和威尔士增高2倍，美国3倍，日本4倍。据上海统计，1963年为1.16/10万人口，1977年为3.8/10万人口，1982年为6.92/10万人口，1986年为7.6/10万人口。23年来发病率升高了6.6倍。居全身恶性肿瘤的第7位。早期诊断十分困难，治疗效果也不理想，死亡率很高，5年生存率仅2% ~ 10%。

一、病因与发病机制

胰腺癌的病因与发病机制至今尚不明，流行病学调查资料显示，胰腺癌是由多种因素的反复作用所致。高蛋白饮食可能与胰腺癌的发病有关，这一点在动物实验中已得到证实。抽烟、喝咖啡和饮酒等均可引起促胃液素分泌增多，它们导致胰腺癌的作用尚待进一步论证。胰腺癌男性患者远较绝经前的妇女多见，绝经后妇女的发病率较一般人群中胰腺癌的发病率高出近100倍。但迄今未能证明慢性胰腺炎是胰腺癌的发病因素。幼年型糖尿病患者合并胰腺癌者较非糖尿病者高2倍。

二、临床表现

临床表现取决于癌肿的部位、病程、胰腺破坏程度，以及邻近器官浸润转移等情况。一般而言，起病隐匿，早期无特殊表现，可诉上腹不适、食欲明显减退、乏力。当出现明显症状时，病程往往已进入晚期。病程短、病情发展快和迅速恶化为其特点。

1. 上腹饱胀不适和上腹痛

上腹饱胀不适和上腹痛是最早出现的症状。由于胰管梗阻而引起胰管压力增高，甚至小胰管破裂，胰液外溢至胰腺组织呈慢性炎症，因此出现上腹饱胀不适或上腹痛，并向肩背部或腰肋部放射。胰头痛患者多有进食后上腹饱胀或腹痛加剧，而胰体尾部癌出现腹痛症状往往已属晚期，且腹痛在左上腹或脐周。晚期胰腺癌呈持续性上腹痛，并出现腰背痛，腹痛多剧烈，日夜不止，影响睡眠和饮食，常取膝肘位以求缓解。这种疼痛是因为癌肿侵及腹膜后神经组织所致。

2. 消化道症状

早期上腹饱胀、食欲缺乏、消化不良，可出现腹泻。腹泻后上腹饱胀不适并不消失，后期无食欲，并出现恶心、呕吐、呕血或黑便，常是肿瘤浸润或压迫胃、十二指肠所致。

3. 黄疸

黄疸是胰腺癌主要的症状，尤其是胰头癌，其接近胆总管，使之浸润或被压迫，造成梗阻性黄疸。一般呈进行性加重，尿呈红茶色，大便呈陶土色，出现皮肤瘙痒。肝和胆囊因胆汁淤积而肿大，胆囊常可触及，并有出血倾向及肝功能异常。

4. 其他症状

多数患者有低热、乏力、消瘦。因腹痛夜不能寐，患者睡眠不足，疲惫。晚期腹上区可扪及肿块，质硬且固定。腹腔积液形成后，腹部膨胀。合并胆道感染时，可出现高热。最后出现恶病质及肝、肺和骨骼等转移癌的表现。

5. 体征

患者消瘦、营养不良、黄疸、全身状况极差。约50%的患者可以扪及肿大的肝脏和胆囊，肝边钝质硬。腹上区肿块质硬，结节感，边缘不清，有压痛和肌紧张；出现黄疸的病例扪及肿大的胆囊是胰头部癌肿的重要体征。

三、辅助检查

1. B超检查

对肿块在 2 ~ 3 cm 的胰腺癌，B 超诊断准确率可达 91.16%。

2. X线检查

钡餐造影可见十二指肠框部扩大，但已属晚期，缺乏早期诊断意义，经纤维十二指肠镜逆行胰管造影，可见胰管表现为管壁不光滑，以及局部狭窄或截断现象；选择性腹腔动脉造影，可见动脉受到肿块压迫、侵蚀而呈狭窄、移位、中断等征象。

3. 细胞学检查

在超声显像、CT 等导引下用细针穿刺肿瘤，吸取活组织做病理检查，80% 以上的患者可获得正确的诊断。

4. CT 及 MRI 检查

对胰腺癌诊断的确定，以及病情发展的判定和预后的估计等，具有很大的帮助。胰腺癌在 CT 扫描时的主要表现是局部肿块，胰腺部分或胰腺外形轮廓异常扩大，胰腺周围脂肪层消失，胰头部肿块，邻近的体尾部水肿，由于癌肿坏死或胰管阻塞而继发囊样扩张，呈局灶性密度减低区。虽然 CT 检查费用较高，但它能发现 1 cm 以上的肿瘤，已成为胰腺癌重要的影像学检查方法。鉴于目前胰腺仍是临床上一个难以准确检查的器官，MRI 是一种无损伤、无辐射的新技术，可能对研究胰腺疾病有重要价值。

5. 癌胚抗原（CEA）检测

胰腺癌患者的 CEA 值常升高，可作为定性诊断。

6. 十二指肠引流

施行十二指肠引流如无胆汁或胰液，证明胆管或胰管阻塞，对诊断有一定意义，在引流液中如发现有癌细胞则有肯定诊断的价值。

7. 剖腹探查

经各种检查仍无法确诊者，特别是中年以上无明显诱因而在短期内出现进行性上腹痛，经有关检查可排除其他胃肠、肝、胆、胰疾病仍怀疑本病者，应积极慎重地争取剖腹探查。

四、治疗

（一）手术治疗

手术切除是目前胰腺癌治愈的唯一手段。1912 年，Walter Kausch 描述了胰十二指肠切除术，Whipple 将之规范化并做了推广。目前，大多数现代化的医学中心该手术的手术死亡率已在 5% 以下，但手术并发症仍较高（30% ~ 60%）。大多数手术并发症不足以致命，但增加了住院时间和费用，提高了再次住院率，辅助治疗因此延迟。

准确评估肿瘤的可切除性是术前准备的主要内容。对不能手术切除的患者避免开腹探查，可以延长生存时间。如果原发灶不能被完全切除，胰腺癌的手术（胰十二指肠切除术）无法获得生存益处。准备手术切除的患者只有 30% ~ 50% 能被切除，不能切除的原因主要是肝转移、腹腔转移、肠系膜血管浸润。

1. 围手术期处理

重视围手术期处理对降低手术死亡和并发症的发生有重大意义。术前应特别注意：①明确肿瘤的定性、定位和分期诊断，做出可切除性评价，制订手术方案；②了解患者一般状况，积极纠正脏器功能不全，对手术风险做出评估；③留置深静脉导管，进行肠内外营养，改善营养和免疫状况；④术前进行短期的肠道准备；⑤心理辅导，做好家属的解释说明工作，取得其支持和配合。

2. 手术方式

（1）根治性手术：①胰尾癌，行胰尾切除术，切除胰尾、脾和邻近软组织、神经丛和淋巴结；②胰体尾癌，行胰体尾切除术，切除颈部以左的胰体、胰尾、脾和邻近软组织、神经丛和淋巴结；③胰头癌，常见的手术方式有区域性胰十二指肠切除术、保留幽门的胰十二指肠切除术。

区域性胰十二指肠切除术（扩大的胰十二指肠切除术）：对 I、II、III 期胰头癌均应行区域性胰十二指肠切除术，除 Whipple 手术要求外，清扫至少达第 2 站淋巴结或直接受侵的周围组织。应注意：①胰腺切缘超过腹主动脉缘，包括胰腺头颈部和钩突，必须包括钩尖；②清扫肝总管以下的胆管、胆囊及其周围淋巴结；③清扫肝总动脉右周围，以及肝十二指肠韧带和门静脉后方的软组织及淋巴结；④清扫下腔静脉及腹腔动脉干周围的淋巴结；⑤清扫肠系膜上动脉右侧的软组织，包括肠系膜上动脉及结肠中动脉根部的淋巴结；⑥自肝向下清扫左、右肾静脉前的部分后腹膜及软组织，包括腹主动脉右侧的淋巴结；⑦如肿瘤侵犯门静脉、肠系膜上静脉、肠系膜上动脉和肝动脉，应联合部分血管切除并重建。

保留幽门的胰十二指肠切除术（PPPD）：与传统的 Whipple 手术相比，PPPD 切除范围缩小，全胃、幽门及十二指肠壶腹部得以保留，术后消化道激素的分泌更接近生理状态，并减少了吻合口溃疡的发生。术后的营养较易维持，保证了患者的生活质量。胰头癌实施保留幽门的胰十二指肠切除术的主要条件如下。①病变尚未侵犯幽门及十二指肠壶腹部。②无幽门淋巴结转移。此外，恶性程度较低的胰头部肿瘤（囊腺癌、胰岛细胞癌、腺泡细胞癌等）也可施行保留幽门的胰十二指肠切除术。③胰头癌已不能做根治性切除者，保留幽门胰十二指肠切除术可代替姑息性旁路手术。但此种情况必须严格掌握指征。④全胰癌，肿瘤累及胰头、体；或胰体尾癌累及胰颈的需行区域性全胰切除术，此手术创伤大，并发症多，指征必须从严掌握。

（2）姑息性手术：晚期胰腺癌的姑息性手术有胆管减压引流术及胃空肠吻合等。胆管引流术有外引流术（胆总管 T 管引流、胆囊造瘘术等）或内引流术（胆囊或胆总管空肠吻合术）之分。经皮胆道内支架植入术（EMBE）是在胆道内引流术和胆道扩张术及可扩性金属内支架植入术基础上发展起来的非血管介入治疗术，是对失去外科手术机会的梗阻性黄疸治疗的有效手段，可以缓解梗阻性黄疸，作为综合治疗的一部分，可提高生活质量，延长部分患者的生存期。胰头、胰颈肿瘤引起胰管高度扩张时可行胰管 – 空肠吻合术；同时或估计即将有胆道和十二指肠梗阻，或侵犯十二指肠引起出血时行胆肠、胃肠双旁路术。同时有胆道和十二指肠梗阻，伴有胰管高度扩张者行胆肠、胃肠、胰肠三旁路术。对于肿瘤无法切除者，如一般情况允许，应尽量施行双旁路或三旁路术，能改善症状和生活质量，也有利于术后放化疗的开展，延长带瘤生存时间。当癌肿侵犯神经引起难以控制的疼痛时，可行胰周神经切断及内脏神经切断术。

（二）放射治疗

对无远处转移但有局部侵犯的胰腺癌患者仍能行整块切除，术后再加放疗可能会增加治愈的机会。对无明显远处转移又不能手术切除的胰腺癌患者也可选择放疗，但治疗前应有病理诊断。现在常用腹上区外照射，剂量可达 50 ~ 60 Gy，在 4 ~ 6 周内完成。在放疗中期，可加用氟尿嘧啶（5-FU）做一次冲击治疗，剂量为 375 mg/m²，静脉滴注，每日 1 次，共 4 次，可提高平均生存时间。也有行术中放疗，或在术中埋置放射性核素 ¹³¹I 做内照射，再加 5-FU 治疗。此法虽可提高一些治疗效果，但治疗后的并发症也明显增加。

（三）化学治疗

胰腺癌对化疗不够敏感，晚期患者可采用化学治疗。常用的药物有氟尿嘧啶（5-FU）、链脲霉素（STZ）、丝裂霉素（MMC）、阿霉素（ADM）、卡莫司汀（BCNU）、司莫司汀（Me-CCNU）、更生霉素（DACT）、甲氨蝶呤（MTX）等。

（1）SMF 方案：STZ 100 mg/m²，静脉注射，第 1、第 8、第 29、第 36 日；MMC 10 mg/m²，静脉注射，第 1 日；5-FU 600 mg/m²，每 10 周为 1 周期，有效率为 43%。

（2）FAM 方案：5-FU 600 mg/m²，静脉滴注，第 1、第 8、第 29、第 36 日；ADM 30 mg/m²，静脉注射，第 1、第 29 日；MMC 10 mg/m²，静脉注射，第 1 日。每 8 周为 1 周期，有效率为 37%。

（3）FAB 方案：5-FU 400 ~ 600 mg/m²，静脉滴注，第 1、第 22 日；ADM 60 mg/m²，静脉注射，第 1 日；BCNU 150 mg/m²，静脉滴注，第 1 日。每 6 ~ 8 周为 1 周期，有效率为 31%。

（4）FAMS 方案：FAM 同前。STZ 400 mg/m²，静脉注射，第 1、第 8、第 29、第 36 日。

（四）其他治疗

温热化学方法、微波凝固疗法及动注化学疗法均可酌情使用于晚期不能切除的胰腺癌。

（五）预后

本病预后甚差，在症状出现后平均寿命 1 年，扩大根治术治疗的 5 年生存率为 4%，近年来采用全胰切除术生存期有所延长。

五、护理

（一）术后高血糖的监测和护理

胰腺癌和糖尿病的关系密切，糖尿病可以是胰腺癌的症状，也可能是胰腺癌的高危因素之一，胰腺癌患者糖耐量异常的发生率高达 80%，合并糖尿病的占 30% ~ 40%，反过来，糖尿病超过 1 年的患者发生胰腺癌的危险增加 2 倍。

胰腺癌标准的 Whipple 手术创伤大，手术时间长，对机体内环境的影响大，其中包括引起血糖异常。胰腺手术引起血糖异常的原因包括胰腺手术的创伤引起机体产生强烈的应激，导致全身代谢和神经内分泌改变，造成糖耐量异常，出现应激性高血糖，手术应激也可以诱发潜在的糖尿病；同时广泛的胰腺切除，胰岛细胞不足，引发的糖尿病引起血糖的调控功能失常。术后高血糖造成组织高渗透性致细胞损伤和水电解质紊乱，机体的免疫功能降低，易发生感染，直接影响患者的手术效果和预后。由于术前血糖检查正常，而术后高血糖的发生往往比较隐匿，发现不够及时，容易发生高血糖酮症酸中毒昏迷的严重后果，甚至导致患者死亡。

1. 胰腺癌术后糖尿病

（1）诊断标准：胰腺癌术后患者有糖尿病症状＋空腹血糖≥7.0 mmol/L，或者随机血糖≥11.1 mmol/L，没有症状或者症状不明显者，不同日的2次血糖均高于糖尿病的诊断低值；或者有糖尿病症状，但空腹血糖在7.8～11.1 mmol/L，口服葡萄糖耐量试验（OGTT），服糖后2 h血糖≥11.1 mmol/L，并排除药物、其他部位肿瘤的影响，即可诊断糖尿病。

（2）纳入标准：术后高血糖研究纳入标准。患者既往无糖尿病史，术前空腹血糖<7.0 mmol/L。术后至少一次空腹血糖≥7.0 mmol/L，或者随机血糖≥11.1 mmol/L，不管是否有糖尿病症状，排除药物影响，即胰腺癌术后高血糖研究。符合术后高血糖纳入标准，又未达到糖尿病诊断标准，即为术后应激性高血糖。

2. 胰腺癌术后的护理

（1）术后监护和护理：多功能监护仪监测血压、呼吸、心电图、脉搏、血氧饱和度；记录24 h出入量；观察患者意识、呼吸深浅及频率、呼出气体的气味等。留置尿管的患者要做到尿道清洁，注意观察尿液颜色是否澄清，稀碘伏棉球擦洗尿道口2次。观察伤口有无渗血、渗液，每日或隔日换药1次，并观察伤口局部有无红、肿、热、痛感染情况。

（2）术后血糖监测：所有胰腺癌手术患者均于手术前、手术中、手术结束、术后2 h、术后4 h、术后8 h、术后12 h及术后24 h监测血糖。术后根据血糖水平调整血糖监测频度。在血糖高于13.9 mmol/L时，每1～2 h测血糖1次，血糖在8.0～13.9 mmol/L时，监测血糖每4 h 1次，血糖降至正常后，每12 h检测1次。

（3）术后高血糖的处理：首先稳定生命体征和适当镇静治疗，减少术后应激。在此基础上对血糖>8.0 mmol/L患者进行胰岛素强化治疗，一般剂量从0.1 U/（kg·h）开始，逐渐降低血糖水平，根据血糖数值确定胰岛素用量，治疗目标为血糖控制在6.0～8.0 mmol/L。

（4）胰岛素注射：按医嘱合理使用胰岛素，输液过程中，加强监视，并告知患者若出现头晕、心悸、出冷汗、乏力、脉速等症状时要注意可能发生了低血糖反应，发生反应应立即进甜食、糖水。皮下注射胰岛素的患者，改用胰岛素皮下注射专用针头，以减少注射器内残留胰岛素。注射胰岛素后，避免立即进行热水浴，防止因皮下注射的胰岛素迅速吸收而引起低血糖。

（5）饮食指导：所有胰腺癌术前或者术后发生糖尿病的患者，予以糖尿病饮食。饮食要求：三大热量比为糖类50%～60%，蛋白质12%～15%，脂肪10%～30%。

（6）健康教育：对伴发糖尿病的胰腺癌患者，宣教预防糖尿病知识和饮食预防，而术前无糖尿病病史的患者则无糖尿病宣教。

3. 胰腺癌与糖尿病的关系

胰腺癌和糖尿病的发生有着一定的关系。胰腺癌手术创伤大，手术时间长，肿瘤本身和阻塞性黄疸使机体的应激能力下降，加上胰腺切除导致胰岛细胞的减少，使胰岛素分泌不足和（或）胰岛素抵抗，导致术后高血糖和糖尿病的发生。术后糖尿病的发生隐匿，易被忽视，而导致术后酮症酸中毒的发生。糖尿病患者术后切口不愈及感染等并发症的发生率明显高于非糖尿病患者，因为高血糖严重影响机体的修复能力，降低机体的抗感染防御功能，容易发生呼吸道、泌尿道和手术切口的感染。近来的危重医学研究显示，术后应激性高血糖是影响患者预后的独立因素，术后积极控制血糖对改善患者预后具有重要作用。因此，胰腺癌术后血糖的监测有助于减少胰腺癌围手术期的风险，帮助患者顺利度过围手术期。

胰腺癌术后新发糖尿病患者的血糖水平容易波动，血糖调整比较困难。原因可能有两方面因素：一方面是手术后机体往往有胰岛素抵抗，对胰岛素治疗往往不敏感；另一方面是术前没有糖尿病病史，患者对糖尿病的认识不足，对饮食控制和胰岛素治疗的依从性不够。有些患者和家属对糖尿病认识不足，一味追求术后增加营养，而不控制热量摄入。从住院时间上可以看出，术后发生糖尿病患者的平均住院时间长于术前就有糖尿病的患者。这提示对术后糖尿病患者的血糖调整除了胰岛素治疗，更需要重视糖尿病知识和饮食预防宣教。例如，患方和医护人员可以共同制订一份饮食计划，循序渐进地控制饮食。

鉴于胰腺癌患者的糖尿病的高发生率，建议对所有胰腺癌手术患者进行糖尿病知识宣教，提高术前或术后发生糖尿病患者对饮食控制的认识，增强患者对血糖治疗的重视，实现患者参与疾病的自我护理。

社会和心理因素在糖尿病的发病和治疗过程中起着重要作用。胰腺癌患者术前对手术的恐惧，本已精神高度紧张，加之术后并发糖尿病，会出现心理应激反应。并且胰腺癌术后伴发糖尿病患者，伤口愈合相对较慢，并发症发生率增多，住院时间较普通的术后患者明显延长，患者手术后心理障碍表现为焦虑和厌烦情绪，严重者将发展到抑郁，对治疗完全失去信心。因此，护理上应重视心理护理，首先护士应掌握糖尿病护理、操作知识，结合不同患者特点，加强心理疏导，解除患者顾虑，树立患者战胜疾病的信心，帮助患者接受糖尿病患者角色转变的现实和饮食习惯的改变，因此，对于胰腺癌术后出现高血糖的患者，规律地检测血糖，及时发现糖尿病的发生，合理使用胰岛素，从护理的角度，加强糖尿病知识和饮食预防宣教，重视心理护理，从而减少胰腺术后血糖和感染相关并发症的发生率，缩短住院时间，促进患者康复。

（二）动脉栓塞化疗的观察与护理

胰腺癌是一种病情凶险、治愈率低、预后极差的消化道恶性肿瘤。因胰腺的特殊解剖学位置、生理特点及生物学行为，其病程短、进展快、预后差、病死率高，手术切除率仅 10%。世界范围的综合资料显示，胰腺癌的 5 年生存率仅为 5.0% 或更低，是预后最差的肿瘤。对于胰腺癌患者，微创性介入治疗已成为提高生存质量、延长生存期的重点研究方向之一。

1. 治疗方法及药物

区域性动脉灌注化疗的原理是通过载瘤段动脉，局部注入一定剂量的高浓度药物到达肿瘤靶器官，通过增加胰腺肿瘤局部的抗癌药物浓度和作用时间，提高对肿瘤组织的毒性作用，克服肿瘤的耐药性，诱导胰腺癌细胞的凋亡和坏死，从而抑制肿瘤的生长和转移；局部供血缓和及栓塞剂的使用可造成肿瘤内的低氧环境，增强化疗药物的细胞毒作用，促进肿瘤细胞的坏死。常用化疗药物有 5- 氟尿嘧啶、丝裂霉素、表柔比星、白细胞介素、注射用盐酸吉西他滨等。

2. 术前观察与护理

（1）心理护理：此类患者思想上顾虑重重，尤其是经历了胰体尾切除术后，存在恐惧、绝望心理，对介入化疗又了解太少，故对治疗信心不足。因此，临床护理人员应注意患者的心理问题，为患者提供充分的心理支持和信息支持，应经常与患者及家属交流，准确评估其心理状态，以温柔的态度、亲切的语言给予关怀和指导。耐心细致地给其讲解动脉插管介入化疗的优点、操作步骤、可能出现的不良反应和术中术后注意事项，使患者做好心理准备，消除恐惧、忧虑等不良心理，树立战胜疾病的信心，积极主动配合治疗。同时，对不了解病情者则与家属及医生共同做好保护性医疗措施。

（2）术前准备：术前做好常规检查如血常规等，做碘过敏试验，腹股沟及会阴部备皮，术前 12 h 禁食、禁水，术前 30 min 肌内注射地西泮 10 mg。

3. 术后观察与护理

（1）密切观察生命体征：定时测量体温、脉搏、呼吸、血压。发热一般在术后 2 d 出现，多为中度发热，持续 1 周左右。发热主要是由于化疗药物或栓塞剂注入肿瘤组织使肿瘤组织缺血坏死，机体吸收坏死组织所致。护理上给予物理降温，必要时遵医嘱应用药物降温。保持病室空气流通，患者多饮水，出汗时及时更换衣服，防止受凉。如持续数日高热，应注意观察，有感染者给予相应抗感染治疗。

（2）股动脉穿刺部位的护理：患者回病室后平卧，患肢制动 24 h（应用血管缝合器者制动 4 h）。穿刺部位加压包扎，并用 1 ~ 1.5 kg 沙袋压迫 6 h。保持敷料清洁干燥，注意观察穿刺部位有无出血，如有活动性出血先行压迫止血，然后立即报告医生，协助医生处理。

（3）穿刺部位下肢循环的观察：注意观察术侧下肢足背动脉的搏动情况，皮肤温度、色泽、感觉的变化。如果出现搏动明显减弱、皮温下降、趾端苍白等情况，首先检查是否由于加压包扎过紧、血流不畅所致，可稍松解包扎压力。其次，注意观察有无下肢血管栓塞的可能，及时报告医生。同时做好皮肤护理，防止皮肤受压，尽量减轻患者痛苦。

（4）胃肠道反应的观察与护理：化疗药物进入循环，导致大部分患者出现不同程度的胃肠道反应，如食欲减退、恶心、呕吐、腹泻、便秘等。对于这些患者应给予耐心的讲解，鼓励患者吃清淡、易消化、高热量、高维生素、低脂肪食物，少食多餐。对恶心、呕吐严重者，按医嘱给予药物对症治疗，如给予昂丹司琼 4 ~ 8 mg 或甲氧氯普胺 10 mg，肌内注射。及时清理呕吐物，为患者创造舒适的环境。

（5）腹痛的观察与护理：栓塞或化疗药物使肿瘤组织缺血、水肿和坏死，可引起不同程度的腹痛，造成患者紧张和焦虑。护士应严密观察患者疼痛的部位、性质、程度、持续时间，做好解释工作，教给患者减轻疼痛的方法，如听音乐等转移患者的注意力，必要时遵医嘱给予止痛剂。

（6）肝、肾功能监测：化疗药物可导致不同程度的骨髓抑制和对肝、肾组织的损害，因此应注意监测肝、肾功能的变化。可应用保肝药物如多烯磷脂酰胆碱胶囊、复方甘草酸苷片等。大剂量化疗药物并栓塞后，癌细胞崩解，释放大量酸性物质，使尿酸排出增多，严重时可在肾实质、肾小管、肾盂内结晶沉积，导致尿闭、尿毒症。水化可加速化疗药物从肾脏的排泄，降低化疗药物的毒性。术后 3 d 内鼓励患者多饮水，保证每日的入液量在 3 000 mL 以上，观察并记录尿量，保证 24 h 尿量在 2 000 mL 以上。必要时静脉输液，并按医嘱应用利尿剂、碱性药物，以碱化尿液，降低毒性作用，保护肾功能。

4. 出院指导

（1）休息与活动：指导患者注意休息，每日保证充足的睡眠，进行有氧活动如快走、散步等。患者化疗后免疫力有所下降，应尽量避免到人多的公共场所。

（2）定期复查血常规及肝、肾功能：术后 1 周及下次介入化疗前各复查 1 次，如结果异常应及时就诊，给予相应处理。

（3）饮食指导：合理搭配膳食，选择易消化、清淡、高营养、低脂饮食，少食多餐，保证营养的摄入。

介入化疗法已成为胰腺癌患者的一种重要的治疗方法，所以护理人员需掌握相关知识，给患者提供优质的护理，减轻患者的病痛，预防并发症发生，提高患者的生存质量。

（邹　赟）

第三节　肝癌

肝癌是指发生于肝细胞或肝内胆管上皮细胞的癌，为我国常见的恶性肿瘤之一，其死亡率在消化系统恶性肿瘤中列第 3 位，仅次于胃癌和食管癌。

一、病因与发病机制

原发性肝癌的病因及确切分子机制尚不完全清楚，认为其发病是多因素、多步骤的复杂过程，受环境和饮食双重因素影响。流行病学及实验研究资料表明，乙型肝炎病毒（HBV）和丙型肝炎病毒（HCV）感染、黄曲霉素、饮水污染、乙醇、肝硬化、性激素、亚硝胺类物质、微量元素等都与肝癌发病相关。继发性肝癌（转移性肝癌）可通过不同途径，如随血液、淋巴液转移或直接浸润肝脏而形成疾病。

二、临床表现

1. 原发性肝癌

（1）症状：早期肝癌常症状无特异性，中、晚期肝癌的症状则较多，常见的临床表现有肝区疼痛、腹胀、食欲缺乏、乏力、消瘦、进行性肝大或腹上区包块等；部分患者有低热、黄疸、腹泻、上消化道出血；肝癌破裂后出现急腹症表现等。也有症状不明显或仅表现为转移灶的症状。

（2）体征：早期肝癌常无明显阳性体征或仅类似肝硬化体征。中、晚期肝癌通常出现肝大、黄疸、腹腔积液等体征。此外，合并肝硬化者常有肝掌、蜘蛛痣、男性乳腺增大、下肢水肿等。发生肝外转移时可出现各转移部位相应的体征。

（3）并发症：常见的有上消化道出血、肝癌破裂出血、肝肾衰竭等。

2. 继发性肝癌

（1）原发肿瘤的临床表现：主要见于无肝病病史的患者，肝转移尚属早期，未出现相应症状，而原发肿瘤症状明显多属中、晚期。此类患者的继发性肝癌多在原发治疗的检查、随访中发现。

（2）继发性肝癌的临床表现：患者多主诉上腹或肝区闷胀不适或隐痛，随着病情发展，患者出现乏力、食欲差、消瘦或发热等。体检时在中腹上区可扪及肿大的肝脏或质地坚硬有触痛的硬结节，晚期患者可出现贫血、黄疸和腹腔积液等。此类患者的临床表现类似于原发性肝癌，但一般发展相对缓慢，程度也相对较轻，多在做肝脏各种检查时疑及转移可能，进一步检查或在手术探查时发现原发肿瘤。部分患者经多种检查无法找到原发癌灶。

（3）既有原发肿瘤，也有继发性肝癌的临床表现：主要见于原发肿瘤及肝转移癌均已非早期，患者除肝脏的类似于原发性肝癌的症状、体征外，同时有原发肿瘤引起的临床表现，如结直肠癌肝转移时可同时伴有排便习惯、粪便性状的改变及便血等。

三、辅助检查

1. 原发性肝癌实验室检查

（1）肝癌血清标志物检测：主要包括血清甲胎蛋白（AFP）、血清酶学等检查。①血清甲胎蛋白（AFP）测定：对诊断本病有相对的特异性。放射免疫法测定持续血清 AFP ≥ 400 μg/L，并能排除妊娠、活动性肝病等，即可考虑肝癌的诊断。临床上约 30% 的肝癌患者 AFP 为阴性。如同时检测 AFP 异质体，可使阳性率明显提高。②血液酶学及其他肿瘤标志物检查：肝癌患者血清中 γ - 谷氨酰转肽酶及其同工酶、异常凝血酶原、碱性磷酸酶、乳酸脱氢酶同工酶可高于正常。但缺乏特异性。

（2）影像学检查：主要有超声检查、CT 检查、MRI 检查等。①超声检查：可显示肿瘤的大小、形态、所在部位，以及肝静脉或门静脉内有无癌栓，其诊断符合率可达 90%。②CT 检查：具有较高的分辨率，对肝癌的诊断符合率可达 90% 以上，可检出直径 1.0 cm 左右的微小癌灶。③MRI 检查：诊断价值与 CT 相仿，对良、恶性肝内占位病变，特别与血管瘤的鉴别优于 CT。④选择性腹腔动脉或肝动脉造影检查：对血管丰富的癌肿，其分辨率低限约 1 cm，对小于 2.0 cm 的小肝癌其阳性率可达 90%。⑤肝穿刺行针吸细胞学检查：在 B 超导引下行细针穿刺，有助于提高阳性率。

2. 继发性肝癌

大多数继发性肝癌患者肿瘤标志物在正常范围内，但少数来自胃、食管、胰腺及卵巢的肝转移癌则可有 AFP 的升高。有症状者多伴有 ALP、GGT 升高。癌胚抗原 CEA 升高有助于肝转移癌的诊断，结直肠癌肝转移时 CEA 阳性率高达 60% ~ 70%。选择性肝血管造影可发现直径 1 cm 的病灶。选择性腹腔或肝动脉造影多显示为少血管型肿瘤；CT 表现为混合不匀等密度或低密度占位，典型的呈现"牛眼征"；MRI 检查肝转移癌常显示信号强度均匀、边清、多发，少数有"靶征"或"亮环征"。

四、治疗

根据肝癌的不同阶段酌情进行个体化综合治疗，是提高疗效的关键；治疗方法包括手术、肝动脉结扎、肝动脉化疗栓塞、射频、冷冻、激光、微波，以及化疗和放疗等方法。生物治疗、中医中药治疗肝癌也多有应用。

1. 手术治疗

手术是治疗肝癌的首选，也是最有效的方法。手术方法有根治性肝切除、姑息性肝切除等。

对不能切除的肝癌可根据具体情况，采用术中肝动脉结扎、肝动脉化疗栓塞、射频、冷冻、激光、微波等治疗有一定的疗效。原发性肝癌也是行肝移植手术的指征之一。

2. 化疗

经剖腹探查发现癌肿不能切除，或作为肿瘤姑息切除的后续治疗者，可采用肝动脉和（或）门静脉置泵（皮下埋藏灌注装置）做区域化疗栓塞；对估计手术不能切除者，也可行放射介入治疗，经股动脉做选择性插管至肝动脉，注入栓塞剂（常用如碘化油）和抗癌药行化疗栓塞，部分患者可因此获得手术切除的机会。

3. 放疗

对一般情况较好，肝功能尚好，不伴有肝硬化，无黄疸、腹腔积液、脾功能亢进和食管静脉曲张，癌肿较局限，尚无远处转移而又不适于手术切除或手术后复发者，可采用放疗为主的综合治疗。放疗分为外放疗和内放疗。外放疗包括立体定向放疗（SBRT）、三维适形放疗（3D-CRT）、调强放疗（IMRT）、图像引导放疗（IGRT）。内放疗包括 ^{90}Y 微球选择性内放射治疗、^{131}I 单克隆抗体、放射性碘化油、^{125}I 粒子植入等。

4. 生物治疗

常用的有免疫核糖核酸、干扰素、白细胞介素 -2、胸腺肽等，可与化疗联合应用。

五、护理

（一）护理评估

（1）评估肝区疼痛的性质、部位程度及伴随症状。

（2）评估有无黄疸、腹腔积液、腹胀、恶心、呕吐。

（3）评估意识状态有无改变。

（4）评估有无肺、骨、胸腔及脑等远处转移症状。

（5）心理评估：评估有无绝望、预感性悲哀、恐惧等不良情绪及家庭支持情况。

（二）护理措施

1. 病情观察

（1）观察有无肝区疼痛、消瘦、乏力、食欲减退、腹胀、恶心、呕吐、腹泻等症状。

（2）了解意识状态，观察有无肝性脑病的早期表现。

（3）观察有无呕血、便血等消化道出血情况。

（4）记录尿量，观察水肿、黄疸加深的程度。

2. 症状护理

（1）癌痛患者首先在精神上给予支持，转移注意力，以减轻疼痛。疼痛明显时可遵循三阶梯止痛治疗原则使用止痛剂，注意观察止痛药物的疗效及不良反应。

（2）如患者突然腹痛伴有腹膜刺激征与休克，多为肝癌结节破裂。一旦确诊应绝对卧床，肝区腹带加压包扎，给予输血及止血药物应用。

（3）肝癌并发上消化道出血者给予止血治疗，必要时行介入治疗。

（4）继发感染者要注意口腔及皮肤的护理。

（5）腹胀伴有腹腔积液者，应取半卧位，衣物宽松柔软，记录 24 h 出入量，观察并记录体重及腹围变化，行腹腔穿刺腹腔积液，观察腹腔积液的量及性质。

（6）肝性脑病者使用降血氨药物，限制蛋白质的摄入，保持大便通畅，禁用肥皂水灌肠。

（7）若患者出现黄疸、皮肤瘙痒等阻塞性黄疸的表现，可做经皮穿刺胆汁引流。

（8）腹胀明显影响进食或有低蛋白血症时，给予静脉营养支持。

3. 心理护理

加强与患者及家属沟通，了解患者心理状况。医护人员应多关心患者，鼓励亲友探望患者，给予情感支持、治疗经费支持，减轻患者的恐惧和不安心理，帮助患者树立战胜疾病的信心。

（三）健康指导与康复

（1）HBsAg 阳性者应积极治疗，定期检查 AFP。

（2）禁酒，保持生活有规律，防止情绪剧烈波动和劳累。

（3）患者保持乐观的情绪，建立积极的生活方式。

（4）按医嘱服药，忌服损肝药物。

（5）全面摄取营养素，增强机体抵抗力。

（6）定期复查，有利于治疗方案的调整。

（邹　赟）

第四节　小肠癌

小肠恶性肿瘤占胃肠道全部恶性肿瘤的 2% ~ 3%。男性多于女性约 2 倍，在 45 岁以后患病率上升，60 ~ 70 岁较多。原发性小肠恶性肿瘤分为 4 类：癌、类癌、恶性淋巴瘤和肉瘤。其中以癌肿居多。据国内文献 4 640 例小肠恶性肿瘤中，小肠癌占 35.4%，其中十二指肠和近端空肠较其他部位多见。本病多见于中年以上，平均年龄 50 岁。男女之比为 1 ∶ 14。

一、病因与发病机制

病因不明。小肠癌位于十二指肠者多见，空肠及回肠的发病率较低。在组织学上根据细胞形态及排列，可分为腺癌、黏液癌及未分化癌 3 型，而以腺癌最多。大多数小肠癌呈息肉样或溃疡型，当发生溃疡时，肿瘤可环绕肠腔周壁生长，最终堵塞肠腔。癌瘤扩散可通过直接浸润或区域淋巴管扩散，其中，十二指肠直接浸润更为常见。

二、临床表现

小肠恶性肿瘤的症状及病程，因肿瘤的类型及部位而异。一般认为，腺癌的平均病程为 5 ~ 6 个月，平滑肌肉瘤为 8 ~ 9 个月，类癌为 12 ~ 25 个月。位于十二指肠者症状出现较早；类癌多发生于回肠，症状相对较晚。小肠恶性肿瘤的症状为消瘦、肠梗阻表现、消化道出血、腹痛等，位于十二指肠者可有黄疸、频繁呕吐等，类癌穿孔可有腹膜炎表现。

三、辅助检查

1. 小肠癌钡剂造影

小肠钡剂造影可显示小肠疾病的部位、范围等，但阳性率较低。气钡双重造影法，特别是插管法小肠气钡双重造影，使对小肠出血性病变的诊断率提高 10% ~ 25%。小肠钡剂造影对血管性病变几乎没有任何诊断价值。

2. 放射性核素显像

放射性核素显像为非创伤性检查，主要用于小肠出血的定位，其敏感性强于血管造影。其小肠活动性出血诊断阳性率为 40% ~ 50%，但有时会出现假阳性。

3. 血管造影检查

小肠疾病尤其是消化道出血时选择血管造影检查。此方法是一种有效的诊治方法，只要看到对比剂外渗即可做出明确诊断，并同时进行栓塞治疗。但此项检查受失血速度和检查时机影响，必须在出血活动期将对比剂注入出血部位的供血动脉才能成功。

4. 胶囊内镜

胶囊内镜的问世为小肠疾病的诊断带来了一次革新。胶囊内镜只有曲别针样大小，检查时患者只需像吞服药物胶囊一样吞服胶囊内镜，穿着数据记录仪背心。吞服胶囊后，经医生检测确认胶囊进入小肠后即可离开医院。整个检查过程需要 8 ~ 10 h，检查后胶囊从肛门自行排出。胶囊内镜具有安全、无创、依从性好等特点，但其也具有不能进行病理检查和内镜下治疗的缺点。

5. 双气囊内镜

双气囊内镜可弥补胶囊内镜的缺点，进一步提高了小肠疾病的确诊率，对小肠出血、小肠梗阻和不明原因腹痛的确诊率较高，目前是小肠疾病诊断的金标准。缺点是检查时间长，患者痛苦较大。鉴于双气囊内镜操作较费时，对操作者技术要求高，有一定的操作风险，在中国尚未完全普及。

6. CT 仿真内镜

利用螺旋 CT 薄层无间隔扫描和计算机三维重建，即可获得类似内镜的动态重建图像。其局限性是不能观察黏膜颜色变化，对浅表细微结构变化不能分辨，不能进行活检及镜下治疗。

7. 剖腹探查

剖腹探查是最直接有效的方法，但对机体的损害也是最大的。

四、治疗

小肠癌主要采取手术治疗，手术探查时发现肿瘤比较局限，应争取将病变肠管连同系膜区域淋巴结一并切除，十二指肠癌的治疗，由于十二指肠与胰腺在解剖上关系密切，所以手术时常将十二指肠连胰腺头部同时切除（胰十二指肠切除术）。若癌瘤已有远处转移或癌瘤与肠系膜上动、静脉愈合，不能分离时，则可依梗阻部位不同做胃空肠吻合或十二指肠空肠吻合术，以解除梗阻，为打开进食通道，增强机体抗病能力与服用抗癌中药开辟途径。对于回肠末端癌应做右半结肠切除术。如肿瘤无法切除或无法彻底切除时，可在术中向肿瘤内注射抗癌药物，并于术后补加化疗及中医中药治疗。化学药物常用5-FU、丝裂霉素、长春新碱等。

五、护理

目前临床使用的抗肿瘤化疗药物均有不同程度的不良反应，它们在杀伤肿瘤细胞的同时，又杀伤正常的细胞。尤其是杀伤人体中生长发育旺盛的血液、淋巴组织细胞等。而这些细胞与组织是人体重要的免疫防御系统，破坏了人体的免疫系统，癌症就可能迅速发展造成严重后果，所以化疗患者应重视药物造成的不良反应，做好护理工作，防患于未然。

（一）基本护理

小肠肿瘤是指从十二指肠起到回盲瓣止的小肠肠管发生的肿瘤。小肠占胃肠道全长的75%，其黏膜表面积占胃肠道表面积的90%以上，但是小肠肿瘤的发生率仅占胃肠道肿瘤的5%左右，小癌症的中西医结合治疗其特色之处在于，从数百验方单方中，用现代科技手段筛选出具有抗肿瘤作用的中草药。根据不同肿瘤，不同病种病期辨证施治，灵活运用活血化瘀、软坚散结、清热解毒、扶正固本等中医理论，最大限度地发挥中医整体治疗的优势，使术后患者能增强体质，提高免疫功能；根治性放化疗患者能减轻或消除毒不良反应，增强疗效，晚期患者能减轻痛苦，延长寿命。

小肠肿瘤是指从十二指肠起到回盲瓣止的小肠肠管所发生的肿瘤。小肠占胃肠道全长的75%，其黏膜表面积占胃肠道表面积的90%以上，但是小肠肿瘤的发生率仅占胃肠道肿瘤的5%左右，小肠恶性肿瘤则更为少见，约占胃肠道恶性肿瘤的1%。小肠肿瘤的确切病因目前尚不清楚。小肠肿瘤的临床表现很不典型，一般与肿瘤的类型、部位、大小、性质及是否有梗阻、出血和转移有关。小肠肿瘤较胃肠道其他部位少见，其中良性肿瘤占1/4，恶性肿瘤占3/4。小肠肿瘤诊断较困难，易延误诊断及治疗。良性肿瘤常见有腺瘤、平滑肌瘤、脂肪瘤、血管瘤等，15%可恶变。

小肠恶性肿瘤手术需对病变肠段及区域淋巴结做较广泛的切除吻合。如为十二指肠恶性肿瘤则多数需做十二指肠胰头切除。如小肠肿瘤局部固定无法切除，可做旁路手术以解除或预防梗阻。

小肠恶性肿瘤早期诊断较难，切除率约为40%。切除术后5年生存率平滑肌肉瘤约为40%，淋巴瘤约为35%，腺癌约为20%。

（二）心理护理

1. 恐惧心理

由于患者文化背景、社交范围、信息的获取能力和心理承受能力的不同，患者表现出不同的心理特征及心理反应。大多数患者缺乏对自身疾病和癌症的充分认识与了解，且视癌症为不治之症，对癌症产生强烈的恐惧心理，对相关治疗失去信心，表现为紧张、害怕和不安。

2. 对化疗的依赖或否定

现阶段使用的抗癌药物大多数为细胞毒剂，化疗药物在体内达到抑制或杀灭肿瘤细胞目的的同时，也给机体正常的消化、吸收功能带来了不良反应。患者害怕化疗药物对身体影响大，难以适应化疗产生的乏力、恶心、脱发等痛苦，以及对化疗药物的疗效缺乏信心而放弃继续治疗的机会。

3. 悲观失望心理

对不同年龄段的癌症患者心理调查表明，45岁以下患者悲观失望者居多，由于30～45岁这一年龄段正是干事业赡养子女的阶段。而癌症和化疗却打乱他们的日常生活，严重影响了事业发展、家庭生活和人际交往，其社会角色与患者角色形成巨大反差，因此产生强烈的悲观失望心理，导致情绪低落、意志消沉，从而丧失了与疾病做斗争的信心。

4. 渴望社会支持

社会支持能增强肿瘤患者的适应性，提高其免疫能力，减轻其心身症状，延长其生存时间。癌症患者化疗前表现出明显的适应困难，这时他们不仅需要家人的支持和关怀，更需要亲友、同事、社会的鼓励和帮助。

现代医学研究证明，恶性肿瘤的发生、发展和预后与心理、社会因素有着密切的关系。有资料显示，不良的心理社会因素不仅是激烈的促癌剂，而且严重影响着恶性肿瘤患者的治疗和预后，使住院时间延长，降低患者的生活质量，并促进肿瘤的复发、恶化、转移等。恶性肿瘤患者的心理护理是一项复杂而艰巨的任务，根据每个患者不同的心理特征、文化素质、病情等，分别采取保密、公开和二者结合的不同心理护理方式，取得较满意的效果。

（三）化疗的护理

1. 骨髓抑制

骨髓抑制影响造血功能。大多数化疗药物有不同程度的骨髓抑制作用，而骨髓抑制又常为抗肿瘤药物的剂量限制性毒性，骨髓抑制在早期可表现为白细胞尤其是粒细胞减少，严重时血小板、红细胞、血红蛋白均可降低，造成患者免疫力下降，易造成感染，严重者可造成败血症，因此，患者化疗后，应在医生指导下，做好各种血液检查。

2. 口腔溃疡及口腔炎

口腔溃疡及口腔炎是常见的不良反应之一，已造成患者的细菌感染，这时需要加强护理，建议用生理盐水、朵贝尔溶液漱口，每日3次，溃疡严重时用溃疡散涂抹。让患者多饮水，多与人交谈，来促进咽部活动，减少充血水肿，让患者养成按时刷牙、漱口、合理休息，保持口腔清洁，减少感染机会。

3. 胃肠道反应

化疗后的患者常出现食欲缺乏、恶心、呕吐等胃肠道反应。可采用耳穴压豆的方法治疗胃肠道反应。方法：在耳郭局部用75%乙醇消毒，选择耳部的口穴、胃穴、食管穴、贲门穴及耳屏内侧皮质下穴，将中药王不留行籽（一粒）放于0.5 cm×0.5 cm胶布中心贴压在耳穴上，嘱患者每次按压10～15 min，每日3～5次，直到产生麻、微痛及热感为宜。双耳交替进行。在饮食方面，应吃清淡、易消化的食物。建议选择流食、半流质食物，以减少食物在胃内的停留时间，增加其吸收。

4. 肾毒性及尿酸结晶化疗药物可造成肾损伤

主要表现为肾小管上皮细胞急性坏死、变性、间质水肿、肾小管扩张等，严重者会出现肾衰竭。患者临床表现为腰痛、血尿、水肿、小便化验异常等，化疗后应予以重视。化疗时由于大剂量给药会造成肿瘤组织崩解，尿酸排出量增多，严重时可在肾实质、肾小管、肾盂内结晶、沉积，导致尿闭、尿毒症。所以化疗患者要在医护人员指导下多饮水，增加静脉补液量，使其有充足的尿量。

（四）化疗期间的饮食护理

多吃高蛋白、多维生素、低动物脂肪、易消化的食物及新鲜水果、蔬菜，不吃陈旧变质或刺激性的东西，不吃碳酸饮料等产气食物，少吃熏、烤、腌泡、油炸、过咸的食品，主食粗细粮搭配，以保证营养平衡，防止腹胀、腹泻和便秘。

酸、甜、苦、辣、咸的搭配：酸能收敛，生津开胃；甜能益脾胃；苦能泄下、燥湿，少量可开胃；辣也能开胃；咸能通下、软坚。食品基本上都是以上五味，或几味混合在一起，肿瘤康复期患者应选择有一定抗癌成分和有软坚散结作用的食品。

补充有营养的食品。除大米、小麦、小米、大豆等外，鸡、羊、牛肉是补气的食品，体虚的肿瘤患者可食用。鸭、鲫鱼、鲳鱼具有补益健脾的作用，海参、海蜇、鲍鱼、海带、荸荠、菱角能软坚散结，可以消"痞块"，木耳、猴头蘑、香菇、金针菇等多种食用蘑菇都是具有一定的抗癌作用。尤其是香菇的营养价值超过所有的蘑菇，含有 7 种人体必需氨基酸，含有钙、铜、铁、锰等微量元素，还含有多种糖和酶，能提高和增强人体免疫力。

蔬菜、瓜果及豆类含有丰富的多种维生素和微量元素，有一定防癌和抗癌作用。黄豆、甘蓝、大白菜均含有丰富的微量元素钼，西红柿、胡萝卜、空心菜、大枣含有丰富的维生素 A、维生素 C 和 B 族维生素等，其中空心菜含有多种维生素。蒜薹、韭黄、菜心、包心菜除含有丰富的维生素外，还含有可增高芳基羟基化酶活性基质，可抗御化学致癌物质的致癌作用。

（五）放疗后心理护理

恶性肿瘤患者在心理上承受着巨大的压力，普遍存在着不同程度的焦虑症状，所以在临床护理工作中对患者做好心理护理是十分重要的。首先护士要有强烈的同情心，高度的责任心、爱心，要积极主动地向患者及家属介绍主治医师、放疗技师、病区环境、同病室患者，让患者感到亲切，消除陌生、恐惧心理。其次由于多数患者对放疗缺乏正确的认识，在治疗前护士要简明扼要地向患者及家属介绍有关放疗知识、可能出现的不良反应及需要配合的事项，提倡患者阅读有关治疗的知识手册，陪同患者及家属到放疗室、操作室参观，解释放疗过程、时间、费用，使患者和家属能安排好工作和生活，安心治疗。

（刘　炎）

第五节　大肠癌

大肠癌包括结肠癌和直肠癌，是常见的消化道恶性肿瘤。其发病率在世界不同地区差异很大，以北美洲、大洋洲最高，（24～34）/10 万；欧洲居中，（17～23）/10 万；亚非地区较低，中国香港为（12～15）/10 万，日本为 10/10 万，印度为 3/10 万，我国南方，特别是东南沿海明显高于北方。近 20 多年来，世界上多数国家大肠癌发病率呈上升趋势，可能与生活水平改善、饮食结构西化有关，我国大肠癌发病率上升趋势也十分明显。

一、病因与发病机制、分型

（一）病因与发病机制

大肠癌的病因尚未完全清楚，目前认为主要是环境因素与遗传因素综合作用的结果。

1. 环境因素

大肠癌具有明显的地理分布性。日本人和中国人大肠癌发病率低于美国人，但移居到西方国家后，大肠癌的发病率即上升，且均见于移民的第二代，流行病学调查发现，大肠癌高发国家的饮食以高脂肪为特点，而发病率低国家的居民中脂肪含量较低。过度摄取饱和动物脂肪，糖分吸收过快，从而增加胆汁分泌，加快了胆固醇衍生物在大肠内的积聚和浓缩，在肠道细菌的作用下，产生可能与大肠癌发生有关的代谢产物，已知脱氧胆酸和石胆酸都为致癌物质，可能导致大肠癌的发生。食物中纤维素含量缺乏，可使从肠道排空减慢，因而肠内的胆酸、胆固醇与细菌作用时间延长，产生致癌物质增多，与肠黏膜接触时间延长。这可能是吃大量植物纤维素的非洲人大肠癌发病率较低的原因。

2. 遗传因素

近年来，对大肠癌的遗传因素有了进一步了解。从遗传学观点，可将大肠癌分为遗传性（家族性）和非遗传性（散发性）。前者的典型例子如家族性结肠息肉综合征和家族遗传性非息肉病大肠癌。后者主要是由环境因素引起基因突变。

3. 其他高危因素

（1）慢性炎症的刺激：如溃疡结肠炎、血吸虫性结肠炎、肉芽肿性结肠炎等炎症可使肠黏水肿、渗出，反复的组织破坏及修复过程致使肠壁纤维组织增生，导致肠壁肥厚、肠腔狭窄甚至促使上皮细胞间变，逐渐发展为癌变。据统计，溃疡性结肠炎的癌变率为 6% ~ 11%，比正常人群高出 5 ~ 10 倍；血吸虫病的大肠癌发病率可高达 44.2%；克罗恩病合并结肠癌的机会可比一般人群高出 20 倍。

（2）良性肿瘤的恶性病变：结肠癌常由大肠腺瘤恶变而来。Helwig（1959 年）统计，结肠直肠癌患者尸检约一半曾有腺瘤。小于 1.0 cm 恶变率为 1%，1 ~ 2 cm 恶病率为 10.2%，大于 2.0 cm 恶变率可达 34.7%。

（3）放射治疗：盆腔接受放射治疗后，结直肠癌发生率增加 4 倍，大多数发生在放疗后 10 ~ 20 年，癌灶位于原放射野内。

（4）其他因素：亚硝胺类化合物中致癌物不仅是人类食管癌及胃癌的重要原因，也可能是大肠癌的致病因素之一。原发性与获得性免疫缺陷症也可能为本病的致病因素。大肠癌患者的家族成员中死于大肠癌的要比一般家庭成员高 4 倍，这可能与相同饮食习惯或遗传因素有关。某些病毒在癌变中有作用。胆囊切除；胃切除、迷走神经切除的患者，癌发生率较高。

（二）分型

1. 大体分型

大肠癌发病部位最多见于直肠与乙状结肠，占 75% ~ 80%；其次为盲肠（4% ~ 6%）及升结肠（2% ~ 3%）；最后为结肠肝曲、降结肠、横结肠及结肠脾区。1982 年，全国大肠癌统一规范的大体分型标准如下。

（1）早期大肠癌：早期癌是癌限于大肠黏膜及黏膜下层，无淋巴结转移，可分为 4 型。①扁平型：此型多为黏膜内癌。②息肉隆起型（Ⅰ型）：又可分为有蒂型（Ⅰp）、亚蒂型（Ⅰs）或广基型。此型也多为黏膜内癌。③扁平隆起型（Ⅱa）：大体呈分布状，此型多累此黏膜下层。④扁平隆起溃疡型（Ⅱa + Ⅱc）：大体如小盘状，边缘隆起，中心凹陷，此型累及黏膜下层。

（2）中、晚期大肠癌：中、晚期大肠癌也可分为 4 型。

隆起型：又称髓样癌，瘤个体大，质软，向肠腔突出呈结节状、息肉状或菜花状，边界清楚，有蒂可广基。好发于结肠任何部位，此型肿瘤一般发展较慢，治疗效果较好。

溃疡型：肿瘤表面形成较深的溃疡（一般深达肌层或超过之），边缘隆起。好发于远段结肠与直肠，预后较差。

浸润型：肿瘤向肠壁各层弥漫浸润，肠壁增厚，形成环形狭窄，易引起肠梗阻，好发于直肠、乙状结肠与降结肠。

胶样型：肿瘤外形各异，可有上述 3 种外形，外观及切面均呈半透明胶冻状，好发于右侧结肠及直肠。

2. 组织病理学分类

组织病理学分类包括：①管状腺癌；②乳头状腺癌；③黏液腺癌；④印戒细胞癌；⑤未分化癌；⑥腺鳞癌；⑦鳞状细胞癌（简称鳞癌）；⑧小细胞癌；⑨类癌。

以管状腺癌最多见，鳞癌少见，后者见于直肠与肛管周围。大多数大肠癌细胞分化程度较高，因此病程较长，转移较迟，但也有癌细胞分化程度低，病程进展快。

二、临床表现

1. 结肠癌的临床表现

结肠癌患者大多已中年以上，其中位数年龄为 45 岁，约有 5% 患者的年龄在 30 岁以下。结肠癌的临床表现随其病灶大小、所在部位及病理类型而有所不同。不少早期结肠癌患者在临床上可毫无症状，但随着病程的发展和病灶的不断增大，可以产生一系列结肠癌的常见症状，如大便次数增多、大便带血和黏液、腹痛、腹泻或便秘、肠梗阻，以及全身乏力、体重减轻和贫血等症状。整个结肠以横结肠中部为界，分为右半结肠和左半结肠两个部分，此两部癌肿的临床表现各有其特点。

（1）右半结肠癌：右半结肠肠腔宽大，粪便较稀，肠壁薄易扩张，此部位的癌多为肿块状或溃疡型，较少环状狭窄。故临床表现多为腹痛、便血、贫血、腹部肿块、消瘦和恶病质。①腹部疼痛：多属右中、下腹隐痛，如结肠肝曲癌肿而粪便又较干结也可表现为绞痛。癌肿已穿透肠壁引起局部炎症时，可出现肿块和压痛。②排便习惯改变及便血：溃疡型癌肿易使粪便稀薄，次数增多，并导致血便或大便隐血试验阳性。经常腹泻或便秘或腹泻与便秘交替出现。③腹部肿块：癌肿生长到相当大时，可能触摸到腹部肿块，癌肿穿透肠壁浸润肠外组织或有小穿孔时引起局部炎症粘连，也可表现为腹部肿块，并有压痛，常感腹胀。④贫血和恶病质：患者贫血的主要原因是癌肿出血，慢性失血所致。晚期患者因贫血、营养不良、全身消耗，将出现消瘦、乏力、水肿、低蛋白血症及恶病质表现。

（2）左半结肠癌：左半结肠肠腔细，肠内粪便较为干燥硬结。此部位的肿瘤趋向于浸润型，常引起环形狭窄，易导致急、慢性肠梗阻。临床表现主要为腹部绞痛、排便困难、粪便带血。乙状结肠部位肿瘤在患者消瘦的情况下也可触及腹部包块。

腹部绞痛：是癌肿伴发肠梗阻的主要表现。梗阻可突发，出现腹部绞痛，伴腹胀、肠蠕动亢进、便秘和排气受阻；慢性梗阻时则表现为腹胀不适、阵发性腹痛、肠鸣音亢进、便秘、粪便带血和黏液，部分性肠梗阻有时持续数月才转变成完全性肠梗阻。

排便困难：半数患者有此症状，随着病程的进展，便秘情况愈见严重。如癌肿位置较低，还可有排便不畅和里急后重的感觉。

粪便带血或黏液：由于左半结肠中的粪便渐趋成形，血液和黏液不与粪便相混，约25%患者的粪便中肉眼观察可见鲜血和黏液。

2. 直肠癌的临床表现

直肠癌早期病变仅限于黏膜，多无明显症状，或仅有少量肉眼不易察觉的便血和便中夹带黏液，晚期则由于癌肿的迅速增大、溃疡、感染，侵及邻近组织器官而出现局部及全身症状，主要表现为排便习惯改变及便血等。

（1）排便习惯的改变：由于病灶刺激肠道而致肠功能紊乱所产生的大便习惯的改变。主要表现为便意频繁，大便次数增多，每日数次至十数次，多者达数十次。次数越多，所含粪汁越少，实际上每次只排出少量血液及黏液。大便变形、带有沟槽或便形变细、排便不尽感，其程度与癌肿大小有关。若便前肛内有明显坠胀感，便时里急后重并有下腹隐痛，估计病变较晚，预后不良。

（2）便血：多为鲜血或暗红色血，与大便不相混，是肿瘤坏死脱落形成溃疡面后的渗血，大量出血者少见，之后可有黏液排出。感染严重者，则可出现脓血便，量少，大便次数多，常易与细菌性痢疾相混淆。

（3）肠道狭窄及梗阻：癌肿绕肠道周径浸润生长，使肠腔狭窄，尤在直肠与乙状结肠交界处，多为浸润型癌，极易引起梗阻现象。直肠壶腹部癌，因多为溃疡型癌，直肠壶腹部较宽阔，估计1.5～2年才引起狭窄梗阻。表现为大便形态变细，排便困难，便秘，腹部胀气不适，阵发性绞痛，肠鸣音亢进等。

（4）肛门疼痛及肛门失禁：直肠下段癌如浸润肛管可引起局部疼痛，如累及肛管括约肌则可引起肛门失禁，脓血便经常流出，污染内裤；癌肿感染或转移，可引起腹股沟淋巴结增大。

（5）其他表现：直肠癌晚期如浸润其他脏器及组织，可引起该处病变症状，侵犯骶神经丛可使骶部及会阴部疼痛，类似坐骨神经部疼痛；侵犯膀胱、前列腺，可引起膀胱炎、尿道炎、膀胱直肠瘘，女性可引起阴道直肠瘘，阴道内排出粪便及黏液和脓血。肝转移可引起肝大、黄疸、腹腔积液等症状，全身症状可有贫血、消瘦、乏力、体重减轻等恶病质现象，有时还可出现急性肠梗阻、下消化道大出血及穿孔后引起弥漫性腹膜炎等症状。

三、辅助检查

1. 大便常规检查

大便中有红细胞、脓细胞。大便隐血试验呈阳性。

2. 血常规检查

可有贫血。

3. 直肠镜或乙状结肠镜检查

直视下肉眼所见可协助诊断，取活组织进行病理检查可以完全肯定诊断。

4. 纤维结肠镜检查

纤维结肠镜检查是诊断结直肠癌较好的方法。此检查可以明确肿瘤的形态大小、类型、位置、局部浸润范围，以及周围组织是否受累，并可根据具体情况做活组织病理切片检查，以确定肿瘤性质。

5. X 线检查

钡灌肠或气钡双重造影检查是诊断结直肠癌常用而有效的方法。此检查可显示肠蠕动情况和病变肠段情况。

6. B 超检查

此检查可以初步了解腹腔内情况及转移情况。

7. CT 检查

此检查可用于明确肿瘤侵犯的范围和程度，评价结肠镜及钡透检查结果的准确性。

8. 肿瘤相关抗原的测定

癌胚抗原（CEA）及单克隆抗体（RpHA）虽不具有特异性，但在诊断及估计预后，评价治疗效果等方面有一定意义。其 CEA 测定结直肠癌阳性率在 62.12%。

四、治疗

（一）外科治疗

手术切除仍然是结直肠癌的主要治疗方法。结肠癌手术切除的范围应包括肿瘤在内的足够的两端肠段，一般要求距肿瘤边缘 10 cm，还应包括切除区域的全部系膜，并清扫主动脉旁淋巴结。直肠癌切除的范围包括癌肿在内的两端足够肠段（低位直肠癌的下切缘应距肿瘤边缘 3 cm 以上）、系膜、周围淋巴结及受浸润的组织。1982 年 Heald 等报道，直肠癌根治术时，切除全部直肠系膜或至少包括肿瘤下 5 cm 的直肠系膜，对于降低术后复发率具有重要意义。临床上称为全直肠系膜切除术（TME）。

1. 结肠癌的外科治疗

（1）手术前准备：主要是肠道准备，是保证手术后吻合口 1 期愈合的关键。①机械性肠道清洁：手术前 3 d 起进少渣或无渣半流质，术前 2 d 改为流质，并适量补液。同时口服蓖麻油 60 mL，每日 1 次，连续 2 d，或用番泻叶 10 g，冲泡，连服 2 d。如第 1 日服药后导泻作用剧烈，第 2 日可服用半量泻药或只用 1 d 泻药，如导泻作用轻微，则连服 2 d，并将 2 d 泻药改在上午服用，无须灌肠。如连服 2 d，导泻作用不明显，则于第 2 日下午加服 20% 甘露醇 500 mL。②肠道制菌制备：手术前 1 d 口服甲硝唑 0.4 g 加卡那霉素 0.5 g（或庆大霉素 8 万 U），每 4 h 1 次，共服 4 次。

（2）根治性手术：根治性右半结肠切除术，适用于盲肠、升结肠、肝曲部肿瘤，切除范围包括回肠末端 10 ~ 20 cm、盲肠、升结肠、横结肠右半部和大网膜（图 5-1）；根治性横结肠切除术，适用于横结肠中部肿瘤，切除大网膜、横结肠及系膜，以及部分升降结肠（图 5-2）；根治性左半结肠切除术，适用于结肠脾曲、降结肠及乙状结肠癌，切除范围为左半部横结肠、乙状结肠及降结肠（图 5-3）。另外，癌肿广泛者可采用根治性全结肠切除术等。

（3）姑息性手术：癌肿已有肝转移等远处转移，而结肠癌的局部病变可切除时，争取做姑息性切除以缓解症状，术后辅以其他抗癌治疗，以延长生存期。单个的肝内转移灶，其所在部位切除困难不大时，可同时切除。如病变广泛浸润和固定而不能切除，可在癌肿部位的远近端肠段做捷径吻合手术，或在癌肿近端行双管造口，以解除梗阻。

结肠癌穿孔的处理：结肠癌穿孔大多发生在急性肠梗阻，因回盲瓣关系，呈闭袢性梗阻，肠腔压力过高，穿孔大多发生在盲肠，处理可遵循以下原则。急诊剖腹，按情况处理：①右侧结肠癌穿孔，可行右半结肠切除，一期吻合，彻底清理腹腔，并置引流；②左侧结肠癌穿孔，能切除者宜行左半结肠切除，近侧断端造口，如远端以下肠腔无梗阻，可暂缝闭，二期吻合。或双断端造口，二期吻合。癌肿溃破，局部或全身情况不允许做切除病例，结肠造口宜尽量选在肿瘤近端，并清除造口远端内粪汁，因其不能下排，以免术后粪汁随肠逆蠕动而不断污染切口或腹腔的可能。

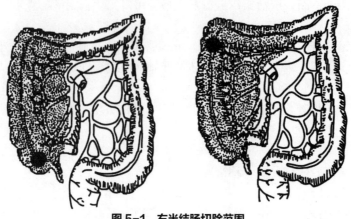

图 5-1　右半结肠切除范围

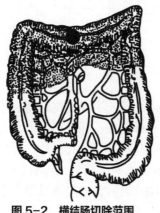

图 5-2　横结肠切除范围

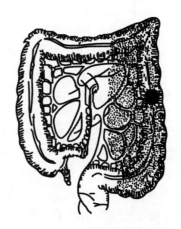

图 5-3　左半结肠切除范围

2. 直肠癌的外科治疗

结肠梗阻是直肠癌的晚期并发症之一。梗阻的发生可以是突发的或是隐匿的，呈急性或亚急性，完全性或不完全性，进行性不能缓解或间歇性可逆性。鉴于梗阻多发生在癌肿晚期，患者常伴长期慢性消耗、贫血、水电解质紊乱，故多数患者全身情况较差。术前积极准备，并有效地改善全身情况，纠正紊乱的内环境，以提高患者对手术的耐受性和安全性，这是保证手术得以顺利进行的必要条件。

（1）保留肛门及括约肌的直肠癌根治术：最常用的是直肠经腹低位切除，盆腔内腹膜外吻合术（Dixon 前切除术）（图 5-4）。施行该手术的患者，术后基本上都能保持良好的控制排便和排气功能。适用于直肠上段和中段癌。切除范围是在乙状结肠动脉第一支起点的近端结扎肠系膜下动脉，肠管的上切端在乙状结肠的上、中段交界处，距直肠癌边缘至少 5 cm 以外处切断下端。将乙状结肠中、下段，直肠上、中、下段及其余腹膜和腹膜外脂肪全部切除。乙状结肠上段和直肠中、下段在盆腔腹膜外吻合。席忠义等推出直肠癌经腹会阴根治术后会阴部原位人工肛门术，如股薄肌移植术、臀大肌移植术、结肠套叠术等。

（2）不保留肛门、并做永久性人工肛门的直肠癌根治术：对于直肠下段癌（癌肿下缘距肛缘在 6.0 cm 以下）宜行经腹会阴联合切除术（Miles 手术）（图 5-5）。本手术是将大部分乙状结肠、直肠、肛管、括约肌的全部，并包括肠系膜、直肠侧韧带、肛提肌和盆筋膜的一部分，坐骨直肠窝内和上述各处的淋巴组织，以及肛门周围皮肤的整块切除，并在腹部做永久性人工肛门。

（3）直肠癌扩大根治术：手术范围包括从肠系膜下动脉根部开始向下清除淋巴结，清除部分腹主动脉旁、双髂总、内髂外及闭孔淋巴结，在肠系膜下动脉根部（部分病例在痔上动脉根部）及痔中动脉根部结扎切除，沿骨盆侧壁切断肠侧韧带，沿骨盆壁切断肛提肌，彻底清除坐骨直肠窝中的结缔组织。

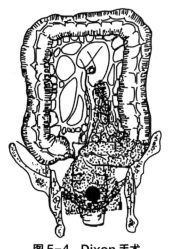
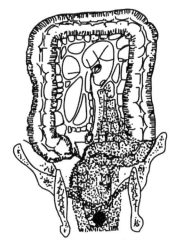

图 5-4　Dixon 手术　　　　　　图 5-5　Miles 手术

（4）联合脏器切除直肠癌根治术：对于女性中、下段直肠癌或侵及直肠前壁且浸出浆膜层，或已侵及阴道后壁、子宫等，需行盆腔后部内脏整块切除术。对于男性若位于腹膜反折以下，直肠前壁癌已侵及膀胱后壁和前列腺，应做全盆腔清除，尿路改道手术。

（5）乙状结肠造瘘术：对于癌肿局部浸润固定而无法切除，也可行乙状结肠双腔造瘘术，同时行双侧髂内动脉结扎，直肠动脉插管留待术后持续动脉灌注化疗，以期尽量延长其生存期。

（二）化疗

主要用于 Dukes B、C 期患者术后局部化疗及晚期患者姑息治疗。常用药物有 5- 氟尿嘧啶、5- 呋氟尿嘧啶、丝裂霉素等。近年来，研究开发的新药包括卡培他滨、草酸铂、盐酸伊立替康、C225 和 Avastin 等，临床证实对治疗晚期结直肠癌有一定疗效。结直肠癌化疗方案如下。

（1）左旋咪唑 + 优福啶：左旋咪唑 50 mg，每日 3 次口服，连服 3 d，每半个月重复（服 3 d，休息 12 d），疗程 1 年；优福啶，每次 3 ~ 4 片，每日 3 次口服，共 2 个月，休息 2 个月，再重复，共 1 年。

（2）FA+5-FU：FA 100 ~ 200 mg 静脉滴注（先用）；5-FU 600 mg/m² 静脉滴注（继用，6 ~ 8 h 内给入）。以上每日 1 次，连用 5 d，每 30 d 重复（用药 5 d，休息 25 d）。可用作治疗性化疗，如用于辅助化疗则用 6 个月。

一般情况较差或骨髓脆弱者，成人 FT-207 200 ~ 300 mg，每日 3 次口服；或 uFT 2 ~ 4 片，每日 3 次口服；或 HCFu 200 mg，每日 3 次口服。

（3）L-OHP+5-FU+FA：L-OHP 130 mg/m²，静脉滴注，第 1 日；FA 200 mg/m²，静脉滴注 2 h，第 1 ~ 5 日；5-FU 300 mg/m²（≤ 500 mg/d），静脉滴注 4 h，第 1 ~ 5 日（接 FA），每 21 d 重复 1 次。

（4）MOF 方案：MeCCNU 130 ~ 175 mg/m²，口服每 10 周 1 次；VCR 1 mg/m²，静脉注射，第 1 日，每 5 周 1 次；5-FU 10 mg/（kg·d），静脉滴注，第 1 ~ 5 日。每 5 周重复 1 次，有效率为 43.5%。

（5）Lev/5-FU 方案：5-FU 术后 3 周开始，450 mg/（m²·d），静脉注射，第 1 ~ 5 日，以后 450 mg/m²，静脉注射，每周 1 次，连用 48 周；左旋咪唑（Lev）术后 3 周开始，50 mg，每日 3 次，每 2 周服 3 d，连用 1 年。

（6）CF/FU 方案：包括中剂量和低剂量方案。①中剂量：醛氢叶酸（CF）200 mg/（m²·d），静脉滴注，第 1 ~ 5 日；5-FU 370 mg/（m²·d），静脉注射，第 1 ~ 5 日，每 4 周为 1 疗程。②低剂量：CF 200 mg/（m²·d），静脉滴注，第 1 ~ 5 日；5-FU 425 mg/（m²·d），静脉注射，第 1 ~ 5 日，每 4 周为 1 疗程。

术后应用 6 疗程。姑息化疗方案：应用于体内有明确病灶的患者，以缩小肿瘤、减轻症状、延长生存期为目的。

（7）常用方案：CF 200 mg/m²，静脉滴注（2 h 滴完）每日 1 次，第 1 ~ 5 日；5-FU 450 mg/m²，于 CF 用至 1.5 h 静脉注射，每日 1 次，第 1 ~ 5 日。每 4 周为 1 疗程。

（8）如经济条件许可，可选用下列方案。①草酸铂：130 mg/m²，静脉滴注，第 1 日，注意，不能用生理盐水和葡萄糖盐水稀释；CF 200 mg/m²，静脉滴注，每日 1 次，第 1～5 日。5-FU 450 mg/m²，静脉滴，每日 1 次，第 1～5 日，每 3 周为 1 疗程。②草酸铂：10 mg/m²，静脉滴注，第 1 日，注意，不能用生理盐水和葡萄糖盐水稀释；CF 200 mg/m²，静脉滴注，第 1 日；5-FU 400 mg/m²，静脉注射，第 1 日；5-FU 2 400～3 000 mg/m²，化疗泵 48 h 持续灌注。每 3 周为 1 疗程。

以上方案对治疗大肠癌肝转移效果较好。

（9）盐酸伊立替康 180 mg/m²，静脉滴注 90 min；CF 200 mg/m²；静脉滴注 2 h；5-FU 400 mg/m²，静脉注射；5-FU 600 mg/m²，静脉滴注 22 h。每 2 周为 1 疗程。

盐酸伊立替康 + 5-FU/CF 用于转移性大肠癌一线化疗的 I 期临床试验的疗效：确认的缓解率为 37%，无疾病进展时间为 6.9 个月，中位生存期为 15.9 个月。

（10）草酸铂 130 mg/m²，静脉滴注 2 h，第 1 日；卡培西滨 1 000～1 250 mg/m²，每日 2 次口服，第 1～14 日，每 3 周为 1 疗程。此方案对晚期结直肠癌的有效率约 55%。

（11）草酸铂 85 mg/m²，静脉滴注 2 h，第 1 日；盐酸伊立替康 200 mg/m²，静脉滴注 90 min，每 3 周为 1 疗程。

（12）CF 20 mg/m²，静脉滴注，第 1～5 日；5-FU 400～600 mg/m²，静脉注射，第 1～5 日；经基喜树碱 6～8 mg/m²，静脉滴注，第 1～5 日，每 4 周为 1 疗程。若已有腹腔播散伴有腹腔积液，可行腹腔化疗，选用顺铂、卡铂或 5-FU。

如患者一般情况较差，不能耐受静脉化疗，可选用口服优福定（UFT）200 mg，每日 3 次；或 FT-207，200 mg，每日 3 次，每月 1 个疗程，用 1～2 个疗程后再评价是否继续。有条件者，可口服卡培西滨，1 500～2 000 mg，每日 2 次，连用 14 d，停 1 周重复 1 次。

区域性化疗：提高结直肠癌的手术切除率，降低术后复发的肝转移是结直肠癌治疗中尚待解决的问题。区域性化疗即可提高局部化疗药物的血药浓度以达治疗的目的，又可避免或降低化疗的毒不良反应，目前区域性化疗的方法有动脉插管化疗及门静脉系统化疗。Warren 等报道，自外科置入的肝动脉导管在 24 h 内注入 5-FU 1.5 g/m²，在开始的 2 h 和最后的 2 h 经静脉注入 FA（最大剂量 400 mg/m²），在 6 周内每 2 周进行 1 次，可评价的 31 例患者中，完全缓解 2 例，部分缓解 13 例，有效率为 48%，中位有效期 8 个月，中位生存期为 19 个月。也可用 DDP 80 mg/m²，5-FU 600 mg/m²，每个月重复。有条件者可栓塞治疗，栓子用胶原、顺铂、柔红霉素及丝裂霉素的混合物或碘油及顺铂制成。局部毒性主要表现为化学性肝炎、胆管坏死及硬化性胆管炎等。36%～50% 接受肝动脉灌注化学治疗的患者可出现肝外复发，最常见于肺，为了延迟或防止肝外转移，可在肝动脉灌注化疗时联合应用全身化疗。

（三）放疗

放疗主要用于与手术结合的综合治疗，由于结肠癌对放疗不敏感，仅适用于结肠癌患者的术中放疗，如手术中疑有癌残留，关腹前可将患者送入放疗室，避开小肠及输尿管，用 β 射线 1 次照射 15～17 Gy。

（四）生物治疗

大肠癌的生物治疗处于探索阶段，临床上应用：①细胞因子，如 IFN、TNF、IL-2、LAK 细胞等；②单克隆抗体，如 C225 等；③免疫效应细胞，如肿瘤浸润淋巴细胞（TII）、淋巴因子激活的杀伤细胞（IAK）、细胞因子诱导的杀伤细胞（CIK）、细胞毒淋巴细胞（CTL）、NK 细胞等；④免疫刺激剂，如卡介苗、OK-432、蛋白质疫苗、肿瘤细胞疫苗、树突状细胞疫苗等；⑤基因药物，如 p53 基因、E1-B 缺陷腺病毒等。上述方法治疗大肠癌的疗效不肯定，基因疗法也还处于实验研究阶段。已有学者成功用野生型 p53 基因在体外转染大肠癌细胞株，使其生长明显受抑制，显示了 p53 抗癌基因在大肠癌治疗中的潜在价值。

综合治疗以手术为主，辅以放疗、化疗、中医中药或免疫治疗，可望提高疗效，有的病例可以考虑应用冷冻、电凝等方法。

（五）预后

大肠癌与胃癌、肺癌、肝癌、食管癌、胰腺癌等恶性肿瘤相比，其预后较好。影响大肠癌预后的因素很多，其中最主要的是病期的早晚，Dukes'A 期根治术后 5 年生存率超过 90%，但 Dukes'C 期的则仅 30% 左右。另一个主要原因是有无淋巴结转移，一旦发生区域淋巴结或远处淋巴结转移，预后很差。其他如年龄、病程、肿瘤大小、浸润肠壁周径多少、病理类型和分化程度、免疫状态和治疗方式等都对预后有影响。由于防癌知识的普及、现代检测手段及治疗方法的不断改进，可提高大肠癌的治愈率。

五、护理

（一）基础护理

1. 加强心理关怀

患者做完大肠癌手术之后，往往会有非常明显的疼痛感，这时除了要及时服用镇定止痛药物之外，还要加强心理关怀，要和其沟通交流，分散其注意力，帮助其建立一个乐观的心态，这样有利于身体的康复。

2. 术后饮食注意事项

大肠癌患者术后应该禁食 3 ~ 4 d，这个时期应该静脉注射营养液，3 ~ 4 d 之后可以适量地吃一些流食，如小米粥、鸡蛋粥等，这类食物易消化且营养丰富，对患者的康复很有帮助。

3. 注意伤口变化

大肠癌患者做完手术之后，需要注意伤口变化，看是否有伤口出血、感染的情况，如果有的话要及时通知医生，采取干预措施，避免情况进一步恶化。

4. 适度运动

大肠癌患者做完手术之后，如果身体条件允许的话，可以适度地下床走动一下，这样不仅有利于伤口的康复，更能增强患者的个人体质，为后续的放化疗做好准备，但是运动时一定要做好防护措施，避免运动损伤。

护理大肠癌患者需要注意的细节很多，如加强心理关怀、注意饮食起居、注意身体变化、适度地运动等。只有做好护理工作，患者才能早日恢复健康。另外，患者本身也要调整好心态，不要被病魔所吓倒，要保持积极乐观的态度，要有战胜病魔的信心。

（二）大肠癌手术护理

大肠癌与长期高脂肪、低纤维素饮食、遗传、肠息肉、溃疡性结肠炎等因素有关。其常见症状有大便次数增多，里急后重，大便带血或黏液。随着癌肿的增大，逐渐出现大便扁细、排便费力，甚至出现腹痛、腹胀等梗阻表现。行根治性切除是主要治疗手段。

1. 术前护理

（1）饮食：宜进高蛋白、高热量、高维生素、易消化的营养丰富的少渣饮食，以增加机体的抵抗力；忌辛辣、坚硬食物，减少对肠道的刺激。

（2）检查：除做好直肠指诊和直肠镜检外，患者还要进行心、肺、肝、肾等脏器的功能检查。

（3）肠道准备：可减少或避免术中污染、术后感染，增加手术的成功率。

1）饮食的控制：术前 2 d 给足够的流质，每日 4 ~ 5 餐，量 300 ~ 500 mL，如稀饭、蒸蛋、菜汤、藕粉等，以减少粪便，清洁肠道，有梗阻的患者应禁食。

2）抗生素的应用：术前 3 d 口服甲硝唑、庆大霉素等，每日 3 次，饭后服用。其作用是抑制肠道细菌、预防术后感染。由于肠道在使用抑菌剂时对维生素 K 吸收障碍，故同时要口服维生素 K。

3）缓泻剂的使用：在无梗阻的情况下，术前一晚需口服蓖麻油等缓泻剂。

4）机械性准备：术前一晚 8：00 和术日晨 6：00 清洁灌肠，直至无粪渣为止，灌肠时患者左侧卧位，中途有腹胀或便急时，嘱其做深呼吸。灌毕不宜立即排便，保留 10 ~ 15 min。灌肠途中，如出现剧烈腹痛、面色苍白、出冷汗等，要及时报告护士，立即停止操作并处理。

5）胃肠减压：术晨插胃管行胃肠减压。

（4）泌尿道准备：术晨留置气囊导尿管，防止术中误伤输尿管或膀胱；同时防止直肠癌术后膀胱后倾导致尿潴留或因麻醉、手术刺激盆腔神经引起反射性抑制而致排尿困难，一般于术后7 d拔除。

（5）阴道冲洗：女性患者为减少或避免术中污染、术后感染，在术前一晚及术日晨要进行阴道冲洗。

2. 术后护理

（1）严密监测生命体征，同时注意患者的一般情况、渗血情况及造瘘口血运是否良好。

（2）多种管道的护理：患者同时有胃管、尿管、氧气管、腹腔引流管或会阴部引流管，要注意维持管道的正确位置，保持通畅，注意无菌操作，特别要记录好各管道的引流量、颜色。

（3）体位：麻醉清醒后6 h，血压平稳者取半卧位，以利于引流。人工肛门术后，应向人工肛门侧－侧卧，以防止大便或肠液流出污染腹部切口。

（4）饮食护理。

1）禁食3～4 d，待肠蠕动恢复，肛门排气（人工肛门排气是指有气泡从造瘘口溢出）后，可进流食，1周后进半流食，2周左右可进容易消化的少渣普食，以减轻肠道负担，利于吻合口的愈合。

2）为了防止人工肛门排出大便有恶臭，患者宜吃酸奶、藕粉等食物，避免蛋、蒜、葱、虾等食物，以防止食物消化吸收后产生臭气。

（5）会阴部伤口的护理：术后会阴部伤口感染或裂开时，可用1：5 000高锰酸钾作温水坐浴，每日2次，坐浴后更换敷料。利于减轻或消除会阴及肛门部的充血、炎症、水肿和疼痛，保持清洁舒适，预防伤口感染，促进伤口愈合。

（6）人工肛门的护理。

1）局部皮肤护理：术后2～3 d开放结肠造瘘口，先用生理盐水棉球洗净造瘘口周围皮肤，涂上氧化锌软膏，以防止排出的大便浸渍皮肤而出现皮炎。待粪便成形有规律时，可只用清水洗净皮肤，保持干燥。

2）换袋方法：人工肛门无正常肛门的收缩功能，初期排便无感觉，不能控制，故使用人工肛门袋。换袋时，宜取坐位，袋内积粪要及时倾倒清洗，避免感染，减少臭气；取肛袋时，应从上环轻掀起，防止损伤皮肤。

3）大便成形及养成定时排便的习惯后，患者就可以在每日排便后用棉垫将造瘘口盖好，用绷带固定。

4）扩肛护理方法：人工肛门开放1周后，应开始扩肛，以松弛肛周肌肉，保持人工肛门通畅，避免因腹肌收缩及肠管回缩引起肛门狭窄，致排便困难。其方法为：戴手套用示指伸入肛门内4 cm左右，每次1～2 min，每日1次，插入手指时，切勿粗暴过深，防止肠穿孔；扩肛时，可张口呵气，防止增加腹压。

3. 出院指导

（1）生活饮食有规律，注意饮食卫生，不吃生、冷、坚硬食物，防止消化不良和腹泻，养成定时排便习惯。

（2）人工肛门坚持扩肛，每周1～2次，持续2～3个月；适当地掌握活动强度，避免过度增加腹内压的动作，如剧烈咳嗽、提重物等，防止人工肛门的黏膜脱出。

（3）术后3个月忌直肠指诊或肠镜检查，以免损伤吻合口。

（4）遵医嘱正确应用抗癌药，并定期复查。

（三）大肠癌造口手术后的护理康复常规知识及注意事项

1. 如何照顾造口

（1）造口产品的选择：术后第1日，造口就要开放，安装造口袋。造口用品繁多，护士会根据患者的造口情况及经济情况，与患者一起选择一种适合的造口用品。

（2）换袋的方法如下。

1）一件装造口袋的更换方法。

物品准备：一件装开口袋、皮肤保护粉、防漏膏、便袋夹、人工肛专用剪刀、量度尺、暖水、毛巾、抹手纸（柔软）。

操作步骤：①先用抹手纸抹去大便，然后用毛巾湿暖水清洁造口及周围皮肤，再用抹手纸擦干，观察造口及周围皮肤情况；②量度造口的大小，然后将尺寸用笔划在造口袋背面的猪油膏衬纸上；③用剪刀将造口袋背面的猪油膏的尺寸剪好；④使用前，要先将袋尾夹装上；⑤将猪油膏背面的纸撕去，在造口袋的猪油膏底圈周围涂上薄薄一层皮肤防漏膏，然后将整个袋贴在造口外露于袋内，而周围皮肤有猪油膏，使其紧贴于皮肤之上；⑥当造口袋有 1/3 或 1/2 满时，便需要将粪便放出，再夹回便袋夹。

2）两件装造口袋的更换法。

物品准备：护理胶片（底板）、造口袋、便袋夹、皮肤保护粉、防漏膏、油性笔或量度尺、暖水、毛巾。抹手纸（柔软）、人工肛专用剪刀。

操作步骤：①先用抹手纸抹去大便，然后用毛巾湿暖水清洁造口及周围皮肤，再用抹手纸擦干，观察造口及周围皮肤情况；②量度造口的大小，然后将尺寸用笔划在底板背面的猪油膏衬纸上；③用剪刀剪出所画的口，撕去底板粘贴面上的纸片，在周围再涂上薄薄的一层皮肤防漏膏，依造口位置紧贴底板于皮肤；④开口袋使用时，要先将袋夹装上；⑤将造口袋的胶环套在猪油膏的底板上；⑥装扣好后，轻轻往下拉一拉便袋，以试验是否牢固。

2. 开放式造口袋的清洁方法

（1）一件装造口袋的清洁：①开放造口袋的胶夹，将粪便放进厕所或便盆内；②用胶瓶装水从造口袋的开口处伸入冲洗造口袋。

（2）两件式开放式造口袋：①将造口袋的胶夹环与猪油膏的胶环分开；②开放造口袋的胶夹，将粪便放进厕所或便盆内；③将造口袋放在水龙头下冲洗，造口袋清洗后可重复使用，清洗时不能加刺激性大的肥皂粉清洗，可使用刺激性较弱的清洁剂如小儿沐浴液清洗造口袋；④洗净后放在阴凉处晾干，不要晒太阳。

3. 造口袋的保管

常温下保存，避免受热受压。

（四）结肠癌术后家庭护理

因手术而做肛门再造的患者，由于人工肛门没有括约肌，而且浑身上下都有异常的味道，患者常产生思想负担，因此要多解释和鼓励，并帮助和指导患者做好人工肛门护理。要让患者明白肛门再造仅仅是把肛门从会阴部转移到了腹部而已，并没有人用异样的目光看这件事，他自己完全可以控制自己的排便，自己和正常人没有任何差别。或者让他知道只有患者自己知道肛门在腹部，没有人能发现这个秘密。

手术后早期睡眠宜采取侧卧位，使人工肛门的一侧在上，这样可避免粪便污染伤口而引起感染。人工肛门周围的皮肤应保持清洁，每次排便后，用温水擦洗干净，并涂以凡士林软膏，以保护皮肤。定时用手指带上指套扩张人工肛门，当大便变细时，扩张更为需要。

应逐步养成定时排便的习惯。如有几天没有大便，可服用导泻药或到医院进行人工肛门灌肠。为防止腹泻，要注意饮食卫生，并少吃纤维素类食品或生冷、油腻的食物。

若患者有消瘦、骶骨部疼痛、会阴部硬块、腹块、腹腔积液、肝大，应及时到医院就诊。以早期发现转移等情况。

（邹 赟）

第六章　重症监护

第一节　呼吸功能监测

一、概述

进行机械通气的患者都存在不同程度的原发性或继发性呼吸功能损害，呼吸功能状态常决定着这些患者的病情严重程度和治疗成败，因此治疗过程中需要密切监测呼吸功能。近年来，随着机械通气理论和实践的发展，危重病病理生理的深入研究与电子计算机技术和传感技术的不断融合，呼吸机智能化程度不断增强。临床上，呼吸功能监测的指标可以通过数据、各种波形或动态趋势图表示，包括呼吸力学监测、肺容积监测、呼吸功监测等，我们通过分析连续性的监测数据，有利于及时采取相应诊治措施，有利于判断治疗效果和评估预后。

二、基本监测内容

（一）压力监测指标

压力监测一般指气道压力监测，气道压力在每一个呼吸周期内不断变化，常用的指标有峰压（P_{peak}）、平台压（P_{plat}）、呼气末气道正压（PEEP）等。P_{peak}指呼吸周期中压力感受器显示的最大压力，其数值过高会造成气压伤，原则上不能超过 4.41 kPa（45 cmH$_2$O）；P_{plat}指吸气末屏气，压力感受器显示的气道压力，实际上反映吸气末最大的肺泡跨壁压，原则上 P_{plat} 应该控制在 2.94 kPa（30 cmH$_2$O）以下；PEEP 指呼气末的气道压力，PEEPi 指 PEEP 为 0 时的呼气末肺泡压力，PEEP 可以改善气体在肺内的分布，但如果时间过长或设置过高，会对循环系统造成不利影响。P_{peak} 与 P_{plat} 主要反映呼吸道阻力（包括人工气道和管路），二者差值越大，说明呼吸道阻力越大。P_{plat} 与 PEEP 之差主要反映肺组织弹性阻力，差值越大，阻力越大。P_{peak} 下降至 P_{plat} 的坡度和持续时间反映肺组织的黏性阻力，坡度越大肺组织的黏性阻力越大。

（二）流量监测指标

机械通气时吸气相流速的形态可由呼吸机设置，呼气相流速的形态是由系统顺应性和呼吸道阻力决定。临床上常用的吸气流速波形为减速波，气流为减速气流时平均气道压力高、峰压低，且接近呼吸生理，因此减速波得到了广泛应用。

流量 – 时间曲线可以判断 PSV 模式的呼气转换水平，PCV 或 A/C 时的吸气时间是否足够，有无屏气时间；判断气流阻塞导致的 PEEPi 的高低，以及气道扩张药的疗效。当呼气末流速未降至 0（回到基线），说明存在 PEEPi，较高的呼气末流速对应较高的 PEEPi。应用支气管扩张剂后呼气峰流速增加，回复基线的时间缩短，提示病情有改善。如果管路中冷凝水积聚、气道内分泌物多，以及气道痉挛等，流速曲线出现锯齿样变化。

（三）容量监测指标

1. 潮气量和分钟通气量

容量是流量对时间的积分，多数呼吸功能够监测潮气量（VT），而分钟通气量则是潮气量与呼吸频率的乘积。正常人的 VT 一般为 5 ~ 10 mL/kg，其中一部分进入肺泡内能够有效地进行气体交换即肺泡容量，另一部分则进入传导气道和完全没有血流的肺泡，即无效腔。一般无效腔占 VT 的 1/4 ~ 1/3，相当于 2 ~ 3 mL/kg。正常人的分钟通气量约为 6 L/min。机械通气时应该根据不同疾病和同一疾病的不同阶段选择合适的呼吸频率（RR）和 VT，例如在严重支气管哮喘和 ARDS 患者均应选择小 VT，但前者 RR 应较慢，后者 RR 应较快，如果人机对抗，适当应用镇静药抑制自主呼吸。对于肺外疾病导致的呼吸衰竭或者 COPD 患者相对稳定时可选择深慢呼吸，即大 VT 慢 RR。一般情况下 VT 的变化与 RR 有关，RR 增快，VT 变小；反之 VT 增大，RR 减慢。如果 VT 增大伴 RR 增快常提示肺组织严重损伤或者水肿。

定压通气是通过调节吸气压力来改变潮气量的，因而潮气量相对不稳定，可随着患者呼吸道阻力及顺应性的变化而发生变化。定容通气时由于管路的顺应性，患者实际通气潮气量也略低于设定的潮气量。潮气量 – 时间曲线也可以用来判断回路中有无气体泄漏，以及反映呼气阻力。如有漏气，呼气量少于吸气量，潮气量曲线呼气支不能回到基线而开始下一次吸气。如果潮气量曲线呼气支呈线性递减而非指数递减，而且恢复至基线的时间延长，提示呼气阻力增高。

2. 肺活量

正常为 60 ~ 80 mL/kg，是反映肺通气储备功能的基本指标。

3. 功能残气量

正常人功能残气量为 40 mL/kg，或者占肺总量的 35% ~ 40%。体位改变会影响功能残气量。

（四）气流阻力指标

气流阻力指控制通气时，整个呼吸系统的黏性阻力，包括气道、肺和胸廓的黏性阻力。一般来说，气流阻力主要反映呼吸道阻力的变化。

吸气阻力（Ri）=（P_{peak} – P_{plat}）/（VT/Ti）

呼气阻力（Re）=（P_{plat} – PEEP）/V_{max}

V_{max} 指呼气初期的流速。阻力增大，说明气道分泌物增加或气道痉挛，也可能是肺组织水肿、肺泡萎陷不张或者胸腔积液。

（五）顺应性指标

机械通气时一般测定呼吸系统的总顺应性，分为静态顺应性（CS）和动态顺应性（Cdyn）。CS 反映气流消失后单位压力变化时 VT 的变化，其计算公式是：CS = VT/（P_{plat} – PEEP），其正常值为 60 ~ 100 mL/cmH$_2$O，CS 主要反映胸肺弹性阻力的变化；Cdyn 则为呼吸运动时，即气流存在时单位压力变化时 VT 的变化，其计算公式是：Cdyn = VT/（P_{peak} – PEEP），其正常值为 50 ~ 80 mL/cmH$_2$O，Cdyn 不仅受胸肺弹性阻力的影响，也受呼吸道阻力和黏性阻力等变化的影响。

（六）呼吸中枢驱动能力和呼吸肌力量指标

吸气用力开始 0.1 s 时对抗闭合气道产生的气道压，通常记录开始吸气 0.1 s 时的口腔压力，称为口腔闭合压（$P_{0.1}$），正常人小于 0.2 kPa（2 cmH$_2$O）。$P_{0.1}$ 可用来评价呼吸中枢的驱动水平。

最大吸气压（PI$_{max}$）标准方法是在 FRC 位，用单向活瓣堵塞吸气口，并迅速进行最大努力吸气，用压力表直接或者传感器间接测定，可以反映患者的自主呼吸能力，是呼吸肌和腹肌等辅助呼吸肌力量的综合反映。其正常值为 –9.81 ~ –4.90 kPa（–100 ~ –50 cmH$_2$O）。PI$_{max}$ > –1.96 kPa（–20 cmH$_2$O），一般需要机械通气。而机械通气患者，PI$_{max}$ < –2.45 kPa（–25 cmH$_2$O），撤机较易成功。

$P_{0.1}$ 和 Pd$_{max}$ 的监测一般需要留置食管气囊，以食管内压代替胸膜腔内压。

最大经膈压（Pd$_{max}$）是反映各肌收缩力量的准确指标，用一条带气囊的双腔管道，分别测定吸气时胃内和食管内的压力，两者的差值即为经膈压。在 FRC 位做最大努力吸气所测得的经膈压为 Pd$_{max}$，正常 Pd$_{max}$ 为 7.85 ~ 21.58 kPa（80 ~ 220 cmH$_2$O）。

膈肌肌电图（EMG）常用食管法测定，根据 EMG 的功率频谱评价膈肌功能，一般应用中位频率（Fc）、高位频率（H，150 ~ 250 Hz）与低位频率（L，20 ~ 50 Hz）的比值（H/L）表示。正常值范围：Fc 为 70 ~ 120，H/L 为 0.3 ~ 1.9。临床上需要动态观察，较基础值下降 20% 以上，提示可能有膈肌疲劳。

（七）呼吸功指标

克服整个通气阻力（主要是呼吸道阻力和胸肺组织的弹性阻力）所做的功称为呼吸功，因为吸气主动、呼气被动，所以呼吸功一般指吸气功，一般用胸腔压力变化与容积变化的乘积或者 P-V 曲线的面积来计算呼吸功。

但是存在较高通气阻力，尤其是存在 PEEPi 和较高气流阻力情况时，在吸气初期存在呼吸肌做功但无容量的变化，也就是说患者的触发功增加，因此上述计算方法有时低估了实际做功量。理论上流速触发可以减少触发功，更接近于生理。呼吸功包括呼吸肌和呼吸机做功两部分，原则上应该充分发挥自主呼吸做功，但在呼吸肌疲劳时应尽量减少自主呼吸做功。

（八）呼吸形式的监测

呼吸频率（RR）是反映病情变化较敏感的指标，呼吸动力不足或者通气阻力加大均可增加 RR。呼吸中枢兴奋性显著下降则 RR 明显减慢。由于通气模式或者参数调节不当也会影响 RR，因此该指标特异性较差。呼吸节律对诊断呼吸中枢的兴奋性有一定的价值，但是焦虑患者常出现不规则呼吸，高碳酸血症患者可以出现陈 - 施呼吸。

正常情况下，胸腹式呼吸同步，且以腹式呼吸为主。当呼吸肌疲劳或者胸廓结构变化时可以引起胸腹式呼吸幅度的变化，甚至胸腹矛盾运动。如果辅助呼吸肌如胸锁乳突肌、斜角肌等参与呼吸运动、张口呼吸或者出现吸气"三凹征"（吸气时胸骨上窝、锁骨上窝和肋间隙明显凹陷），则提示呼吸阻力显著增加、通气量不能满足需求或者呼吸肌疲劳。

（九）吸、呼气时间比（I/E）和吸气时间分数（Ti/Ttot）

关于 I/E 的监测和调节应该根据基础疾病和患者的耐受，以及舒适程度进行针对性个体化的调节。气流阻塞性疾病应采用深、慢呼吸，适当延长呼气时间；限制性通气障碍的患者宜选择浅快呼吸，适当延长吸气时间；急性肺组织疾病患者宜采用深快呼吸（以快为主）。

Ti/Ttot 是吸气时间 / 呼吸周期时间，一般呼吸肌在吸气时起作用，呼气时则由肺和胸廓的弹性回缩而驱动，正常人的 Ti/Ttot 值约为 0.3，一般不超过 0.35。如果 Ti/Ttot 值延长至 0.4 ~ 0.5，则提示呼吸肌无力。

（臧正明）

第二节　循环功能监测

一、概述

循环功能监测的目的在于能及时、准确发现各种循环功能异常，如容量负荷过重或不足、心律失常、循环阻力增高等，对于及时、合理地指导治疗，防止严重并发症及提高患者的救治成功率有重要的意义。

传统的循环功能监测项目包括观察意识表情、皮肤色泽、皮肤温度、触摸周围动脉搏动的频率和节律、测量动脉血压等，这些都是评估心功能和循环功能极有价值的指标。随着现代急危重症医学的发展，完整而系统的循环功能监测不仅要有以上的一般监测方法，还需要持续心电监护、直接或间接动脉血压监测、无创伤性和创伤性血流动力学监测等方法来共同实现。目前临床上常用的循环功能监测方法如下。

二、基本监测内容

（一）一般监测

1. 意识状态

循环系统的功能状态变化可直接引起中枢神经系统的血流灌注量改变，从而影响脑功能的表达，因此意识状态是循环功能的直接观察指标。患者如出现意识障碍如嗜睡、意识模糊、谵妄、昏迷，或出现表情异常，如烦躁、焦虑或淡漠、迟钝，甚至意识丧失，在排除了神经系统疾病之后，主要反映循环功能障碍的加重。

2. 心率

正常成人心率 60 ~ 100 次 / 分，监测心率可反映心血管功能状态的变化。心率增快，可能是循环血量丢失的早期征象，这种反应可先于血压及中心静脉压的变化或与两者同时出现。合并感染的患者，机体代谢率增高，需有足够的心排血量才能满足机体代谢的需要。根据 CO（心排血量）= SV（心搏量）× HR（心率），适当提高心率有利于提高心排血量。当心率大于 150 次 / 分时，心动周期缩短，舒张期充盈不足，CO 明显减少，且增加耗氧量。监测心率可以及时发现心动过速、心动过缓、期前收缩和心搏骤停等心律失常。

3. 呼吸状态

呼吸状态的改变可以间接反映循环功能的改变，例如急性左心衰竭表现为阵发性呼吸困难，休克、创伤或重症感染的患者早期呼吸多浅快，呈现呼吸性碱中毒，随着病情发展可出现酸中毒，严重时可出现呼吸窘迫。

4. 尿量

心排血量减少，循环功能不良必将导致肾血流灌注减少。临床上患者出现少尿或无尿，尿比重升高时，需观察每小时尿量、尿比重，当每小时尿量小于 30 mL，尿比重增加时，如果排除了肾性和肾后性因素，即表示出现了组织灌注不足或循环衰竭。

5. 颜面、口唇和肢端色泽

当周围小血管收缩及微血管血流减少，如急性失血、创伤或剧痛时，临床上可出现面颊、口唇及皮肤色泽由红润转为苍白，甚至发绀；急性心功能不全发作时表现为面色青灰、口唇发绀；重症感染发展至微循环障碍时可表现为发绀。

6. 毛细血管充盈时间和肢端温度

毛细血管充盈时间延长是微循环灌注不良及血液淤滞的表现，是反映周围循环状态的指标。如果在保暖的状态下，仍然出现四肢末端温度下降，四肢冰凉，可以证实周围血管收缩，皮肤血流减少，是反映周围循环血容量不足的重要指标。

（二）心电监护

心电监护是急诊室和重症监护病房最基本的床旁监测项目，临床心电监护的直接目的是及时发现、识别和确诊各种心律失常，最终目的是对各种致命性心律失常进行及时有效的处理，减低心律失常猝死率，提高急危重症患者抢救成功率，同时确保手术、特殊检查与治疗的安全。心电监护具有以下临床意义。

1. 及时发现和诊断致命性心律失常及其先兆

这是心电监护的主要目的，通过动态观察心律失常的发展趋势和规律，可预示致命性心律失常的发生。如某些急性器质性心脏病患者出现进行性增加的高危险性室性期前收缩，应警惕和预防随后可能出现的致命性心律失常。

2. 指导抗心律失常治疗

通过心电监护不仅可及时发现心律失常，初步确定心律失常的类型和程度，还能有效评价各种治疗措施的疗效及不良反应。

3. 监测电解质紊乱

电解质紊乱可影响心脏电生理活动，出现心电图的改变，诱发各种心律失常。通过心电监护可及时发现并对已经处理的患者进行治疗效果评价。

4. 手术监护

对各种手术，特别是心血管手术的术前、术中、术后及各种特殊检查和治疗过程中实行心电监护，以及时发现可能出现的并发症，并迅速采取救治措施。

5. 指导其他可能影响心电活动的治疗

当非抗心律失常治疗措施有可能影响到患者的心电活动时，也可进行心电监护以指导治疗。

（三）血流动力学监测方法

血流动力学监测是通过监测患者循环系统各部位的压力，同时监测心排血量（CO）、外周血管阻力（SVR）、肺血管阻力（PVR），结合氧动力学计算氧输送量（DO）、氧消耗量（VO）等参数，对患者循环功能异常做出判断，同时进行针对性和恰当的治疗。

1. 动脉压监测

动脉压监测分为无创血压监测和创伤性动脉压（ABP）监测。

（1）无创动脉压监测：可采用人工袖套测压法或电子自动测压法，需注意袖带绑缚的位置正确（肘上 2 cm）及松紧度适宜（可伸入一到两指）；电子自动测压时需注意避免频繁测压、测压时间过长或测压间隔太短，有可能发生疼痛、上肢水肿、血栓性静脉炎等。

（2）创伤性动脉压（ABP）监测：通过在周围动脉置入动脉导管，并经由换能器将机械性压力波转变为电子信号，由示波屏直接显示动脉压力波形和相关数值，并可连续监测、记录及分析。适用于各类危重患者、循环不稳定者。

1）置管途径：首选桡动脉，足背动脉及股动脉也可酌情挑选；尽量避免行肱动脉穿刺置管，以防发生动脉血肿或阻塞引起前臂血供障碍。

2）测压装置：包括换能器、加压冲洗袋、冲洗液及连接管道等。

3）有创动脉压波形：创伤性动脉压监测不仅能连续、实时地获得患者血压的数值，其波形也带给我们很多信息。正常的动脉压波形分为收缩期和舒张期，主动脉瓣开放和快速射血入主动脉时动脉压波迅速上升至峰顶；而血流从主动脉到周围动脉时波形下降至基线。下降支的重搏切迹是主动脉弹性回缩产生的。

2. 中心静脉压（CVP）监测

中心静脉压（CVP）监测是测定位于胸腔内的上、下腔静脉或右心房内的压力，衡量右心对排出回心血量能力的指标。操作简单方便，不需特殊设备，在临床上应用广泛。

（1）建立静脉通路。需经颈内静脉或锁骨下静脉穿刺置入深静脉导管，导管头端的位置以位于上腔静脉内为宜。

（2）影响 CVP 测定值的因素。

1）导管位置：头端应位于右心房或近右心房的上、下腔静脉内。

2）标准零点：以右心房中部水平线为标准零点，在体表的投射位置相当于仰卧位时第 4 肋间腋中线水平，患者体位发生改变应相应调整零点位置。

3）胸膜腔内压：行机械通气的患者胸膜腔内压增高，影响测得的 CVP 数值。

（3）CVP 数值：正常为 0.49 ~ 1.18 kPa（5 ~ 12 cmH$_2$O），通常认为小于 0.25 kPa（2.5 cmH$_2$O）提示心腔充盈欠佳或血容量不足，大于 1.47 kPa（15 cmH$_2$O）提示右心功能不全。但 CVP 的个体差异极大，临床上对其绝对数值的参考意义争论较大，通过动态观察其数值变化可能更有利于患者容量情况的判断。

（4）CVP 波形分析：正常波形有 a、c、v 三个正波和 x、y 两个负波，波形与心脏活动和心电图之间有恒定的关系。

3. 肺动脉漂浮导管

该方法又称肺动脉导管法（PAC）。1970年Swan-Ganz气囊漂浮导管应用于临床，为心功能障碍和其他危重患者的血流动力学监测提供了重要的手段，经过不断发展，目前Swan-Ganz导管不但能测量传统的参数如CVP、肺动脉压（PAP）、肺动脉嵌入压（PAWP）或称肺毛细血管嵌入压（PCWP）、连续心排血量（CCO）、每搏量（SV）等，新型的Swan-Ganz导管（图6-1）与仪器还可以连续测量右心室舒张末期容量（RVEDV）和右心室收缩末容量（RVESV），因此将压力监测与容量监测融为一体。应用Swan-Ganz导管的方法监测心排血量在多种方法中被临床视为金标准。同时可以监测外周血管阻力（SVR）与肺血管阻力（PVR），其计算方法与正常参考值见表6-1，在较多新型监护仪可以自动计算。

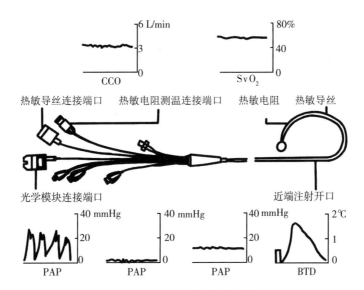

图6-1 Swan-Ganz漂浮导管的结构示意图

表6-1 常用血流动力学监测参数与正常参考值

指标	参考值	所占比例
脑组织重量	约1 350 g	约占体重的2%
脑血流量（CBF）	平均50 mL/（100 g·min）	
灰质	75 ~ 80 mL/（100 g·min）	
白质	20 mL/（100 g·min）	占总血流量15%
脑耗氧量（$CMRO_2$）	3.0 ~ 3.5 mL/（100 g·min）	占人体的20%
脑耗糖量（CMRglu）	4.5 g/（100 g·min）	占人体的10%
颈静脉氧分压（PvO_2）	4.3 ~ 5.9 kPa（32 ~ 44 mmHg）	
颈静脉氧饱和度（SvO_2）	55% ~ 75%	
颈动静脉氧含量差（$DAVO_2$）	4 ~ 8 mL/100 g	
颅内压（ICP）	1.1 ~ 1.6 kPa（8 ~ 12 mmHg）	

4. 脉搏指数连续心排血量（PiCCO）监测

一种较新的微创心排血量监测，是经肺温度稀释技术和动脉搏动曲线分析技术相结合的方法，能对心脏前负荷，以及血管外肺水进行监测。

（1）所需导管：中心静脉置管及股动脉放置PULSION导管。

（2）操作方法：做3次经肺温度稀释法测量对脉搏曲线心排血量测量做校正，然后根据脉搏曲线变化可以连续监测。

（3）优势：与漂浮导管比较，损伤较小，置管可能发生的并发症也少；同时，PiCCO 可以监测胸腔内血容量（ITBV）及血管外肺水（EVLW），能够更准确、及时地反应体内液体情况。

5. 每搏排出量变异度（SVV）

根据 Frank-Starling 曲线，回心血量超过一定程度后，心排血量不再随着心脏前负荷的增加而加大，呼吸对回心血量的影响也不会很大；反之，如果存在循环容量不足，随着呼吸而发生回心血量的周期性变化，导致心脏每搏排出量随之发生变化，即在基线的水平上产生一个变异度，即为 SVV。正常值应小于 13%，如果超过 13%，则提示继续扩容对提高心排血量仍有帮助。

6. 混合静脉血氧饱和度（SvO$_2$）及乳酸监测

对危重病和重大手术患者围手术期血流动力学及组织氧供需平衡的评估有重要意义。

（1）SvO$_2$：指肺动脉血的血氧饱和度，即经过全身机体摄氧、代谢后的静脉血在右心混合后所残留的氧含量，反映了全身供氧和耗氧之间的平衡，正常值为 60% ~ 80%，当发生贫血、心排血量降低（低血容量、心源性休克等）时，氧供减少，则 SvO$_2$ 值降低。临床上通常以上腔静脉血氧饱和度（SvO$_2$）来代替较难获取的 SvO$_2$；SvO$_2$ 或 SvO$_2$ 降低提示全身低灌注状态。SSC 2008 脓毒症救治国际指南中作为重要的要点强调了早期目标治疗（EGDT），推荐意见指出，应在最初的 6 h 之内，通过液体复苏与循环支持，使 SvO$_2$ 达到 70%，或 SvO$_2$ 达到 65%。

（2）乳酸：当机体处于应激状态时，组织氧利用度提高，若存在循环容量不足，氧供难以满足机体需要，则出现无氧代谢，乳酸值升高，并大于 4 mmol/L。近年来，许多临床循证依据证明了严重脓毒症与脓毒性休克的患者，血乳酸是可以反映预后的重要临床依据。同时，乳酸也是救治严重脓毒症与脓毒性休克患者疗效评价的重要监测指标。

（四）血流动力学参数的临床意义

CVP 是临床十分常用的评估容量状态的参数，但是很多因素会影响 CVP，如正压机械通气与呼气末正压（PEEP）等；同时 CVP 反映容量状态也较迟缓。临床应用中对同一患者的连续监测对评估与治疗有意义，同时可以在脓毒性休克救治中参考应用早期目标治疗（EGDT）。

LA 在救治复杂休克患者时十分重要，因为动脉压正常并不等于解除了全身或局部器官组织的低灌注。应用时可参考 SSC 2008 指南。临床研究也证实了 LA 升高是重症患者预后的独立相关因素。LA 升高提示低灌注状态。

SvO$_2$ 如果是经导管抽取混合静脉血做血气分析，就需要看该血气分析仪是否是直接测定氧饱和度，而不是换算得到的，否则结果不可靠。SvO$_2$ 是指经 Swan-Ganz 导管监测的，而经上腔静脉导管监测的为 ScvO$_2$，根据患者原发疾病的不同应具体分析。

MAP 是临床救治休克的最常用目标参数，按 EGDT 的早期治疗目标，应在尽量早的时间内（6 h）提高至 8.7 kPa（65 mmHg）以上。但是抗休克的根本目标并不是提高 MAP，而应该是纠正组织器官的低灌注，所以 LA 和尿排出量［ > 0.5 mL/（kg·h）］是可以补充的参考指标。

PAWP 升高提示左心功能不全。在鉴别诊断 ARDS 与心源性肺水肿时是重要的指标，如果 PAWP > 2.4 kPa（18 mmHg），提示心源性肺水肿，即左心衰竭。但是，在腹腔高压与腹腔间室综合征（ACS）的特殊条件下，应根据患者的个体化特征具体分析。

（五）循环支持

1. 容量治疗

（1）胶体液：血浆、人血白蛋白、羟乙基淀粉、动物胶、右旋糖酐等，能有效维持血浆胶体渗透压，改善循环状况；血液制品的来源有限，使得临床应用无法保证，人工胶体在应用时应注意，羟乙基淀粉有不同的制剂品种，每个品种有不同的平均相对分子质量与中位相对分子质量，以及分子替换率和每日最大用量。临床应用时注意具体品种的性质指标。动物胶的平均相对分子质量较小，另外还可能具有抗原性，应用中应注意。右旋糖酐制剂有不同的相对分子质量，应用有最大量限制，同时可能影响凝血功能。

（2）晶体液：通常可选用林格液或生理盐水，但需注意生理盐水大量输注可能产生高氯性酸中毒。

2. 血管活性药物

血管活性药物可以分为强心药物、血管收缩剂、血管扩张剂多重种型，应用时根据患者的血流动力学异常的特征应用。常用的药物包括多巴胺、去甲肾上腺素、血管升压素和多巴酚丁胺。

（1）多巴胺：作为脓毒性休克治疗的胰腺血管活性药物，多巴胺兼具多巴胺能与肾上腺素能 α 受体和 β 受体的兴奋效应，在不同的剂量下表现出不同的受体效应。小剂量［< 5μg/（kg·min）］多巴胺主要作用于多巴胺受体（DA），具有轻度的血管扩张作用。中等剂量［5 ~ 10μg/（kg·min）］以 β_1 受体兴奋为主，可以增加心肌收缩力及心率，从而增加心肌的做功与氧耗。大剂量［10 ~ 20μg/（kg·min）］则以 α_1 受体兴奋为主，出现显著的血管收缩。

（2）去甲肾上腺素：具有兴奋 α 受体和 β 受体的双重效应。其兴奋 α 受体的作用较强，通过提升平均动脉压（MAP）而改善组织灌注；对 β 受体的兴奋作用为中度，可以升高心率和增加心脏做功，但由于其增加静脉回流充盈和对右心压力感受器的作用，可以部分抵消心率和心肌收缩力的增加，从而相对减少心肌氧耗。因此，也被认为是治疗感染中毒性休克的一线血管活性药物。其常用剂量为 0.03 ~ 1.50μg/（kg·min），但剂量大于 1.00μg/（kg·min），可由于对 β 受体的兴奋加强而增加心肌做功与氧耗。

（3）肾上腺素：由于具有强烈的 α 受体和 β 受体的双重兴奋效应，特别是其较强的 β 受体兴奋效应在增加心脏做功、增加氧输送的同时也显著增加着氧消耗，血乳酸水平升高。目前，不推荐作为感染中毒性休克的一线治疗药物，仅在其他治疗手段无效时才可考虑尝试应用。

（4）血管升压素：通过强力收缩扩张的血管，提高外周血管阻力而改善血流的分布，起到提升血压、增加尿量的作用；血管升压素还可以与儿茶酚胺类药物协同作用。由于大剂量血管升压素具有极强的收缩血管作用，使得包括冠状动脉在内的内脏血管强力收缩，甚至加重内脏器官缺血，故目前多主张在去甲肾上腺素等儿茶酚胺类药物无效时才考虑应用，且以小剂量给予（0.01 ~ 0.04 U/min）。

（5）多巴酚丁胺：具有强烈的 β_1 受体、β_2 受体和中度的 α 受体兴奋作用，而 β_2 受体的作用可以降低肺动脉楔压，有利于改善右心射血，提高心排血量。总体而言，多巴酚丁胺既可以增加氧输送，同时也增加（特别是心肌）氧消耗，因此在脓毒性休克治疗中一般用于经过充分液体复苏后心脏功能仍未见改善的患者；对于合并低血压者，宜联合应用血管收缩药物。其常用剂量为 2 ~ 20μg/（kg·min）。

（臧正明）

第三节　脑功能监测

一、概述

尽管脑组织的重量仅占人体重量的 2%，但其耗氧量所占比例却是其重量的 10 倍（参见表6-1），表明脑组织的代谢率极高。但是，脑组织对氧气、糖和 ATP 等能源贮备却十分有限，使大脑需要持续的能量和氧的供给。正常大脑的平均脑血流量（CBF）为 50 mL/（100 g·min），如低于 20 mL/（100 g·min）时出现脑功能的损害，当低于 8 ~ 10 mL/（100 g·min）则导致不可逆性损害。前者称为神经功能衰竭临界值，后者为脑衰竭临界值。应该注意的是，不仅大脑灰质与白质间的结构、代谢特点和血供截然不同，而且，各脑区间也存在组织代谢的异质性。因此，在相同的病理损害条件下，脑组织各区域的病理损害程度也存在明显的差异。

总之，脑组织解剖、生理和代谢等特点，使其具有"高代谢、低储备、易损伤、难修复"的特点，这使得脑功能的实时监测愈显重要。

二、基本监测内容

由于脑组织的易损性，其功能难逆转和难恢复，因此，对脑功能监测提出了很高的要求。所谓监测是指对患者进行连续或接近连续的方法，实时评价其生理功能变化，以便及时采取相应治疗措施和

（或）判断治疗效果。由于大脑无时不受机体内环境的影响，尤其是当脑组织损伤时，脑血流自身调节功能受到不同程度的损害，此时血液循环、呼吸系统等对大脑的影响更加明显。另外，在原发性脑损伤后，其他系统的异常又会对脑组织造成继发损害。因此，应将脑外多系统监测也列入脑功能监测的范围。其监测的内容主要包括血压、血氧饱和度、二氧化碳分压、体温等。脑功能本身的监测主要是针对大脑本身的内环境或其生理功能的监测，主要包括神经功能体征、颅内压、脑血流和脑代谢等的监测。

（一）脑外多系统监测

1. 体循环动脉压（ABP）与平均动脉压（MAP）

因为主动脉根部与大脑中动脉的远端及桡动脉的平均动脉压变化基本一致，所以体循环平均动脉压（MAP）可代表颅内平均动脉压。颅内平均动脉压与颅内压的差值就等于脑的灌注压。因此，在颅内压恒定的情况下，MAP决定着脑组织的血液灌流。由于脑组织对于缺血、缺氧十分敏感，尤其是在发生脑组织损伤的情况下，脑功能不可逆性损害发生的时间更短，因此，应采用有创动脉血压监测方法，以便及时了解脑组织灌注的情况。

2. 动脉血氧分压和经皮氧饱和度（SpO_2）

血红蛋白实际携带的氧含量与其总的可携氧量之比等于血氧饱和度（SO_2）。动脉血氧分压和其血氧饱和度在体内温度、pH、$PaCO_2$和红细胞2，3-二磷酸甘油酸的影响下，存在着动态平衡，即氧解离曲线。另外，除血红蛋白本身异常的情况外，如碳氧血红蛋白和高铁血红蛋白，经皮氧饱和度与动脉血氧分压存在较恒定的关系。因此，可通过经皮氧饱和度的连续监测来反映机体的氧合情况。

3. 动脉二氧化碳分压（$PaCO_2$）和呼吸末二氧化碳分压（$EtCO_2$）

$PaCO_2$是影响脑血流量强的因素，尤其是在颅内顺应性下降的情况下。因此，$PaCO_2$的变化通过影响颅内压，进而对脑组织灌注压有着明显的影响，所以脑功能监测中需要持续监测$PaCO_2$。由于$PaCO_2$与$EtCO_2$呈线性变化关系，因此，可通过连续监测$EtCO_2$的变化获得$PaCO_2$的相对值。实际应用中，由于患者个体$PaCO_2$和$EtCO_2$存在的差值不同，故应通过数次血气分析的变化确定两者的对应关系。

4. 核心温度（Tc）

核心温度也称中心体温，是通过测定体腔内温度获得，一般通过测定食管、直肠、膀胱或肺动脉内的体温。由于在一定范围内体温每升高1℃，脑的代谢率就提高5%～7%。因此，对于脑功能已损害的患者，体温的增加可使能量代谢已近衰竭的脑组织进一步损害，造成脑功能进一步恶化。因此，Tc的连续监测具有重要意义。除上述需要连续监测的项目外，中心静脉压、血红蛋白、红细胞比容、血糖、水和电解质，以及酸碱平衡均应列入常规监测或检查项目中。

（二）脑功能的监测

脑功能的监测首先应包括临床神经体征的定时检查，包括瞳孔的变化、其他脑干反射和腱反射等，这是因为基本的临床体检常为临床决策提供重要的线索。由于急性脑损伤患者多接受了镇静、镇痛，甚至肌松治疗，在一定程度上对临床体检的准确性产生不利影响。因此，在实际临床中应十分重视动态观察上述体征的变化，并合理使用影像学检测手段，以便及时发现病情变化，观察治疗效果和评价预后等。

除神经体征和影像学检查外，根据监测项目的性质或目的，将脑功能的监测又分为电生理监测、脑血流检测和脑代谢监测等。

1. 瞳孔变化

动态观察瞳孔大小、对光反射速度，以及光刺激后瞳孔缩小的程度，是临床体检监测脑功能变化的重要内容，尤其是对于使用镇痛药、镇静剂及肌松药的患者更具临床意义。2003年开始用于临床的瞳孔仪，不仅使上述反映瞳孔变化的指标更加客观、准确，也使连续或接近连续监测瞳孔变化成为可能。

正常双侧瞳孔等大等圆，对光反射灵敏。双侧瞳孔扩大见于颅内压增高、脑干损伤、脑死亡和药物中毒（阿托品等）。双侧瞳孔缩小见于吗啡、有机磷、巴比妥和氯丙嗪等中毒。双侧瞳孔大小不等是指双侧瞳孔直径差大于0.5 mm。可由于外周性疾病，如眼部、颈部、纵隔与肺尖等病变引起，也可由于中枢性病变或是脑疝形成压迫一侧动眼神经所致。

2. 神经影像学检查

从监测狭义而言，间断的神经影像学检测不应列入监测的范畴中。但是，就临床意义而言，及时、准确的神经影像学检查，不仅可以提供诊断神经损害原发病因学的依据，而且可以提供继发性脑损害的资料，如是否存在脑水肿及其程度等，从而为临床及时采取相应治疗措施和（或）判断治疗效果提供帮助。一般而言，当临床体检发现神经功能恶化，且不能用颅外各系统变化解释时，均应进行影像学检查，及时发现病情变化的原因并采取相应治疗措施。

3. 脑电生理的监测

（1）脑电图（EEG）：脑电图是大脑皮质锥体细胞自发电位在时间、空间上的总和形成的。这些自发电位均是耗能过程，包括兴奋或抑制性的突触后电位，因此，脑细胞的能量代谢的变化就会或多或少的影响脑电信号。脑组织能量代谢所产生的高能磷酸化合物，其中90%是经需氧代谢途径提供的。高能磷酸化合物不仅保证了细胞膜两侧离子转运和梯度的维持，而且保证了内源性递质的合成，转运、释放和自发电活动。能量代谢障碍后，相应的细胞功能也将受到影响。最先受到影响的是脑细胞的自发电活动和递质的代谢，其后才是细胞膜两侧离子的转运。因此，临床可通过脑电图的监测发现脑细胞能量代谢的变化。研究表明，EEG的异常变化明显早于临床表现，故其具有较高的敏感性。但是，对于危重患者而言，镇静、镇痛和抗癫痫药物的使用，在一定程度上影响脑电图的变化。因此，对于EEG变化除了应该动态观察外，尚需排除其他影响因素，必要时还需检测影响EEG药物的浓度，以便对EEG的变化做出合理的解释。

EEG的检测可根据临床需要采取8～16个电极，但是，这种检查多需特殊仪器，或在床旁无法完成。目前，重症监护病房常使用两道脑电图，即采用$C_3～T_3$、$C_4～T_4$导联。对于缺血缺氧性脑病等弥漫性脑损伤患者，两道脑电图与多道脑电图在检测脑电异常信号间有良好的相关性。但是，对于局灶性脑损伤或损害原因不明者，多道脑电图具有明显的优势。

（2）诱发电位的监测：随着计算机技术的发展和成熟，诱发电位已成为检测脑功能状态常用的神经电生理检查方法。诱发电位通过刺激特定感受器，在特定的传导通路上，通过计算机叠加技术将特定刺激所产生的电信号得以记录。通过外加刺激产生的诱发电位有脑干听觉诱发电位、视觉诱发电位、体感诱发电位和运动诱发电位等。由于刺激与传导通路上的诱发电位有一定的锁定关系，因此，通过记录各电极所记录到的诱发电位的潜伏期、波幅、波形和位相的变化，可用于分析相应传导通路上脑功能状态。

动态检测诱发电位的变化，对于脑功能损伤程度的分析和伤情预后判断均有较好的临床价值。但是，目前该技术只能作为动态检查脑功能的手段。从监测的意义上讲，该技术尚不能作为常规监测脑功能的项目。

4. 经颅超声多普勒（TCD）

尽管测定脑血流量的方法较多，如正电子发射断层扫描（PET）、单光子发射断层扫描（SPECT）和氢气清除法等，但可在床旁监测脑血流的方法，目前只有1982年挪威学者采用的TCD技术。该技术通过检测颅底动脉环相关动脉，尤其是大脑中动脉血流速度的变化，为临床监测脑血流变化提供简便、无创和客观的指标。尽管TCD可提供多项颅内动脉血流动力学的资料，但临床常使用的指标为收缩期最大流速（Vp）、舒张期末流速（Vd）、阻力指数（RI）和脉动指数 $[PI=(Vp-Vd)/Vm]$ 等。由于颅内压升高时首先影响舒张末期流速，故有学者把Vd < 25 cm/s和（或）PI > 1.10作为脑血流灌注显著减少的指标。应该注意的是，TCD是通过检测颅内、脑实质外血管血流速度的变化，来间接反映脑血流量变化的。因此，对于这些指标的变化，应结合平均动脉压、脑灌注压、动脉血二氧化碳浓度等指标综合分析。

总之，由于该方法简单易行，且有较好的可重复性，故该项检查方法已成为神经科学重症监护室，以及创伤急救中心常规检查或监测的项目之一。

5. 近红外线光谱技术

近红外线光谱技术测定脑组织局部氧饱和度（$rSCO_2$），是通过采用波长650～1 100 nm的近红外光对人体组织的良好穿透性，在通过头皮、颅骨进入脑实质后，近红外光只被氧合、还原血红蛋白和细胞色素吸收。利用入射光和反射光强度之差，并根据 Beer-Lamber 定律计算得出近红外光衰减程度，即 $rSCO_2$。脑组织中动脉血只占 20%，静脉血和毛细血管血分别占 75% 和 5%，因此，测定的值主要反映静脉血氧饱和度。推荐参考值是 64% ± 3.4%；小于 55% 提示异常；< 35% 表明脑组织严重缺氧。目前临床研究表明，检测结果与临床特征和预后存在较大差异，且各家研究结果不一。这可能与该技术方法，以及软脑膜血流对 $rSCO_2$ 的影响有关。

6. 颅内压（ICP）

正常成人颅腔是一封闭的腔体，脑实质、脑脊液和脑血容量分别占 85%、10% 和 5% 的容积。颅内容积和压力变化关系的曲线，称为颅内顺应性曲线。其特点是在颅内容积增加的初期，颅内压并无明显变化。当颅内容积增加到一定程度时，轻度容积的增加就会引起明显的颅内压力的变化。颅内顺应性曲线虽有一定的规律，但个体间和不同病理情况下存有较大差异。该曲线与患者年龄、脑容积增加的速度和脑脊液代偿能力均相关。颅内顺应性曲线变化的特点表明两个临床应该关注的问题：①各种病理原因所致的脑组织水肿，其初期颅内压可无明显变化。换句话说，在初期或颅内顺应性较大的个体，如脑萎缩者，颅内压不是敏感反映脑水肿或脑肿胀的指标。②当颅内压升高时，颅内自身代偿机制已经基本丧失，颅外血流动力学开始对脑血流产生明显影响。

根据压力探头安放的位置，可将颅内压的监测分为 4 种类型，即脑室内、脑实质内、硬脑膜下（蛛网膜下腔）和硬脑膜外，后两者由于测量准确性和并发症问题，已较少使用。脑室内压力的监测，不仅能提供全面和准确的颅内整体压力变化信号，而且可用于脑脊液引流和生物学检测，即具有治疗和生化监测等多种功能。其缺点是操作较复杂，尤其是当颅内压升高时脑室受压或移位时更难置管。对于非颅脑手术且脑室明显受压者，可选择脑实质内测压。尽管脑实质置管的并发症较少，但有学者认为其准确性较差。这可能与零点调整、颅内本身存在压力梯度等因素有关。

虽然颅内压监测不能早期发现脑组织容积变化，但是颅内压的监测既有利于颅内高压的诊断和治疗，又对颅内血流动力学变化的监测提供重要资料。因此，严重颅脑损伤患者均应积极开展颅内压监测项目。

7. 脑组织氧分压（$PtiO_2$）

脑组织氧分压监测是继颅内压监测后又一重要的颅内监测手段。其导管电极的置入过程几乎与脑实质颅内压监测方法类似。不同的是，导管探头是由聚乙烯膜包裹的铂金阴极和银阳极组成。当细胞或组织间隙的氧分子以扩散方式与电极板结合时，其产生的极化电流变化通过计算机处理显示。组织间隙氧分压与电流强度成正比。监测导管放置的位置是根据临床需要而定。一般放置在非优势半球额叶正常组织内，以便反映大脑整体氧供状态；或根据脑影像学资料放置在原发损伤的"半影区"，以反映存在缺血风险组织的氧供状态。放置后一般需要 2 h 左右的稳定。目前该技术的零点校准和灵敏度均有较好的稳定性，但其同一部位脑组织重复测定的绝对数值相差较大。

$PtiO_2$ 的正常值和缺血阈值尚未确定，这可能与各家采用的测定系统不同、探头放置的位置不同、患者不同的临床状态（脑损伤类型、镇静程度，以及何种镇静药等），以及医学伦理学等诸多问题相关。根据颅脑外伤的研究资料，一般将额叶正常组织内测定的 $PtiO_2$ 值小于 2.0 kPa（15 mmHg），作为缺血阈值或预后不良的指标。然而，临床在解释 $PtiO_2$ 值时需要注意以下几点：①组织缺氧性损害的发生不仅与缺氧的程度有关，还与其持续时间的长短关系密切；② $PtiO_2$ 仅仅反映局部组织的氧供状态，并不表示细胞代谢状况是需氧还是无氧酵解过程；③对于 $PtiO_2$ 绝对值的解释，应结合脑灌注压、颅内压和临床其他指标等综合分析。

8. 脑组织微透析（MD）

如上所述，脑组织氧分压监测提供了脑组织或细胞间隙的氧供情况，但没有直接提供细胞代谢的相关信息。在不同损伤因素影响下，要了解脑细胞氧代谢的变化、各种神经介质和炎症介质的变化，以及这些因子在损伤与抗损伤机制中的作用，就需要一项能实时监测细胞代谢变化及过程的方法。20 世纪 60 年代，瑞典学者 Bito 等报道了微透析技术在大脑中的应用。经过近 30 年监测技术的改进，以及在动物实验中大量资料的积累，20 世纪 90 年代初期，该技术开始应用于监测人脑组织代谢的变化。脑组织微透析的临床应用，真正实现了床旁监测脑细胞代谢状态。

该技术的原理与常规透析原理相同，即半透膜两侧的溶质，由于浓度梯度差而发生被动扩散的跨膜运动。目前临床使用的透析导管，其尖端为已知长度的半透膜（长 10 ~ 30 mm）组成的透析室。外径 0.5 mm 的透析导管连接灌注液，该灌注液的成分与被研究组织间液的组成相同或相似。灌注液在透析室与细胞间液交换后，经导管中央的毛细管收集待测。一般灌注液的灌流速度为 0.3 ~ 5 μL/min，收集的液体量仅为数微升。收集样本的频率或时间根据需要而定，如在手术期间常采用 5 min；而在重症监护室常约 30 min，以便获得更多或更好的相对回收率。在技术原理方面，除上述被动扩散外，另一个重要的原理就是半透膜的"相对回收率"。它是指透析液检测到的某成分的浓度与实际细胞间隙该成分浓度的比值。这个比值与透析膜的长度、灌注液的灌流速度、灌注液的成分和分子扩散均有关。分子扩散又明显受半透膜孔大小的影响。一般而言，膜孔的大小（又称阻断阈值）应是被研究分子大小的 2 ~ 3 倍。目前使用的半透膜的膜孔大小在 20 ~ 100 kD，基本可满足临床需要。

目前该项监测手段被广泛应用于研究不同损伤因素时脑细胞代谢和神经介质的变化，以及这些变化与临床表现或预后的关系；另外，该技术也被用于探讨治疗手段获益的机制。在缺血性脑卒中的研究中发现，细胞间液中谷氨酰胺、乳酸 / 丙酮酸比值、甘油等含量升高，则预示梗死向恶性缺血性脑卒中发展。在蛛网膜下腔出血的临床研究中发现，脑组织 MD 检测到的代谢变化，较脑血管痉挛引起的临床表现早 11 h，这为临床早期干预治疗血管痉挛提供了新的预测和诊断指标。MD 在严重颅脑外伤研究中的应用更加广泛和深入。严重颅脑外伤是被美国联邦食品和药物管理局（FDA）认定的、可使用该项监测技术的唯一适应证。该领域的研究发现，乳酸 / 丙酮酸比值升高和兴奋性氨基酸的大量释放，均预示颅脑外伤患者的预后不良。

总之，脑组织 MD 技术不仅为临床监测细胞代谢指标，如葡萄糖、乳酸、丙酮酸、甘油、尿素和谷氨酰胺等提供了方法学；同时，也为研究各种脑损伤病理生理变化、药物治疗机制等方面提供了强有力的手段。然而，在具体临床应用中，也应该注意到该技术的局限性。①空间的局限性：导管所在部位病理状态的不同，反映脑组织代谢状态则不同。②时间的局限性：获取测量样本需一定的收集时间，而在此期间细胞代谢变化是连续的，而测定却是间断的。③细胞膜状态影响细胞间液成分的变化：MD 测定的代谢底物或代谢中间产物，并不是直接反映了细胞内的代谢变化，而是细胞间隙中上述物质的变化。④缺乏正常值，以及各种病理状况下参数的特异性和敏感性。⑤价格昂贵。

9. 颈内静脉血氧饱和度（SJVO$_2$）

颈内静脉血氧饱和度是较早用于监测脑组织氧代谢的方法。其监测手段简便易行，并可通过光导纤维连续监测血氧饱和度，因此，该项目仍是目前临床常用的监测严重脑损伤的手段。该方法通过颈内静脉逆行插管，使导管尖端抵达颈静脉球位置（导管遇到阻力后退 1 ~ 2 cm，或 X 线摄片导管尖端在第 2 颈椎椎体水平）。一般选择脑损伤侧的颈内静脉，对于弥漫性脑损伤患者多选择右侧颈内静脉。有颅内压监测的患者，可通过分别短暂压迫两侧颈内静脉，来选择插管的血管，即选择对颅内压影响大的颈内静脉。

正常情况下，SJVO$_2$ 在 55% ~ 75% 范围内波动（平均为 65%），低于或高于此范围均视为异常。临床观察发现，SJVO$_2$ 与临床表现关系密切。当 SJVO$_2$ < 40% 时，EEG 发生变化；当 SJVO$_2$ < 45% 时，患者出现意识模糊；当其低于 25% 时，临床出现晕厥。在接受心脏体外循环手术的患者，手术中出现 SJVO$_2$ < 50% 时，醒后多存在认知功能的障碍。一项严重颅脑外伤的研究发现，只有 SJVO$_2$ < 55% 与患者预后不良相关；而其他指标，如 Glasgow 评分、瞳孔反射和脑灌注压等均与预后无关。研究还发现，在排除技术原因外（如采血过快或导管位置偏低），SJVO$_2$ 过高也常与预后不良相关。这可能是由于脑组织坏死或损伤造成组织"顿抑状态"，而无摄氧能力等有关。

总之，在临床监测中，对 SJVO$_2$ 值应注意以下几点：① SJVO$_2$ 是反映大脑半球或更多脑组织血流 / 氧代谢的综合指标，因此，该指标缺乏敏感反应局部脑损伤的能力；② SJVO$_2$ 变化及其临床意义的结果，多来自颅脑外伤的研究资料，是否适合其他病理因素所致的脑损伤，尚待进一步研究确定；③ SJVO$_2$

是反映对应的大脑半球供氧和耗氧相互关系的综合指标，因此，对该指标的解释要结合其他相关指标。

10. 其他监测方法

目前神经外科手术期间，采用的监测方法还有：①激光多普勒血流测定法（LDF），是通过激光探头检测脑组织（1 mm³）中移动红细胞所造成的多普勒位移效应，来推测局部脑组织血流量（rCBF），该方法具有连续、实时、微创、敏感等特点；②热弥散法技术，通过检测置于皮层上加热探头与测量探头间的温度差，计算局部脑血流量（rCBF），其特点与 LDF 相似。这两种监测方法主要用于术中监测，如脑动静脉畸形切除术等。

另外，脑血流量也可通过功能磁共振（fMRI）、高速 X–CT 和正电子断层扫描（PET）等先进手段获得，但均无法在床旁实施。

（臧正明）

第四节　肾功能监测

一、概述

肾是人体重要的生命器官，其主要功能是生成尿液，排泄人体代谢的终末产物（尿素、肌酐、尿酸等）、过剩盐类、有毒物质和药物，同时调节水、电解质及酸碱平衡，维持人体内环境的相对稳定。然而，肾也是最易受损的器官之一，因此，在急危重症患者的诊疗过程中，肾功能监测与心肺功能监测同样重要。

二、基本监测内容

（一）一般观察

1. 尿量与次数

尿量是反映肾功能的重要指标之一。临床上通常记录每小时尿量或 24 h 尿量，成人白天排尿 3 ~ 5 次，夜间 0 ~ 1 次，每次 200 ~ 400 mL，24 h 尿量 1 000 ~ 2 000 mL。超过 2 500 mL/24 h 者为多尿，少于 400 mL/24 h 或 17 mL/h 为少尿，少于 100 mL/24 h 为无尿。

2. 颜色与气味

正常新鲜尿液呈淡黄色或深黄色，是由于尿胆原和尿色素所致。而气味则来自尿内的挥发性酸，静置后因尿素分解，故有氨臭味。

3. 酸碱度和比重

正常人尿液呈弱酸性，pH 为 4.5 ~ 7.5，比重为 1.015 ~ 1.025，尿比重与尿量一般成反比。

（二）肾小球功能监测

肾小球的主要功能是滤过功能，测定肾小球滤过功能的重要指标是肾小球滤过率，即单位时间内由肾小球滤过的血浆量。临床上常用内生肌酐清除率、血浆肌酐、血尿素氮浓度来反映肾小球滤过功能，其中以内生肌酐清除率较为可靠。计算公式：内生肌酐清除率 =（尿肌酐 / 血肌酐）× 单位时间尿量。

因肾对某物质的清除量与肾体表面积有关，而后者又与体表面积有关，故内生肌酐清除率必须按体表面积校正：校正清除率 = 1.73 m² × 肌酐清除率 / 实际体表面积。实际体表面积 = 0.006 × 身高（cm）+ 0.128 × 体重（kg）- 0.152。

（三）肾小管功能监测

1. 尿浓缩 – 稀释试验

浓缩试验又称禁水试验，具体做法是：试验前 1 d 18：00 饭后禁食、禁水，睡前排空尿液，试验日 6：00、7：00、8：00 各留尿 1 次，3 次尿中至少有 1 次尿比重在 1.026（老年人可为 1.020）以上，尿比重小于 1.020 则表示肾浓缩功能差。而稀释试验则由于单位时间内进水量过多，有致水中毒的危险，且易受肾外因素的影响，故临床上基本上不采用。

2. 尿 / 血渗透压的测定

正常人的血浆渗透压为 280 ~ 310 mmol/L，而尿 / 血渗透压为（3 ~ 4.5）：1。禁饮水 12 h 后，尿渗透压应大于 800 mmol/L，低于此值时，表明肾浓缩功能障碍。

（四）肾影像学检查

肾功能的监测往往还需要一种或多种的肾影像学检查，如腹部平片、腹部 CT、肾超声检查、肾盂造影、放射性核素扫描等。

（臧正明）

第五节　肝功能监测

一、概述

肝功能监测是通过各种生化试验方法检测与肝脏功能代谢有关的各项指标，以反映肝脏功能基本状况的检查。因为肝脏功能多样，所以肝功能监测方法很多。与肝功能有关的蛋白质检查有血清总蛋白、白蛋白与球蛋白之比、血清浊度和絮状试验及甲胎蛋白检查等；与肝病有关的血清酶类有谷丙转氨酶、谷草转氨酶、碱性磷酸酶及乳酸脱氢酶等；与生物转化及排泄有关的试验有磺溴酞钠滞留试验等；与胆色素代谢有关的试验，如胆红素定量及尿三胆试验等。通过化验血液来对这些检查项目做出准确的检测。

二、基本监测内容

（一）反映肝实质细胞损伤的酶学监测

1. 转氨酶

临床上常用的为丙氨酸氨基转移酶，又称谷丙转氨酶（GPT，ALT），以及门冬氨酸氨基转移酶，又称谷草转氨酶（GOT，AST）。人体许多组织细胞中都含有这两种酶，但含量不同，GPT 含量从高到低为肝 > 肾 > 心 > 肌肉；GOT 含量从高到低为心 > 肝 > 肌肉 > 肾；GPT 分布在细胞质中，GOT 分布在细胞质及线粒体中。因为肝内 GPT 活性较其他组织都高，所以 GPT 较 GOT 在肝细胞损伤的检测中更具特异性。正常血清中 GPT < 30 U/L，GOT < 40 U/L。

测定血清转氨酶活性可以动态反映肝脏情况，以便及时调整治疗，及早发现致病原因。重症肝坏死是由于肝细胞合成转氨酶能力受损，血清转氨酶下降，出现"胆 - 酶分离"现象，为肝功能极度恶化的表现。

GOT 在细胞内分布与 GPT 不同，一部分分布在胞质基质内，称为 S 型（GOTs）；另一部分在线粒体内，称为 M 型（GOTm）。当肝细胞病变较轻，仅通透性改变时，GOTm 不能透过细胞膜进入血液，此时 GOT/GPT 比值低；而当肝细胞发生坏死时，GOTm 将与 GOTs 同时进入血液，血液中 GOT 总量增加，GOT/GPT 比值较高。正常血清中 GOT/GPT 比值为 1.15。

2. 腺苷脱氨酶（ADA）及其同工酶

ADA 是一种核酸分解酶，不仅在核酸分解代谢中起重要作用，与免疫功能密切相关。它在全身多种组织中以同工酶的形式广泛存在，而以淋巴细胞中活性最高。ADA 分子较 GPT 小，分布于胞质中，更容易透过细胞膜，在肝细胞轻微损伤时即能从血中测出，故较转氨酶有更高的敏感性，出现早，消失晚，但特异性不够。如测定它的同工酶 ADA2，则可提高特异性。正常值为 3 ~ 30 U/L。

3. 乳酸脱氢酶（LDH）及其同工酶

LDH 是一种糖酵解酶，广泛存在于人体组织内，以心肌、肾、肝、横纹肌、脑组织含量较多，红细胞内含量也较高，故抽血检查时不能溶血。在反映肝细胞病变上，LDH 灵敏度及特异性均不高。LDH 分子由 4 条肽链组成，肽链有 A、B 两种，根据排列组合可组成 LDH 1-5 5 种类型。AAAA 型即 LDH-5，主要存在于横纹肌及肝脏，故又称为横纹肌型（M 型）；BBBB 型即 LDH-1，主要存在于心肌，故称心肌型（H 型）。肝脏病变时 LDH-5 明显升高。LDH 同工酶的测定有助于判断病变的部位，排除肝外情况。

4. 谷胱甘肽 -5- 转移酶（GST）

GST 是一组与肝脏解毒功能有关的同工酶，主要存在于肝细胞胞质中，微量存在于肾、小肠、睾丸、卵巢等组织中，诊断意义与 GPT 相近，在反映肝细胞损伤程度上更优于 GPT，重症肝炎 GPT 下降时，GST 仍能持续升高。同时，GST 比 GPT 更敏感，常先于 GPT 升高。

5. 谷氨酸脱氢酶（GDH）

GDH 主要参与谷氨酸的分解代谢，GDH 仅存在于线粒体内，且肝脏内浓度远远高于心肌、骨骼肌等其他组织，是反映肝实质损害、坏死的一种敏感指标。

6. 胆碱酯酶（CHE）

人体 CHE 有两类，一类为真性胆碱酯酶，存在于神经节、运动终板等处，分解乙酸胆碱；另一类为假性胆碱酯酶，由肝细胞和腺细胞产生。血清假性胆碱酯酶主要由肝脏合成，当肝脏发生实质性损害时，血清 CHE 活性常呈下降趋势，下降程度与肝细胞损害程度相平行。但该酶特异性较差，有机磷中毒、营养不良、恶性肿瘤等疾病发生时 CHE 活性均下降，而糖尿病、肾病综合征、甲状腺功能亢进、重症肌无力、脂肪肝、支气管哮喘等疾病可引起该酶活性升高。判断结果时需注意有无上述伴随疾病。

7. 磷脂酰胆碱 – 胆固醇酰基转移酶（LCAT）

LCAT 由肝合成和分泌，与胆固醇代谢有关，肝损害时该酶合成减少。与 CHE 类似，该酶血清活性反映肝脏的储备功能，但较 CHE 更具特异性。在敏感性方面，对慢性肝损害优于 GPT 和 ADA。

（二）反映胆汁淤积的诊断与监测指标

胆红素是血红素的代谢产物，约 80% 来自分解的血红蛋白，约 20% 来自肌红蛋白、过氧化物酶、过氧化氢酶、细胞色素等的分解。衰老的红细胞被肝、脾及骨髓的网状内皮细胞破坏，释出血红蛋白，分解为血红素和珠蛋白，血红素经一系列的氧化还原反应成为胆红素，成为未结合胆红素。由于其分子内特殊的氢键结构，使胆红素显示出亲脂疏水性质。游离胆红素进入血液后即被白蛋白结合，然后被肝细胞摄取，形成巩膜血管膜部胆红素，此为结合胆红素。结合胆红素经肝细胞膜主动运送进入毛细胆管，经胆管系统排入肠腔。在回肠末端及结肠，胆红素在肠道细菌作用下，水解还原成胆素原，大部分随粪便排出，少部分被吸收入门静脉，再次被肝摄取排入肠腔，还有一部分被小肠上段重吸收，形成肝肠循环。

1. 血清胆红素测定

血清胆红素试验包括血清总胆红素测定和一分钟胆红素测定。血清总胆红素的正常值为 5.1 ~ 17.1 μmol/L。如血清总胆红素为 17.1 ~ 34.2 μmol/L 则为隐性黄疸，34.2 ~ 171 μmol/L 则为轻度黄疸，171 ~ 342 μmol/L 则为中度黄疸，342 μmol/L 以上则为重度黄疸。一分钟胆红素是指通过直接偶氮反应，血清中一分钟内发生变色反应的胆红素的量。未结合胆红素不发生变色反应，而结合胆红素在一分钟内基本都发生了反应。因结合胆红素被肝细胞直接排入胆管，故正常人血中含量甚微，此时测出的一分钟胆红素基本都是干扰因素如尿素、胆汁酸盐、枸橼酸等所致，正常值为 0 ~ 3.4 μmol/L，超过此值，即可认为血清结合胆红素升高。由于一分钟胆红素测定简便易行，虽然存在干扰因素，但对结果判断影响不大，故目前广泛应用。

总胆红素及一分钟胆红素的测定对鉴别黄疸的类型很有帮助。①溶血性黄疸：以非结合性胆红素升高为主，总胆红素轻度升高（ < 85.5 μmol/L ），一分钟胆红素 / 总胆红素比值小于 20%。②阻塞性黄疸：一分钟胆红素明显增高，一分钟胆红素 / 总胆红素可高于 50%。③肝细胞性黄疸：结合性和非结合性胆红素均升高，一分钟胆红素 / 总胆红素大于 35%。

2. 尿胆红素的测定

非结合胆红素不溶于水，不能进入尿液，结合胆红素虽能溶于水，但正常情况下血中结合胆红素含量很低，因此正常尿液中不含胆红素。如出现表明血液中结合胆红素升高。尿胆红素正常值小于 0.51 μmol/L。

临床上一般为定性试验，阳性的灵敏度一般为 0.86 ~ 1.7 μmol/L。通常情况下，血、尿中结合胆红素浓度变化相平行，但有时血中结合胆红素很高，尿中也可能为阴性。

3. 尿内尿胆原测定

尿胆原为胆红素排入肠道后在结肠经细菌分解后产生，部分再吸收入肝，由肝再排泄入小肠，形成肝肠循环，故尿内尿胆原量与多种因素有关，如胆红素产生过多；肝脏对重吸收的尿胆原摄取功能受损；胆管感染，使胆汁中的胆红素转变为了尿胆原；肠道排空延迟，吸收增多等。

4. 碱性磷酸酶（ALP，AKP）

ALP 是一种膜结合酶，广泛存在于身体各组织中，肝、骨骼、肠上皮、胎盘、肾、成骨细胞和白细胞中含量丰富。它是一组同工酶，血清中的 ALP 成人主要来自肝，儿童主要来自骨骼。脂肪餐后，小肠内的 ALP 可逆入血液，引起 ALP 明显升高，持续可达 6 h。由于 ALP 与膜结合紧密，且肝细胞内浓度仅比血液浓度高 5 ~ 10 倍，故肝病时血清 ALP 升高不明显。而胆汁酸凭其表面活化作用，可将 ALP 从膜上溶析下来，故任何干扰肝内外胆流的因素都会引起 ALP 的明显变化。

目前主要用于诊断胆汁淤积。肝内炎症及恶性肿瘤时，由于 ALP 生成过量，血清 ALP 也会明显升高，具有参考价值。对肝细胞损害价值不大。

ALP 正常值为 3 ~ 13 U。电泳法可将 ALP 分为 6 种同工酶，可鉴别其来源，肝脏来源的为 ALP-1 和 ALP-2。

5. γ- 谷氨酰转肽酶（GGT）

GGT 是一种膜结合酶，广泛存在于人体，尤以肾、胰、肝、肠为丰富。血清内的 GGT 主要来自肝，肝内主要分布于肝细胞质和肝内胆管上皮。其临床意义与 ALP 基本一致，而肝外胆管梗阻较肝内胆汁淤积升高更明显。

GGT 正常值小于 40 U，长期饮酒者可能稍高，但不大于 50 U。GGT 也有同工酶，但其蛋白质结构相同，因其所带电荷不同，在电泳带上出现不同分带。其中 GGT Ⅰ、GGT Ⅱ、GGT Ⅲ 对原发性肝癌诊断有意义。

（三）蛋白质代谢试验

1. 血清总蛋白（TP）、白蛋白（Alb）、球蛋白（Glu）

血清总蛋白主要包括白蛋白和球蛋白。正常生理状态下，血清总蛋白在 60 ~ 80 g/L，其中白蛋白占 70%，球蛋白占 30%。人血白蛋白的半衰期为 17 ~ 21 d，球蛋白的半衰期为 3 ~ 5 d，所以在肝脏疾病的早期，白蛋白不会很快下降。正常值白蛋白为 35 ~ 55 g/L，球蛋白为 25 ~ 30 g/L。白蛋白减少没有很高的特异性，营养不良、肝功能受损、蛋白丢失过多、高分解代谢状态、蛋白异常分布等都可引起人血白蛋白减少。球蛋白减少较少见，见于严重营养不良、长期应用甾体激素及一些先天性疾病。球蛋白合成增加，常见于肝脏及全身炎症时，球蛋白明显增高时应考虑多发性骨髓瘤存在，可加做蛋白电泳。

2. 前白蛋白（PA）

PA 是电泳时位于白蛋白前方的一条蛋白区带，由肝脏合成。其合成及分解代谢几乎与白蛋白同步，但由于其半衰期较白蛋白明显短，仅 1.9 d，故可非常敏感地反映肝脏蛋白合成功能及分解代谢情况。在肝合成功能降低的早期即可降低，同样，在肝合成功能恢复的早期，PA 即可恢复正常或高于正常。肾病时 PA 会升高，机制不详。PA 正常值为 0.23 ~ 0.29 g/L。

3. 血氨

蛋白质分解最终可产生氨，氨可逆入脑脊液，消耗 α- 二酮戊二酸，影响脑脊液的柠檬酸循环，并改变神经介质功能。当血氨浓度超过 2.0 mg/L 时，常可出现不同程度意识障碍，即继发性肝性脑病，而急性重症肝损害引起的原发性肝性脑病，血氨常不高，可能与内环境紊乱有关。血氨主要依靠肝脏清除，慢性肝衰竭时血氨常升高，急性肝衰竭时血氨升高较少。

（四）脂质和脂蛋白代谢试验

1. 血清总胆固醇（TC）

体内胆固醇大多由各组织合成，少数来自肠道吸收。血清中的胆固醇几乎完全来自肝。血清总胆固醇包括游离胆固醇与胆固醇酯。急性肝损害引起肝合成功能下降时该值降低，胆管阻塞时升高，尤以慢性胆管阻塞时升高明显。高胆固醇饮食、糖尿病、动脉粥样硬化、脂肪肝等也可增高。正常值为3.3 ~ 5.9 mmol/L，随年龄增长可稍增高。

2. 血清磷脂（SPL）

肝一方面合成磷脂，进入血液；另一方面又不断从血液摄取磷脂，分解后排入胆管。急性肝功能损害时该值无明显变化，慢性肝硬化晚期该值才有所下降。胆管梗阻时该值上升幅度明显。

3. 三酰甘油（TC）

血清 TC 存在于脂蛋白中，通过循环在组织中运送，其浓度受组织中脂肪代谢，以及脂蛋白合成降解的影响。肝是内源性 TC 的主要来源。血清 TC 浓度受许多生理病理因素影响，特异性不高，对判断肝功能状态意义不大。正常值为 0.22 ~ 1.21 mmol/L。

4. 载脂蛋白（Apo）

血浆中脂质通过与载脂蛋白结合而运输的，除作为脂质载体外，载脂蛋白还起着调节脂酶活性、调节脂蛋白合成分解代谢等重要作用。

目前认为，载脂蛋白测定比其他血脂检查更能正确反映肝功能不良时脂质代谢的实际状态。载脂蛋白分为 ApoA、ApoB、ApoC 三类，每一类又有数种，其中最常监测的有 ApoA I 和 ApoB。ApoA I 在 ApoA 中含量最多，主要由肝及小肠黏膜合成，是高密度脂蛋白的主要结构蛋白，其主要功能为促进血浆胆固醇酯化和高密度脂蛋白成熟，并能协助周围组织中的自由胆固醇，是预测冠心病的一项重要指标。肝功能受损时合成减少，血清中 ApoA 浓度降低。动态观察有助于判断肝脏预后。ApoB 是低密度脂蛋白和极低密度脂蛋白的主要结构蛋白，主要功能是运载脂类，识别受体。在调节周围组织中的胆固醇及低密度脂蛋白代谢具重要作用，是预测动脉粥样硬化、冠心病的有价值指标之一。肝功能受损时随之下降，下降程度与肝脏受损严重度一致。

（五）影像学监测

目前临床上常用于肝脏诊断的影像学技术有 B 超、CT、MRI 及核素扫描等。大多数形态学的变化及某些功能变化都可通过这些检查发现。但由于危重患者的特殊性，如不宜搬动、不能较长时间独处、有时还需呼吸机维持呼吸，使检查受到很大的局限性。目前，危重患者的肝脏影像学检查还是以 B 超及 CT 为主。

1. B 超检查

灵活、方便，可在床边进行，并可导引介入进行穿刺抽液、活检、药物注入，分辨率也较高，对肝内占位、胆管系统诊断价值很大，是目前临床上唯一可用于院前影像学检查工具。

2. 多普勒彩超检查

有助于肝血管系统的观察，对肝移植后肝血供的判断很有价值。由于其分辨率及超声波穿透性的限制，易受气体干扰，对肝内微小占位、腹膜后淋巴结的观察不佳。

3. CT 检查

CT 是 B 超最好的补充。由于需搬动患者、有射线损伤且检查费用较高，CT 的检查受到一定限制。但 CT 分别率高，能发现肝内小占位；对腹膜后、肝脏周围组织器官显示清楚，解剖结构直观；增强检查可发现血运变化等，在许多情况下 CT 检查不可替代。

4. MRI、核素扫描

虽有较多优点，由于检查烦琐，占用时间较长，在危重患者抢救中较少使用。

（臧正明）

第六节　心搏骤停救护

心搏骤停（CA）是指由于多种原因引起的心脏泵血功能突然停止。一旦发生，将立即导致脑和其他脏器血液供给中断，组织严重缺氧和代谢障碍。对心搏骤停者应立即采取恢复有效循环、呼吸和大脑功能的一系列抢救措施，称为心肺脑复苏（CPCR）。

（一）护理评估

（1）检查患者有无反应。

（2）无呼吸或仅是喘息（即呼吸不正常）。

（3）不能在 10 s 内明确感觉到脉搏。

（4）10 s 内可同时检查呼吸和脉搏。

（二）护理措施

1. 紧急处理措施

（1）人工循环：立即进行胸外心脏按压，按压部位在胸骨下半部，按压频率为 100 ～ 120 次 / 分，按压深度成人 5 ～ 6 cm，婴儿和儿童至少为胸部前后径的 1/3（婴儿大约为 4 cm，儿童大约为 5 cm），并让 1 人通知医生，当可以立即取得体外自动除颤器（AED）时，应尽快使用除颤器，当不能立即取得 AED 时，应立即开始心肺复苏。

（2）畅通气道、人工呼吸：畅通气道是实施人工呼吸的首要条件。面罩球囊控制呼吸，连接氧气 8 ～ 10 L/min，如有条件者立即气管插管，进行加压给氧，无条件时应行口对口人工呼吸，每次吹气量为 400 ～ 600 mL。每 15 ～ 18 s 给予 2 次人工呼吸。

（3）迅速建立两条静脉通道：一般首选上腔静脉系统给药，如肘静脉、锁骨下静脉、颈外静脉或颈内静脉，以便药物尽快起效。

（4）心电监护：观察抢救效果，必要时除颤、起搏。

（5）脑复苏：头部置冰帽，体表大血管处，如颈、腹股沟、腋下置冰袋；同时应用脑复苏药物，如冬眠药物、脱水药及能量合剂等。

（6）纠正酸中毒：可选用碳酸氢钠注射液。

2. 病情观察

（1）观察患者的通气效果：保持呼吸道通畅，吸氧（流量为 5 ～ 6 L/min），必要时行气管插管和使用人工呼吸机。使用呼吸机通气的患者每小时吸痰 1 次；每次吸痰时间不超过 15 s，同时定期进行血气分析，根据结果调节呼吸机参数。

（2）观察循环复苏效果：观察有无窦性心律，心搏的频率、节律，心律失常的类型，以及心脏对复苏药物的反应；观察血压的变化，随时调整升压药，在保持血容量的基础上，使血压维持在正常水平，以保证心、脑、肾组织的血供；密切观察瞳孔的大小及对光反射、角膜反射、吞咽反射和肢体活动等；密切观察皮肤的色泽、温度。

（3）观察重要脏器的功能：留置导尿管，观察尿的量、颜色、性状，定时监测尿素氮、肌酐等，保护肾功能。

（4）复苏有效指征：面色、口唇由发绀转为红润；自主呼吸恢复；能触及大动脉搏动，肱动脉收缩压 ≥ 60 mmHg；瞳孔由大变小；有眼球活动或出现睫毛反射、瞳孔对光反射；手脚抽搐，开始呻吟。

（5）复苏终止指征：①脑死亡，对任何刺激无反应，自主呼吸停止，脑干反射全部消失（瞳孔对光反射、角膜反射、吞咽反射、睫毛反射），脑电活动消失；②心脏停搏至开始心肺复苏的时间超过 30 min，又坚持心肺复苏 30 min 以上，无任何反应，心电图示波屏上呈一条直线。

3. 一般护理

（1）预防感染，严格遵守各项无菌操作，做好口腔护理、皮肤护理、眼部护理等。

（2）准确记录 24 h 出入液量，维持电解质酸碱平衡，防止并发症发生。

（3）备好各种抢救仪器及药品，防止再次发生心搏骤停。

（三）健康指导与康复

（1）安抚意识清楚的患者，保持患者情绪稳定，使患者配合治疗。

（2）与家属沟通，获得理解与支持。

（臧正明）

第七节 昏迷救护

昏迷是觉醒状态、意识内容，以及躯体运动均完全丧失的一种极严重的意识障碍。正常意识状态的维持需要结构完整、功能健全的大脑皮质和脑干网状上行激活系统两者功能的协调一致，其中任一结构和功能异常都会出现不同程度的意识障碍。

临床表现为随意运动丧失，对外界刺激失去正常反应并出现病理反射活动。根据程度分为：①浅昏迷，对强烈痛刺激有反应，基本生理反应存在，生命体征正常；②中度昏迷，对痛刺激的反应消失，生理反应存在，生命体征正常；③深昏迷，除生命体征存在外，其他反应均消失。

（一）护理评估

（1）评估患者意识障碍指数及反应程度。

（2）了解昏迷程度。

（二）护理措施

（1）保持呼吸道通畅。取头高足低位，头部抬高15°～30°并偏向一侧，持续氧气吸入，及时吸痰，必要时行气管插管、气管切开，自主呼吸停止者，给予机械通气。

（2）密切观察病情，及时发现病情变化，迅速给予救治。

（3）维持水、电解质平衡，根据病情补充钾、钠等成分。定期测量血电解质含量，防止水、电解质失衡。

（4）对症处理：消除脑水肿，常用20%甘露醇125～250 mL快速静脉滴注；促进脑功能恢复，遵医嘱使用营养脑及神经药物；保持亚低温冬眠疗效。

（5）根据不同的病因，遵医嘱给予药物治疗或术前准备。

（6）密切观察病情变化。昏迷初期应每0.5～1 h观察和记录1次患者的意识、瞳孔、脉搏、体温、呼吸、血压、尿量的变化。出现昏迷加深，瞳孔进行性散大或不等大，呼吸不规则，血压不稳定，常提示预后不良，应及时报告医生，采取相应的急救措施。

（7）积极预防并发症。

（三）健康指导与康复

（1）取得家属配合，指导家属对患者进行相应的意识恢复训练，帮助患者肢体被动活动与按摩。

（2）心理护理：关心鼓励患者，使患者认识到自己在家庭和社会中的存在价值，以增强其战胜疾病的信心。

（臧正明）

第八节 休克救护

休克是因各种强烈致病因素作用于机体，使循环功能急剧减退，组织器官微循环灌流严重不足，以致重要生命器官功能代谢出现严重障碍的一种临床综合征。

（一）护理评估

（1）评估患者发病快慢。

（2）评估意识状态、生命体征情况。

（3）评估患者有无并发症。

（4）全面检查，防止误诊和漏诊。

（二）休克类型

1. 心源性休克

凡能严重地影响心脏排血功能，使心排血量急剧降低的原因，都可引起心源性休克，如大范围心肌梗死、弥漫性心肌炎、急性心脏压塞、肺动脉栓塞、严重心律失常，以及各种严重心脏病晚期，以心肌梗死最为常见。其主要特点如下：①由于心泵衰竭，心排血量急剧减少，血压降低；②交感神经兴奋和儿茶酚胺增多，小动脉、微动脉收缩，外周阻力增加，致使心脏后负荷加重；③交感神经兴奋，静脉收缩，回心血量增加，因而中心静脉压、心室舒张期末容量和压力升高；④较早地出现较为严重的肺淤血和肺水肿，这些变化又进一步加重心脏的负担和缺氧，促使心泵衰竭。

心源性休克的护理措施如下。

（1）绝对卧床休息，根据病情给予休克体位。如发生心搏骤停，则按心搏骤停抢救。

（2）严密观察病情，注意意识的变化，有无皮肤湿冷、花斑、发绀、心前区疼痛等。每 15 ~ 30 min 测量 1 次血压、脉搏及呼吸，测量脉搏时间为 30 s，当脉搏不规则时连续测 1 min，注意心律、心率、中心静脉压的变化及每小时尿量，做好记录，及时告知医生。

（3）给予氧气吸入，氧流量 2 ~ 4 L/min，必要时监测血气分析。

（4）建立静脉通道，按医嘱应用血管活性药物，注意调节药物浓度、滴速，使收缩压维持在 90 ~ 100 mmHg，注意输液通畅，防止药物外渗。

（5）注意保暖，避免受凉，保暖以加盖棉被为宜，不宜使用热水袋，以防烫伤。按时翻身，做好口腔及皮肤护理，预防压力性损伤。

（6）关心体贴患者，做好健康教育及心理护理。

2. 失血性休克

失血性休克属于低血容量性休克，多见于急性的、速度较快的失血。失血性休克使机体有效循环急剧减少，而引起全身组织血液灌注不足，使多器官功能受到损害，导致组织缺血缺氧、代谢障碍和神经功能紊乱等。其病情凶险、变化快，极易导致患者死亡。

（1）立即建立 1 ~ 2 条静脉输液通道，保证输血、输液通畅。

（2）抽血做交叉配血试验，准备输血，并按医嘱准备平衡液、碳酸氢钠等。

（3）妥善安排输注液体的先后顺序，在尚未配好新鲜血时输注平衡液，1 h 内输液 1 500 ~ 2 000 mL，晶体与胶体比例为（2.5 ~ 3）：1。必要时采取加压输液方法，大量快速输液时注意监测中心静脉压，防止急性左心衰竭发生。

（4）配合病因治疗的护理：创伤引起大出血和（或）有手术适应证的内脏出血者，应尽快争取手术止血，做好术前准备的护理。食管静脉破裂大出血者，应尽快使用三腔双囊管压迫止血。

（5）病情观察：主要观察内容如下。①监测血压、脉搏、呼吸，每 15 ~ 30 min 测量 1 次并记录，注意体温变化，同时应观察意识、皮肤色泽和肢体温度，记录尿量，监测中心静脉压。②根据尿量、中心静脉压、血压、心率、皮肤弹性判断患者的休克程度。若中心静脉压低、血压低、心率快、皮肤弹性差、尿量少则提示血容量不足，应给予补液、输血；若中心静脉压高、血压低、心率快、尿量少，提示心功能不全，应给予强心、利尿。若心率快、尿量少、中心静脉压及血压波动正常，可用冲击试验。方法：成人快速输注 300 mL 液体，若尿量增多、中心静脉压不变，可考虑为血容量不足；若尿量不见增多、中心静脉压升高 2 cmH$_2$O，可考虑为心功能不全。

（6）采取平卧位以利脑部血液供应，或将上身和下肢适当抬高 10° ~ 30°，以利于呼吸和下肢静脉回流，保持患者安静，减少搬动。

（7）保持呼吸道通畅，氧流量 6 ~ 8 L/min，必要时床边行紧急气管插管或气管切开术，给予呼吸机辅助通气。

（8）输注血管活性药物的注意事项：①滴速必须均匀，避免血压急剧上升或下降，如无医嘱不可中断，每 15 ~ 30 min 测血压、脉搏和呼吸各 1 次，并详细记录；②血管扩张药物必须在补充血容量充足的前提下应用，否则可导致血压急剧下降；③患者在四肢厥冷、脉微细和尿量少的情况下，不能使用血管收缩药来提高血压，以防止引起急性肾衰竭；④血管收缩药和血管扩张药可按医嘱合用，以调节血管张力并有强心作用。

（9）防止继发感染：严格无菌操作；保持皮肤清洁干燥，定时翻身，防止压力性损伤发生；定时叩背、吸痰，防止肺部感染；更换各引流袋及尿袋，每日擦洗会阴 2 次。

（10）密切观察急性肾衰竭、呼吸窘综合征、酸中毒等并发症，实行相应护理。

（11）营养补充：不能进食者，给予鼻饲含高蛋白、高维生素的流质饮食，供给足够热量，提高机体抵抗力，但要警惕消化道出血。

3. 感染性休克

感染性休克是由于感染导致有效循环容量不足、组织器官微循环灌注急剧减少的急性循环功能衰竭综合征。感染性休克的患者多具有全身炎症反应综合征（SIRS）：①体温 > 38℃或 < 36℃；②心率 > 90次/分；③呼吸急促，> 20次/分或过度通气，$PaCO_2$ < 4.3 kPa；④白细胞计数 > 12×10^9/L 或 < 4×10^9/L，或未成熟白细胞 > 10%。

（1）严密观察患者的意识、生命体征。感染性休克患者表现为过度兴奋、躁动、嗜睡、定向力异常及异常的欣快，要注意患者的意识和对人、时间、地点的定向力。每15 ~ 30 min测量脉搏、血压、呼吸各1次，观察呼吸频率、节律和用力程度、胸廓运动的对称性，并做好记录，发现异常及时通知医生处理。

（2）改善微循环：迅速建立两条静脉通道，给予扩容、纠酸、抗休克等治疗。输液滴数宜先快后慢，用量宜先多后少，尽快改善微循环，逆转休克状态。

（3）给予氧气吸入3 ~ 4 L/min，并给予加盖棉被或应用热水袋保温，改善末梢循环，热水袋温度控制在50 ~ 60℃，避免过热引起烫伤。

（4）保持呼吸道通畅，使用呼吸机通气者，每30 ~ 60 min吸痰1次。

（5）认真记录24 h尿量。尿量能正确反映肾脏微循环血液灌流情况：若尿量持续小于30 mL/h，提示有休克可能；如超过12 h无尿，血压正常，提示可能发生急性肾衰竭。出现异常应及时通知医生对症处理。

（6）加强皮肤护理：保持皮肤清洁、干燥，每2 h翻身1次，预防压力性损伤，每日行口腔护理、会阴冲洗2次，防止感染。

（7）加强营养：给予高蛋白、高热量、高维生素饮食，增强患者的抵抗力。

（8）做好心理护理，消除患者的恐惧心理，使其积极配合治疗、护理。

4. 过敏性休克

特异性变应原作用于致敏个体而产生IgE介导的严重的以急性周围循环灌注不足及呼吸功能障碍为主的全身性速发变态反应所致的休克称为过敏性休克。人体对某些药物或化学物质、生物制品等产生变态反应，致敏原和抗体作用于致敏细胞，释放出血管活性物质可引起外周血管扩张、毛细血管床扩大、血浆渗出、血容量相对不足，加之过敏常致喉头水肿、支气管痉挛等，使胸腹腔内压力增高，致使回心血量减少，心排血量降低。

（1）立即停药，就地抢救，患者取平卧位。

（2）立即皮下注射0.1% 盐酸肾上腺素0.5 ~ 1 mL，小儿酌减。

（3）根据医嘱给予地塞米松5 ~ 10 mg加入50% 葡萄糖注射液40 mL静脉注射；氢化可的松100 ~ 200 mg加入10% 葡萄糖注射液250 mL，静脉滴注。

（4）氧气吸入4 ~ 6 L/min，注意保暖。

（5）保持呼吸道通畅，有喉头水肿呼吸抑制时，遵医嘱给予呼吸兴奋药，必要时行气管插管或气管切开。

（6）肌内注射抗组胺类药物：异丙嗪（非那根）、苯海拉明等。

（7）密切观察病情，及时测量生命体征并采取相应的措施。

（8）心搏骤停时，按心肺复苏抢救程序进行抢救。

（臧正明）

第九节　中暑救护

中暑是由高温环境引起机体体温调节中枢障碍、汗腺功能衰竭和（或）水、电解质大量丢失而发生的以中枢神经系统和（或）心血管系统功能障碍为主要表现的急性疾病。

（一）护理评估

（1）健康史。

（2）身心状况。

（3）辅助检查。

（二）护理措施

（1）立即脱离高温环境，把患者安置在抢救室，取平卧位，调节室温至 22 ～ 25℃。

（2）迅速评估，同时进行必要的应急措施：①判断患者的意识、呼吸、大动脉搏动，心脏骤停者立即行 CPR；②保持呼吸道通畅，充分供氧，评估意识、瞳孔、肢体活动及各种反射，必要时人工机械通气；③心电监护及血氧饱和度监测，评估生命体征。

（3）迅速降温：包括物理降温和药物降温。①物理降温：立即戴冰帽，颈部、腋下、腹股沟等大血管处放冰袋，用冰水和乙醇擦浴；②药物降温：输注 4℃冰葡萄糖氯化钠注射液 1 000 ～ 2 000 mL，5 ～ 10 min 滴完，滴速以 30 ～ 40 滴 / 分为宜，以免诱发心律失常。氯丙嗪 25 ～ 50 mg 加入 5% 葡萄糖注射液 250 ～ 500 mL 静脉滴注，2 h 滴完，如无效可重复一次，血压低者慎用。

（4）病情观察：①密切观察患者的意识、瞳孔、生命体征、尿量，做好动态病情记录；②体温监测，体温降至 38℃即终止降温，维持体温稳定直至正常状态；③血压监测，收缩压维持在 90 mmHg 以上，谨防脱水休克，维持循环功能，补充血容量，维持水、电解质及酸碱平衡，保持尿量 30 mL/h 以上；④预见性观察，DIC 是中暑发展过程中的一种严重并发症，主要表现为高热、休克、出血（皮肤瘀斑、尿血、便血、呕血等），做好对症护理。

（5）对症处理：①控制脑水肿可应用脱水药甘露醇注射液、糖皮质激素和呋塞米；②有心力衰竭者及早应用洋地黄制剂，有烦躁或抽搐时用地西泮和 10% 葡萄糖酸钙注射液；③有急性肾衰竭者注意限制水盐的输注；发生 DIC 者，应使用肝素，防止发生多器官功能衰竭；④如有肺水肿，氧气可用 50% 乙醇湿化吸入，合理供氧，并保持呼吸道通畅。危重者可行高压氧治疗。

（6）心理护理：护士应热情接待患者，迅速将其置于 20 ～ 25℃的环境中，保持病室安静，阴凉通风，尽力解除患者痛苦，缓解患者及其家属的紧张情绪。

（三）健康指导与康复

从事高温环境工作，要有足够的防暑措施。酷暑季节，老年人、久病卧床者、产妇的居住环境要保持通风。高温环境下及繁重体力劳动者应补充清凉含盐饮料，发现头晕、心悸、胸闷、恶心、四肢无力等症状时应及早就诊。

（臧正明）

第十节　电击伤救护

电击伤是由于人体直接触及电源或高压电（包括雷击）通过空气或其他导电介质传递电流通过人体，引起的组织损伤和功能障碍；严重者出现抽搐、休克、呼吸和心搏骤停。

（一）护理评估

（1）生命体征评估。

（2）评估电击原因、部位、电压情况、局部烧伤程度。

（二）护理措施

（1）现场急救：应立即脱离电源，将患者处于平卧位。

（2）对心搏骤停者行心肺脑复苏术，维持呼吸及循环功能。

（3）院内急救：迅速安置患者至抢救室，呼吸、心搏骤停者，立即行心肺复苏术。①保持呼吸道通畅，充分给氧 4 ~ 6 L/min，评估患者的意识、瞳孔、肢体活动及各种反射，必要时行人工机械通气。②建立有效静脉通道，给予心电监护及血氧饱和度监测，评估患者的生命体征。③创面处理：清创并止血包扎，同时注射破伤风抗毒血清预防破伤风，并给予抗生素预防感染，加强创面护理。④进一步支持疗法，如保护心肌及重要脏器功能，预防心律失常和感染等并发症。

（4）病情观察：①密切观察患者的意识、瞳孔、生命体征、尿量，并做好动态病情记录；②维持血压，保持水、电解质平衡，纠正酸中毒，防止心律失常及急性肾衰竭等并发症；③心电监护，常规行十二导联心电图检查，持续心电监护 24 ~ 48 h，观察心率、心律、ST 段变化，注意心肌受损情况，做好除颤等准备；④复合伤，伴有高处坠落伤者，注意有无脑损伤、骨折及其他重要脏器损伤等，谨防漏诊。

（5）急性期应绝对卧床休息，部分患者电击后处于精神亢奋状态，应强迫其卧床休息，对意识不清者，可采取保护性约束，防止其坠床。

（6）心理护理：热情接待患者，对于清醒患者给予心理安慰，稳定其情绪，使其配合治疗，消除患者及其家属的恐惧心理。

（三）健康指导与康复

宣教安全用电，预防电击常识。电击伤复苏成功后，多无明显后遗症，部分患者可能有轻度头痛，如有不适，及时随诊。

（臧正明）

第十一节　溺水救护

溺水是指人淹没于水中，呼吸道被水、污泥、杂草等物所堵塞，同时大量水被吸入肺内引起窒息和缺氧，导致机体发生一系列病理生理变化的状态。

（一）护理评估

（1）生命体征评估。

（2）评估患者咳嗽等呼吸道症状。

（二）护理措施

（1）现场急救的主要措施是畅通呼吸道。立即清除口鼻中泥沙污物：用手指将舌头拉出口外，急救者取半跪位，将溺水者的腹部放在膝盖上，使其头部下垂，用手平压背部，倒出呼吸道内的水。还可采用肩顶法或抱腹法，将溺水者头部向下，轻轻晃动或奔跑，倒出呼吸道内的水。

（2）院内急救。①迅速将患者安置于抢救室，注意保暖。②保持呼吸道通畅，吸痰，给氧 4 ~ 6 L/min，必要时行气管插管或气管切开，机械辅助呼吸，以维持呼吸功能。③症状护理：有心力衰竭和肺水肿时，应限制输液量，吸入 50% 乙醇湿化的氧气，应用快速利尿药和强心药。防治脑水肿，应用大剂量糖皮质激素和脱水利尿药治疗，有条件者可行高压氧治疗。纠正酸中毒和电解质失调，可静脉滴注 5% 碳酸氢钠注射液 100 ~ 200 mL，并根据血气结果给予调整。防止肺部感染，应给予抗生素预防或治疗。及时处理并发症，如外伤等。④病情观察：监测呼吸、血氧饱和度、心律、心率、血压、尿量等变化。根据病情调整输液滴速，正确应用药物，密切观察用药后的不良反应。⑤加强基础护理：急性期禁食，待胃肠蠕动恢复后可进富含营养易消化的食物，对昏迷者行鼻饲，防止呼吸道、泌尿系统感染，以及压力性损伤等并发症。⑥心理护理：抢救过程中，及时与患者家属沟通，缓解家属紧张情绪，增强患者及其家属的安全感。

（三）健康指导与康复

急性期戒烟、酒，以免加重呼吸道症状，加重缺氧。儿童尽量不接近水域，有心脑血管等疾病的患者，不宜游泳。

（臧正明）

第十二节　冻伤救护

冻伤是在一定条件下由于寒冷作用于人体，引起局部乃至全身的损伤。损伤程度与寒冷的强度、风速、湿度、受冻时间，以及局部和全身的状态有直接关系。寒冷引起的局部组织损伤，以四肢和面部多见。发生的主要原因为在寒冷环境中逗留时间过长，穿着过紧或潮湿鞋靴。临床表现为冻伤处皮肤苍白、冰冷、疼痛、麻木、红肿，出现水疱，甚至溃疡，冻伤严重者可出现干性坏疽。有水肿和继发感染者转为湿性坏疽。可分为反应前期（前驱期）、反应期（炎症期）和反应后期（恢复期）。

（1）反应前期：是指冻伤后至复温融化前的一个阶段，其主要临床表现有受冻部位冰凉、苍白、坚硬，感觉麻木或丧失。由于局部处于冻结状态，其损伤范围和程度往往难以判定。

（2）反应期：包括复温融化和复温融化后的阶段。冻伤损伤范围和程度，随复温后逐渐明显。

（3）反应后期：是指冻伤愈合后和冻伤坏死组织脱落后，肉芽创面形成的阶段。此期可出现：①皮肤局部发冷，感觉减退或敏感；②对冷敏感，寒冷季节皮肤出现苍白或青紫；③痛觉敏感，肢体不能持重等。这些表现是由于交感神经或周围神经损伤后功能紊乱引起的。

（一）护理评估

（1）生命体征评估。

（2）评估体温及皮肤情况。

（二）护理措施

（1）迅速脱离寒冷环境，防止继续受冻；防止外伤。

（2）尽早快速复温，如有条件，应立即用温水快速复温。

（3）改善局部微循环，可应用低分子右旋糖酐静脉滴注。

（4）局部涂擦冻伤药水或软膏，水疱不宜刺破，防止继发感染。①水疱的处理。应在无菌条件下抽出水疱液，如果水疱较大，也可低位切口引流。②感染创面和坏死痂皮的处理。感染创面应及时引流，防止痂下积脓，对坏死痂皮应及时蚕食脱痂。③肉芽创面新鲜后应尽早植皮，消灭创面。

（5）抗休克、抗感染，并应用内服活血化瘀类药物。

（三）健康指导与康复

（1）采取防冻措施。

（2）可常年采用5～15℃冷水洗手洗脸。

（3）防寒防湿。

（4）在寒冷环境中应适当活动，避免久站不动。

（臧正明）

第十三节　烧伤救护

烧伤是指由于热力、某些化学物质、电流、放射线等作用于人体所引起的损伤。烧伤主要原因如下。

（1）热力烧伤：由高温造成的损伤，包括热水、热液、蒸汽、火焰和热金属等。

（2）化学烧伤：体表接触化学物质或药品造成烧伤。临床常见盐酸烧伤、硫酸烧伤、石灰烧伤、氨水或氨气烧伤、沥青烧伤、磷烧伤、汽油浸泡烧伤等。

（3）电损伤：人体接触带电设备或带电导体时，造成躯体不同程度损伤。临床常见电接触伤、电弧烧伤、电火花烧伤、闪电烧伤。

（4）放射性烧伤：由于放射治疗一次性照射量过大或短期内多次小剂量照射而致的损伤，如 β 射线、X 射线、^{60}Co 等。

（一）护理评估

（1）生命体征评估。

（2）评估患者受伤时间、原因、烧伤面积和深度，以及院前处理措施。

（二）护理措施

（1）了解致伤原因、受伤环境、过程、时间及程度。

（2）尽快脱离致伤源。①火焰烧伤者尽快撤离现场。②强酸强碱烧伤者，立即用清水冲洗；生石灰烧伤者，要先除去石灰颗粒，再用水冲洗；磷烧伤者，应将烧伤部位浸入水中，与空气隔绝。③电烧伤者，用绝缘体中断电流。④高温液体烫伤者，应先行降温，后脱去被热液浸湿的衣服，注意避免撕破皮肤，将受伤部位浸于水中。

（3）全面检查有无危及生命的合并伤，配合抢救。

（4）保持呼吸道通畅，吸氧，必要时行气管插管或气管切开。

（5）镇静止痛。

（6）保护创面，减少污染机会。

（7）口服含盐饮料，静脉补液。

（8）转送条件较好的医院进一步治疗。

（三）病情的判断

（1）烧伤面积的评估是伤情判断和早期处理的主要客观依据。①九分法：此法以"9"为规律，运用方便，容易记忆，但不够精确。头颈为9%，双上肢为2×9%，躯干为3×9%，双下肢及臀部为5×9%，会阴1%。②小儿面积计算法：小儿头颈部面积＝［9＋（12－年龄）］%，小儿双下肢面积＝［46－（12－年龄）］%。③手掌法：以患者自己的手掌大小为标准，五指并拢的手掌面积是1%。

（2）烧伤深度的评估可用三度四分法。Ⅰ度——局部轻度红肿、干燥、有水疱，疼痛明显，感觉过敏。浅Ⅱ度——水疱较大，基底部浸润，红肿明显，疼痛敏感。深Ⅱ度——有或无水疱，基底苍白、水肿，干燥后可见网状栓塞血管，感觉迟钝。Ⅲ度——蜡白或焦黄、炭化、坚韧，可见粗大的血管栓塞网。

（3）烧伤程度的评估：①轻度，总面积为10%以下的Ⅱ度烧伤；②中度，总面积为11%～30%的Ⅱ度烧伤或面积为10%以下的Ⅲ度烧伤；③重度，总面积为31%～50%的Ⅱ度烧伤或面积为11%～20%的Ⅲ度烧伤，或总面积为31%以下，但伴有下列情况之一者：全身情况严重或休克，中、重度吸入性损伤；④特重，总面积为51%以上的Ⅱ度烧伤或面积为21%以上Ⅲ度烧伤者。

（4）转送患者：①选择合适时机，发生休克的应待病情稳定后再转送；②建立静脉通道，保证途中血容量的补充；③选择转运工具，患者取平卧位，躯体与行驶方向平行；④途中不能应用冬眠或血管活性药物，对疼痛者可适当应用止痛剂。

（四）健康指导与康复

（1）加强营养。

（2）进行功能锻炼。

（3）保护新生皮肤。

（4）尽量避免日光照射。

（5）减少瘢痕挛缩畸形。

（臧正明）

第十四节　咬伤救护

一、动物咬伤

狂犬病是指被犬、猫、狼等动物咬伤后，狂犬病毒侵入引起中枢神经系统的急性传染病，又称恐水症。一旦发病，病死率极高。

1. 护理评估

咬伤时间、部位、伤口情况及初步处理情况。

2. 护理措施

（1）咬伤后紧急处理措施：具体如下。①伤口处理：立即用3%过氧化氢溶液反复冲洗，再用生理盐水冲洗伤口，然后用0.5%聚维酮碘（碘伏）消毒伤口并敞开，不予缝合。②狂犬病疫苗注射：被狗等动物咬伤，应首先注射狂犬疫苗，按第0、第3、第7、第14、第28日的顺序进行肌内注射，每次1支（液体疫苗2 mL，冻干疫苗1 mL或2 mL），儿童用量相同。③必要时注射抗狂犬病免疫血清，按40 U/kg注射，一半肌内注射，另一半伤口周围注射。注射前应做皮试，阳性者应脱敏注射。④破伤风抗毒素和抗生素的使用：肌内注射破伤风抗毒素1 500 U。使用前应做皮试，阳性者应脱敏注射或注射其他非过敏药物，如肌内注射蓉生逸普250 U。还应给予敏感抗生素，预防伤口感染。

（2）狂犬病发作的救护：具体如下。①隔离：高度可疑狂犬病者首先应隔离，安置单人暗室病房，避免声、光、水等刺激，患者唾液污物及其他物品应焚烧。用具应彻底消毒。接触患者要戴口罩、帽子和橡皮手套，穿防护服，严格做好标准预防。②用药护理。兴奋期应给予足量镇静药物，如地西泮成年人20 ~ 40 mg/d，小儿每次0.5 ~ 1 mg/（kg·d）肌内注射或静脉滴注。苯妥英钠成年人每次0.1 ~ 0.2 g，小儿每次5 mg/kg，也可使用水合氯醛等人工冬眠药物。

（3）对症治疗：有呼吸困难者应吸痰、给氧，必要时行气管切开，麻痹期应使用呼吸机控制呼吸，输液，注意纠正酸碱失调，不能进食者应给予静脉营养。

（4）病情观察：①前驱期，表现为发热、头痛、恶心、呕吐、全身不适，伤口疼痛，有麻木或蚁行感；②激动期，过度兴奋、烦躁不安、恐惧、发热、多汗、流涎、吞咽和呼吸困难，对水、风、声、光的刺激非常敏感，尤饮水、见水或听到水声都产生恐惧，故称恐水症；③麻痹期，间歇期，痉挛停止，转为弛缓性瘫痪，下颌下坠、流涎，表现安静，反射消失，呼吸减弱或停止，循环衰竭而死亡。

3. 健康指导

（1）患狂犬病者，均有被疯狗、病猫等动物咬伤病史，潜伏期15 d至12个月，短者为10 d，长者达1年以上。

（2）注射疫苗期间避免进食刺激性食物，不要剧烈运动。按要求正规接种预防。

二、毒蛇咬伤

毒蛇咬人时，其毒液通过尖锐的毒牙注入人体，人体吸收后迅速扩散到全身，造成机体重要生理功能紊乱，重者甚至死亡。根据主要毒性作用，蛇毒分为神经毒素、血液毒素、混合毒素三类。①神经毒素的主要特征是局部仅有微痒和麻木、疼痛或感觉消失，伤后数小时内出现头晕、视物模糊、胸闷、呼吸困难，严重者出现昏迷、休克、呼吸肌麻痹，甚至死亡。②血液毒素的主要特征是局部疼痛、显著红肿，并伴有水疱、出血、坏死，全身表现为黄疸、高热、出血及肝、肾衰竭。③混合毒素以血液毒类症状为主，并伴有神经毒类症状。

1. 护理评估

（1）蛇咬伤时间。

（2）当时患者情况、初步处理情况、毒蛇种类等。

2. 护理措施

（1）一般护理：①稳定患者情绪，限制肢体活动，切不可伤后慌乱跑动，以免毒素吸收和扩散；②全身支持治疗，预防和处理多脏器功能衰竭；③转送途中应保持伤口与心脏在同一水平，不宜抬高伤肢。

（2）防止毒素扩散：①立即在伤口近心端扎止血带（一般在伤口5 ~ 10 cm处），以阻断毒液随淋巴液回流；②用双手从近心端向伤口处挤压排毒，压力不可超过动脉压，时间一般1 ~ 2 h。

（3）排毒方法：①用过氧化氢彻底冲洗伤口后，在咬伤处以"十""卄"形切开；②向肢体远端方向挤压排出毒液；③吸吮法，如用嘴吸吮，每吸一次，必须吐净所吸毒素，并用清水漱口，口腔黏膜有破损者不宜使用此法；④注射器吸引法，借负压吸引毒液。

（4）应用中和毒素药物：①专用蛇药内服外敷，在创口近心端环绕肢体外敷 1 周，不可敷在伤口上或远心端；②抗蛇毒血清 6 000 U 加 5% 葡萄糖注射液 40 mL 静脉缓慢注射，必要时，2 ~ 4 h 后加用 3 000 U，应早期应用，使用前做过敏试验；③遵医嘱给予抗生素和破伤风抗毒素血清，预防感染和破伤风。

（5）病情观察：①观察患者的脉搏、呼吸、血压、瞳孔及意识变化；②观察局部伤口情况，注意有无出血倾向；③监测血流动力学变化。

3. 健康指导

（1）处于毒蛇分布区的人们在夜间外出要穿厚长裤、长袜、鞋子，戴帽子。

（2）改造环境，破坏毒蛇栖息地。

三、毒虫蜇伤

毒虫蜇伤是指由各种昆虫（多为蜜蜂、黄蜂、蜈蚣、蝎和毒蜘蛛）蜇叮人体所致损伤。它们通过口器或尾刺蜇伤人体，并注入毒液，引起过敏或毒性反应，严重者可致人死亡。

1. 护理评估

毒虫蜇伤的时间、伤口及初步处理情况。

2. 护理措施

（1）局部处理：蜇伤处发现毒刺应及时拔除，局部用皂液、5% 碳酸氢钠溶液或 3% 氨溶液擦洗，伤口周围用季德胜蛇药片捣碎以乙醇调成糊状外搽。毒蜘蛛咬伤人体，则应在近心端扎止血带，阻止毒液回流，但必须 0.5 ~ 1 h 松止血带 1 次，2 ~ 3 min 后再扎上止血带。

（2）药物治疗：具体如下。①口服蛇药片：首次 20 片，以后每 6 h 服用 10 片，直至症状缓解。②输液排毒：应输注足量液体，以利毒素从尿液排出。液体内还应加入激素类药物，如地塞米松 10 ~ 20 mg 或氢化可的松 100 ~ 200 mg，既抗过敏又减轻中毒反应。③抗过敏治疗：出现过敏症状，应给予抗组胺药物和肾上腺皮质激素，严重者给予肾上腺素 1 mg 皮下注射。若过敏性休克，应及时给予抗休克治疗。

（3）手术治疗：毒蜘蛛咬伤，有神经毒和溶血毒，为阻止回流至全身，除近心端扎止血带外，还应手术"十"字切开伤口的皮肤，使毒液流出体外，以减少毒素吸收。

（4）对症治疗：局部剧烈疼痛，可选用 0.5% 利多卡因溶液或 1% 普鲁卡因溶液局部封闭，也可采用布桂嗪 10 mg 或哌替啶 50 mg 肌内注射。呼吸困难者，应解除气道阻塞并给予氧气吸入。由于肠痉挛引起腹痛，可注射阿托品 0.5 mg，以解除肠痉挛。

（5）病情观察：主要包括以下内容。①毒虫蜇伤临床表现因毒虫种类不同存在差异。局部反应有皮肤红肿、疼痛、瘙痒、水疱甚至坏死。全身症状有发热、头痛、恶心、呕吐、心悸、呼吸困难、肌肉疼痛或者痉挛、腹泻等。严重并发症有急性喉头水肿、急性心肌炎及急性肾功能不全等。②密切观察伤口局部肿胀、疼痛情况，同时注意外敷药物的使用效果。③严密观察患者的生命体征、意识情况，出现变化及时报告医生并及时处理。④注意动态观察患者的肝肾功能，积极预防并发症。

（6）加强基础护理：保持床单元的干净整洁，预防感染。抬高患侧肢体，以利于静脉回流，减轻肿胀。

（7）心理护理：护士应关心、安慰患者，耐心解释疾病相关知识，促进早期康复。

3. 健康指导

（1）去野外林区应穿着长袖衣衫，戴面罩及手套，以免被蜂等蜇伤。

（2）蜂在飞行时不要追捕。

（3）教育儿童要远离蜂巢和毒虫。

（臧正明）

第十五节 呼吸衰竭

呼吸衰竭指各种原因引起的肺通气和（或）换气功能严重障碍，以致在静息状态下也不能进行维持足够的气体交换，导致低氧血症（伴或不伴）高碳酸血症，进而引起一系列的病理生理改变和相应的临床表现的一种综合征。其临床表现缺乏特异性，明确诊断有赖于动脉血气分析：在海平面、静息状态、呼吸空气条件下，动脉血氧分压（PaO_2）< 60 mmHg，伴或不伴二氧化碳分压（$PaCO_2$）> 50 mmHg，并排除心内解剖分流和原发于心排血量降低等致低氧因素，可诊断为呼吸衰竭。

一、病因与发病机制

（一）病因

呼吸系统疾病如严重呼吸系统感染、急性呼吸道阻塞性病变、重度或危重哮喘、各种原因引起的急性肺水肿、肺血管疾病、胸廓外伤或手术损伤、自发性气胸和急剧增加的胸腔积液，导致通气和（或）换气障碍；急性颅内感染、颅脑外伤、脑血管病变（脑出血、脑梗死）等直接或间接抑制呼吸中枢；脊髓灰质炎、重症肌无力、有机磷中毒及颈椎外伤等可损伤神经－肌肉传导系统，引起通气不足。上述各种原因均可造成急性呼吸衰竭。

（二）分类

1. 按动脉血气分析分类

（1）Ⅰ型呼吸衰竭：缺氧性呼吸衰竭，血气分析特点是 PaO_2 < 60 mmHg，$PaCO_2$ 降低或正常。主要见于肺换气功能障碍疾病。

（2）Ⅱ型呼吸衰竭：即高碳酸性呼吸衰竭，血气分析特点是 PaO_2 < 60 mmHg 同时伴有 $PaCO_2$ > 50 mmHg。系肺泡通气功能障碍所致。

2. 按发病急缓分类

（1）急性呼吸衰竭是指呼吸功能原来正常，由于多种突发因素的发生或迅速发展，引起通气或换气功能严重损害，短时间内发生呼吸衰竭，因机体不能很快代偿，如不及时抢救，会危及患者生命。

（2）慢性呼吸衰竭多见于慢性呼吸系统疾病，其呼吸功能损害逐渐加重，虽有缺 O_2，或伴 CO_2 潴留，但通过机体代偿适应，仍能从事个人生活活动，称为代偿性慢性呼吸衰竭。一旦并发呼吸道感染，或因其他原因增加呼吸生理负担所致代偿失调，出现严重缺 O_2、CO_2 潴留和酸中毒的临床表现，称为失代偿性慢性呼吸衰竭。

3. 按病理生理分类

（1）泵衰竭：由神经肌肉病变引起。

（2）肺衰竭：是由气道、肺或胸膜病变引起。

（三）发病机制

各种病因通过引起的肺通气不足、弥散障碍、通气血流比例失调、肺内动－静脉解剖分流增加和耗氧增加 5 个机制，使通气和（或）换气过程发生障碍，导致呼吸衰竭。

1. 肺通气不足

肺泡通气量减少，肺泡氧分压下降，二氧化碳分压上升。呼吸道阻力增加、呼吸驱动力弱、无效腔气量增加均可导致通气不足。

2. 弥散障碍

见于呼吸膜增厚（如肺水肿、肺间质病变）和面积减少（如肺不张、肺实变），或肺毛细血管血量不足（肺气肿）及血液氧合速率减慢（贫血）等。

3. 通气血流比例失调

（1）通气血流比例 > 正常：引起肺有效循环血量减少，造成无效通气。

（2）通气血流比例 < 正常：形成无效血流或分流样血流。

4. 肺内动 – 静脉解剖分流增加

由于肺部病变如肺泡萎陷、肺不张、肺水肿、肺炎实变均可引起肺动脉样分流增加，使静脉血没有接触肺泡气进行气体交换，直接进入肺静脉。

5. 机体耗氧增加

耗氧量增加是加重缺氧的原因之一，发热、寒战、呼吸困难和抽搐均将增加耗氧量。

二、临床表现

1. 呼吸困难

呼吸困难是最早最突出的表现，表现为呼吸浅速，出现"三凹征"，并 CO_2 呼吸困难麻醉时，则出现浅慢呼吸或潮式呼吸。

2. 发绀

发绀是缺氧的主要表现。当动脉血氧饱和度 < 90% 或氧分压 < 50 mmHg 时，可在口唇、指甲、舌等处出现发绀。

3. 精神、神经症状

注意力不集中、定向障碍、烦躁、精神错乱，后期表现躁动、抽搐、昏迷。慢性缺氧多表现为智力和定向障碍。有 CO_2 潴留时常表现出兴奋状态，CO_2 潴留严重者可发生肺性脑病。

4. 血液循环系统

早期血压升高，心率加快，晚期血压下降，心率减慢、失常甚至心脏停搏。

5. 其他

严重呼吸衰竭对肝肾功能和消化系统都有影响，可有消化道出血，尿少，尿素氮升高，肌酐清除率下降，肾衰竭。

三、辅助检查

1. 动脉血气分析

呼吸衰竭的诊断标准是在海平面、标准大气压、静息状态、呼吸空气条件下，动脉血氧分压（PaO_2）< 60 mmHg，伴或不伴有二氧化碳分压（$PaCO_2$）> 50 mmHg。单纯的 PaO_2 < 60 mmHg 为 I 型呼吸衰竭；若伴 $PaCO_2$ > 50 mmHg，则为 II 型呼吸衰竭。

2. 肺功能检测

肺功能有助于判断原发疾病的种类和严重程度。

3. 肺部影像学检查

肺部 X 胸片、肺部 CT 等影像学检查有助于分析呼吸衰竭的原因。

四、治疗

1. 保持气道通畅

气道通畅是纠正缺 O_2 和 CO_2 潴留的先决条件。

（1）清除呼吸道分泌物。

（2）缓解支气管痉挛：用支气管解痉药，必要时给予糖皮质激素以缓解支气管痉挛。

（3）建立人工气道：对于病情危重者，可采用经鼻或经口气管插管，或气管切开，建立人工气道，以方便吸痰和机械通气治疗。

2. 氧疗

急性呼吸衰竭患者应使 PaO_2 维持在接近正常范围；慢性缺氧患者吸入的氧浓度应使 PaO_2 在 60 mmHg 以上或 SaO_2 在 90% 以上；一般状态较差的患者应尽量使 PaO_2 在 80 mmHg 以上。常用的给氧法为鼻导管、鼻塞、面罩、气管内机械给氧。对缺 O_2 不伴 CO_2 潴留的患者，应给予高浓度吸氧（> 35%），宜将吸入氧浓度控制在 50% 以内。缺 O_2 伴明显 CO_2 潴留的氧疗原则为低浓度（< 35%）持续给氧。

3. 机械通气

呼吸衰竭时应用机械通气的目的是改善通气、改善换气和减少呼吸功耗，同时要尽量避免和减少发生呼吸机相关肺损伤。

4. 病因治疗

对病因不明确者，应积极寻找。病因一旦明确，即应开始针对性治疗。对于病因无特效治疗方法者，可针对发病的各个环节合理采取措施。

5. 一般处理

应积极预防和治疗感染，纠正酸碱失衡和电解质紊乱，加强液体管理，保持红细胞比容在一定水平，给予营养支持，合理预防并发症的发生。

五、护理

（一）护理评估

1. 病史

询问患者或其家属是否有导致慢性呼吸系统疾病，如慢性阻塞性肺疾病、重症肺结核、肺间质纤维化等；是否有胸部的损伤；是否有神经或肌肉等病变。

2. 心理 – 社会状况

呼吸衰竭的患者常因呼吸困难产生焦虑或恐惧反应。由于治疗的需要，患者可能需要接受气管插管或气管切开，进行机械通气，患者因此加重焦虑情绪。他们可能害怕会永远依赖呼吸机。各种监测及治疗仪器也会加重患者的心理负担。

（二）护理诊断

1. 气体交换受损

与肺换气功能障碍有关。

2. 清理呼吸道无效

与呼吸道分泌物黏稠、积聚有关。

3. 有感染加重的危险

与长期使用呼吸机有关。

4. 有皮肤完整性受损的危险

与长期卧床有关。

5. 语言沟通障碍

与人工气道建立影响患者说话有关。

6. 营养失调 – 低于机体需要量

与摄入不足有关。

7. 恐惧情绪

与病情危重有关。

（三）护理目标

（1）患者的缺氧和二氧化碳潴留症状得以改善，呼吸形态得以纠正。

（2）患者在住院期间呼吸道通畅，没有因痰液阻塞而发生窒息。

（3）患者住院期间感染未加重。

（4）卧床期间皮肤完整，无压力性损伤。

（5）患者能认识到增加营养的重要性，并能接受医务人员的合理饮食建议。

（6）护士和患者能够应用图片、文字、手势等多种方式建立有效交流。

（7）可以和患者进行沟通，患者焦虑、恐惧心理减轻。

（四）护理措施

1. 生活护理

（1）提供安静、整洁、舒适的环境。

（2）给予高蛋白、高热量、丰富的维生素、易消化的饮食，少食多餐。

（3）控制探视人员，防止交叉感染。

（4）急性发作时，护理人员应保持镇静，减轻患者焦虑。缓解期患者进行活动，协助他们适应生活，根据身体情况，做到自我照顾和正常的社会活动。

（5）咳痰患者应加强口腔护理，保持口腔清洁。

（6）长期卧床患者预防压力性损伤发生，及时更换体位及床单位，骨隆突部位予以按摩或以软枕垫起。

2. 治疗配合

（1）呼吸困难的护理：教会有效的咳嗽、咳痰方法，鼓励患者咳痰，每日饮水在 1 500 ~ 2 000 mL，给予雾化吸入。对年老体弱、咳痰费力的患者，采取翻身、叩背排痰的方法。对意识不清及咳痰无力的患者，可经口或经鼻吸痰。

（2）氧疗的护理：不同的呼衰类型，给予不同的吸氧方式和氧浓度。Ⅰ型呼吸衰竭者，应提高氧浓度，一般可给予高浓度的氧（> 50%），使 PaO_2 在 60 mmHg 以上或 SaO_2 在 90% 以上；Ⅱ型呼吸衰竭者，以低浓度持续给氧为原则，或以血气分析结果调节氧流量。给氧方法可用鼻导管、鼻塞或面罩等。应严密观察给氧效果，如果呼吸困难缓解，心率下降，发绀减轻，表示给氧有效，如若呼吸过缓，意识障碍加重，表示二氧化碳潴留加剧，应报告医师，并准备呼吸兴奋药和辅助呼吸等抢救物品。

（3）酸碱失衡和电解质紊乱的护理：呼吸性酸中毒为呼吸衰竭最基本和最常见的酸碱紊乱类型。以改善肺泡通气量为主，包括有效控制感染、祛痰平喘、合理用氧、正确使用呼吸兴奋药及机械通气来改善通气，促进二氧化碳排出。水和电解质紊乱以低钾血症、低钠血症、低氯血症最为常见。慢性呼吸衰竭因低盐饮食、水潴留、应用利尿药等造成低钠血症，应注意预防。

3. 病情观察

（1）注意观察呼吸频率、节律、深度的变化。

（2）评估意识状况及神经精神症状，观察有无肺性脑病的表现。

（3）昏迷患者应评估瞳孔、肌张力、腱反射及病理反射。

（4）准确记录每小时出入量，尤其是尿量变化。合理安排输液速度。

4. 心理护理

呼吸衰竭的患者由于病情的严重及经济上的困难往往容易产生焦虑、恐惧等消极心理，因此从护理上应该重视患者心理情绪的变化，积极采用语言及非语言的方式跟患者进行沟通，了解患者的心理及需求，提供必要的帮助。同时加强与患者家属之间的沟通，使家属能适应患者疾病带来的压力，能理解和支持患者，从而减轻患者的消极情绪，提高生命质量，延长生命时间。

（五）护理评价

（1）呼吸平稳，血气分析结果正常。

（2）患者住院期间感染得到有效控制。

（3）患者住院期间皮肤完好。

（4）患者及其家属无焦虑情绪存在，能配合各种治疗。

（5）患者掌握呼吸运动及正确咳嗽方法。

（六）健康教育

（1）讲解疾病的康复知识。

（2）鼓励进行呼吸运动锻炼，教会患者有效咳嗽、咳痰技术，如缩唇呼吸、腹式呼吸、体位引流。

（3）遵医嘱正确用药，熟悉药物的用法、剂量和注意事项等。

（4）教会家庭氧疗的方法，告知注意事项。

（5）指导患者制订合理的活动与休息计划，教会其减少耗氧量的活动与休息方法。

（6）增强体质，避免各种引起呼吸衰竭的诱因：①鼓励患者进行耐寒锻炼和呼吸功能锻炼，如用冷水洗脸等，以提高呼吸道抗感染的能力；②指导患者合理安排膳食，加强营养，达到改善体质的目的；③避免吸入刺激性气体，劝告吸烟患者戒烟；④避免劳累、情绪激动等不良因素刺激；⑤嘱患者减少去人群拥挤的地方，尽量避免与呼吸道感染者接触，减少感染的机会。

（许婵女）

第十六节　肺性脑病

肺性脑病的诊疗流程见图6-2。

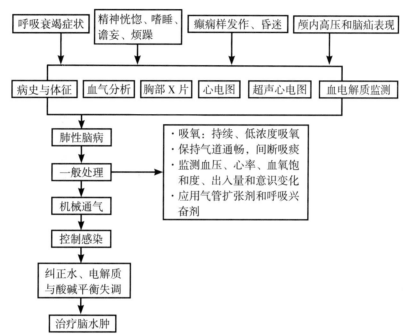

图6-2　肺性脑病的诊疗流程

一、病因与发病机制

肺性脑病（简称肺脑）是以中枢神经系统障碍为主要表现的一种临床综合征，由呼吸衰竭发展到机体严重二氧化碳潴留和缺氧所引起。

肺性脑病通常由下述因素诱发：①急性呼吸道感染、严重支气管痉挛、呼吸道痰液阻塞等使肺通气、换气功能进一步减低；②治疗不当，镇静药使用不当，如应用吗啡、苯巴比妥钠、氯丙嗪、异丙嗪、地西泮等引起呼吸中枢抑制；供 O_2 不当，如吸入高浓度 O_2，降低了颈动脉体对缺 O_2 的敏感性，导致呼吸中枢抑制；③右心衰竭使脑血流减少和淤积，加重脑的 CO_2 潴留和缺 O_2；④其他，如利尿后、上消化道出血、休克等因素。

肺性脑病的发病机制：主要是由于高碳酸血症和低氧血症所引起的脑水肿之故。①高碳酸血症：一般认为肺性脑病的发生与否主要取决于 $PaCO_2$ 升高和 pH 降低的程度。当 $PaCO_2$ 显著升高超过 8 kPa（60 mmHg），pH 低于 7.30 时即可使脑血管扩张充血，引起脑循环障碍，毛细血管通透性增加，因而发生细胞间质水肿为主的脑水肿；另外，肺性脑病的发生还取决于 CO_2 潴留速度的急缓和体内碱代偿能力的强弱。当 CO_2 急剧潴留时，因肾脏代偿作用尚未充分发挥，pH 可在数分钟内急剧下降，临床上即可出现一系列神经精神症状；如缓慢的 CO_2 潴留，由于肾脏的代偿作用可充分发挥，使 HCO_3^- 成比例增加，因而 pH 改变不大。尽管 $PaCO_2$ 已明显增高，但因 pH 无显著下降，神经精神症状则不一定出现。此外，肺性脑病的发生还与脑组织 pH 下降密切相关。脑内 pH 和 $PaCO_2$ 的高低，主要取决于 H^+ 和 HCO_3^- 通过血脑屏障的速度和脑组织本身酸性代谢产物蓄积的程度。正常脑脊液的缓冲能力比血为低，故其 pH 也较低（7.33 ~ 7.40），但脑内 $PaCO_2$ 却比血高 1.07 kPa（8 mmHg）。因此，$PaCO_2$ 升高后，由于碳酸酐酶的作用，脑内 pH 下降则更为明显，从而引起酸中毒。此时细胞内 K^+ 外移，而细胞外 Na^+、H^+ 则移入细胞内，便加重了细胞内酸中毒，引起细胞坏死和自溶。由于 Na^+ 进入细胞内，细胞内 Na^+ 含量增多，从而加重脑水肿的程度。②低氧血症：严重脑缺氧时，正常有氧代谢无法进行，血中乳酸堆积使 pH 下降。此外，脑内三磷酸腺苷（ATP）迅速耗竭，中枢神经失去能量供应，因而"钠泵"运转失灵。Na^+ 不能从细胞内外移，Cl^- 便进入膜内与 Na^+ 结合形成 NaCl，从而提高了膜内渗透压，水便进入细胞内，引起了以细胞内水肿为主的脑水肿。

二、临床表现

（一）症状与体征

除呼吸衰竭症状外，并有精神症状、体征，如精神恍惚、嗜睡、多言、谵妄、烦躁、四肢搐搦、癫痫样发作、扑翼样震颤、昏迷等；皮肤表现血管扩张，多汗；眼部表现眼球微突，球结膜充血、水肿，眼底静脉迂曲、扩张，视盘水肿；脑膜刺激征、颅内高压和脑疝表现。

（二）血气及电解质改变

pH < 7.35，$PaCO_2$ 升高 > 8.6 kPa（65 mmHg），HCO_3^- 增高，血钾升高，血氯下降。通常 $PaCO_2$ > 8.6 kPa（65 mmHg）表现为嗜睡，> 9.97 kPa（75 mmHg）表现为恍惚，> 12.6 kPa（95 mmHg）表现为昏迷，但可因个体反应不同表现有异，有的患者 $PaCO_2$ 13.3 kPa（100 mmHg）而意识清醒，但也有的患者 $PaCO_2$ 9.31 kPa（70 mmHg）而出现肺性脑病征象，急性 CO_2 潴留，则症状明显。

三、辅助检查

1. 神经系统检查

确定是否存在肺性脑病相关的阳性体征，如视盘水肿、眼球运动障碍、颈部僵直、活动受限等。

2. 呼吸系统检查

观察呼吸的改变，初步判断是否存在导致肺性脑病的呼吸系统疾病，如慢性阻塞性肺疾病、肺炎等，便于对因治疗。

3. 血气分析

检测动脉血氧浓度、动脉二氧化碳浓度、血液酸碱度，判断是否存在缺氧、二氧化碳潴留、酸中毒等情况。

4. 胸片

明确是否存在可导致肺性脑病的肺部疾病，初步判断原有疾病的种类，便于对因治疗。

5. 脑电图检查

检查大脑是否存在异常放电，初步判断患者是否存在脑部疾病，包括肺性脑病、脑外伤、脑肿瘤等。

四、治疗

强调早期预防、早期诊断、早期治疗。一旦发现肺心病者有意识障碍的初兆，应立即采取措施，可使肺性脑病的发生率下降。强调综合性治疗，首要保证有充分通气量，包括有效控制呼吸道感染，防止痰液阻塞气道，应用支气管扩张药、机械通气。适当吸氧，使用利尿药、脱水药、呼吸兴奋药，慎用镇静药，及时治疗并发症，建立肺心病监护室，由专人负责观察、护理，可使肺性脑病的死亡下降。

（一）吸氧

应持续性和低浓度（25% ~ 30%）吸氧，流量 1 ~ 2 L/min，疗效期望达到 PaO_2 7.315 ~ 7.99 kPa（55 ~ 60 mmHg），SaO_2 在 85% ~ 90% 的安全水平。在供氧同时，积极控制感染，排痰，并使用气管

扩张药和呼吸兴奋药，效果较好。吸氧方法，可用鼻导管、鼻塞，其效果大致相同，用 Ventimask 通气面罩，其优点是供氧浓度稳定，可按供氧流速 2 L/min、4 L/min、8 L/min，分别达到氧浓度 24%、28%、34%。如经上述积极治疗，患者仍处于明显缺氧状态，究其原因，主要是通气道阻塞和肺泡弥散功能障碍，应考虑面罩、气管插管或气管切开和机械呼吸加压供氧。

（二）气管插管和气管切开

对嗜睡、昏迷、痰多而无力咳嗽，或有肺部感染而无力咳嗽患者，在经上述各项积极治疗 1 ~ 6 d，血 pH < 7.30，$PaCO_2$ > 9.31 kPa（70 mmHg），PaO_2 < 6.65 kPa（50 mmHg）者，应考虑气管插管或切开。昏迷患者宜争取在 1 ~ 3 h 内执行。气管插管，操作简单方便，但只能停留 2 ~ 3 d，如改用低压气囊插管，则可放置较久，且清醒患者易耐受。气管切开，可减少解剖无效腔 100 mL，并有利于气管内滴药、吸痰和连接机械呼吸器，并可长期停留套管，但也带来术后护理和不能多次重复切开等问题。对肺功能严重受损、反复感染、反复发生肺脑者，宜长期保留气道内套管，从而避免反复插管和切开。对气管插管或切开，吸痰、滴药等应注意无菌操作，每日流入气管内水分为 150 ~ 250 mL（每 30 min 约 4.5 mL），吸痰的口腔用管和气管内用管要分开，应多次更换消毒吸管，每次吸痰时不超过 15 s。

（三）机械通气

使用机械通气，对肺性脑病患者改善通气有十分重要的作用。对重症肺心病患者，$PaCO_2$ > 9.31 kPa（70 mmHg），经一般治疗无效而意识清醒者，应及早用密封面罩连接呼吸器，加压同步通气，时间每日数次，每次 1 ~ 2 h，可以预防肺性脑病的发生；对咳嗽、咳痰功能尚可，有自主呼吸的肺脑早期患者，也可用上述方法进行机械通气，时间可按病情而定，此可使 PaO_2 增加、$PaCO_2$ 下降，从而可避免气管插管或切开。危重肺性脑病患者、痰阻气道和无效咳嗽者，宜做气管插管或切开，进行机械通气。国内多选用定容型呼吸器，此型能保证有效通气量；定时型和定压型则具有同步性能和雾化效果好的优点。肺心病患者通常有肺部感染和支气管痉挛，为保证有恒定的通气量，如选用定压型呼吸器，则宜将吸气相压力调高达 2.94 ~ 3.94 kPa（30 ~ 40 cmH_2O）。呼吸频率宜慢，以 14 ~ 16 次 / 分为宜，潮气量 10 ~ 12 mL/kg，吸呼比为 1 :（2 ~ 3），供氧浓度 25% ~ 40%。一般选用间歇加压呼吸（IPPV），可满足临床需要，对肺顺应性减低、肺泡萎陷患者，宜选用呼气终末加压呼吸（PEEP），此可改善血流比例，减少肺内分流，提高 PaO_2，但可使气道内压上升，易致气胸和血压下降。

（四）呼吸兴奋药

应用呼吸兴奋药要达到较好的效果，则需要呼吸道保持通畅。反之，只兴奋呼吸肌，徒增耗氧量。因此必须配合吸氧、应用抗生素、支气管扩张药和积极排痰等措施。常用的呼吸兴奋药如下。

1. 尼可刹米

尼可刹米为呼吸中枢兴奋药，每 2 ~ 4 h 静脉注射 0.25 ~ 0.375 g；重症患者用 5 ~ 10 支（每支 0.25 ~ 0.375 g）溶于 10% 葡萄糖注射液 500 mL 中静脉滴注。

2. 山莨菪碱

山莨菪碱可兴奋颈化学感受器，反射性兴奋呼吸中枢，每支 3 mg，皮下或静脉注射，每 2 ~ 4 h 1 次，可与尼可刹米交替应用。

3. 二甲弗林

二甲弗林为强大呼吸中枢兴奋药，8 ~ 16 mg，肌内注射或静脉注射，可隔 30 min 再注射。

4. 哌醋甲酯

哌醋甲酯的作用缓和，每次 20 ~ 40 mg，肌内注射或静脉注射。应用醒脑合剂治疗肺脑病者，有一定疗效。其成分为 10% 葡萄糖注射液 250 ~ 500 mL，加尼可刹米 3 ~ 5 支、氨茶碱 0.25 ~ 0.5 mg、地塞米松 5 ~ 10 mg，静脉滴注，每日 1 ~ 2 次，病情严重者，夜间加用 1 次，同时加大供氧量 2 L/min 以上。

（五）支气管解痉剂

使用最广泛的支气管解痉剂为交感胺类和茶碱类。β 受体激动药有特布他林，每日 3 次，每次 2.5 mg，口服；0.25 mg，皮下注射；0.5 mg，雾化吸入。沙丁胺醇 2 mg，每日 3 次，口服；雾化吸入，每回喷射吸入 1 ~ 2 次，每次含药 0.1 mg。上述药物对支气管平滑肌松弛作用强，对心血管作用弱，但长期反复应用，可使用 β_2 受体处于兴奋状态，对外来或内生的肾上腺素能神经介质形成交叉抗药性而增加死亡率，故用药次数及剂量宜偏少。

茶碱类：氨茶碱 0.25 g，缓慢静脉注射 15 min，或 0.5 g 加 5% 葡萄糖注射液 500 mL，静脉滴注，因茶碱的临床有效量和血中中毒浓度接近，有引起惊厥而死亡的报告，近来国外已采用监测茶碱血浓度法，保证安全使用。此外解痉药可选用地塞米松、氢化可的松等。

（六）抗生素

呼吸道感染是肺性脑病的主要诱因。感染的临床表现可为咳嗽、气喘、发绀加重，脓痰增多、肺部啰音出现或范围增多，周围血白细胞数增多或正常，核左移，发热或体温正常。致病菌多为肺炎球菌、流感杆菌、甲型链球菌、金黄色葡萄球菌、铜绿假单胞菌、奈瑟菌、真菌。近年革兰阴性杆菌有增多趋势，特别是大肠埃希菌和铜绿假单胞菌。用药前宜常规做痰培养及药敏试验，作为以后选用药物的依据。

（七）纠正酸碱、电解质紊乱

（1）呼吸性酸中毒失代偿期：血 pH 每下降 0.1，血 K^+ 增加 0.6 mmol/L（mEq/L）（0.4 ~ 1.2 mmol/L），此时宜重点治疗酸中毒，如 pH 恢复正常，血 K^+ 也随之正常，一般不需要补碱（除非 pH < 7.20）。

（2）慢性呼吸性酸中毒代偿期：血 HCO_3^- 呈代偿性增加，致血 Cl^- 下降，血浆 Cl^- 进入细胞内和从尿中排出，血 Cl^- 减少，此时血 K^+ 虽在正常值内，也宜口服氯化钾，预防低钾血症、低氯血症。

（3）呼吸性酸中毒合并代谢性碱中毒：其诱因多为长期应用排 K^+、排 Cl^- 利尿药或糖皮质激素，排尿 K^+ 增多，血 K^+ 下降，排尿 H^+ 增多，HCO_3^- 回收增多，致 pH 增高；或应用机械通气，$PaCO_2$ 过快而迅速下降，致使血 HCO_3^- 仍处于高水平值内。血气，电解质改变：pH ≥ 7.40，$PaCO_2$ 增高，血 K^+、血 Cl^- 下降，血 HCO_3^- 明显增高，血 Ca^{2+} 下降。呼吸性酸中毒合并代谢性碱中毒的神态改变以兴奋型多见，当呼吸性酸中毒患者在治疗过程中，好转后又出现兴奋、手足搐搦，血 K^+、血 Cl^- 下降，血 HCO_3^- 显著增高（> 45 mmol/L 或高于代偿预计值）符合呼吸性酸中毒合并代谢性碱中毒诊断，此时应补充 K^+、Cl^- 或（及）Ca^{2+}，同时处理诱因。

（4）慢性呼吸性酸中毒合并代谢性酸中毒：通常呼吸性酸中毒时，血 HCO_3^- 是呈代偿性增加，反之，如发现 HCO_3^- 下降，血 K^+ 增高，pH 明显下降，则符合慢性呼吸性酸中毒合并代谢性酸中毒诊断，应做代谢性酸中毒相应检查；如 pH < 7.20，应补碱。

（八）脑水肿的治疗

肺性脑病患者的意识有进行性恶化、头痛、血压突然升高达 4 kPa（30 mmHg）、脉搏变慢、呼吸节律紊乱、眼球外突、眼球张力增加、球结膜充血和水肿、瞳孔缩小、扩大或一侧扩大等变化，宜及时使用利尿药和脱水药，如在出现脑疝后应用脱水药，效果较差。应用利尿药、脱水药，宜采用轻度或中度脱水，以缓泻为主，在利尿出现后，宜及时补充氯化钾，每日 3 g，对低钾血症患者，宜静脉补充，并注意其他电解质变化，及时纠正。控制水分输入量，一般 24 h 输入量为少于总尿量 500 ~ 1 000 mL。

1. 渗透性脱水药

（1）50% 葡萄糖注射液 50 ~ 100 mL，静脉注射，每 4 ~ 6 h 1 次，高渗葡萄糖有利尿脱水作用，但可透过血脑屏障，引起颅内压反跳回升现象，降压效果差，一般不单独应用，通常与甘露醇交替合用，安排在两次甘露醇之间应用。

（2）20% 甘露醇（25% 山梨醇），50 ~ 100 mL，每日 2 ~ 3 次，静脉注射，以小剂量使用为宜，尿量达到每日 700 ~ 1 000 mL 即可，常与皮质激素合用，如地塞米松 5 ~ 10 mg，每日 2 次。

2. 利尿药

呋塞米（呋喃苯胺酸）20 mg 加于 50% 葡萄糖注射液 20 mL 中静脉注射，每日 1 ~ 2 次，或呋塞米 20 mg（或氢氯噻嗪）和氨苯蝶啶 50 mg，交替应用，可减少肾排 K^+ 量，避免低钾血症。

3. 肾上腺皮质激素

有下述作用：①非特异性抗感染、抗气管痉挛，改善通气和换气功能；②降低毛细血管通透性，减轻脑水肿；③增加肾血流量和肾小球滤过率，促进利尿，作用持久，不引起颅内压反跳回升现象，通常与利尿药共用治疗脑水肿。地塞米松 10 mg，每日 2 ~ 4 次，或氢化可的松 300 ~ 500 mg，每日静脉滴注 1 次。皮质激素宜短期内应用，在症状好转后减药或停药。如长期应用，注意可引起消化道出血、穿孔、感染扩散、电解质紊乱和代谢性碱中毒。应用时宜适当配用抗酸剂，如西咪替丁（甲氰咪胍），每次 0.2 g，饭后服用，每日 3 次，睡前服 0.4 g；雷尼替丁，150 mg，每日 2 次。或其他制酸剂。

4. 低分子右旋糖酐

本药可扩张血容量，解除红细胞聚集，降低血液黏稠度，改善脑部血液循环，有利尿、脱水作用，减轻脑水肿。降低颅内压，对因缺氧和血液浓缩，引起弥散性血管内凝血，低分子右旋糖酐有疏通微循环作用。本药对肺性脑病，尤以对伴有明显继发性红细胞增多，红细胞数 $> 5 \times 10^{12}$/L 患者，有较好疗效。低分子右旋糖酐，每次 500 mL，静脉滴注，每日 1 ~ 2 次。

五、护理

1. 一般护理

让患者在一个相对安静、舒适的环境里，保持房间里空气的流通，营造一个幽雅、和谐、良好的环境。

2. 饮食护理

宜食用低热量、清淡可口容易消化的食物。有心力衰竭及四肢水肿症状的患者应该食用低盐食物，同时给予适量的碳水化合物和脂肪，对于需要排钾利尿药的患者，应鼓励多进含钾药物，以免造成电解质失衡加重病情。

3. 保持呼吸道畅通

由于临床上需要使用呼吸兴奋剂，在使用过程中一定要保持呼吸道畅通，否则会导致呼吸肌疲劳，从而加重病情。

4. 控制感染

积极配合医生合理使用有效的抗生素，特别是在急性感染期，应及时、有效地选择针对性较强的抗生素控制感染，严格控制给药时间，并注意无菌操作，避免引起交叉感染。

5. 心理辅导

有的患者因为经济原因而拒绝吸氧，有的患者则在恢复期不了解给氧浓度和方法的特殊性，我们需要把细微的心理辅导做到患者需要之前，使患者身心愉快地接受治疗，同时需要根据每个患者的实际情况制订合适的心理健康指导方案。

（许婵女）

第十七节　急性呼吸窘迫综合征

急性呼吸窘迫综合征（ARDS）是急性肺损伤（ALI）的严重阶段，两者为同一疾病过程的两个阶段。ALI 和（或）ARDS 是由心源性以外的各种内、外致病因素导致的急性、进行性呼吸困难。临床上以呼吸急促、呼吸窘迫、顽固性低氧血症为特征。主要病理特征为肺微血管的高通透性所致的高蛋白质渗出性肺水肿和透明膜形成，可伴有肺间质纤维化。病理生理改变以肺顺应性降低、肺内分流增加及通气血流比例失调为主。

一、病因与发病机制

急性呼吸窘迫综合征的病因包括肺内原因和肺外原因两大类。肺内原因包括肺炎、误吸、肺挫伤、淹溺和有毒物质吸入，肺外因素包括全身严重感染、严重多发伤（多发骨折、连枷胸、严重脑外伤和烧伤）、休克、高危手术（心脏手术、大动脉手术等）、大量输血、药物中毒、胰腺炎和心肺转流术后等。此外，按照致病原不同，ARDS 的病因也可以分为生物致病原和非生物致病原两大类。生物致病原包括多种病原体，如细菌、病毒、真菌、非典型病原体和部分损伤相关分子模式（DAMP）、恶性肿瘤等；非生物致病原主要包括酸性物质、药物、有毒气体吸入、机械通气相关损伤等。

二、临床表现

急性呼吸窘迫综合征起病较急，可为 24 ~ 48 h 发病，也可长至 5 ~ 7 d。主要临床表现包括呼吸急促、口唇及指（趾）端发绀，以及不能用常规氧疗方式缓解的呼吸窘迫（极度缺氧的表现），可伴有胸闷、咳嗽、血痰等症状。病情危重者可出现意识障碍，甚至死亡等。体格检查：呼吸急促，鼻翼翕动，三凹征；听诊双肺早期可无啰音，偶可闻及哮鸣音，后期可闻及细湿啰音，卧位时背部明显。叩诊可呈浊音；合并肺不张叩诊可呈实音，合并气胸则出现皮下气肿、叩诊鼓音等。

三、辅助检查

急性呼吸窘迫综合征患者检查的目的包括诊断与鉴别诊断、治疗监测与指导治疗、危重程度及预后评测。

与诊断与鉴别诊断有关的检查包括致病原检测、动脉血气分析、影像学检查（胸片、胸部 CT）、脉搏指数连续心排血量（PICOO）监测技术、肺动脉导管监测技术、超声技术应用等。

与治疗监测及指导治疗有关的检查包括机械通气 – 呼吸力学监测（呼吸驱动监测、呼吸道阻力与肺顺应性监测、气道压力监测、呼吸功能监测）、脉搏指数连续心排血量（PICOO）监测、中心静脉压与肺动脉压力监测、氧代谢动力监测、纤维支气管镜检查与治疗、呼气末二氧化碳监测、肺泡灌洗液及肺组织病理检查。

与危重程度及预后评测有关的检查包括 APACHE Ⅱ 评分、LIS 评分、SOFA 评分法，以及肺损伤特异性标志物检测等。

四、治疗

急性呼吸窘迫综合征的治疗包括机械通气治疗与非机械通气治疗两大类。

机械通气是急性呼吸窘迫综合征患者的主要治疗手段。按照机械通气方式的不同，可以分为无创通气与有创通气，无创通气依赖面罩进行通气，有创通气则依赖气管插管或气管切开导管进行通气，二者选择需依赖具体病情而确定时机；目前，针对急性呼吸窘迫综合征患者的机械通气策略主要包括肺保护通气策略［小潮气量通气（LTVV）、压力限制性通气、允许性高碳酸血症（PHC）、反比通气、PEEP 应用等］、肺开放策略［具体技术包括肺复张（RM）、最佳 PEEP 应用，以及机械通气模式的选择等］，以及机械通气辅助治疗［气道内用药（一氧化氮、前列腺素）、俯卧位通气、体外膜肺氧合技术等］。

急性呼吸窘迫综合征的非机械通气治疗手段虽多，但至今尚未确定其可靠疗效。非机械通气治疗手段包括肺水清除与液体管理、肺泡表面活性物质补充疗法、β 受体激动剂应用、他汀类药物应用、糖皮质激素应用、抗凝剂应用、抗氧化剂与酶抑制剂的应用、血液净化治疗、营养干预等，其有效治疗方法仍在继续探索。

五、护理

（一）护理评估

1. 一般状态

有无体温升高、脉率增快、血压异常、意识障碍。

2. 体位与皮肤黏膜

是否有口唇、甲床发绀伴鼻翼翕动，咳嗽时痛苦表情；是否有强迫体位，如端坐呼吸。

3. 胸部

有无呼吸频率、节律和深度异常，胸廓两侧运动是否对称，听诊是否有肺泡呼吸音改变及异常呼吸音，有无干、湿啰音等。

4. 心理 – 社会反应

有无焦虑、抑郁等不良情绪反应；是否对患者的日常生活和睡眠造成很大的影响。

5. 实验室及其他检查

痰液检查有无致病菌，血气分析有无 $PaCO_2$ 升高，肺功能检查有无异常。

（二）临床监测与病情观察

1. 体位

帮助患者取舒适且有利于改善呼吸状态的体位，一般呼吸衰竭的患者取半卧位或坐位，趴伏在床桌上，借此增加辅助呼吸肌的效能，促进肺膨胀。

2. 临床监测与病情观察

呼吸衰竭和 ARDS 患者均需收住 ICU 进行严密监护，监测项目如下。

（1）呼吸状况：呼吸频率、节律和深度，使用辅助呼吸肌呼吸的情况、呼吸困难的程度。

（2）缺氧及 CO_2 潴留情况：如有无发绀、球结膜水肿，肺部听诊有无异常呼吸音及啰音。

（3）循环状况：监测心率、心律及血压，必要时进行血流动力学监测。

（4）意识状况及神经精神症状：观察有无肺性脑病的表现，如有异常应及时通知医生。昏迷者应评估瞳孔、肌张力、腱反射及病理反射。

（5）液体平衡状态：观察和记录每小时尿量和液体出入量，有肺水肿的患者需适当保持负平衡。

（6）实验检查结果：监测动脉血气分析和生化检查结果，了解电解质和酸碱平衡情况。

（7）使用机械通气患者按机械通气护理常规护理。

（8）气管切开者按气管切开护理常规护理。

3. 心理支持

呼吸衰竭和 ARDS 患者因呼吸困难，预感病情为重症、可能危及生命，常会产生紧张、焦虑情绪。应多了解和关心患者的心理状况，特别是对建立人工气道和使用机械通气的患者，应经常巡视，让患者说出或写出引起或加剧焦虑的因素，指导患者应用放松、分散注意力和引导性想象技术，以缓解患者的紧张和焦虑情绪。

（三）健康指导与康复

1. 疾病知识指导

向患者及其家属讲解疾病的发生、发展和转归。语言应通俗易懂。对一些文化程度不高的患者或老年人可借助简易图片进行讲解，使患者理解康复保健的意义与目的。

2. 呼吸锻炼的指导

教会患者有效咳嗽、咳痰技术，如缩唇呼吸、腹式呼吸、体位引流、拍背等方法，提高患者的自我护理能力，加速康复，延缓肺功能恶化。

3. 用药指导

出院时应将患者使用的药物、剂量、用法和注意事项告知患者，并写在纸上交给患者，以便需要时使用。指导并教会低氧血症的患者及其家属学会合理的家庭氧疗方法及其注意事项。

4. 活动与休息

与患者一起回顾日常生活中从事的各项活动，根据患者的具体情况指导患者制订合理的活动与休息计划，教会患者避免耗氧量较大的活动，并在活动中增加休息时间。

5. 增强体质，避免诱因

（1）鼓励患者进行耐寒锻炼和呼吸功能锻炼，如用冷水洗脸等，以提高其呼吸道抗感染的能力。

（2）指导患者合理安排膳食，加强营养，达到改善体质的目的。

（3）避免吸入刺激性气体，劝告吸烟患者戒烟。

（4）避免劳累、情绪激动等不良因素刺激。

（5）尽量少去人群拥挤的地方，避免与呼吸道感染者接触，减少感染的机会。

（6）呼吸衰竭的征象及处理：若有气急、发绀加重等变化，应尽早就医。

（徐佳卿）

第十八节　急性肝衰竭

急性肝衰竭（AHF）是指原来无肝病者肝脏受损后短时间内发生的严重临床综合征，可在急、慢性肝炎，中毒及其他系统器官功能衰竭等过程中发生，预后凶险，病死率高。最常见的病因是病毒性肝炎。临床上以肝性脑病、黄疸、出血、肝臭等为主要特征。

一、病因与发病机制

最常见的病因是各型病毒性肝炎，在我国发生的 AHF 病例大多数是由各型肝炎病毒所致。药物中毒引起的 AHF 预后较好，肝炎病毒导致的 AHF 预后较差。

1. 感染

最常见的是肝炎病毒感染，其中乙型肝炎病毒是最主要的因素，其他病毒（如单纯疱疹病毒、巨细胞病毒等）引起的 AHF 不常见。细菌及立克次体感染可以引起败血症、感染性休克，导致肝功能损害，严重可引起 AHF。

2. 中毒

药物中毒是引起 AHF 另一个常见原因。药物性肝损害分为中毒性和变态反应性肝损害。中毒性肝损害是指药物的代谢产物直接对肝脏产生损害，常与剂量有关。而变态反应性肝损害是指药物作为抗原引起变态反应，产生肝损害常与剂量无关，常见药物有四氯化碳、氟烷、利福平、四环素、对乙酰氨基酚、异烟肼、抗抑郁药、单胺氧化酶抑制剂及布洛芬等。

3. 代谢异常

如妊娠急性脂肪肝、瑞氏综合征、Wilson 病、半乳糖血症及遗传性酪氨酸血症等可引起 AHF。

4. 缺血、缺氧

急性循环衰竭、心肌梗死、严重出血、严重心律失常、休克及肺栓塞等造成肝缺血缺氧而发生AHF。

二、临床表现

1. 黄疸

绝大多数患者有黄疸，在短时间内迅速加深，并呈进行性加重，且黄疸持续时间长，若经 2 ~ 3 周黄疸仍不退提示病情严重。

2. 出血倾向

可出现皮下出血点、瘀斑、牙龈出血、鼻黏膜出血，甚至消化道出血，多为呕血和便血，颅内出血也可发生．往往后果严重。主要与肝衰竭致凝血因子合成障碍、血小板质与量的异常、弥散性血管内凝血（DIC）伴局部继发纤溶等因素有关。

3. 肝臭、肝萎缩

早期可出现肝臭，与含硫氨基酸分解出的硫醇不能被肝代谢，由肺排出所致；急性肝衰竭患者的肝常迅速、进行性缩小，是重要的体征。

4. 消化道症状

有明显消化道症状，如食欲缺乏、恶心、呕吐、腹胀、腹泻；患者腹胀明显，可能由于内毒素致肠麻痹引起。

三、辅助检查

1. 肝功能检查

血胆红素常呈进行性增高，其值越高预后越差。谷丙转氨酶和谷草转氨酶常明显升高，尤以后者升高明显；血清胆红素明显上升而转氨酶下降，即胆酶分离现象，提示预后较差，人血白蛋白可下降。

2. 凝血功能检查

可出现凝血酶原时间（PT）延长，凝血酶原活动度（PA）降低，PA 低于 40% 是急性肝衰竭的诊断依据之一。

3. 肾功能、电解质和酸碱水平检查

血肌酐、尿素氮可增高，提示肾功能障碍。可有低钠血症、低钾血症、低钙血症、低磷血症；酸碱失衡以碱中毒最为常见，包括呼吸性碱中毒和代谢性碱中毒。

4. 腹部 B 超检查

可见肝脏明显缩小，脾可增大。

四、治疗

1. 病因治疗

针对病毒性肝炎所致的急性肝衰竭可以采用抗病毒疗法。对于药物性肝衰竭，应首先停用可能导致肝损害的药物；对乙酰氨基酚中毒所致者可给予 $N-$ 乙酰半胱氨酸静脉滴注及活性炭口服治疗。

2. 免疫调节治疗

使用免疫调节剂能够减少炎症反应、调节机体免疫功能、减少感染等并发症。常用药物有胸腺肽类、免疫球蛋白、糖皮质激素等。

3. 促肝细胞生长和改善肝脏微循环

为减少肝细胞坏死，促进肝细胞再生，可酌情使用肝细胞生长因子和前列腺素 E_2；改善肝脏微循环可酌情使用 $N-$ 乙酰半胱氨酸和还原型谷胱甘肽治疗。

4. 防治并发症

（1）肝性脑病去除诱因，限制蛋白质的摄入，清除肠道内的积食、积血或其他含氮物质。

（2）脑水肿和肺水肿限制液体输入量和速度，补充白蛋白和血浆，酌情使用脱水剂和利尿药。

（3）急性肾衰竭预防和消除诱发肾衰竭的因素，如不适当的抽取腹腔积液、利尿、使用肾毒性药物，监测并维持足够的有效血容量。

5. 人工肝治疗

人工肝是指通过体外的机械、物理、化学或生物装置，清除各种有害物质，补充必需物质，改善内环境，暂时替代衰竭肝脏部分功能的治疗方法。目前常用的有血浆置换、血液灌注、血液滤过等。

6. 肝移植

原位肝移植是目前治疗肝衰竭最有明确效果的方法。

五、护理

（一）护理评估

（1）身体状况评估：评估患者的体温、心率、呼吸、血压、尿量、意识及水、电解质和酸碱平衡紊乱程度、肝功能等，判断急性肝衰竭程度。

（2）病史评估：了解患者有无心、肝、肾严重疾病，有无感染，以及使用对肝脏有损害的药物等诱因。

（3）辅助检查评估：肝炎病毒学检查，肝功能监测转氨酶升高或发生胆酶分离现象，血生化检查凝血酶原时间延长。

（4）心理 - 社会评估：有无焦虑、恐惧等情绪。

（二）护理措施

1. 临床监测

（1）绝对卧床休息，对意识不清、躁动者应用床拦保护，专人护理。

（2）密切观察患者生命体征、意识变化，如有肝性脑病前驱症状，及时协助医生处理。

（3）保持胃肠减压通畅、有效，观察引流液的量、颜色及性质。

（4）保持静脉输液通畅，防止穿刺部位出血。

（5）准确记录出入量，进行连续微创血流动力学监测。

2. 支持疗法

（1）给予营养丰富、清淡、可口的饮食，如进食少或不能进食者，静脉补充营养，注意维持电解质和酸碱平衡。

（2）根据病情给予输新鲜血，以补充多种凝血因子和血小板，防止出血；输注白蛋白、血浆以提高血浆胶体渗透压。

3. 并发症护理

（1）肝性脑病。①避免使用麻醉、镇痛、催眠等中枢抑制药物，及时控制感染和上消化道出血，注意纠正水、电解质和酸碱平衡紊乱。②降低血氨：禁止经口摄入蛋白质，尤其是动物蛋白，以减少氨的形成；可使用新霉素、甲硝唑抑制肠道产氨细菌生长；清除肠道积食、积血或其他含氨物质，应用乳果糖或拉克替醇，口服或高位灌肠，酸化肠道，促进氨的排出，减少肠源性毒素的吸收；可根据患者电解质的酸碱平衡选择使用谷氨酸钠、谷氨酸钾、精氨酸等降氨药物；使用支链氨基酸或支链氨基酸与精氨酸混合制剂，以纠正酸碱失衡。

（2）脑水肿、脑疝。①密切观察患者有无头痛、呕吐、眼底视盘水肿及意识障碍等表现。②床头抬高 15°～30° 以利颅内静脉回流，减轻脑水肿。③脱水治疗，首选 20% 甘露醇，定时监测电解质。④限制水的摄入量，每日输入量不超过 1 500 mL。

（3）预防感染。①遵医嘱应用有效抗生素，并注意观察药物作用及不良反应。②严格执行无菌操作。

（4）出血监护。①严密观察有无出血倾向，如皮肤、黏膜的出血，呕血、便血或颅内出血等，及时补充凝血因子，输新鲜血、血浆等。②监测 DIC 指标：出凝血时间、血小板等。③胃肠道出血者可用冰盐水加血管收缩药物局部灌注止血。

（三）健康指导与康复

（1）疾病知识指导：帮助患者及其家属掌握本病的有关知识与自我护理的方法，并发症的预防及早期发现，分析和消除不利于个人和家庭应对的各种因素。

（2）指导患者参加轻度工作，避免过度疲劳，失代偿期患者以卧床休息为主，应视病情适量活动，活动量以不增加疲劳感和出现其他症状为度。指导患者睡眠充足，生活起居有规律。

（3）沐浴时应避免水温过高或使用有刺激性的皂液，嘱患者勿用手抓挠，以免皮肤破损。

（4）按医师处方用药，以免服药不当加重肝脏负担和肝功能损害，护士应向患者详细介绍所用药物的名称、剂量、给药时间和方法，教会患者及其家属观察药物疗效和不良反应。

（徐佳卿）

第十九节　急性肾衰竭

急性肾衰竭是指各种原因使肾脏排泄氮类代谢产物能力急剧下降，导致氮质代谢产物在体内迅速潴留，形成氮质血症和水、电解质代谢。主要是由于肾前性如低血容量；肾性如肾实质病变，肾小管坏死，肾小球、肾小血管疾患；肾后性如输尿管梗阻等引起的。

临床分为少尿期、多尿期及恢复期。少尿期：成人 24 h 尿量持续少于 400 mL 或每小时尿量不足 17 mL。少尿期易发生水潴留、电解质紊乱，代谢性酸中毒及氮质血症。多尿期：成人 24 h 尿量超过 2 500 mL。多尿期易发生水、电解质紊乱。恢复期：尿量减少逐渐恢复正常。

一、病因与发病机制

急性肾损伤的发病原因有很多，根据发生的解剖部位不同主要分为肾前性急性肾损伤、肾性急性肾损伤和肾后性急性肾损伤。其中，肾性急性肾损伤中最常见的是急性肾小管坏死（acute tubular necrosis，ATN）。

（一）基本病因

传统上按照受累最严重的肾脏解剖学部分来对急性肾损伤的病因进行分类。因此，传统方法将急性肾损伤的临床病因分为以下几种。

1. 肾前性 – 肾灌注压降低

肾前性 – 肾灌注压降低指肾脏流入的血液较平常减少。急性肾前性损伤源自灌注不足，常为低血容量状态，如急性出血、腹泻或不显性失水且未充分补液而导致有效血容量减少，肾内血流减少，肾小管滤过率降低。

2. 肾性 – 血管性病变

肾性 – 血管性病变指肾脏血管出现病变。肾性血管性疾病可直接影响肾内小血管和大血管。主要累及小血管的急性肾性疾病包括小血管炎及血栓性血小板减少性紫癜溶血尿毒综合征、硬皮病、动脉粥样硬化栓塞性疾病和恶性原发性高血压。累及较大血管并引起急性肾损伤的疾病包括肾梗死，其原因是主动脉夹层、系统性血栓栓塞、肾动脉异常（如动脉瘤）及急性肾静脉血栓形成。

3. 肾性 – 肾小球或肾小管间质病变

肾性 – 肾小球或肾小管间质病变是指肾脏实质出现损伤。肾缺血、肾毒性物质、异型输血、感染、药物过敏、高钙血症、肾小球肾炎、肾小管坏死、血管炎、急性系统性红斑狼疮等均可引起急性肾损伤。肾毒性物质包括药物（如抗生素、某些化疗药等）、对比剂、重金属、蛇毒等。

4. 肾后性 – 尿路梗阻

肾后性 – 尿路梗阻指尿液排出体外的途径被阻塞。常由多种原因引起的急性尿路梗阻，包括结石、肿瘤、血块、前列腺肥大等。

（二）诱发因素

急性肾损伤在下列情况下发病风险更高：①患者患有其他疾病，如高血压、糖尿病、癌症等；②老年人更易发生此病。

二、临床表现

急性肾损伤的常见症状包括：①排尿减少或完全不排尿；②尿中带血或者尿液呈红色或棕色；③水肿，尤其是双腿或双足；④呕吐或不感觉饥饿；⑤感觉无力或容易疲劳等。具体来说，根据临床疾病进展，可分别出现不同症状。

1. 起始期

患者常存在缺血、感染等症状，但尚未出现明显的肾实质性损伤。起始期的时间长短主要取决于病因，如摄入毒素量或低血压持续时间及程度等。

起始期可开始出现容量过负荷、电解质和酸碱平衡紊乱及尿毒症的症状及体征。当肾小管上皮发生实质性损伤时，肾小球滤过率突然下降，则进入少尿期。

2. 少尿期

典型者的少尿期维持 7 ~ 14 d，少数患者仅持续数小时，长者可达 4 ~ 6 周。少尿期持续时间长、肾脏损害重，如少尿期超过 1 个月，提示存在广泛的肾皮质坏死。

少尿期患者肾小球滤过率较低，许多患者表现为少尿（< 400 mL/d）或无尿（< 100 mL/d），但也有部分患者不出现少尿，尿量达 400 mL/d 以上，称为非少尿型急性肾损伤，其病情大多较轻，预后较好。

无论尿是否减少，随着肾功能的减退，临床上可出现一系列尿毒症的表现，患者常出现食欲减退、恶心、呕吐、全身瘙痒等症状，容量负荷过多（多见于少尿型急性肾损伤）的患者出现体重增加、水肿等，并表现为进行性氮质血症、电解质和酸碱平衡失调，血清肌酐增加 88 ~ 176.8 μmol/L，尿素氮增加 7.14 ~ 8 .93 mmol/L。少尿期的主要并发症包括容量超负荷、高钾血症、代谢性酸中毒，可以有低钙血症及高磷血症。

3. 移行期

少尿期后尿量超过 400 mL/ d 即进入移行期，这是肾功能开始好转的信号。

4. 多尿期

此期肾小球滤过功能逐渐恢复正常，可有多尿表现（尿量可多达 4 000 ~ 6 000 mL/d），通常持续 1 ~ 3 周，血尿素氮仍可进一步上升，后期肾功能逐渐恢复正常。肾小管上皮细胞的功能（溶质、水的重吸收）恢复相对较迟，常需数月。

多尿期易发生容量不足、低钠血症和低钾血症，少数患者可因感染和电解质失衡等原因死于多尿期。

5. 恢复期

肾功能完全恢复需 6 ~ 12 个月，少数患者的肾功能无法完全恢复，而遗留不同程度的肾脏结构、功能缺陷，甚至需要长期透析以维持生命。

三、辅助检查

1. 体格检查

医生需要对患者进行全身体格检查，以便发现可能存在的导致急性肾损伤的原因（如感染、泌尿系结石等）。

2. 实验室检查

（1）血液检查：患者需要进行血液检查，主要项目包括血常规、电解质、肾功能等，以评估患者的肾脏工作情况如何、是否存在并发症等。

（2）尿液检查：尿液检查包括尿常规、尿电解质和尿肌酐、尿沉渣、尿蛋白等项目。医生通常需要依据尿液检查结果来协助诊断，明确急性肾损伤的病因。注意尿常规检查要在输液或口服利尿药物（如呋塞米等）之前进行，否则会影响结果。

3. 影像学检查

（1）超声检查：大多数患者将接受超声影像学检查，以观察是否有泌尿系统阻塞。

（2）其他影像学检查：医生可能会进行包括针对腹部或肾脏的检查来寻找急性肾损伤的其他病因，包括腹部 X 线、腹部 CT、腹部 MRI 以及肾脏血管造影检查等。

4. 病理学检查

如果上述检查未找出引起急性肾损伤的病因，医生可能会进行活检。进行活检时，医生会将一根穿刺针插入患者背部并刺入肾脏，以获取一小块组织样本，随后会在显微镜下观察该样本。

肾活检可用来确诊肾小球肾炎、系统性血管炎、急进性肾炎及急性间质性肾炎等肾脏疾病。另外，当原有肾脏疾病突然出现急性肾损伤或肾功能持续不恢复等情况时，也需要进行肾活检。

四、治疗

急性肾损伤的诊断一旦确立，即应充分并快速识别并纠正可能导致急性肾损伤的诱因，以期延缓或逆转病情。急性肾损伤的治疗方法主要包括对症支持治疗和肾脏替代疗法（RRT）。对症支持治疗主要包括液体管理、纠正代谢紊乱维持内环境稳定、营养支持、血液净化等。

（一）急性期治疗

对于由急性肾损伤引起的危及生命的水、电解质异常，医生会立即展开应对治疗。

（1）容量负荷过重。

（2）出现高钾血症（血清钾 > 55 mmol/L）或血清钾迅速升高。

（3）尿毒症征象，如心包炎或其他原因无法解释的精神状态下降。

（4）药物不能纠正的严重的代谢性酸中毒（pH < 7.1）。

对于尽管给予了适当的内科治疗仍存在上述情况的患者，通常可能需要尽早透析。

（二）一般治疗

1. 病情监测

医生会积极监控患者病情进展。

（1）对所有住院患者，尤其是 ICU 患者均在入院时及住院期间评估发生急性肾损伤的风险。

（2）患者在住院时应密切监测肾功能，尤其是有急性肾损伤高危风险的重症患者。估算肾小球滤过率（eGFR）< 60 mL/（min·1.73 m²）者为急性肾损伤高危患者，需密切监测肾功能，必要时应监测并记录每小时尿量。

（3）需要密切监测患者的液体平衡，注意低血容量状态或液体负荷过多的临床症状与体征，若怀疑有效循环血量不足，经静脉补液；若无法通过常规的临床表现和体征判断容量状态，会进一步监测血流动力学，以指导容量治疗。

（4）若出现病情变化、循环波动、大手术或应用可能有肾毒性的药物，液体平衡，以及尿量监测均应密切关注。

（5）有急性肾损伤高危因素的患者可能需要停用血管紧张素转化酶抑制剂、血管紧张素受体阻滞剂类药物。

2. 营养支持

对于病情危重的急性肾损伤患者，营养支持的主要目标是提供足够的能量、蛋白质和营养素。营养需求取决于基础疾病的严重程度、营养状况及共存疾病。补充营养以维持患者机体的营养状况和正常代谢，有助于病情恢复，提高存活率。

蛋白质能量消耗常见于病情危重的急性肾损伤患者。仅有轻度至中度疾病且不进行透析的患者仅需 0.8 g/（kg·d）蛋白质，而病情危重患者或接受透析治疗的患者其蛋白质需求量般为 1.0 ~ 1.5 g/（kg·d）。

（三）药物治疗

由于个体差异大，用药不存在绝对的最好、最快、最有效，除常用非处方药外，应在医生指导下充分结合个人情况选择最合适的药物。

急性肾损伤的药物治疗主要为对症治疗。

1. 液体管理

急性肾损伤的患者需要进行严格的液体管理，密切监测血流动力学指标，评估容量状况。存在容量不足时积极补液。若出现肺水肿、脑水肿等水中毒表现，可使用利尿剂，但不能很快缓解时，应尽早考虑持续性肾脏替代治疗。

2. 维持内环境稳定

维持内环境稳定主要包括纠正高钾血症、纠正代谢性酸中毒等，必要时可进行血液净化治疗维持内环境稳定。

3. 高钾血症

当血钾超过 6.5 mmol/L，心电图表现为 QRS 波增宽等明显变化时，医生会进行紧急处理控制血钾水平，防止发生心律失常等症状。治疗包括使用袢利尿剂、静脉输液钙剂、葡萄糖等，口服聚磺苯乙烯等。药物无效时，会进行透析治疗。

4. 代谢性酸中毒

代谢性酸中毒的常用治疗方法包括透析和给予碳酸氢盐。急性肾损伤患者的治疗选择取决于是否有容量超负荷，以及酸中毒的基础病因和严重程度。对于伴有容量超负荷及重度代谢性酸中毒（pH < 7.1）的重度少尿无尿性急性肾损伤患者，无论酸中毒是何种病因，都可以进行透析治疗。

（四）手术治疗

研究显示，急性肾损伤恢复后的患者，慢性肾脏病（CKD）及终末期肾病（ESRD）的风险会升高。

对于发展到 ESRD 的患者可能需要进行肾移植治疗。

五、护理

（一）护理评估

（1）身体评估：评估患者生命体征、体重、尿量、水肿情况、腹部移动浊音等症状。

（2）病史评估：评估既往有无引起肾衰竭的疾病。

（3）辅助检查评估：24 h 尿蛋白定量、血浆清蛋白、肾功能等。

（4）社会 – 心理评估：有无焦虑、恐惧等情绪。

（二）护理措施

1. 原发病的监护

密切观察病情，注意生命体征及心肺功能变化。

2. 尿常规的监测

留置导尿患者注意监测每小时尿量和尿比重，准确记录 24 h 出入量。

3. 水、电解质和酸碱平衡失调的监测

（1）观察患者的意识，注意有无意识障碍，若出现头痛、呕吐、烦躁，则提示脑水肿。

（2）每日监测血钾、钠、氯及血气分析，随时了解电解质的动态变化，防止高钾血症，必要时监测血钙、血磷、血镁浓度。

（3）遵医嘱严格控制入量，量出为入，准确记录出入量。

（4）定时监测尿素氮、肌酐、尿素氮 / 肌酐比值，如尿素氮每日大于 11 mmol/L 为高分解代谢，宜及早透析治疗。

4. 严密监测血压及患者水肿情况

水肿患者着装宽松、柔软，长期卧床患者应经常变换体位，做好患者全身皮肤清洁，擦洗时动作轻柔。水肿患者肌内注射时应将水肿皮肤推向一侧进针，拔针后用棉签按压穿刺部位，防止渗液感染。严重水肿者避免肌内注射。

5. 饮食护理

（1）少尿期原则上应给予低钾、低钠、高热量、高维生素及低蛋白饮食。

（2）多尿期时血尿素氮下降，应逐渐增加蛋白质摄入量，以加速机体修复，并可给予适量含钾的食物。

（3）恢复期患者血肌酐和血尿素氮接近正常，膳食中的蛋白质供应可恢复到发病前水平。

6. 感染的监护

（1）密切观察体温变化。

（2）有创伤性治疗伤口，观察有无红、肿、热、痛，并定时换药。

（3）常见的继发感染部位为呼吸道、尿道、血液、胆道及皮肤，注意加强护理，一旦发生感染，须根据细菌培养和药物敏感实验结果选用无肾性或肾毒性低的抗生素治疗。

（三）健康指导与康复

1. 预防疾病指导

慎用氨基糖苷类抗生素。尽量避免使用大剂量对比剂的 X 线检查。加强劳动防护，避免接触重金属及工业毒物等。

2. 对患者指导

恢复期患者应加强营养，增强体质，适当锻炼。注意个人卫生，注意保暖。避免妊娠、手术、外伤等。指导患者定期进行尿量与肾功能的监测，教会其测量与记录尿量的方法。

（徐佳卿）

第二十节 肾病综合征

肾病综合征（NS）是肾小球疾病中最常见的一组临床综合征。原发性肾病综合征在国内以肾小球系膜增生最为常见，占 1/4 ~ 1/3；其次为膜性肾病，占 1/5 ~ 1/4，以成人较为多见；微小病变成人约占 1/5，再次为膜增生，约为 15%，局灶性、节段性肾小球硬化占 10% ~ 15%。局灶性、节段性系膜增生较少发生肾病综合征。各病理类型中均可伴有肾间质不同程度炎症改变和（或）纤维化，其中以炎症较为明显的类型如系膜增生、膜增生和少部分局灶节段性肾小球硬化常伴有肾间质炎症或纤维化改变；膜性引起者也不罕见，肾间质炎症程度和纤维化范围对肾小球滤过功能减退有较大影响。

一、病因与发病机制

肾病综合征传统上分为原发性和继发性两类。原发性是指原发于肾小球疾病并除外继发于全身性疾病引起的肾小球病变，如系统性红斑狼疮、糖尿病、多发性骨髓瘤、药物、毒物、过敏性紫癜和淀粉样变等。在肾病综合征中，约 75% 是由原发性肾小球疾病引起，约 25% 为继发性肾小球疾病引起，因此它不是一个独立性的疾病。NS 临床诊断并不困难，但不同病理改变引起者治疗效果不一，某些病理类型易发展为肾功能不全，但即使预后较好的病理类型，也可因其引起的严重全身水肿（胸腔积液、腹腔积液、心包积液等）影响到各脏器功能并易出现各种严重并发症如威胁生命的感染和肺动脉栓塞等，因此强调早期病因和病理类型诊断与整体治疗的重要性。

原发性肾病综合征病理类型不同，与临床表现（除均可有肾病综合征外）有一定关联，如微小病变和膜性肾病引起者多表现为单纯性肾病综合征，早期少见血尿、高血压和肾功能损害，但肾病综合征临床表现多较严重、突出，经尿丢失蛋白质多，可高达 20 g/d；而系膜增生和膜增生等炎症明显类型常伴有血尿、高血压和不同程度肾功能损害，且肾功能损害发生相对较早。局灶、节段性肾小球硬化，常有明显高血压和肾功能损害，出现镜下血尿也较多见。少数情况病理类型改变与临床表现相关性可不完全一致。

二、临床表现

（一）大量蛋白尿

大量蛋白尿是指每日从尿液中丢失蛋白质多达 3.0 ~ 3.5 g，儿童为 50 mg/kg，因此，体重为 60 kg 的儿童尿液丢失 3 g/d，即可认为大量蛋白尿。大量蛋白尿的产生是由于肾小球滤过膜通透性异常所致。正常肾小球滤过膜对血浆蛋白有选择性滤过作用，能有效阻止绝大部分血浆蛋白从肾小球滤过，只有极少量的血浆蛋白进入肾小球滤液。肾小球病变引起滤过膜对大中分子量蛋白质选择性滤过屏障作用损伤，导致大分子蛋白和中分子量清蛋白等大量漏出。肾小球疾病时，肾小球基底膜组织结构功能异常，盐酸成分明显减少，使带负电荷的清蛋白滤过基底膜增多，出现蛋白尿。此外，肾小球血流动力学改变也能影响肾小球滤过膜的通透性，血压增高，尿蛋白增多，血压降低，蛋白尿减轻。肾内血管紧张素 II 增加使出球小动脉收缩，肾小球内毛细血管压力增加，也可增加蛋白质漏出。使用血管紧张素转换酶抑制剂或血管紧张素 II 受体阻滞剂可因降低出球小动脉阻力而降低肾小球毛细血管压力，从而减轻蛋白尿。

临床上对肾病综合征患者不仅要定期进行准确的 24 h 尿液蛋白定量测定，以了解蛋白尿程度和判断治疗效果，从而调整治疗方案，而且要进行尿液系列蛋白检查，以了解丢失蛋白的成分，从而判断蛋白丢失部位是在肾小球或肾小管间质。尿液蛋白量多寡有时不能说明肾脏病变的广泛程度和严重程度，但蛋白尿成分的测定则可反映肾小球病变的程度，如尿液中出现大量 IgG 成分，说明大分子量蛋白从尿液中丢失，提示肾小球滤过膜体积屏障结构破坏严重，若尿液中蛋白几乎均为中分子量的清蛋白或转铁蛋白，一般提示病变在肾小球或肾小管间质，此时参考丢失蛋白质多寡甚为重要，一般说来肾小管性尿蛋白丢失较少超过 3 g/d，个别超过 3 g/d，后者多数对治疗反应相对较佳；若尿液出现较多小分子量蛋白，则应进一步检查以明确是否轻链蛋白引起大量蛋白尿，故尿蛋白成分检查有时尚有助于病因诊断。

（二）低清蛋白血症

低清蛋白血症见于绝大部分肾病综合征患者，即血浆清蛋白水平在 30 g/L 以下。其主要原因是尿中丢失清蛋白，但二者可不完全平行，因为血浆清蛋白值是清蛋白合成与分解代谢平衡的结果，它主要受以下几种因素影响。①肝脏合成清蛋白增加。在低蛋白血症和清蛋白池体积减小时，清蛋白分解速度是正常的，甚至下降。肝脏代偿性合成清蛋白量增加，如果饮食中能给予足够的蛋白质及热量，正常人肝脏每日可合成清蛋白达 20 g 以上。体质健壮和摄入高蛋白饮食的患者可不出现低蛋白血症。有学者认为，血浆胶体渗透压在调节肝脏合成清蛋白方面可能有重要的作用。②肾小管分解清蛋白的量增加。正常人肝脏合成的清蛋白 10% 在肾小管内代谢。在肾病综合征时，由于近端小管摄取和分解滤过蛋白明显增加，肾内代谢可增加至 16% ~ 30%。③严重水肿时胃肠道吸收能力下降，肾病综合征患者常呈负氮平衡状态。年龄、病程、慢性肝病、营养不良均可影响血浆清蛋白水平。

由于低清蛋白血症，药物与清蛋白的结合会有所减少，因而血中游离药物的水平升高（如激素约 90% 与血浆蛋白结合而具有生物活性的部分仅占 10% 左右），此时，即使常规剂量也可产生毒性或不良反应。低蛋白血症时，花生四烯酸和血浆蛋白结合减少，促使血小板聚集和血栓素（TXA_2）增加，后者可加重蛋白尿和肾损害。

（三）水肿

水肿多较明显，与体位有关，严重者常见头枕部凹陷性水肿、全身水肿、两肋部皮下水肿、胸腔和腹腔积液，甚至出现心包积液，以及阴囊或会阴部高度水肿，此种情况多见于微小病变或部分膜性肾病患者。一般认为，水肿的出现及其严重程度与低蛋白血症的程度呈正相关，然而也有例外的情况。机体自身具有抗水肿形成能力，其调节机制为：①当血浆清蛋白浓度降低，血浆胶体渗透压下降的同时，从淋巴回流组织液大大增加，从而带走组织液内的蛋白质，使组织液的胶体渗透压同时下降，两者的梯度差值仍保持正常范围；②组织液水分增多，则其静水压上升，可使毛细血管前的小血管收缩，从而使血流灌注下降，减少了毛细血管床的面积，使毛细血管内静水压下降，从而抑制体液从血管内向组织间逸出；③水分逸出血管外，使组织液蛋白浓度下降，而血浆内蛋白浓度上升。鉴于淋巴管引流组织液蛋白质的能力有限，上述体液分布自身平衡能力有一定的限度，当血浆胶体渗透压进一步下降时，组织液的胶体渗透压无法调节至相应的水平，两者间的梯度差值不能维持正常水平而产生水肿。大多数肾病综合征水肿患者血容量正常，甚至增多，并不一定都减少，血浆肾素正常或处于低水平，提示肾病综合征的钠潴留，是由于肾脏调节钠平衡的障碍，而与低血容量激活肾素－血管紧张素－醛固酮系统无关。肾病综合征水肿的发生不能仅以一个机制来解释。血容量的变化，仅在某些患者身上可能是造成水、钠潴留，加重水肿的因素，可能还与肾内某些调节机制的障碍有关。此外，水肿严重程度虽与病变严重性并无相关，但严重水肿本身如伴有大量胸腔积液、心包积液或肺间质水肿，则会引起呼吸困难和心肺功能不全；若患者长期低钠饮食和大量应用利尿剂，还可造成有效血容量减少性低血压，甚至低血容量性休克。

（四）高脂血症

肾病综合征时脂代谢异常的特点为血浆中几乎各种脂蛋白成分均增加，如血浆总胆固醇（Ch）和低密度脂蛋白胆固醇（LDL-C）明显升高，三酰甘油（TG）和极低密度脂蛋白胆固醇（VLDL-C）升高。高密度脂蛋白胆固醇（HDL-C）浓度可以升高、正常或降低；HDL 亚型的分布异常，即 HDL3 增加而 HDL2 减少，表明 HDL3 的成熟障碍。在疾病过程中各脂质成分的增加出现在不同的时间，一般以 Ch 升高出现最早，其次才为磷脂及 TG。除浓度发生改变外，各脂质的比例也发生改变，各种脂蛋白中胆固醇／磷脂及胆固醇／三酰甘油的比例均升高。载脂蛋白也常有异常，如 ApoB 明显升高，ApoC 和 ApoE 轻度升高。脂质异常的持续时间及严重程度与病程及复发频率明显相关。

肾病综合征时脂质代谢异常的发生机制为：①肝脏合成 Ch、TG 及脂蛋白增加；②脂质调节酶活性改变及 LDL 受体活性或数目改变导致脂质的清除障碍；③尿中丢失 HDL 增加。在肾病综合征时，HDL 的 ApoA I 可以有 50% ~ 100% 从尿中丢失，而且患者血浆 HDL。增加而 HDL2 减少，说明 HDL3 在转变为较大的 HDL2 颗粒之前即在尿中丢失。

肾病综合征患者的高脂血症对心血管疾病发生率的影响，主要取决于高脂血症出现时间的长短、

LDL 与 HDL 的比例、高血压史及吸烟等因素。长期的高脂血症，尤其是 LDL 上升而 HDL 下降，可加速冠状动脉粥样硬化的发生，增加患者发生急性心肌梗死的危险性。脂质引起肾小球硬化的作用已在内源性高脂血症等的研究中得到证实。脂代谢紊乱所致肾小球损伤的发病机制及影响因素较为复杂，可能与下述因素有关：肾小球内脂蛋白沉积、肾小管间质脂蛋白沉积、LDL 氧化、单核细胞浸润、脂蛋白导致的细胞毒性致内皮细胞损伤、脂类介质的作用和脂质增加基质合成。

（五）血中其他蛋白浓度改变

肾病综合征时多种血浆蛋白浓度可发生变化。如血清蛋白电泳显示 α_2 和 β 球蛋白水平升高，而 α_1 球蛋白水平可正常或降低，IgG 水平可显著下降，而 IgA、IgM 和 IgE 水平多正常或升高，但免疫球蛋白的变化同原发病有关。补体激活旁路 B 因子的缺乏可损害机体对细菌的调理作用，这是肾病综合征患者易发生感染的原因之一。纤维蛋白原和凝血因子 V、VII、X 可升高；血小板也可轻度升高；抗凝血酶 III 可从尿中丢失而导致严重减少；C 蛋白和 S 蛋白浓度多正常或升高，但其活性降低；血小板凝集力增加和 B 血栓球蛋白的升高，后者可能是潜在的自发性血栓形成的一个征象。

（六）并发症

1. 感染

感染是最常见且严重的并发症。NS 患者对感染抵抗力下降最主要的原因是：①免疫抑制剂的长期使用引起机体免疫损害；②尿中丢失大量 IgG；③B 因子（补体的替代途径成分）的缺乏导致机体对细菌免疫调理作用缺陷；④营养不良时，机体非特异性免疫应答能力减弱，造成机体免疫功能受损；⑤转铁蛋白和锌大量从尿中丢失，转铁蛋白为维持正常淋巴细胞功能所必需，锌离子浓度与胸腺素合成有关；⑥局部因素。胸腔积液、腹腔积液、皮肤高度水肿引起的皮肤破裂和严重水肿使局部体液因子稀释、防御功能减弱，均为肾病综合征患者的易感因素。细菌感染是肾病综合征患者的主要死因之一，严重的感染主要发生在有感染高危因素的患者，如高龄、全身营养状态较差、长期使用激素和（或）免疫抑制剂及严重低蛋白血症者。临床上常见的感染有原发性腹膜炎、蜂窝织炎、呼吸道感染和泌尿道感染等。一旦感染诊断成立，应立即予以相应治疗，并根据感染严重程度，减量或停用激素和免疫抑制剂。

2. 静脉血栓形成

肾病综合征患者存在高凝状态，主要是由于血中凝血因子的改变。包括 IX、XI 因子下降，V、VIII、X 因子、纤维蛋白原、β 血栓球蛋白和血小板水平增加；血小板的黏附和凝聚力增强；抗凝血酶 III 和抗纤溶酶活力降低。因此，促凝集和促凝血因子的增高，抗凝集和抗凝血因子的下降及纤维蛋白溶解机制的损害，是肾病综合征患者产生高凝状态的原因和静脉血栓形成的基础。激素和利尿剂的应用为静脉血栓形成的加重因素，激素经凝血蛋白发挥作用，而利尿剂则使血液浓缩、血液黏滞度增加，高脂血症也是引起血浆黏滞度增加的因素。

肾病综合征时，当血浆清蛋白低于 20 g/L 时，肾静脉血栓形成的危险性增加。肾静脉血栓在膜性肾病患者中的发生率可高达 50%，在其他病理类型中，其发生率为 5%～16%。肾静脉血栓形成的急性型患者可表现为突然发作的腰痛、血尿、尿蛋白增加和肾功能减退。慢性型患者则无任何症状，但血栓形成后的肾淤血常使蛋白尿加重，出现血尿或对治疗反应差，有时易误认为激素剂量不足或激素拮抗等而增加激素用量。明确诊断需进行肾静脉造影，多普勒血管超声、CT、MRI 等无创伤性检查也有助于诊断。血浆 B 血栓蛋白增高提示潜在的血栓形成，血中仅 α_2 抗纤维蛋白溶酶增加也被认为是肾静脉血栓形成的标志。外周深静脉血栓形成率约为 6%，常见于小腿深静脉，仅 12% 有临床症状，25% 可由多普勒超声发现。肺栓塞的发生率为 7%，仍有 12% 无临床症状。其他静脉累及罕见。

3. 急性肾损伤

急性肾损伤为肾病综合征最严重的并发症。急性肾损伤是指患者在 48 h 内血清肌酐绝对值升高 $26.5\,\mu mol/L$（0.3 mg/dL），或较原先值升高 50%，或每小时尿量少于 0.5 mg/kg，且持续 6 h 以上。常见的病因如下。①血流动力学改变：肾病综合征常有低蛋白血症及血管病变，特别是老年患者多伴肾小动脉硬化，对血容量变化及血压下降非常敏感，故呕吐、腹泻所致体液丢失、腹腔积液、大量利尿及使用抗高血压药物后，都能使血压进一步下降，导致肾灌注骤然减少，进而使肾小球滤过率降低，并因急性缺血后小管上皮细胞肿胀、变性及坏死，导致急性肾损伤。②肾间质水肿：低蛋白血症可引起周围组织水肿，同样也会导致肾间质水肿，肾间质水肿压迫肾小管，使近端小管鲍曼囊静水压增高，GFR 下降。③药物引起的急性间质性肾炎。④双侧肾静脉血栓形成。⑤蛋白管型堵塞远端肾小管，可能是肾病综合征患者发生急性肾衰竭的机制之一。⑥急进性肾小球肾炎。⑦肾炎活动。⑧心源性因素，特别是老年患者常因感染诱发心力衰竭。一般认为心排血量减少 1 L/min，即可使肾小球滤过率降低 24 mL/min，故原发性 NS 患者若心力衰竭前血肌酐为 177 μmol/L（2 mg/dL），则轻度心力衰竭后血肌酐浓度可能成倍上升，严重者导致少尿。

4. 肾小管功能减退

肾病综合征患者的肾小管功能减退，以儿童多见。其机制被认为是肾小管对滤过蛋白的大量重吸收，使小管上皮细胞受到损害。常表现为糖尿、氨基酸尿、高磷酸盐尿、肾小管性失钾和高氯性酸中毒，凡出现多种肾小管功能缺陷者常提示预后不良。但肾小球疾病减少肾小管血供和肾小球疾病合并乙肝病毒感染导致肾小管损伤也是肾小管功能减退的常见原因。

5. 骨和钙代谢异常

肾病综合征时血液循环中的维生素 D 结合蛋白（分子量 65 kD）和维生素 D 复合物从尿中丢失，使血中 1，25-（OH）$_2$D$_3$ 水平下降，致使肠道钙吸收不良和骨质对 PTH 耐受，因而肾病综合征患者常表现有低钙血症。此外，体内部分钙与清蛋白结合，大量蛋白尿使钙丢失，也是造成低钙血症的常见原因。

6. 内分泌及代谢异常

肾病综合征患者经尿丢失甲状腺结合蛋白（TBG）和皮质激素结合蛋白（CBG）。临床上甲状腺功能可正常，但血清 TBG 和 T$_3$ 常下降，游离 T$_3$ 和 T$_4$、TSH 水平正常。由于血中 CBG 和 17 羟皮质醇都减低，游离和结合皮质醇比值可改变，组织对药理剂量的皮质醇反应也不同于正常。由于铜蓝蛋白（分子量 15 kD）、转铁蛋白（分子量 80 kD）和清蛋白从尿中丢失，肾病综合征常有血清铜、血清铁和血清锌浓度下降。锌缺乏可引起阳痿、味觉障碍、伤口难愈及细胞介导免疫受损等。持续转铁蛋白减少可引起临床上对铁剂治疗有抵抗性的小细胞低色素性贫血。此外，严重低蛋白血症可导致持续性的代谢性碱中毒，因血浆蛋白减少 10 g/L，则血浆重碳酸盐会相应增加 3 mmol/L。

三、辅助检查

1. 尿常规检查

通过检测尿液中蛋白的存在，以及尿沉渣镜检，可以初步判断是否有肾小球病变。检查时留尿注意留取中段尿。

2. 24 h 尿蛋白定量

肾病综合征患者 24 h 尿蛋白定量超过 3.5 g 是诊断的必备条件。

3. 血液生化测定检查

包括血浆蛋白测定、血脂测定等，血浆白蛋白低于 30 g/L 是诊断的必备条件；还可出现白蛋白与球蛋白比例倒置，血胆固醇显著增高，脂质代谢紊乱等。抽血检查前要空腹，不可进食及饮水，以免影响检查结果。

4. 凝血功能检查

包括凝血指标，如凝血酶原时间、活化部分凝血活酶时间、纤维蛋白原等，以判断血凝、血栓及栓塞情况。抽血检查前不可进食及饮水，以免影响检查结果。

5. 肾功能测定

检测尿素氮、肌酐等指标，用来进一步了解肾脏功能是否受损及其损伤程度，可指导制订治疗方案，并评估恢复情况。

6. 肾活检

取患者的小块肾组织样本进行检测，为有创检查。

7. 其他检查

应根据不同病因有选择性地进行实验室检查，如血糖、尿糖的检查，乙肝、丙肝指标的检查，红斑狼疮的检查等，以便对原发病的病因进行诊断。

四、治疗

（一）引起肾病综合征的原发疾病治疗

1. 糖皮质激素

一般认为只有对微小病变性肾病的疗效最为肯定，故首选治疗原发性 NS 中的原发性肾小球肾病（微小病变）。一般对微小病变首治剂量为泼尼松 0.8 ~ 1 mg/（kg·d），治疗 8 周，有效者应逐渐减量，一般每 1 ~ 2 周减原剂量的 10% ~ 20%，剂量越小，递减的量越少，减量速度越慢。激素的维持量和维持时间因病例不同而异，以不出现临床症状而采用的最小剂量为度，以低于 15 mg/d 为宜。成人首次治疗的完全缓解率可达 80% 以上。在维持阶段有体重变化、感染、手术和妊娠等情况时应调整激素用量。经 8 周以上正规治疗无效病例，需排除影响疗效的因素，如感染、水肿所致的体重增加和肾静脉血栓形成等，应尽可能及时诊断与处理。若无以上情况存在，常规治疗 8 周无效不能认为是对激素抵抗，激素使用到 12 周才有效的患者不在少数。

除微小病变外，激素尚适用于膜性肾病，部分局灶、节段性肾小球硬化，对增生明显的病理类型也有一定的疗效，对伴有肾间质各种炎症细胞浸润也有抑制作用。此外，临床上对病理上有明显的肾间质炎症病变，小球弥漫性增生，细胞性新月体形成和血管纤维素样坏死，以及有渗出性病变等活动性改变的患者，特别是伴有近期血肌酐升高者，应予以甲泼尼龙静脉滴注治疗，剂量为 120 ~ 240 mg/d，疗程 3 ~ 5 d，以后酌情减为 40 ~ 80 mg/d，并尽早改为小剂量，这样可减少感染等不良反应。此外，NS 伴严重水肿患者，其胃肠道黏膜也有明显肿胀，影响口服药物吸收，此时应改为静脉用药。

长期应用激素可产生很多不良反应，有时相当严重。激素导致的蛋白质高分解状态可加重氮质血症，促使血尿酸增高，诱发痛风，加剧肾功能减退。大剂量应用有时可加剧高血压，促发心力衰竭。长期使用激素时的感染症状有时可不明显，特别容易延误诊断，使感染扩散。激素长期应用可加重肾病综合征的骨病，甚至产生无菌性股骨颈缺血性坏死和白内障等。因此，临床上强调适时、适量用药和密切观察，对难治性 NS 患者要时时权衡治疗效果与治疗风险。

2. 细胞毒药物

对激素治疗无效，或激素依赖型，或反复发作型，或因不能耐受激素不良反应且全身情况尚可而无禁忌证的肾病综合征，可以试用细胞毒药物治疗。由于此类药物多是非选择性杀伤各型细胞，可降低人体抵抗力，存在诱发肿瘤的危险，因此，它仅作为二线治疗药物，在用药指征及疗程上应慎重掌握。对严重肾病综合征特别是高度水肿、血清蛋白在 20 g/L 或以下，有学者不选择环磷酰胺（CTX）治疗。目前临床上常用的为 CTX、硫唑嘌呤和苯丁酸氮芥（CB-1348），三者选一，首选 CTX。CTX 作用于 G_2 期即 DNA 合成后期、有丝分裂前期，起到抑制细胞 DNA 合成、干扰细胞增生并降低 B 淋巴细胞功能、抑制抗体形成的作用。约 30% 活性 CTX 经肾脏排泄，故肾功能减退者慎用。CTX 的参考用量为 1.5 ~ 2.5 mg/（kg·d），起始宜从小剂量开始，疗程 8 周，以静脉注射或滴注为主。对微小病变、膜性肾炎引起的肾病综合征，选用 CTX 间歇静脉滴注治疗，参考剂量为每次 8 ~ 10 mg/kg，每 3 ~ 4 周 1 次，连用 5 ~ 6 次，以后按患者的耐受情况延长用药间隙期，总用药剂量可达 6 ~ 12 g。间歇静脉治疗目的为减少激素用量，降低感染并发症并提高疗效，但应根据肝功能、肾功能和血白细胞数选择剂量或忌用。应用细胞毒药物应定期测定血常规和血小板计数、肝功能和尿常规，注意造血功能抑制、病毒和细菌感染及出血性膀胱炎等。

硫唑嘌呤每日剂量为 50 ~ 100 mg；苯丁酸氮芥 0.1 mg/（kg·d），分 3 次口服，疗程 8 周，累积总量达 7 ~ 8 mg/kg 则易发生毒性反应。对用药后缓解、停药又复发者多不主张进行第二次用药，以免产生毒性反应。目前这两者已较少应用。

3. 环孢素 A（CsA）

CsA 能可逆性抑制 T 淋巴细胞增生，降低 Th 细胞功能，减少 IL-2 和其他淋巴细胞因子的生成和释放。目前临床上以微小病变、膜性肾病和膜增生性肾炎疗效较好。与激素和细胞毒药物相比，应用 CsA 最大优点是减少蛋白尿及改善低蛋白血症疗效可靠，不影响生长发育或抑制造红细胞功能，新剂型新环孢素还具有吸收快的特点。但此药有多种不良反应，最严重的不良反应为肾毒性。长期使用可导致间质纤维化，个别病例在停药后易复发，故不宜长期用此药治疗肾病综合征，更不宜轻易将此药作为首选药物。CsA 治疗起始剂量为 3.5 ~ 4.0 mg/（kg·d），分 2 次给药，使血药浓度的谷值在 75 ~ 200 μg/mL（全血，HPLC 法），可同时加用硫氮唑酮 30 mg 每日 3 次以提高血药浓度、减少环孢素剂量。一般在用药后 2 ~ 8 周起效，但个体差异很大，个别患者则需更长的时间才显效，见效后应逐渐减量。用药过程中出现血肌酐升高应警惕 CsA 致肾损害的可能。血肌酐在 221 μmol/L（2.5 mg/dL）不宜使用 CsA。疗程一般为 3 ~ 6 个月，复发者再用仍可有效。

4. 霉酚酸酯

选择性地抑制 T 淋巴细胞增生和 B 淋巴细胞增生，对肾小球系膜细胞增生也有抑制作用，此外还抑制血管黏附分子，对血管炎症也有较好的抑制作用，故近几年来已广泛用于治疗小血管炎和狼疮性肾炎，并试用于治疗原发性肾小球疾患特别是膜性肾炎、系膜增生性肾炎和 IgA 肾病，参考剂量为 1.5 ~ 2.0 g/d，维持量为 0.5 ~ 1.0 g/d，疗程为 3 ~ 6 个月，由于目前费用昂贵尚不能列为首选药物，不良反应为腹泻、恶心、呕吐和疱疹病毒感染等。

（二）对症治疗

1. 休息

NS 患者应绝对休息，直到尿蛋白消失或减至微量 3 个月后再考虑部分复课或半日工作。

2. 低清蛋白血症治疗

（1）饮食疗法：肾病综合征患者通常存在负氮平衡，如能摄入高蛋白饮食，则有可能改善氮平衡。但肾病综合征患者摄入过多蛋白又会导致尿蛋白增加，加重肾小球损害。因此，建议每日蛋白摄入量为 1 g/kg，每摄入 1 g 蛋白质，必须同时摄入非蛋白热量 138 kJ（33 kcal）。供给的蛋白质应为优质蛋白，如牛奶、鸡蛋和鱼、肉类。

（2）静脉注射或滴注清蛋白：使用人血清清蛋白应严格掌握适应证：①血清清蛋白浓度低于 25 g/L 伴全身水肿或胸腔积液、心包腔积液；②使用呋塞米利尿后，出现血浆容量不足的临床表现；③因肾间质水肿引起急性肾衰竭。

3. 水肿的治疗

（1）限钠饮食：肾功能正常者每日摄入钠盐均可由尿液等量排出，但肾病综合征患者常因水肿、激素、中药治疗、伴有高血压等，应酌情适量限制食盐摄入。但又由于患者多同时使用袢利尿剂，加之长期限钠后患者食欲缺乏，影响了蛋白质和热量的摄入，可导致体内缺钠，甚至出现低钠性休克，应引起注意。建议饮食的食盐含量为 3 ~ 5 g/d，应根据水肿程度、有无高血压、血钠浓度、激素剂量等调整钠摄入量，必要时测定尿钠排出量，作为摄钠量参考。

（2）利尿剂：袢利尿剂，如呋塞米和布美他尼（丁尿胺）。一般呋塞米剂量为 20 ~ 40 mg/d，布美他尼 1 ~ 3 mg/d。严重水肿者应以静脉用药为妥，若使用静脉滴注者应以生理盐水 50 ~ 100 mL 稀释滴注。噻嗪类利尿剂对肾病综合征严重水肿效果较差，现已被袢利尿剂替代。排钠潴钾利尿剂螺内酯（安体舒通）常用剂量为 60 ~ 120 mg/d，单独使用此类药物效果较差，故常与排钾利尿剂合用。渗透性利尿剂可经肾小球自由滤过而不被肾小管重吸收，从而增加肾小管的渗透浓度，阻止近端小管和远端小管对水、钠的重吸收，而达到利尿效果。对无明显肾功能损害的高度水肿患者可间歇、短程使用甘露醇 125 ~ 250 mL/d，但肾功能损害者慎用。对用利尿剂无效的全身高度水肿患者可根据肾功能情况分别选用单纯超滤或连续性血液滤过，每日超滤量一般不超过 2 L 为宜。

4. 高凝状态治疗

肾病综合征患者特别是重症患者均有不同程度的血液高凝状态，尤其当血浆清蛋白低于 25 g/L 时，即有静脉血栓形成的可能。因此，抗凝治疗应列为本综合征患者常规预防性治疗措施。目前临床常用的抗凝药物如下。

（1）肝素：主要通过激活抗凝血酶Ⅲ（AT Ⅲ）活性而发挥作用。常用剂量 50～75 mg/d 静脉滴注，使 AT Ⅲ 活力单位在 90% 以上。肝素与清蛋白均为负电荷物质，两者电荷相斥，故尚可减少肾病综合征的尿蛋白排出。目前尚有小分子量肝素 5 000 U 皮下注射，每日 1 次，但价格昂贵，不列为首选抗凝药物。

（2）尿激酶（UK）：直接激活纤溶酶原，致使纤维蛋白溶解导致纤溶。常用剂量为每日 2 万～8 万U，使用时从小剂量开始，并可与肝素同时静脉滴注。

（3）华法林：抑制肝细胞内维生素 K 依赖凝血因子Ⅱ、Ⅶ、Ⅸ、Ⅹ的合成，常用剂量 2.5 mg/d，口服，监测凝血酶原时间，使其在正常人的 50%～70%。

有静脉血栓形成者：①手术移去血栓；②溶栓，经介入导管在肾动脉端一次性注入 UK 24 万 U 以溶解肾静脉血栓，此方法可重复应用；③全身静脉抗凝，即肝素加尿激酶，尿激酶每日 4 万～8 万 U，可递增至每日 12 万 U，疗程 2～8 周。

抗凝和溶栓治疗均有潜在出血可能，在治疗过程中应加强观察和监测。有出血倾向者，低分子肝素相对安全；对尿激酶治疗剂量偏大者，应测定优球蛋白溶解时间，以维持在 90～120 min 为宜；长期口服抗凝剂者应监测凝血酶原时间，嘱患者勿超量服用抗凝剂。

5. 高脂血症治疗

肾病综合征患者的高脂血症与低蛋白血症密切相关，提高血清蛋白浓度可降低高脂血症程度，但对肾病综合征多次复发、病程较长者，其高脂血症持续时间也久，部分患者即使肾病综合征缓解后，高脂血症仍持续存在。近年来认识到高脂血症对肾脏疾病进展的影响，而一些治疗肾病综合征的药物如肾上腺皮质激素及利尿药，均可加重高脂血症，故目前多主张对肾病综合征的高脂血症使用降脂药物。可选用的降脂药物有以下几种。①纤维酸类药物：非诺贝特每日 3 次，每次 100 mg，吉非贝齐每日 2 次，每次 600 mg，其降血三酰甘油作用强于降胆固醇。此药偶引起胃肠道不适和血清转氨酶升高。② HMG-CoA 还原酶抑制剂：适用于降低血胆固醇浓度，普伐他汀 10～20 mg/d 或氟伐他汀 20～40 mg/d，此类药物主要使细胞内 Ch 下降，降低血浆 LDL-C 浓度，减少肝细胞产生 VLDL 及 LDL，阿托伐他汀 20 mg，每日 1 次，既可降低血胆固醇，又可控制三酰甘油。③血管紧张素转换酶抑制剂（ACEI）：主要作用有降低血浆中 Ch 及 TG 浓度，使血浆中 HDL 升高，而且其主要的载脂蛋白 ApoA Ⅰ 和 ApoA Ⅱ 也升高，可以加速清除周围组织中的 Ch，减少 LDL 对动脉内膜的浸润，保护动脉管壁。此外，ACEI 还有不同程度降低蛋白尿的作用。

6. 急性肾损伤治疗

肾病综合征合并急性肾损伤时因病因不同而治疗方法各异。对于由血流动力学因素所致者，主要治疗原则包括合理使用利尿剂、肾上腺皮质激素，纠正低血容量和透析疗法。血液透析不仅控制氮质血症、维持电解质酸碱平衡，且可较快清除体内水潴留。因肾间质水肿所致的急性肾衰竭经上述处理后，肾功能恢复较快。使用利尿剂时需注意以下事项。①适时使用利尿剂：肾病综合征伴急性肾衰竭有严重低蛋白血症者，在未补充血浆蛋白就使用大剂量利尿剂时，会加重低蛋白血症和低血容量，肾衰竭更趋恶化。故应在补充血浆清蛋白后（每日静脉用 10～50 g 人体清蛋白）再予以利尿剂。一次过量补充血浆清蛋白又未及时用利尿剂时，则可能导致肺水肿。②适量使用利尿剂：由于肾病综合征患者有相对血容量不足和低血压倾向，此时用利尿剂应以每日尿量 2 L 左右或体重每日下降在 1 kg 左右为宜。③伴血浆肾素水平增高的患者，使用利尿剂血容量下降后使血浆肾素水平更高，利尿治疗不但无效反而加重病情。此类患者只有纠正低蛋白血症和低血容量后再用利尿剂才有利于肾功能恢复。对肾间质活动病变应加用甲泼尼龙。

肾病综合征合并急性肾损伤一般为可逆性，大多数患者在治疗后，随着尿量增加，肾功能逐渐恢复。少数患者在病程中多次发生急性肾衰竭也均可恢复。预后与急性肾衰竭的病因有关，一般来说急进性肾小球肾炎、肾静脉血栓形成的患者预后较差，而单纯与肾病综合征相关者预后较好。

五、护理

（一）护理诊断

1. 体液过多

与低蛋白血症致血浆胶体渗透压下降有关。

2. 有感染的危险

与皮肤水肿，大量蛋白尿致机体营养不良，免疫抑制剂和细胞毒性药物的应用致机体免疫功能低下有关。

3. 营养失调 – 低于机体需要量

与蛋白丢失、食欲下降及饮食限制有关。

4. 焦虑

与本病的病程长，易反复发作有关。

5. 潜在并发症

电解质紊乱、血栓形成、急性肾衰竭、心脑血管并发症、皮肤完整性受损。

（二）护理措施

1. 休息与活动

（1）患者有全身严重水肿、血压高、尿量减少，应绝对卧床休息，最好取半坐卧位，以利于减轻心肺负担。

（2）水肿减轻，血压、尿量正常后可逐步进行简单室内活动。

（3）恢复期患者应在其体能范围适当活动。整个治疗过程中患者应避免剧烈运动和劳累。

（4）协助患者在床上做四肢运动，防止肢体血栓形成。

2. 摄入适当饮食

（1）蛋白质：选择优质蛋白（动物性蛋白），1.0 g/（kg·d）。当肾功能不全时，应根据肌酐清除率调整蛋白质的摄入量。

（2）热量：不少于 147 kJ/（kg·d），多食植物油、鱼油、麦片及豆类。

（3）水肿时给予低盐饮食，勿食腌制食品。

3. 监测生命体征

监测生命体征、体重、腹围及出入量变化。

4. 观察用药后反应

在应用激素、细胞毒药物、利尿剂、抗凝药和中药时应观察用药后反应，出现不良反应时应及时给予处理。

5. 关注患者心理

及时调整患者负面情绪，根据评估资料，调动患者的社会支持系统，为患者提供最大限度的物质和精神支持。

（三）应急措施

（1）出现左心衰竭时，应立即协助患者取端坐位或半坐卧位，双腿下垂。

（2）迅速建立静脉通路，遵医嘱静脉给予强心、利尿剂。

（3）吸氧或 20% ~ 30% 乙醇湿化吸氧。

（4）必要时行血液透析。

（四）健康教育

（1）讲解积极预防感染的重要性，讲究个人卫生，注意休息。

（2）给予饮食指导，严格掌握、限制盐和蛋白质的摄入。

（3）坚持遵守医嘱用药，切勿自行减量或停用激素，了解激素及细胞毒药物的常见不良反应。

（4）及时疏导患者心理问题，多交流、多沟通，及时反馈各种检查结果。

（5）出院后要定期门诊随访。

（徐佳卿）

第二十一节　急性心力衰竭

急性心力衰竭是指心肌遭受急性损害或心脏负荷突然增加，使心排血量在短期内急剧下降，甚至丧失排血功能导致组织器官灌注不足和急性淤血的综合征，主要是由急性广泛性心肌梗死，高血压危象，严重的心律失常，输血、输液速度过快等原因引起的。以急性左心衰竭最为常见。临床以阵发性呼吸困难、端坐呼吸、肺水肿等为主要特征。

一、病因与发病机制

1. 慢性心力衰竭急性加重。

2. 急性心肌坏死或损伤

（1）急性冠状动脉综合征。

（2）急性重症心肌炎。

（3）围生期心肌病。

（4）药物所致的心肌损伤与坏死等。

3. 急性血流动力学障碍

（1）急性瓣膜反流或原有瓣膜反流加重。

（2）高血压危象。

（3）重度主动脉瓣或二尖瓣狭窄。

（4）主动脉夹层。

（5）心脏压塞。

（6）急性舒张性左心衰竭，常见于老年人伴控制不良的高血压患者。

二、临床表现

1. 病史和表现

大多数患者有心脏病病史，冠心病、高血压和老年性退行性心瓣膜病为老年人的主要病因；风湿性心瓣膜病、扩张型心肌病、急性重症心肌炎等为年轻人的主要病因。

2. 诱发因素

常见的诱因有慢性心力衰竭治疗缺乏依从性、心脏容量超负荷、严重感染、严重颅脑损害或剧烈的精神心理紧张与波动、大手术后、肾功能减退，急性心律失常、支气管哮喘发作、肺栓塞、高心排血量综合征、应用负性肌力药物、应用非甾体抗炎药、心肌缺血、老年急性舒张功能减退、吸毒、酗酒、嗜铬细胞瘤等。

3. 早期表现

左心功能降低的早期征兆为心功能正常者出现疲乏、运动耐力明显减低、心率增加15～20次/分，继而出现劳力性呼吸困难、夜间阵发性呼吸困难、高枕睡眠等；检查可见左心室增大、舒张早期或中期奔马律、两肺底部有湿啰音、干啰音和哮鸣音，提示已有左心功能障碍。

4. 急性肺水肿

起病急，病情可迅速发展至危重状态。突发的严重呼吸困难、端坐呼吸、喘息不止、烦躁不安并有恐惧感，呼吸频率可达30～50次/分；频繁咳嗽并咳出大量粉红色泡沫样痰；心率快，心尖部常可闻及奔马律；两肺满布湿啰音和哮鸣音。

5. 心源性休克

（1）低血压：持续 30 min 以上，收缩压降至 90 mmHg 以下，或原有高血压的患者收缩压降低 ≥ 60 mmHg。

（2）组织低灌注状态：①皮肤湿冷、苍白和发绀伴紫色条纹；②心动过速 > 110 次 / 分；③尿量明显减少（< 20 mL/h），甚至无尿；④意识障碍，常有烦躁不安、激动焦虑、恐惧和濒死感；收缩压低于 70 mmHg，可出现抑制症状，逐渐发展至意识模糊甚至昏迷。

（3）血流动力学障碍：PCWP ≥ 18 mmHg，心脏排血指数（CI）≤ 36.7 mL/$(s \cdot m^2)$［≤ 2.2 L/$(min \cdot m^2)$］。

（4）代谢性酸中毒和低氧血症。

三、辅助检查

1. 心电图检查

常可提示原发疾病。

2. X 线检查

可显示肺淤血和肺水肿。

3. 超声心动图检查

可了解心脏的结构和功能、心瓣膜状况、是否存在心包病变、急性心肌梗死的机械并发症、室壁运动失调、左室射血分数（LVEF）。

4. 动脉血气分析

监测动脉血氧分压（PaO_2）、二氧化碳分压（$PaCO_2$）。

5. 实验室检查

血常规和血生化检查，如电解质、肾功能、血糖、白蛋白及高敏 C 反应蛋白。

6. 心力衰竭标志物

诊断心力衰竭的公认的客观指标为 B 型利钠肽（BNP）和 N 末端 B 型利钠肽原（NT-proBNP）的浓度增高。

7. 心肌坏死标志物

检测心肌受损的特异性和敏感性均较高的标志物是心肌肌钙蛋白 T 或 I（cTnT 或 cTnI）。

四、治疗

一旦确诊，应按规范治疗。

（1）初始治疗经面罩或鼻导管吸氧，吗啡、袢利尿剂、强心剂等经静脉给予。

（2）病情仍不缓者应根据收缩压和肺淤血状况选择应用血管活性药物，如正性肌力药、血管扩张药和血管收缩药等。

（3）病情严重、血压持续降低（< 90 mmHg）甚至心源性休克者，应监测血流动力学，并采用 IABP、机械通气支持、血液净化、心室机械辅助装置，以及外科手术等各种非药物治疗方法。

（4）动态测定 BNP、NT-proBNP 有助于指导急性心力衰竭的治疗，治疗后其水平仍高居不下者，提示预后差，应加强治疗；治疗后其水平降低且降幅 > 30%，提示治疗有效，预后好。

（5）控制和消除各种诱因，及时矫正基础心血管疾病。

五、护理

（一）护理评估

（1）身体状况评估：①观察生命体征，如呼吸状况及脉搏快慢、节律，有无交替脉和血压降低；②评估意识与精神状况；③取合适体位，是否采取半卧位或端坐位。

（2）病史评估：①既往史，了解患者有无冠心病、高血压、风湿性心瓣膜病、心肌炎、心肌病等病史，有无呼吸道感染、心律失常、劳累过度、妊娠或分娩等诱发因素；②过敏史，了解患者有无药物或食物过敏史；③用药史，了解患者用药情况。

（3）辅助检查评估：胸部 X 线检查（查看有无肺淤血征）、心电图（查看有无心肌缺血、心肌梗死和心律失常）、超声心动图检查（查看射血分数是否正常）、中心静脉压监测、血气分析、电解质等。

（4）心理 – 社会状况评估。

（二）护理措施

1. 无创监护

（1）持续心电监护（ECG），观察心率、心律变化。

（2）末梢血氧饱和度监测（SpO_2）。

2. 有创监护

中心静脉压监测（CVP），正常值为 5 ~ 12 cmH_2O，当 CVP 高于 12 cmH_2O 时，提示右心衰竭或全心衰竭。

3. 一般护理

（1）保持室内适宜的温度、湿度，环境安静，减少对患者的刺激，保证患者充足的睡眠，必要时睡前可给予药物帮助睡眠。

（2）患者应绝对卧床休息，采取半坐位或端坐位，保证患者舒适。

（3）饮食宜清淡，少量多餐，限制含钠食物的摄入量，利尿药应用时间较长的患者要补充多种维生素和微量元素。

（4）保持大便通畅，有便秘者饮食中加入膳食纤维，必要时可给予缓泻药和开塞露。

（5）给予高流量吸氧 6 ~ 8 L/min，湿化瓶内盛 30% ~ 50% 乙醇。

（6）输液过程中用输液泵控制输液量及速度。

4. 病情观察

（1）观察患者心率、心律、血压、血氧饱和度变化。

（2）注意呼吸频率、节律，如突然出现端坐呼吸、咳粉红色泡沫痰、呼吸窘迫则提示为急性肺水肿，应及时协助医生处理。

5. 药物护理

（1）遵医嘱给予吗啡 3 ~ 5 mg，稀释后缓慢静脉注入。

（2）应用强心苷时观察药物的疗效及不良反应。

（3）应用利尿剂时准确记录 24 h 出入量，并观察尿液的量、颜色及性质，测量尿比重，防止低钾血症。

（4）应用血管扩张剂时应从小剂量开始逐渐加大剂量，并观察心率、心律、血压等变化，防止血压骤降。

（三）健康指导与康复

（1）给予低盐、清淡、易消化、富有营养饮食，每餐不宜过饱，多食蔬菜、水果，防止便秘。

（2）嘱患者避免各种诱发因素，如感染、过度劳累、激动、输液过快等。

（3）指导患者根据心功能状态进行体力活动锻炼。

（徐佳卿）

第二十二节 心源性休克

心源性休克是指由于严重的心脏泵功能衰竭或心功能不全导致心排血量减少，各重要器官和周围组织灌注不足而发生的一系列代谢和功能障碍综合征。

一、病因与发病机制

1. 心肌收缩力极度降低

心肌收缩力极度降低包括大面积心肌梗死、急性暴发性心肌炎（病毒性、白喉性及少数风湿性心肌炎等）、原发性及继发性心肌病（前者包括扩张型、限制型及肥厚型心肌病晚期，后者包括各种感染、甲状腺毒症、甲状腺功能减退引起的心肌病）、家族性贮积疾病及浸润（血色病、糖原贮积病、黏多糖体病、淀粉样变、结缔组织病）、家族遗传性疾病（肌营养不良、遗传性共济失调）、药物性和毒性过敏性反应（放射治疗及阿霉素、乙醇、奎尼丁、锑剂、依米丁等所致心肌损害）、心肌抑制因素（严重缺氧、酸中毒、药物、感染毒素）、药物（钙通道阻滞药、β 受体阻滞药等）、心瓣膜病晚期、严重心律失常（心室扑动或颤动）及各种心脏病的终末期表现。

2. 心室射血障碍

心室射血障碍包括大块或多发性大面积肺梗死（其栓子来源于体静脉或右心腔的血栓、羊水栓、脂肪栓、气栓、癌栓和右心心内膜炎赘生物或肿瘤脱落等）、乳头肌或腱索断裂、瓣膜穿孔所致严重的心瓣膜关闭不全、严重的主动脉口或肺动脉口狭窄（包括瓣上、瓣膜部或瓣下狭窄）。

3. 心室充盈障碍

心室充盈障碍包括急性心脏压塞（急性暴发性渗出性心包炎、心包积血、主动脉窦瘤或主动脉夹层血肿破入心包腔等），严重二尖瓣、三尖瓣狭窄，心房肿瘤（常见的如黏液瘤）或球形血栓嵌顿在房室口，心室内占位性病变，限制型心肌病等。

4. 混合型

混合型即同一患者可同时存在两种或两种以上原因。例如，急性心肌梗死并发室间隔穿孔或乳头肌断裂，其心源性休克的原因既有心肌收缩力下降因素，又有心室间隔穿孔或乳头肌断裂所致的血流动力学异常。再如，风湿性严重二尖瓣狭窄并主动脉瓣关闭不全患者风湿活动时引起的休克，既有风湿性心肌炎所致心肌收缩力下降因素，又有心室射血障碍和充盈障碍所致血流动力学紊乱因素。

5. 心脏直视手术后低排综合征

多数患者是由于手术后心脏不能适应前负荷增加所致，主要原因包括心功能差、手术对心肌的损伤、心内膜下出血或术前已有心肌变性坏死、心脏手术纠正不完善、心律失常手术造成的某些解剖学改变，如人造球形主动脉瓣置换术后引起左室流出道梗阻，以及低血容量等导致心排血量锐减而休克。

二、临床表现

多数心源性休克患者，在出现休克之前有相应心脏病史和原发病的各种表现，如急性心肌梗死患者可表现严重心肌缺血症状，心电图可能提示急性冠状动脉供血不足，尤其是广泛前壁心肌梗死；急性心肌炎者则可有相应感染史，并有发热、心悸、气短及全身症状，心电图可有严重心律失常；心脏手术后所致的心源性休克，多发生于手术 1 周内。

心源性休克目前国内外比较一致的诊断标准如下。

（1）收缩压低于 12 kPa（90 mmHg）或原有基础血压降低 4 kPa（30 mmHg），非原发性高血压患者一般收缩压低于 10.7 kPa（80 mmHg）。

（2）循环血量减少：①尿量减少，常少于 20 mL/h；②意识障碍，如意识模糊、嗜睡、昏迷等；③周围血管收缩，伴四肢厥冷、冷汗、皮肤湿凉、脉搏细弱快速、颜面苍白或发绀等末梢循环衰竭表现。

（3）纠正引起低血压和低心排血量的心外因素（低血容量、心律失常、低氧血症、酸中毒等）后，休克依然存在。

三、辅助检查

（1）血气分析。

（2）弥散性血管内凝血的有关检查。血小板计数及功能检测，出凝血时间，凝血酶原时间，凝血因子 I，各种凝血因子和纤维蛋白降解产物（FDP）。

（3）必要时做微循环灌注情况检查。

（4）血流动力学监测。

（5）胸部 X 线片，心电图，必要时做动态心电图检查，条件允许时行床旁超声心动图检查。

四、治疗

（一）一般治疗

（1）绝对卧床休息，有效止痛，由急性心肌梗死所致者给予吗啡 3 ~ 5 mg 或哌替啶 50 mg，静脉注射或皮下注射，同时给予地西泮、苯巴比妥（鲁米那）。

（2）建立有效的静脉通道，必要时行深静脉插管。留置导尿管监测尿量。持续进行心电、血压、血氧饱和度监测。

（3）氧疗：持续吸氧，氧流量一般为 4 ~ 6 L/min，必要时行气管插管或气管切开，人工呼吸机辅助呼吸。

（二）补充血容量

首选低分子右旋糖酐 250 ~ 500 mL 静脉滴注，或 0.9% 氯化钠注射液、平衡液 500 mL 静脉滴注，最好在血流动力学监护下补液，严格控制滴速，前 20 min 内快速补液 100 mL，如中心静脉压上升不超过 0.2 kPa（1.5 mmHg），可继续补液直至休克改善，或输液总量达 500 ~ 750 mL。无血流动力学监护条件者可参照以下指标进行判断：诉口渴，外周静脉充盈不良，尿量 < 30 mL/h，尿比重 > 1.02，中心静脉压 < 0.8 kPa（6 mmHg），则表明血容量不足。

（三）血管活性药物的应用

首选多巴胺或与间羟胺联用，从 2 ~ 5 μg/（kg·min）开始渐增剂量，在此基础上根据血流动力学资料选择血管扩张剂。①肺充血而心排血量正常，肺毛细血管嵌顿压 > 2.4 kPa（18 mmHg），而心脏指数 > 2.2 L/（min·m²）时，宜选用静脉扩张剂，如硝酸甘油 15 ~ 30 μg/min 静脉滴入或泵入，并可适当利尿。②心排血量低且周围灌注不足，但无肺充血，即心脏指数 < 2.2 L/（min·m²），肺毛细血管嵌顿压 < 2.4 kPa（18 mmHg）而肢端湿冷时，宜选用动脉扩张剂，如酚妥拉明 100 ~ 300 μg/min 静脉滴入或泵入，必要时增至 1 000 ~ 2 000 μg/min。③心排血量低且有肺充血及外周血管痉挛，即心脏指数 < 2.2 L/（min·m²），肺毛细血管嵌顿压 < 2.4 kPa（18 mmHg）而肢端湿冷时，宜选用硝普钠，10 μg/min 开始，每 5 min 增加 5 ~ 10 μg/min，常用量为 40 ~ 160 μg/min，也有高达 430 μg/min 才有效。

（四）正性肌力药物的应用

1. 洋地黄制剂

一般在急性心肌梗死的 24 h 内，尤其是 6 h 内应尽量避免使用洋地黄制剂，在经上述处理休克无改善时可酌情使用毛花苷 C 0.2 ~ 0.4 mg，静脉注射。

2. 拟交感胺类药物

对心排血量低，肺毛细血管嵌顿压不高，体循环阻力正常或低下，合并低血压者，选用多巴胺，用量同前；而心排血量低，肺毛细血管嵌顿压高，体循环血管阻力和动脉压在正常范围者，宜选用多巴酚丁胺 5 ~ 10 μg/（kg·min），也可选用多培沙明 0.25 ~ 1.0 μg/（kg·min）。

3. 双异吡啶类药物

常用氨力农 0.5 ~ 2 mg/kg，稀释后静脉注射或静脉滴注，或米力农 2 ~ 8 mg，静脉滴注。

（五）其他治疗

1. 纠正酸中毒

常用 5% 碳酸氢钠，根据血气分析结果计算补碱量。

2. 激素应用

早期（休克 4 ~ 6 h）可尽早使用糖皮质激素，如地塞米松（氟美松）10 ~ 20 mg 或氢化可的松 100 ~ 200 mg，必要时每 4 ~ 6 h 重复 1 次，共用 1 ~ 3 d，病情改善后迅速停药。

3. 纳洛酮

首剂 0.4 ~ 0.8 mg，静脉注射，必要时在 2 ~ 4 h 后重复 0.4 mg，继以 1.2 mg 置于 500 mL 液体内静脉滴注。

4. 机械性辅助循环

经上述处理后休克无法纠正者，可考虑主动脉内气囊反搏（IABP）、体外反搏、左室辅助泵等机械性辅助循环。

5. 原发疾病治疗

如急性心肌梗死患者应尽早进行再灌注治疗，溶栓失败或有禁忌证者应在 IABP 支持下进行急诊冠状动脉成形术，急性心脏压塞者应立即心包穿刺减压，乳头肌断裂或室间隔穿孔者应尽早进行外科手术修补等。

6. 心肌保护

1，6- 二磷酸果糖 5 ~ 10 g/d，或磷酸肌酸 2 ~ 4 g/d，酌情使用血管紧张素转换酶抑制剂等。

（六）防治并发症

1. 呼吸衰竭

包括持续氧疗，必要时呼气末正压给氧，适当应用呼吸兴奋剂，如尼可刹米 0.375 g 或洛贝林（山梗菜碱）3 ~ 6 mg 静脉注射；保持呼吸道通畅，定期吸痰，预防感染等。

2. 急性肾衰竭

注意纠正水、电解质紊乱及酸碱失衡，及时补充血容量，酌情使用利尿剂如呋塞米 20 ~ 40 mg 静脉注射。必要时可进行血液透析、血液滤过或腹膜透析。

3. 保护脑功能

使用脱水剂及糖皮质激素，合理使用兴奋剂及镇静剂，适当补充促进脑细胞代谢药，如脑活素、胞磷胆碱、三磷酸腺苷等。

4. 防治弥散性血管内凝血（DIC）

休克早期应积极应用低分子右旋糖酐、阿司匹林（乙酰水杨酸）、双嘧达莫（潘生丁）等抗血小板及改善微循环药物，有 DIC 早期指征时应尽早使用肝素抗凝，首剂 3 000 ~ 6 000 U 静脉注射，后续以 500 ~ 1 000 U/h 静脉滴注，监测凝血时间调整用量，后期适当补充消耗的凝血因子，对有栓塞表现者可酌情使用溶栓药如小剂量尿激酶（25 万 ~ 50 万 U）或链激酶。

五、护理

（一）急救护理

（1）护理人员熟练掌握常用仪器、抢救器材及药品。

（2）各抢救用物定点放置、定人保管、定量供应、定时核对、定期消毒，使其保持完好备用状态。

（3）患者一旦发生晕厥，应立即就地抢救并通知医师。

（4）应及时给予吸氧，建立静脉通道。

（5）按医嘱准、稳、快地使用各类药物。

（6）若患者出现心脏骤停，立即进行心肺脑复苏。

（二）护理要点

1. 给氧用面罩或鼻导管给氧

面罩要严密，鼻导管吸氧时，导管插入要适宜，调节氧流量 4 ~ 6 L/min，每日更换鼻导管 1 次，以保持导管通畅。如发生急性肺水肿，立即给患者端坐位，两腿下垂，以减少静脉回流，同时加用 30% 乙醇吸氧，降低肺泡表面张力，特别是患者咳大量粉红色泡沫样痰时，应及时用吸引器吸引，保持呼吸道通畅，以免发生窒息。

2. 建立静脉输液通道

迅速建立静脉通道。护士应建立 1 ~ 2 条静脉通道。在输液时，输液速度应控制，应根据心率、血压等情况，随时调整输液速度，特别是当液体内有血管活性药物时，更应注意输液通畅，避免管道滑脱、输液外渗。

3. 尿量观察

记录单位时间内尿量的观察，是对休克病情变化及治疗有十分重要意义的指标。如果患者 6 h 无尿或每小时尿量少于 30 mL，说明肾小球滤过量不足，如无肾实质变说明血容量不足。相反，每小时尿量大于 30 mL，表示微循环功能良好，肾血灌注好，是休克缓解的可靠指标。如果血压回升，而尿量仍很少，考虑发生急性肾衰竭，应及时处理。

4. 血压、脉搏、末梢循环的观察

血压变化直接标志着休克的病情变化及预后，因此，在发病几小时内应严密观察血压，每 15 ~ 30 min 1 次，待病情稳定后每 1 ~ 2 h 观察 1 次。若收缩压下降到 80 mmHg（10.7 kPa）以下，脉压小于 20 mmHg（2.7 kPa）或患者原有高血压，血压的数值较原血压下降 20 ~ 30 mmHg（2.7 ~ 4.0 kPa），要立即通知医生迅速给予处理。

脉搏的快慢取决于心率，其节律是否整齐，也与心搏节律有关，脉搏强弱与心肌收缩力及排血量有关，所以休克时脉搏在某种程度上反映心脏功能，同时，临床上脉搏的变化往往早于血压变化。

心源性休克由于心排血量减少，末梢循环灌注量减少，血流留滞，末梢发生发绀，尤其以口唇、黏膜及甲床最明显，四肢也因血运障碍而冰冷，皮肤潮湿。这时，即使血压不低，也应按休克处理。当休克逐步好转时，末梢循环得到改善，发绀减轻，四肢转温，所以末梢的变化也是休克病情变化的一个标志。

5. 心电监护的护理患者

入院后立即建立心电监护，通过心电监护可及时发现致命的室速或室颤。患者入院后一般监测 24 ~ 48 h，有条件可直到休克缓解或心律失常纠正。常用标准 II 导联进行监测，必要时描记心电记录。在监测过程中，要严密观察心律、心率的变化。对于频发室性期前收缩（每分钟 5 个以上）、多源性室性期前收缩，室性期前收缩呈二联律、三联律，室性心动过速、R-on-T、R-on-P（室性期前收缩落在前一个 P 波或 T 波上）立即报告医生，积极配合抢救，准备各种抗心律失常药，随时做好除颤和起搏的准备，分秒必争，以挽救患者的生命。

最后，还必须做好患者的保温工作，防止呼吸道并发症和预防压力性损伤等方面的基础护理工作。

（徐佳卿）

第二十三节　心源性猝死

心源性猝死（SCD）是指由心脏原因引起的急性症状发作后以意识突然丧失为特征的自然死亡。世界卫生组织将发病后立即或 24 h 以内的死亡定为猝死，2007 年美国心脏病学会年会（ACC）上将发病 1 h 内死亡定为猝死。

据统计，全世界每年有数百万人因心源性猝死丧生，占死亡人数的 15% ~ 20%。美国每年有约 30 万人发生心源性猝死，占全部心血管病死亡人数的 50% 以上，而且是 20 ~ 60 岁男性的首位死因。在我国，心源性猝死也居死亡原因的首位，虽然没有大规模的临床流行病学资料报道，但心源性猝死比例在逐年增高，且随年龄增加发病率也逐渐增高，老年人心源性猝死的概率高达 80% ~ 90%。

心源性猝死的发病率男性较女性高，美国 Framingham 20 年随访冠心病猝死发病率男性为女性的 3.8 倍；北京市的流行病学资料显示，心源性猝死的男性年平均发病率为 10.5/10 万，女性为 3.6/10 万。

一、病因与发病机制

1. 基本病因

绝大多数心源性猝死发生在有器质性心脏病的患者。Braunward 认为心源性猝死的病因有 10 大类：①冠状动脉疾患；②心肌肥厚；③心肌病和心力衰竭；④心肌炎症、浸润、肿瘤及退行性变；⑤瓣膜疾病；⑥先天性心脏病；⑦心电生理异常；⑧中枢神经及神经体液影响的心电不稳；⑨婴儿猝死综合征及儿童猝死；⑩其他。

（1）冠状动脉疾患：主要包括冠心病及其引起的冠状动脉栓塞或痉挛等。而另一些较少见的，如先天性冠状动脉异常、冠状动脉栓塞、冠状动脉炎、冠状动脉机械性阻塞等都是引起心源性猝死的原因。

（2）心肌问题和心力衰竭：心肌问题引起的心源性猝死常在剧烈运动时发生，认为其机制是心肌电生理异常的作用。慢性心力衰竭患者由于其射血分数较低常引发猝死。

（3）瓣膜疾病：在瓣膜病中最易引发猝死的是主动脉瓣狭窄，瓣膜狭窄引起心肌突发性、大面积的缺血而导致猝死。梅毒性主动脉炎、主动脉扩张引起主动脉瓣关闭不全时引起的猝死也不少见。

（4）电生理异常及传导系统的障碍：心传导系统异常、Q-T间期延长综合征、不明或未确定原因的室颤等都是引起心源性猝死的病因。

2. 主要危险因素

（1）年龄：从年龄关系而言，心源性猝死有两个高峰期，即出生后至6个月内及45～75岁。成年人心源性猝死的发病率随着年龄增长而增长，而老年人是成年人心源性猝死的主要人群。随着年龄的增长，高血压、高血脂、心律失常、糖尿病、冠心病和肥胖的发生率增加，这些危险因素促进了心源性猝死的发生。

（2）冠心病和高血压：在西方国家，心源性猝死约80%是由冠心病及其并发症引起。冠心病患者发生心肌梗死后，左室射血分数降低是心源性猝死的主要因素。高血压是冠心病的主要危险因素，且在临床上两种疾病常并存。高血压患者左室肥厚、维持血压应激能力受损，交感神经控制能力下降易出现快速心律失常而导致猝死。

（3）急性心功能不全和心律失常：急性心功能不全患者心脏机械功能恶化时，可出现心肌电活动紊乱，引发心力衰竭患者发生猝死。临床上多种心脏病理类型几乎都是由心律失常恶化引发心源性猝死的。

（4）抑郁：其机制可能是抑郁患者交感或副交感神经调节失衡，导致心脏的电调节失调所致。

（5）时间：美国Framingham 38年随访资料显示，猝死发生以7：00～10：00和16：00～20：00为两个高峰期，这可能与此时生活、工作紧张，交感神经兴奋，诱发冠状动脉痉挛，导致心律失常有关。

二、临床表现

心源性猝死可分为4个临床时期：前驱期、终末事件期、心搏骤停期与生物学死亡期。

1. 前驱期

前驱症状表现形式多样，具有突发性和不可测性，如在猝死前数天或数月，有些患者可出现胸痛、气促、疲乏、心悸等非特异性症状，但也可无任何前驱症状，瞬间发生心搏骤停。

2. 终末事件期

终末事件期是指心血管状态出现急剧变化到心搏骤停发生前的一段时间，时间从瞬间到1 h不等。心源性猝死所定义时间多指该时期持续的时间。其典型表现包括严重胸痛、急性呼吸困难、突发心悸或眩晕等。在猝死前常有心电活动改变，其中以致命性快速心律失常和室性异位搏动为主因室颤猝死者，常先有室性心动过速，少数以循环衰竭为死亡原因。

3. 心搏骤停期

心搏骤停后脑血流急剧减少，患者出现意识丧失，伴有局部或全身的抽搐。心搏骤停刚发生时可出现叹息样或短促痉挛性呼吸，随后呼吸停止伴发绀，皮肤苍白或发绀，瞳孔散大，脉搏消失，二便失禁。

4. 生物学死亡期

从心搏骤停至生物学死亡的时间长短取决于原发病的性质和复苏开始时间。心搏骤停后4～6 min脑部出现不可逆性损害，随后经数分钟发展至生物学死亡。心搏骤停后立即实施心肺复苏和除颤是避免发生生物学死亡的关键。

三、辅助检查

1. 实验室检查

可出现由于缺氧所致的代谢性酸中毒、血 pH 下降；血糖、淀粉酶增高等表现。

2. 心电图检查

有 3 种图形。

（1）室颤（或扑动）：呈现室颤波或扑动波，约占 80%，复苏的成功率最高。

（2）心室停搏：心电图呈一条直线或仅有心房波。

（3）心电 - 机械分离：心电图虽有缓慢而宽大的 QRS 波，但不能产生有效的心脏机械收缩。一般认为，心室停顿和电机械分离复苏成功率较低。

3. 脑电图检查

脑电波低平。

四、治疗

（一）急救处理

1. 识别心搏骤停

在最短时间内判断患者是否发生心搏骤停。

2. 呼救

在不影响实施救治的同时，设法通知急救医疗系统。

3. 初级心肺复苏

初级心肺复苏即基础生命活动支持，包括人工胸外按压、开放气道和人工呼吸，简称为 CBA 三部曲。如果具备 AED 自动电除颤仪，应联合应用心肺复苏和电除颤。

4. 高级心肺复苏

高级心肺复苏即高级生命支持，是在基础生命支持的基础上，应用辅助设备、特殊技术等建立更为有效的通气和血运循环，主要措施包括气管插管、电除颤转复心律、建立静脉通道并给药维护循环等。在这一救治阶段应给予心电、血压、血氧饱和度及呼气末二氧化碳分压监测，必要时还需进行有创血流动力学监测，如动脉血气分析、动脉压、中心动脉压、肺动脉压、肺动脉楔压等。早期电除颤对于救治心搏骤停至关重要，如有条件越早进行越好。心肺复苏的首选药物是肾上腺素，每 3 ~ 5 min 重复静脉注射 1 mg，可逐渐增加剂量到 5 mg。低血压时可使用去甲肾上腺素、多巴胺、多巴酚丁胺等，抗心律失常药物常用胺碘酮、利多卡因、β 受体阻滞剂等。

5. 复苏后处理

处理原则是维护有效循环和呼吸功能，特别是维持脑灌注，预防再次发生心搏骤停，维护水电解质和酸碱平衡，防治脑水肿、急性肾衰竭和继发感染等，其中重点是脑复苏提高营养补充。

（二）预防

1. 识别高危人群、采用相应预防措施

对高危人群，针对其心脏基础疾病采用相应的预防措施能减少心源性猝死的发生率，如对冠心病患者采用减轻心肌缺血、预防心肌梗死或缩小梗死范围等措施；对急性心肌梗死、心肌梗死后充血性心力衰竭的患者应用 β 受体阻滞剂；对充血性心力衰竭患者应用血管紧张素转换酶抑制剂。

2. 抗心律失常

胺碘酮在心源性猝死的二级预防中优于传统的 I 类抗心律失常药物。抗心律失常的外科手术治疗对部分药物治疗效果欠佳的患者有一定的预防心源性猝死的作用。研究证明，埋藏式心脏复律除颤器（ICD）能改善一些高危患者的预后。

3. 健康知识和心肺复苏技能的普及

高危人群尽量避免独居，对其及家属进行相关健康知识和心肺复苏技能普及。

五、护理

（一）护理评估

1. 一般评估

（1）识别心搏骤停：当发现无反应或突然倒地的患者时，首先观察其对刺激的反应，并判断有无呼吸和大动脉搏动。判断心搏骤停的指标包括：意识突然丧失或伴有短阵抽搐；呼吸断续，喘息，随后呼吸停止；皮肤苍白或明显发绀，瞳孔散大，大小便失禁，颈动脉、股动脉搏动消失；心音消失。

（2）患者主诉：胸痛、气促、疲乏、心悸等前驱症状。

（3）相关记录：记录心搏骤停和复苏成功的时间。

（4）复苏过程中须持续监测血压、血氧饱和度，必要时进行有创血流动力学监测。

2. 身体评估

（1）头颈部：轻拍肩部呼叫，观察患者反应、瞳孔变化情况，气道内是否有异物。手指于胸锁乳突肌内侧沟中检测颈总动脉搏动（耗时不超过 10 s）。

（2）胸部：视诊患者胸廓起伏，感受呼吸情况，听诊呼吸音判断自主呼吸恢复情况。

（3）其他：观察全身皮肤颜色及肢体活动情况，触诊全身皮肤温湿度等。

3. 心理－社会评估

复苏后应评估患者的心理反应与需求，家庭及社会支持情况，引导患者正确配合疾病的治疗与护理。

4. 辅助检查结果评估

（1）心电图：显示室颤或心电停止。

（2）各项生化检查情况和动脉血气分析结果。

5. 常用药物治疗效果的评估

（1）血管升压药的评估要点。

1）用药剂量和速度、用药的方法（静脉滴注、注射泵/输液泵泵入）的评估与记录。

2）血压的评估：患者意识是否恢复，血压是否上升到目标值，尿量、肤色和肢端温度的改变等。

（2）抗心律失常药的评估要点。

1）持续监测心电，观察心律和心率的变化，评估药物疗效。

2）不良反应的评估：应观察用药后是否发生不良反应，如使用胺碘酮可能引起窦性心动过缓、低血压等现象，使用利多卡因可能引起感觉异常、窦房结抑制、房室传导阻滞等。

（二）护理诊断

1. 循环障碍

与心脏收缩障碍有关。

2. 清理呼吸道无效

与微循环障碍、缺氧和呼吸形态改变有关。

3. 潜在并发症

脑水肿、感染、胸骨骨折等。

（三）护理措施

1. 快速识别心搏骤停，正确及时进行心肺复苏和除颤

心源性猝死抢救成功的关键是快速识别心搏骤停和启动急救系统，尽早进行心肺复苏和复律治疗。快速识别是进行心肺复苏的基础，而及时行心肺复苏和尽早除颤是避免发生生物学死亡的关键。

2. 合理饮食

多摄入水果、蔬菜和黑鱼等易消化的清淡食物，可通过改善心律变异性预防心源性猝死。

3. 用药护理

应严格按医嘱用药，并注意观察常用药的疗效和不良反应，发现问题及时处理等。

4. 心理护理

复苏后部分患者会对曾发生的猝死产生明显的恐惧和焦虑心情，应帮助患者正确评估所面对情况，鼓励患者积极参与治疗和护理计划的制订，使其了解心源性猝死的高危因素和救治方法。帮助患者建立良好有效的社会支持系统，帮助患者克服恐惧和焦虑的情绪。

（四）护理评价

（1）患者意识清醒。

（2）患者恢复自主呼吸和心跳。

（3）患者瞳孔缩小。

（4）患者大动脉搏动恢复。

（五）健康教育

1. 高危人群

对高危人群，如冠心病患者应教会患者及其家属了解心源性猝死早期出现的症状和体征，做到早发现、早诊断、早干预。教会家属基本救治方法和技能，患者外出时随身携带急救物品和救助电话，以方便得到及时救助。

2. 用药原则

按时、正确服用相关药物，让患者了解常用药物不良反应及自我观察要点。

（徐佳卿）

第二十四节　高血压急症

高血压急症时血压急剧升高（收缩压急剧升高超过 180 mmHg，或舒张压急性升高超过 120 mmHg），同时合并下列临床情况之一，即高血压脑病、颅内出血、动脉硬化栓塞性脑梗死、急性肺水肿、急性冠状动脉综合征、急性肾衰竭、急性主动脉夹层、肾上腺素能危象、子痫，是一种严重危及生命的临床综合征。

一、病因与发病机制

（一）病因

高血压急症多在原有高血压的基础上发病，任何类型的高血压均可能发展为急症。90% 以上的高血压患者的病因不清，似乎高血压急症大多数发生于原发性高血压的基础上，其实继发性高血压发生急症者并不少见。由于对原发性高血压的防治措施有所加强，转变为恶性高血压的机会减少，而继发性高血压转变为恶性高血压的比例增高。

其诱发因素有以下几种。

1. 疾病及药物因素

慢性高血压突然升高（最为常见）、肾血管性高血压、妊娠子痫、急性肾小球肾炎、嗜铬细胞瘤、抗高血压药物撤药综合征、头部损伤和神经系统外伤、分泌肾素肿瘤、服用单胺氧化酶抑制剂的患者、肾实质性疾病，口服避孕药、三环类抗抑郁药、阿托品、拟交感药（节食药和苯丙胺类药）、皮质固醇类、麦角碱类等药物引起的高血压。

2. 其他因素

极度疲劳特别是用脑过度时、精神创伤、精神过度紧张或激动、吸烟、寒冷刺激、更年期内分泌改变等。

（二）发病机制

在正常情况下，平均动脉压（MAP）在 60 ～ 160 mmHg 的波动范围内脑血流量（CBF）保持恒定。正常人脑的 CBF 每分钟约为 50 mL/100 g，脑动脉口径大小，不依赖自主神经系统调节。

当血压下降时，脑小血管扩张，脑组织的血液供应不减少；当血压升高时，脑小动脉则收缩，使脑内血流不至于过度充盈。由于此自动调节机制，脑血流保持相对稳定，波动幅度在生理范围内。但此自动调节有一定限度，当平均动脉压（MAP）超过上限 21.3 kPa（160 mmHg）或者低于下限 8.0 kPa（60 mmHg）时，脑小动脉自动调节功能丧失。而高血压患者脑血流量自动调节曲线右移，其上下限为平均动脉压 16.0 ~ 21.3 kPa（120 ~ 160 mmHg），而有效治疗的高血压患者则介于两者之间。当血压超过平均动脉压上限时，脑小动脉出现强制性扩张，自动调节破裂，脑被动灌注出现脑水肿。慢性高血压达到舒张压 18.7 kPa（140 mmHg），发生高血压脑病、心肾衰竭。

二、诊断

详细询问病史，慢性原发性高血压患者中有 1% ~ 2% 发展为急进型恶性高血压，多见于 40 ~ 50 岁者，男女之比约为 3：2；肾血管性或肾实质性高血压进展为急进性恶性高血压的速度最快，多见于 30 岁以下或 60 岁以上者。此外，多有诱发因素存在。

（一）急进型恶性高血压

本病与高血压脑病统称为高血压危象，系指高血压发病过程中由于某种诱因使血压骤然上升而引起一系列神经 – 血管加压效应，继而出现某些脏器功能障碍。在未经治疗的原发性高血压患者中约 1% 发展成急进型恶性高血压，男女比例约为 3：1，多在中青年发病。近年来此型高血压已少见，可能和早期发现轻、中度高血压患者并及时有效的治疗有关。其诱因有心身疲劳、精神强烈刺激、寒冷刺激和内分泌失调。多见于原发性高血压，也可见于继发性高血压和肾小球肾炎、嗜铬细胞瘤及肾动脉狭窄。

急进型恶性高血压特征为：①舒张压大于 17.3 kPa；②出现视网膜出血、渗出及视盘水肿（K–W 眼底分级 Ⅲ ~ Ⅳ 级）；③严重肾功能损害。常见的症状有头痛，通常位于枕部或前头部，呈跳痛，持续存在，以清晨为甚。最具特征的病变为视网膜病变和肾功能很快衰竭。小动脉的纤维坏死性病变进展迅速，常于数月至 2 年内出现严重的心、脑、肾损害，发生脑血管意外、心力衰竭和尿毒症。由于微小动脉内溶血和弥散性血管内凝血，有溶血性贫血和出血的表现。但应指出，有一些患者（年轻男性，黑种人居多），在其高血压发展到终末阶段，出现心力衰竭、肾衰竭和（或）脑功能严重障碍之前，可没有任何症状。急进型恶性高血压并不一定出现高血压脑病，可能与其血压逐渐升高有关。

（二）高血压脑病

诊断要点：①多发生于以往血压正常者；②平均动脉压达 180 mmHg 左右；③早期可有头痛、恶心、呕吐、意识模糊等中枢神经系统症状，晚期可出现神经系统定位体征症状、昏迷等；④眼底 Ⅱ 级视网膜病变（视网膜动脉硬化伴出血）；⑤脑 CT 正常或弥漫性脑水肿而无颅内病变。治疗紧急度及降压目标：紧急度 < 4 h。监测意识状态、心电和呼吸情况，注意体液平衡；纠正电解质紊乱。降压目标：在 2 ~ 4 h 内将舒张压降至 100 ~ 110 mmHg 或降低 10 ~ 15 mmHg。药物选择：硝普钠、拉贝洛尔、乌拉地尔、尼卡地平。

（三）其他类型的高血压急症

1. 高血压合并急性左心衰竭

血压急骤升高或伴有冠状动脉粥样硬化的患者，易发生急性左心衰竭和急性肺水肿。其原因：①高血压时外周阻力明显增加，左心负荷加重，肺循环压力增高；②心肌肥大时血液供给相对不足或冠心病时冠状动脉供血不足。虽然血压高度与左心衰竭的程度有一定关系，但左心后负荷增加并非左心衰竭的唯一致病因素，可能还有体液因素参与。其临床表现主要为心悸、严重气急、端坐呼吸伴呼吸困难、发绀、咯血或咳粉红色泡沫痰；心界增大，心律呈奔马律；两肺满布啰音；心电图示左心室肥大、心肌劳损；如眼底有出血或渗出，应考虑存在高血压危象。

2. 高血压合并急性冠状动脉供血不全

高血压可促进动脉粥样硬化，部分患者可合并冠状动脉粥样硬化性心肌病而有心绞痛、心肌梗死与猝死。

心绞痛或急性冠状动脉供血不全伴或不伴有急性心肌梗死者，有时合并严重高血压，收缩达 32 kPa，舒张压大于 18.7 kPa，其临床症状酷似嗜铬细胞瘤；冠状动脉供血不全之后出现的高血压可能是疼痛或焦虑不安所致或因血小板在冠状动脉阻塞的远端聚集，与淤滞的 5- 羟色胺触发了高血压的化学反射，而升高的血压又加重了左心负荷，增加了心肌耗氧量，加重了冠状动脉供血不足，形成恶性循环。所以都应尽快将血压降至安全水平。

3. 高血压合并颅内出血

高血压与脑出血的关系比动脉硬化更密切，是颅内出血最重要的病因之一。原因为：①血管痉挛或闭塞引起脑软化，减低了血管周围组织的支持力量，使血管易于破裂；②血管的功能障碍引起血管痉挛和小血管缺氧硬化，使管壁坏死甚至毛细血管及静脉出血。其临床征象为突然起病，头痛剧烈、恶心、呕吐、偏瘫，几分钟内意识丧失，此为颅内较大量出血的征象；若头痛由局限性迅速发展为弥散性剧烈头痛，合并脑膜刺激征为蛛网膜下腔出血，多数颅内出血者尤其是蛛网膜下腔出血患者的心电图出现典型巨大倒置 T 波，U 波明显，Q-T 间期延长和窦性心动过缓。

4. 高血压合并急性主动脉夹层动脉瘤

高血压后期可发生夹层动脉瘤，好发部位在主动脉弓和降主动脉交界处，也可发生在升主动脉处引起主动脉瓣关闭不全。临床特点为突然出现背部、胸部或腹上区剧烈撕裂性或刀割样剧痛，常在颈动脉、锁骨下动脉起始部听到血管杂音，心前区可闻及收缩期杂音和主动脉关闭不全的舒张期杂音，当夹层动脉瘤压迫锁骨下动脉时则两臂血压不等。约半数患者有面色苍白、大汗淋漓、发绀、皮肤湿冷、脉快而弱，但血压高或稍低，有时收缩压可超过 26.6 kPa，可进行 X 线检查，超声心动图及磁共振检查可明确诊断。

三、治疗

（一）急救原则

1. 必须争分夺秒
降压是治疗高血压急症的关键措施，要尽快把血压降至安全范围内，以防严重并发症的发生。

2. 立即询问病史和查体
寻找高血压急症的病因和诱因，以去除诱因，排除与高血压急症相似的疾病，并判断靶器官损害的程度。

3. 降压的目标及速度
急剧升高的血压是导致高血压急症的最直接原因，只有使血压在一定时间内下降，才有可能缓解高血压急症。高血压危急症治疗的第一步是在数分钟至 2 h 内（一般主张在 1 h 内）采用非肠道给药，使收缩压下降至 21.3 ~ 24.0 kPa（但平均动脉压下降不要超过 25%）；第二步在 2 ~ 6 h 使血压逐渐达到 21.3/13.3 kPa，48 h 内血压控制在安全范围内，一般认为安全的水平在 20.0 ~ 21.3/12.0 ~ 13.3 kPa 范围内。

4. 密切注意血压下降的速度和幅度
血压变化过大，心脏和肾脏也会出现缺血，导致心绞痛、急性心肌梗死、心律失常、肾功能受损进一步恶化。因此，对高血压危象的降压治疗应既迅速又谨慎。

5. 个体化原则
降压治疗方案的制订除考虑病因外，还应根据高血压的病程、病前水平、升高的速度和靶器官受损的程度、年龄及其他临床情况，按个体化的原则制订。

（二）急救措施

1. 降压
常用的急症降压药物如下。
（1）硝普钠。
机制：直接松弛血管平滑肌，作用强、迅速起效，停止用药后作用仅持续 2 ~ 3 min。
用法：应用 25 mg 加 5% 葡萄糖注射液 500 mL，开始速度为每分钟 10 μg，以后每 10 min 将每分钟滴速增加 10 μg，至每分钟 40 ~ 75 μg，最高速度不应超过 300 μg/min，0.5 ~ 10 μg/（kg·min）。

不良反应：直立性低血压、恶心、呕吐、出汗、头痛、不安等。

注意事项：应监测血压，突然停药有血压反跳危险，应逐渐停药。避光，每一次配制的药物使用时间应 < 4 h。长期大量使用会产生氰化物积蓄，导致中毒。

（2）硝酸甘油。

机制：直接作用于血管平滑肌上的硝酸盐受体，扩张周围阻力血管和容量血管。小剂量主要扩张静脉，大剂量可扩张动脉。2 ~ 5 min 起效，停用后药效作用持续 5 ~ 10 min。

用法：5 mg 加 5% 葡萄糖注射液 250 mL，开始速度为每分钟 5 ~ 10 μg，以后每 10 min 增加 10 μg，最高滴速不应超过 200 μg/min，有效剂量范围 0.5 ~ 10 μg/（kg·min）。

不良反应：头痛、恶心、呕吐、心动过速、高铁蛋白血症等。

注意事项：可发生短暂头痛、过渡性头痛，甚至剧烈头痛、虚弱、心悸及因直立性低血压所致的其他症状，尤以能直立行走的患者为甚，可以导致晕厥。严重贫血、颅内压过高及对硝酸甘油过敏的患者，休克、主动脉瓣/二尖瓣狭窄引起的心功能不全，肺泡性供氧不足时，属于禁忌。对肥厚型心肌病引起的心绞痛使用硝酸甘油可能使病情加重。

（3）二氮嗪：属小动脉扩张剂，静脉注射后 1 min 起效，3 ~ 5 min 疗效最大，维持降压时间最短 30 min，一般维持 6 ~ 12 h，用法每次 200 ~ 300 mg，必要时 2 h 后重复。长期用可致高血糖和高尿酸血症。

（4）酚妥拉明：5 mg，静脉注射，可重复使用每次 5 mg 至总量 20 mg，有效后静脉滴注维持。适用于各类高血压急症，嗜铬细胞瘤时为首选。

（5）利血平：主要作用是耗竭交感神经末梢的去甲肾上腺素，可肌内注射每次 0.5 ~ 1 mg，作用发生慢，1.5 ~ 2 h 起效，3 ~ 4 h 出现最大作用，持续 6 ~ 24 h。

（6）乌拉地尔：属于尿嘧啶类的选择性 α 受体阻滞剂，具有外周和中枢双重降压作用。外周作用为阻滞突触后 α 受体，扩张血管，降低外周阻力而使血压下降；中枢作用通过激动中枢 5-HT 受体，降低心血管中枢的交感反馈调节，抑制交感神经张力而使血压下降。乌拉地尔降压作用强，起效快，维持时间短，无反射性心率加快的不良反应。血压降到一定程度后，可兴奋延髓血管中枢而不致血压过低。还有轻度增加肾血流量的作用，不增加肾素活性，故对肾功能无不良影响。对肝功能也无损害。用于高血压危象的治疗，可将乌拉地尔注射液 25 mg 稀释于 10 mL 生理盐水中，缓慢静脉推注，5 min 后若效果不理想，可重复注射 25 mg。10 min 后可用乌拉地尔 50 mg 溶于 250 mL 的生理盐水或 5% 葡萄糖注射液内静脉滴注。也可采用静脉滴注的方法控制血压。同样，要注意个体差异，宜在血压监测下，调整剂量（滴速），按病情需要，使血压在一定时间内达到预期的水平。临床资料显示，乌拉地尔疗效确切，安全性好，应用范围较广，适用于高血压危象的急救。

（7）尼卡地平：是钙通道阻滞剂，可迅速扩张血管，降低外周阻力而使血压下降。其降压作用强，起效快，维持时间短，在降压的同时增加心、脑、肾血流量的作用。用法：以 2 ~ 10 μg/（kg·min）的速度滴注。

（8）卡托普利：为血管紧张素转换酶抑制剂，抑制血管紧张素 II 的产生，扩张血管，同时减少醛固酮分泌，排钠保钾，与利尿剂合用效果更好。用法：25 ~ 100 mg，每日 3 次口服。口服后 20 ~ 30 min 达最大降压作用。不良反应有 BUN 和肌酐升高、皮疹、蛋白尿和粒细胞减少等。

（9）哌唑嗪：α 受体阻滞剂，扩张动脉，口服 1 ~ 2 h 血浆浓度达高峰。可有直立性低血压，故首剂一般睡前口服 0.5 mg，以后从 1 mg 开始逐渐加量，每日 2 次，降压剂量为每日 3 ~ 20 mg。

（10）阿替洛尔：心脏选择性 β₁ 受体阻滞剂，适用于血压高、心率偏快者。口服每次 2 ~ 50 mg，血压下降且每次 25 mg，每日 2 次维持。维持量应个体化。

（11）25% 硫酸镁：10 mL，深部肌内注射；或 25% 硫酸镁注射液 10 mL，加于 10% 葡萄糖注射液 20 mL 内缓慢静脉注射。

（12）人工冬眠：全剂量或半剂量，前者用氯丙嗪 50 mg、异丙嗪 50 mg 和哌替啶 100 mg，加于 10% 葡萄糖注射液 500 mL 内静脉滴注。

若药物疗效不佳，必要时考虑静脉放血。治疗过程中，要注意不宜使血压下降过快、过多。血压降低后，以口服降压药继续治疗。

2. 防止抽搐，脱水

高血压急症除迅速用降压药外，如有剧烈头痛、呕吐、抽搐、烦躁等症状，可适当加用脱水剂，如甘露醇、呋塞米治疗。脑水肿、惊厥者镇静止惊，如肌内注射苯巴比妥钠、地西泮、水合氯醛灌肠等。

3. 其他高血压急症的治疗

（1）高血压合并左心衰竭：高血压引起心源性肺水肿时，迅速降压最为重要，选用药物同急进型恶性高血压，静脉给药。将血压降至平日血压最低限后改服钙通道阻滞剂、血管紧张素转换酶抑制剂或其他血管扩张药；可与利尿剂联合使用。酌情使用洋地黄制剂，但降压通常比强心更重要，血压下降后即可停用洋地黄。应禁用或慎用 β 受体阻滞剂。

（2）高血压合并急性冠状动脉供血不全：伴有严重高血压时，可增加左室后负荷、左室壁张力和心肌耗氧量而加重心肌缺血或扩大心肌梗死范围，故降压是治疗的一部分。但舒张压不宜降得过低，以免加重冠状动脉缺血，一般降至治疗前水平或舒张压 13.3 kPa。首选药物为硝普钠、硝酸甘油等，柳胺苄心定也可选用。利血平除降压外，还有镇静及减慢心率的作用被认为是此型较理想的降压药，禁用或慎用肼苯达嗪。

（3）高血压合并颅内出血：脑出血需尽快控制血压以防进一步出血，但过快过低降压也有引起脑供血不足的危象。因此，一般主张血压大于 26.7/17.3 kPa 时考虑在严密血压观测下逐渐于 20 ～ 30 min 内降压。既往血压正常者降至 21.3 ～ 22.7/12.7 ～ 13.3 kPa，慢性高血压患者降至 24.0 ～ 24.7/14.0 ～ 14.7 kPa。硝普钠为首选药物，二氮嗪与柳胺苄心定因能使血压突降且持续降压达 8 ～ 12 h，故不宜用。利血平和甲基多巴虽可应用，但抑制神经系统，影响临床观察。用肼苯达嗪后发生头痛、呕吐，易与病情混淆。

（4）高血压合并脑梗死：脑梗死后的血压调节功能脆弱多变，稍加干预就可能引起血压骤降，且大多数脑梗死患者在 1 ～ 2 d 后血压会自动下降，故对急性缺血性脑血管意外患者如果血压不极高一般不主张降压治疗。如静脉压大于 17.3 kPa 可考虑在 24 ～ 48 h 逐步降压至原有水平的 20% ～ 50%。首选药物仍是硝普钠。

（5）高血压合并急性主动脉夹层动脉瘤：立即监护，绝对卧床。在 15 ～ 30 min 内使收缩压降至 13.3 ～ 16.0 kPa，平均动脉压 ≤ 10.7 kPa。不能控制血压或（和）疼痛是预后不良的征兆。首选药为樟磺咪芬，肌内注射利血平，需配伍 β 受体阻滞剂以降低心肌收缩力及心率，控制心率在 60 次 / 分左右。近来不少学者推荐用硝普钠与 β 受体阻滞剂配伍用。肼苯达嗪因增加心率、心输出血量及压力变化率故禁用。

四、护理

（一）护理诊断

1. 头痛
与血压增高有关。

2. 活动无耐力
与血压增高、心功能减退有关。

3. 知识缺乏
缺乏高血压有关知识及自我保健知识。

4. 潜在并发症
高血压危重症、脑血管意外、心力衰竭、肾衰竭。

5. 有受伤的危险
与高血压头晕、眼底病变、降压药致血压过低等有关。

（二）一般护理

1. 休息

嘱患者绝对卧床休息，床头抬高30°，减少搬动、刺激，使患者情绪安定，对烦躁不安者，可服用少量镇静剂。防止坠床或意外伤。昏迷者头偏向一侧。

2. 吸氧

给予鼻导管或面罩吸氧，流量为每分钟2~4 L。

3. 饮食

以低盐、清淡、低胆固醇和低动物脂肪食物为宜；肥胖者需适当控制进食量和总热量，以控制体重；禁止吸烟和饮酒；昏迷者应给予鼻饲饮食。

4. 病室

环境整洁、安静，温湿度适宜。

5. 防止便秘

避免便秘排便时过度用力。应调节饮食以防大便秘结，必要时给缓泻药。

6. 加强皮肤护理及口腔护理

意识不清者，易发生压力性损伤，应每2 h翻身1次，保持床铺清洁、干燥、平整。注意协助做好口腔护理。

（三）病情观察与护理

（1）注意意识、血压、心率、尿量、呼吸频率等生命体征的变化，每日定时测量并记录血压。血压有持续升高时，密切注意有无剧烈头痛、呕吐、心动过速、抽搐等高血压脑病和高血压危象的征象。给予氧气吸入，建立静脉通路；通知病危，准备各种抢救物品及急救药物，详细书写特别护理记录单；配合医师采取紧急抢救措施，如快速降压，制止抽搐，以防脑血管疾病的发生。

（2）患者如出现肢体麻木，活动欠灵或言语含糊不清，应警惕高血压并发脑血管疾病。对已有高血压心脏病者，要注意有无呼吸困难、水肿等心力衰竭表现；同时检查心率、心律，注意有无心律失常的发生。观察尿量及尿的化验变化，以发现肾脏是否受累。发现上述并发症时，要协助医师进行相应的治疗，做好护理工作。

（3）迅速准确按医嘱给予降压药、脱水剂及解痉药物，注意观察药物疗效及不良反应，严格按药物剂量调节滴速，以免血压骤降引起意外。

（4）出现脑血管意外、心力衰竭、肾衰竭者，给予相应抢救配合。

（四）健康教育

（1）向患者提供有关本病的治疗知识，告知患者注意休息和睡眠，避免劳累。

（2）与患者共同讨论改变生活方式的重要性，采取低盐、低脂、低胆固醇、低热量饮食，禁烟、酒及刺激性饮料。肥胖者节制饮食。

（3）教会患者进行自我心理平衡调整，自我控制活动量，保持良好的情绪，掌握劳逸适度，懂得愤怒会使舒张压升高，恐惧焦虑会使收缩压升高的道理，并竭力避免之。

（4）定期、准确、及时服药，定期复查。

（5）保持排便通畅，规律的性生活，避免婚外性行为。

（6）教会患者怎样测量血压及记录。让患者掌握药物的作用及不良反应，告知患者不能突然停药。

（7）指导患者适当地进行运动，可增加患者的健康感觉和松弛紧张的情绪，增高HDL-C。推荐做渐进式的有氧运动，如散步、慢跑，也可打太极拳；避免举高重物及做等长运动（如举重、哑铃）。

（徐佳卿）

第二十五节　急性心包炎

心包炎是指由各种细菌、病毒、自身免疫、物理、化学等因素引起的心包脏层和壁层急性炎症反应和渗出，以及心包粘连、增厚、缩窄、钙化等慢性病变。常是全身疾病的一部分表现或由邻近组织病变蔓延而来。心包炎按病程分为急性和慢性两种，急性心包炎常伴有心包积液，慢性心包炎常引起心包缩窄。

一、病因与发病机制

急性心包炎常继发于全身疾病。可因感染、结缔组织异常、代谢异常、损伤、心肌梗死或某些药物引起，或为非特异性，临床上以结核性、化脓性和风湿性心包炎多见。急性心包炎的病因，过去常见于风湿热、结核及细菌感染。近年来有了明显变化，病毒感染、肿瘤及心肌梗死性心包炎发病率明显增多。另外，自身免疫、代谢性疾病、物理因素等均可引起。

二、临床表现

1. 纤维蛋白性心包炎阶段

（1）症状：可由原发疾病引起，如结核可有午后潮热、盗汗。化脓性心包炎可有寒战、高热、大汗等。心包本身炎症，可见胸骨后疼痛、呼吸困难、咳嗽、声音嘶哑、吞咽困难等。由于炎症波及第5或第6肋间水平以下的心包壁层，此阶段心前区疼痛为最主要症状。急性特异性心包炎及感染性心包炎等疼痛症状较明显，而缓慢发展的结核性或肿瘤性心包炎疼痛症状较轻。疼痛可为钝痛或尖锐痛，向颈部、斜方肌区（特别是左侧）或肩部放射，疼痛程度轻重不等，通常在胸部活动、咳嗽和呼吸时加重；坐起和前倾位缓解。冠状动脉缺血疼痛则不随胸部活动或卧位而加重，两者可鉴别。

（2）体征：心包摩擦音是纤维蛋白性心包炎的典型体征。由粗糙的壁层和脏层在心脏活动时相互摩擦而产生，呈刮抓样，与心音发生无相关性。典型的心包摩擦音以胸骨左缘第3、第4肋间最清晰，常间歇出现并时间短暂，有时仅出现于收缩期，甚至仅在舒张期闻及。坐位时前倾和深吸气时听诊器加压更易听到。心包摩擦音可持续数小时到数天。当心包积液量增多将两层包膜分开时，摩擦音消失，如有粘连仍可闻及。

2. 渗出性心包炎

（1）症状：呼吸困难是心包积液时最突出的症状，与支气管、肺受压及肺淤血有关。呼吸困难严重时，患者呈端坐呼吸，身体前倾，呼吸浅快，可有面色苍白、发绀等。急性心脏压塞时，出现烦躁不安、腹上区胀痛、水肿、头晕，甚至休克。也可出现压迫症状，压迫支气管引起激惹性咳嗽，压迫食管引起吞咽困难，压迫喉返神经导致声音嘶哑。

（2）体征。

1）心包积液体征：①心界向两侧增大，相对浊音界消失，患者由坐位变卧位时第2、第3肋间心浊音界增宽；②心尖冲动弱，可在心浊音界左缘内侧处触及；③心音遥远，心率增快；④Ewart征，大量心包积液压迫左侧肺部，在左肩胛骨下区可出现浊音及支气管呼吸音。

2）心包叩击音：少数患者在胸骨左缘第3、第4肋间可听到声音响亮呈拍击样的心包叩击音，因心脏舒张受到心包积液的限制，血流突然终止，形成漩涡和冲击心室壁产生震动所致。

3）心脏压塞体征：当心包积液聚集较慢时，可出现亚急性或慢性心脏压塞，表现为体循环静脉淤血、奇脉等；快速的心包积液（仅100 mL）即可引起急性心脏压塞，表现为急性循环衰竭、休克等。其征象有：①体循环静脉淤血表现，颈静脉怒张，吸气时明显，静脉压升高、肝大伴压痛、腹腔积液、皮下水肿等；②心排血量下降引起收缩压降低、脉压变小、脉搏细弱，重者心排血量降低发生休克；③奇脉，指大量心包积液，触诊时桡动脉呈吸气性显著减弱或消失，呼气时声音复原的现象。

三、辅助检查

1. 实验室检查

原发病为感染性疾病可出现白细胞计数增加、红细胞沉降率增快。

2. X 线检查

渗出性心包炎心包积液量 > 300 mL 时，心脏阴影向两侧扩大，上腔静脉影增宽及右心膈角呈锐角，心缘的正常轮廓消失，呈水滴状或烧瓶状，心脏随体位而移动。心脏冲动减弱或消失。

3. 心电图检查

心电图改变取决于心包脏层下心肌受累的范围和程度。①常规 12 导联（aVR 导联除外）有 ST 段弓背向下型抬高及 T 波增高，一日至数日后回到等电位线。②T 波低平、倒置，可持续数周至数月或长期存在。③可有低电压，大量积液时见电交替。④可出现心律失常，以窦性心动过速多见，部分发生房性心律失常，还可有不同程度的房室传导阻滞。

4. 超声心动图检查

超声心动图对诊断心包积液和观察心包积液量的变化有重要意义。M 型或二维超声心动图均可见液性暗区可确诊。

5. 心包穿刺

心包穿刺对心包炎性质的鉴别、解除心脏压塞及治疗心包炎均有重要价值。①心包积液测定腺苷脱氨酶（ADA）活性，≥ 30 U/L 对结核性心包炎的诊断有高度的特异性。②抽取定量的积液可解除心脏压塞症状。③心包腔内注入抗生素或化疗药物可治疗感染性或肿瘤性心包炎。

6. 心包活检

可明确病因。

四、治疗

急性心包炎的治疗与预后取决于病因，所以诊治的开始应着眼于筛选能影响处理的特异性病因，检测心包积液和其他超声心动图异常，并给予对症治疗。胸痛可以服用布洛芬 600 ~ 800 mg，每日 3 次，如果疼痛消失可以停用，如果对非甾体抗炎药不敏感，可能需要给予糖皮质激素治疗，泼尼松 60 mg 口服，每日 1 次，1 周内逐渐减量至停服，也可以给予辅助性麻醉类止痛剂。急性非特异性心包炎和心脏损伤后综合征患者可有心包炎症反复发作成为复发性心包炎，可以给予秋水仙碱 0.5 ~ 1 mg，每日 1 次，至少 1 年，缓慢减量停药。如果是心包积液影响了血流动力学稳定，可以行心包穿刺。病因明确后应该针对病因进行治疗。

五、护理

（一）护理评估

1. 健康史

评估患者有无结核病史和近期有无纵隔、肺部或全身其他部位的感染史；有无风湿性疾病、心肾疾病及肿瘤、外伤、过敏、放射性损伤的病史。

2. 身体状况

（1）全身症状：多由原发疾病或心包炎症本身引起，感染性心包炎常有畏寒、发热、肌肉酸痛、出汗等全身感染症状，结核性心包炎还有低热、盗汗、乏力等。

（2）心前区疼痛：为最初出现的症状，是纤维蛋白性心包炎的重要表现，多见于急性非特异心包炎和感染性心包炎（不包括结核性心包炎）。部位常在心前区或胸骨后，呈锐痛或刺痛，可放射至颈部、左肩、左臂、左肩胛区或左腹上区，于体位改变、深呼吸、咳嗽、吞咽、左侧卧位时明显。

（3）呼吸困难：是渗出性心包炎最突出的症状。心脏压塞时，可有端坐呼吸、呼吸浅快、身体前倾和口唇发绀等。

（4）心包摩擦音：是心包炎特征性体征，在胸骨左缘第3、第4肋间听诊最清楚，呈抓刮样粗糙音，与心音的发生无相关性。部分患者可在胸壁触到心包摩擦感。

（5）心包积液征及心脏压塞征：心浊音界向两侧扩大，并随体位改变而变化，心尖冲动弱而弥散或消失，心率快，心音低而遥远。颈静脉怒张、肝大、腹腔积液、下肢水肿。血压下降、脉压变小、奇脉，甚至出现休克征象。

（6）其他：气管、喉返神经、食管等受压，可出现刺激性咳嗽、声音嘶哑、吞咽困难等。

3. 心理状况

患者常因住院影响工作和生活，常因心前区疼痛、呼吸困难而紧张、烦躁，急性心脏压塞时可出现晕厥，患者更感到恐慌不安。

（二）护理诊断

1. 疼痛（心前区疼痛）

与心包纤维蛋白性炎症有关。

2. 气体交换受损

与肺淤血及肺组织受压有关。

3. 心排血量减少

与大量心包积液妨碍心室舒张充盈有关。

4. 体温过高

与感染有关。

5. 焦虑

与住院影响工作、生活及病情重有关。

（三）护理目标

（1）疼痛减轻或消失。

（2）呼吸困难减轻或消失。

（3）心排血量能满足机体需要，心排血量减少症状和肺淤血症状减轻或消失。

（4）体温降至正常范围。

（5）焦虑感消失，情绪稳定。

（四）护理措施

1. 一般护理

（1）保持病室环境安静、舒适、空气新鲜，温湿度适宜；安置患者取半卧位或前倾坐位休息，提供床头桌便于伏案休息，以减轻呼吸困难。

（2）给予低热量、低动物脂肪、低胆固醇、适量蛋白质和富含维生素的食物，少食多餐，避免饱餐及刺激性食物，禁烟酒；有肺淤血症状时给低盐饮食。

（3）出现呼吸困难或胸痛时立即给予氧气吸入，一般为 1 ~ 2 L/min 持续吸氧，嘱患者少说话，以减少耗氧。

（4）心前区疼痛时，遵医嘱适当给予镇静剂以减轻疼痛，嘱患者勿用力咳嗽或突然改变体位，以免诱发或加重心前区疼痛。

（5）畏寒或寒战时，注意保暖；高热时，给予物理降温或按医嘱给予小剂量退热剂，退热时需补充体液，以防虚脱，及时擦干汗液，更换衣服床单，防止受凉。

（6）鼓励患者说出内心的感受，向患者简要介绍病情和进行必要的解释，给予心理安慰，使患者产生信任、安全感。

2. 病情观察

（1）定时监测和记录生命体征，了解患者心前区疼痛的变化情况，密切观察心脏压塞的表现。

（2）患者出现呼吸困难、血压明显下降、口唇发绀、面色苍白、心动过速，甚至休克时，应及时向医师报告，并做好心包穿刺的准备工作。

（3）对水肿明显和应用利尿剂治疗患者，需准确记录出入量，观察水肿部位的皮肤及有无乏力、恶心、呕吐、腹胀、心律不齐等低血钾表现，并定期复查血清钾，出现低钾血症时遵医嘱及时补充氯化钾。

3. 心包穿刺术护理

（1）术前应备好心包穿刺包，急救药品及器械；向患者做好解释工作，将治疗的意义、过程、术中配合等情况告知患者（如术中勿剧烈咳嗽或深呼吸），必要时遵医嘱给予少量镇静剂。

（2）术中应陪伴患者，给予支持、安慰；熟练地配合医师进行穿刺治疗，配合医师观察心电图，如出现 ST 段抬高或室性期前收缩提示针尖触及心室壁，出现 PR 段抬高和房性期前收缩，则提示针尖触及心房，应提醒医师立即退针。

（3）术后应记录抽液量和积液性质，按要求留标本送检；嘱患者绝对卧床 4 h，可采取半卧位或平卧位；密切观察患者的血压、呼吸、脉搏、心率及心律的变化，并做好记录，发现异常及时进行处理；如患者因手术刺激出现胸痛或精神紧张影响休息时，可给予镇静剂。

4. 健康指导

告知急性心包炎患者，经积极病因治疗，大多数可以痊愈，仅极少数会演变成慢性缩窄性心包炎。因此，必须坚持足够疗程的有效药物治疗，以预防缩窄性心包炎的发生。指导患者充分休息，摄取高热量、高蛋白、高维生素的易消化饮食，限制钠盐摄入。防寒保暖，防止呼吸道感染。

（五）护理评价

（1）心前区疼痛缓解，能随意调整体位，深呼吸、咳嗽、吞咽不受影响，心包摩擦音消失。

（2）呼吸的频率及深度已恢复正常，发绀消失。

（3）血压和脉压已恢复正常，水肿、肝大等心脏压塞征象已好转或消失。

（4）体温已恢复正常，血白细胞计数正常。

（5）紧张、烦躁、恐慌不安等不良心理反应消失，情绪稳定。

（徐佳卿）

第二十六节　糖尿病酮症酸中毒

糖尿病酮症酸中毒（DKA）是糖尿病常见的严重的急性并发症之一。主要是因为糖尿病患者体内的胰岛素严重不足而升糖激素，特别是胰高血糖素、肾上腺素和皮质醇激素等不适当增高引起的糖、脂肪和蛋白代谢严重紊乱，临床上以高血糖、高血酮及代谢性酸中毒为主要表现，严重者会出现昏迷，甚至死亡。

一、病因与发病机制

（一）病因

1 型糖尿病患者会自发糖尿病酮症酸中毒，特别是儿童及青少年。2 型糖尿病在一定诱因下也可发生，常见诱因：①感染，诱因中 50% ~ 60% 为感染，以呼吸道、消化道、泌尿系统和皮肤的感染多见；②胰岛素使用不当或突然中断；③进食不合理；④不合理服用口服药物；⑤患者处于应激状态下，如大手术、创伤、麻醉、分娩、严重的精神刺激因素等。

DKA 任何年龄均可发病。据统计死亡率达 10% 左右。

（二）发病机制

糖尿病患者极度缺乏胰岛素时，不能利用血液中的葡萄糖代谢供能，而动员脂肪产能，使脂肪代谢增加，脂肪代谢的中间产物是酸性极强的酮体，包括 β 羟丁酸、乙酰乙酸、丙酮。酮体须经肝脏的三羧酸循环最终生成水和二氧化碳、酮体。当酮体超过了肝脏的代谢能力，积聚在血液中但其酸性能被机体的酸碱缓冲系统代偿，患者表现为糖尿病症状加重，血糖水平升高，血酮增加，血 pH 正常、尿酮阳性。随着病情进一步恶化，酮体生成不断增加，超过了机体的酸碱代偿能力，使血 pH 下降，患者表现为酸中毒、脱水、高血糖、血中的酮体可达 5 mmol/L 以上、pH < 7.35。严重的脱水又可导致循环功能障碍与肾衰竭，其结果则使酮症酸中毒进一步加重，形成恶性循环。

二、临床表现

仅有酮症而无酸中毒称为糖尿病酮症。DKA 分为轻度、中度和重度，重度是指酸中毒伴有意识障碍，或虽无意识障碍，但血清碳酸氢根离子 < 10 mmol/L。

（1）早期表现为多尿、烦渴多饮和乏力症状进一步加重。

（2）失代偿阶段出现食欲减退、恶心、呕吐，伴有头痛、烦躁、嗜睡等，呼吸浅快，呼气有烂苹果味（丙酮味）。

（3）病情进一步发展，出现严重失水，尿量减少，皮肤黏膜干燥，眼球下陷，脉快而弱，血压下降，四肢厥冷。

（4）晚期出现各种反射迟钝，甚至消失，终至昏迷。

三、辅助检查

（1）血糖：一般为 16.7 ~ 33.3 mmol/L，超过 33.3 mmol/L 时多伴有高血糖、高渗状态或有肾功能障碍；血糖高的程度与酸中毒的程度是不一致的。

（2）血酮体：一般 > 3.0 mmol/L。

（3）尿糖、尿酮：尿糖呈强阳性，尿酮阳性。

（4）血气分析：一般 pH < 7.35，严重的 pH < 7.0。

（5）血清电解质：血钠、血钾水平在治疗前高低不定，与脱水的程度及肾功能的状况有关。

四、治疗

1. 单有酮症患者的治疗

对单有酮症的患者主要是去除诱因或病因后，补充液体和胰岛素治疗，持续到酮体消失后，患者可恢复正常。

2. DKA 患者的治疗

（1）补液：补液治疗能纠正失水，恢复肾灌注，有助于降低血糖和清除酮体。

（2）胰岛素：一般采用小剂量胰岛素静脉滴注治疗方案，开始用 0.1 U/（kg·h），如在第 1 h 内血糖下降不明显，且脱水已基本纠正，胰岛素剂量可加倍。

（3）纠正电解质紊乱和酸中毒：在开始胰岛素及补液治疗后，患者的尿量正常，血钾低于 5.2 mmol/L 即可静脉补钾。治疗前已有低钾血症，尿量 ≥ 40 mL/h 时，在胰岛素及补液治疗的同时需要补钾。严重低血钾应立即补钾，当血钾升至 3.5 mmol/L 时，再行胰岛素治疗，以免发生心律失常、心搏骤停等。血pH < 6.9，应考虑适当补碱直到 pH > 7.0。

五、护理

（一）护理诊断

1. 体液不足

与疾病所致的脱水相关。

2. 舒适的改变

与疾病所致的一系列临床表现相关。

3. 营养失调 – 低于机体需要量

与胰岛素分泌不足导致体内代谢紊乱相关。

4. 活动无耐力

与疾病所致的代谢紊乱、蛋白质消耗过多相关。

5. 焦虑

与担心疾病的预后相关。

6. 知识缺乏

缺乏糖尿病酮症相关预防知识。

（二）护理目标

（1）患者糖尿病酮症酸中毒得到纠正。

（2）患者能了解疾病的发展过程，维持正常的代谢。

（三）护理措施

1. 补液的护理

（1）清醒患者可口服补液，昏迷者可通过胃管喂温开水。

（2）一般建立 2 条静脉通道补液，严重脱水的可以建立 3 ~ 4 条静脉通道。

（3）补液原则先快后慢，先盐后糖。根据血压、心率、每小时尿量及周围循环情况决定输液量和输液速度。一般最初 2 ~ 3 h 输入 2 000 mL 生理盐水，待血液循环改善后的每 6 ~ 8 h 静脉补液 1 000 mL，一般最初 24 h 的补液总量为 4 000 ~ 5 000 mL，个别的可达 8 000 mL 左右。

（4）对于休克的患者血容量持续不恢复的可以输入血浆或代血浆以便提高有效血容量。

2. 胰岛素应用的护理

（1）每 1 ~ 2 h 测定血糖，根据血糖水平调整胰岛素用量。降糖速度不宜过快，以每 2 h 血糖值下降幅度不超过基础血糖值的 20% 或 4 h 血糖下降值不超过基础血糖值的 30% 为宜。

（2）血糖降到 13.9 mmol/L 时，改为静脉输入 5% 葡萄糖注射液：胰岛素为（2 ~ 4）：1 的糖水。

（3）对于重度脱水，休克者主张先补充液体，待血容量改善后才使用胰岛素，否则在组织灌流量枯竭的状态下胰岛素发挥的作用不明显。

3. 纠酸的护理

通常采用静脉补充 1.25% 碳酸氢钠，4 h 内滴注完毕，同时注意监测血 pH 变化，当 pH 升至 7.2 时应停止补碱。

4. 病情观察

（1）严密监测患者的生命体征，包括意识、瞳孔等，必要时安置床旁心电监护。

（2）严密监测血糖、血酮变化。

（3）严格记录 24 h 的出入量，特别是尿量。

（4）及时配合医师抽血检查患者的各项生化指标，如血糖、血钾、血酮、血气分析等。

5. 吸氧

患者在吸氧时，要注意吸氧的浓度，不要浓度过高，否则会抑制患者大脑的某些功能。

6. 做好各种管道护理

如胃管、尿管、氧气管及输液管道等，气管插管的患者注意保持呼吸道通畅，必要时吸痰等。

7. 协助患者生活护理

如口腔、皮肤护理。烦躁患者加床挡保护防坠床。

8. 心理护理

给予清醒的紧张患者心理护理，昏迷者做好家属的安慰、指导工作。

（四）预防

保持良好的血糖控制，教会患者自我血糖监测的方法。预防和及时治疗感染及其他诱因。加强糖尿病教育，指导糖尿病相关急慢性并发症的知识。让患者了解此次发病的原因及 DKA 的常见诱因及预防措施。告知患者定期门诊复查的重要性。

（徐佳卿）

第二十七节　急性上消化道出血

急性上消化道出血是指屈氏韧带以上的消化道，包括食管、胃、十二指肠或胰胆等病变引起的短时间内的出血。消化性溃疡是其最常见的病因，临床主要表现为呕血或（和）黑便，往往伴有血容量减少引起的急性周围循环衰竭。急性上消化道出血是内科、外科常见的急症，若出血量大、出血不止或救治不及时，可导致死亡。

一、病因与发病机制

临床上引起上消化道出血的病因很多，其中最常见的为消化性溃疡、门静脉高压症，其次为急性胃黏膜病变、胃癌以及血液病、应激性溃疡，血管异常引起的上消化道出血也值得注意。

1. 消化性溃疡

多为十二指肠溃疡，但在溃疡病初期胃溃疡出血的发生率高于十二指肠溃疡。出血常由于活动期溃疡周围小血管充血、破裂或溃疡基底肉芽组织血管破裂所致。与饮食不当、情绪紧张、服用刺激胃黏膜的药物及胆汁反流有关。

2. 食管–胃底静脉曲张

由于肝硬化门静脉高压而致曲张的静脉暴露于黏膜下，缺乏周围组织的保护和支持导致破裂出血，其特征为突发的快速大出血。

3. 食管、胃黏膜病变

临床常见于服用非甾体抗炎药引起的急性出血性糜烂性胃炎和剧烈干呕引起的食管–胃黏膜撕裂（Mallory–Weiss 综合征）以及癌组织缺血坏死糜烂出血。

4. 胆系疾病

由于感染、寄生虫、胆石引起胆汁反流进入十二指肠侵袭所致。

5. 应激性溃疡

多发生于烧伤、严重创伤、严重的多脏器功能衰竭。

6. 凝血机制障碍

血液病、血友病、弥散性血管内凝血（DIC）等疾病引起的凝血机制损害所致出血。

二、临床表现

急性上消化道出血的症状、体征取决于出血病变的性质、部位、出血量与速度，并与患者出血前的全身状况，如有无贫血及心、肾、肝功能有关。

1. 呕血和黑便

呕血和黑便是急性上消化道出血的特征性表现，一般在上消化道大量出血后均有黑便，但不一定有呕血。上消化道病变，若出血量大、速度快，可兼有呕血。出血部位在幽门以下者常只表现为黑便，幽门以上者常有呕血及黑便。黑便呈柏油样，黏稠而发亮，是血红蛋白经肠内硫化物作用而形成硫化铁所致。当出血量大，血液在肠内推进速度快时，粪便可呈暗红甚至鲜红色。呕血多为棕褐色，呈咖啡渣样，系因血液经胃酸作用而形成正铁血红素所致。但如出血量大，未经胃酸充分混合即呕出，则可为鲜红色或伴有血块。

2. 失血性周围循环衰竭

当出血量大、失血较快时，循环血容量迅速减少，静脉回心血量不足，致心排血量明显降低，可引起头晕、心悸、出汗、恶心、口渴或晕厥等症状。此时患者脉搏细速、血压下降，收缩压在 80 mmHg 以下，脉压变小（25 ~ 30 mmHg），心率加快 > 120 次 / 分，呈休克状态，表现为面色苍白、口唇发绀、呼吸急促，皮肤湿冷、呈灰白色或紫灰花斑样改变，体表静脉塌陷、精神萎靡、烦躁不安；重者反应迟钝，意识模糊，若处理不当，可导致死亡。并发急性肾衰竭时有尿量减少，甚至尿闭。

3. 贫血

急性上消化道大量出血后均有失血后贫血。在出血的早期，血红蛋白测定、红细胞计数与红细胞比容均无变化，出血后组织液渗入血管内，使血液稀释，一般需经 3 ~ 4 h 后，才出现贫血，红细胞比容下降，其程度不仅取决于失血量，还与出血前有无贫血、出血后液体平衡状况等因素有关。急性上消化道大量出血后 2 ~ 5 h，白细胞计数可升高达（10 ~ 20）×10^9/L，出血停止后 2 ~ 3 d 才恢复正常。

4. 发热

急性上消化道出血的患者多数在 24 h 内会出现发热现象，但一般不会超过 38.5℃，可持续 3 ~ 5 d，发热机制可能与循环血容量减少、贫血、急性周围循环衰竭、血分解蛋白的吸收等因素导致体温调节中枢的功能障碍有关。

5. 氮质血症

急性上消化道大量出血后，肠道中血液的蛋白质消化产物被吸收，引起血中尿素氮浓度增高，称为肠性氮质血症。血尿素氮多在一次出血后数小时上升，24 ~ 48 h 达到高峰，3 ~ 4 d 降至正常。

此外，急性上消化道出血根据病情不同可有消瘦、蜘蛛痣、脾大、腹腔积液、黄疸、胆囊肿大、剧烈上腹痛、皮肤黏膜出血、毛细血管扩张和毛细血管瘤等。

三、辅助检查

1. 胃镜检查

胃镜检查是目前诊断急性上消化道出血病因的首选检查方法，多主张检查在出血后 24 ~ 48 h 内进行，称为急诊胃镜检查，可以直接观察出血部位，明确出血的病因，可同时进行内镜止血治疗。

2. X 线钡餐检查

主要适用于有胃镜检查有禁忌证或不愿进行胃镜检查者，对经胃镜检查出血原因未明，疑病变在十二指肠降段以下小肠段者，则有特殊诊断价值。检查一般在出血停止数日后进行。

3. 其他检查

选择性动脉造影、放射性核素锝标记红细胞扫描、吞棉线试验及小肠镜检查等，主要适用于不明原因的小肠出血；选择性肠系膜动脉造影可发现出血部位，并同时进行介入治疗。

四、治疗

（一）急救措施

1. 休息与体位

大出血时患者应绝对卧床休息，取平卧位并将下肢略抬高，以保证脑部供血。呕吐时头偏向一侧，防止窒息或误吸；必要时用负压吸引器清除气道内分泌物、血液或呕吐物，保持呼吸道通畅，并给予吸氧。

2. 快速补充血容量

立即建立 2 条静脉通道，快速给患者输注平衡盐溶液或葡萄糖盐水，也可使用低分子右旋糖酐或其他血浆代用品，输液开始速度要快，必要时测定中心静脉压作为高速输液的量和调节输液速度的依据。改善急性失血性周围循环衰竭的关键是输注全血，并最好输新鲜血，输血量应视患者外周循环及贫血改善情况而定，尿量作为其重要的参考指标。避免因输液或输血过多、过快而引起急性肺水肿，对老年患者和心肺功能不全者尤应注意。

3. 迅速止血

（1）药物止血：血管升压素可用于收缩血管，减少门脉血流量，降低门脉及其侧支循环的压力，对于因食管－胃底静脉曲张引起的出血效果较好；生长抑素因不伴全身血流动力学改变，故短期使用几乎无严重不良反应，且止血效果较好；H$_2$ 受体拮抗剂或质子泵抑制剂可抑制胃酸分泌，提高胃内 pH 具有止血作用，对消化性溃疡和急性胃黏膜损害引起的出血，常规应用 H$_2$ 受体拮抗剂或质子泵抑制剂有较好的止血效果。

（2）内镜治疗：是目前治疗食管－胃底静脉曲张破裂出血的重要手段，对于活动性出血，在内镜直视下注射硬化剂，无活动性出血的用皮圈套扎可达到止血目的，并可有效防止再出血。其他原因引起的急性上消化道出血也可选用内镜止血。并发症主要有溃疡、出血、穿孔、瘢痕狭窄等，因此，要注意操作及术后处理。

（3）气囊压迫止血：对于食管－胃底静脉曲张破裂出血者，较好的止血措施就是气囊压迫止血。经鼻腔或口腔插入三腔双囊管，进入胃后先抽出胃内积血，然后向胃囊内注气，向外加压牵引，用以压迫胃底，若未能止血，再向食管囊内注气，压迫食管内壁达到止血的目的。

（4）手术治疗：当出现大量上消化道出血经上述方法治疗无效时，可考虑进行手术治疗。

（二）治疗措施

1. 一般措施

平卧，头偏向一侧，吸氧，保持呼吸道通畅，保暖，禁食。

2. 积极补充血容量

（1）建立有效静脉通路：建立 2 条静脉通路（用 16 号留置针或静脉切开），可用盐水或糖盐水，也可用血浆代用品等尽快补充血容量，积极纠正休克，以恢复和维持有效循环，改善症状，并建立 CVP 监测。

（2）配血、备血、输血。

1）紧急输血指征：①改变体位出现晕厥、血压下降和心率加快；②失血性休克；③血红蛋白 80 g/L 以下或红细胞比容低于 25%，收缩压在 90 mmHg 以下，心率 110 ~ 120 次 / 分。

2）输血量：视患者周围循环动力学及贫血改善而定，尿量是有价值的参考指标。以不超过正常红细胞比容为宜，对食管静脉曲张的患者应及早输新鲜血，避免诱发肝性脑病，输血量应为失血量的 2/3 或 3/4 或血压维持在 100/60 mmHg，避免门脉压力增高致再出血。

3. 止血措施

（1）药物止血：常用药物如下。

1）血管升压素：为常用药物，作用机制是通过对内脏血管的收缩作用，减少门脉血流量，降低门脉及侧支循环压力，从而控制食管－胃底静脉扩张出血。血管升压素推荐用量 0.2 U/min 静脉持续滴入，视治疗反应，可逐渐增加到 0.4 U/min。目前国内同时使用神经垂体素与硝酸甘油，以减少血管升压素的不良反应。

2）抑制胃酸分泌药物：常规给予 H_2 受体拮抗剂或质子泵抑制剂，如西咪替丁、雷尼替丁、奥美拉唑等。

3）局部用药：去甲肾上腺素 8 mg 或凝血酶 8 000 ~ 40 000 U 加 0.9% 氯化钠注射液 100 ~ 200 mL 口服或管内注入，必要时变换体位，使药液与出血部位接触达到局部止血作用，每 2 h 1 次。

（2）气囊压迫止血：食管－胃底静脉曲张患者应插三腔双囊管，以尽快局部压迫止血。

（3）胃降温止血：消化性溃疡患者应插入胃管，应尽快抽出胃内积血后注入冷盐水降低胃内温度以利止血。

（4）纤维内镜下用热探头、高频电灼、激光、注射治疗等方法直视止血。

（5）手术治疗：内科积极救治仍不能止血者进行手术治疗。

（6）介入治疗：患者既不能进行内镜治疗，又不能耐受手术治疗，可考虑在选择肠系膜动脉造影找到出血灶的同时进行血管栓塞治疗。

五、护理

1. 病情观察

（1）生命体征的观察：一般患者出现头晕、心动过速、血压下降等表现说明出血量大于 1 000 mL，也说明出血速度较快。因此，体温、脉搏、呼吸、血压、意识的观察很重要，尤其血压和脉搏是关键指标，需进行动态观察，并综合其他相关指标加以判断。因为血压和脉搏具评估出血量和有否出血倾向的依据，所以应定时监测并记录。当生命体征平稳时要注意体位改变对血压和脉搏的影响。

（2）出血的观察。

1）色和量的观察：出血量的估计比较困难。

黑便：一般认为，成人出血量在 5 ~ 10 mL 大便隐血试验呈阳性；每日出血量 50 ~ 100 mL 可呈黑便；排出柏油样黑便是血液与肠道细菌作用变成硫化物所致，出血量 500 ~ 1 000 mL；如排出暗红色便是血液未能与肠道硫化物作用即排出所致，提示出血量大。

呕血：胃内储血量达 250 ~ 300 mL 可引起呕血；呕吐物为咖啡色是血液与胃酸结合转变为正铁血红素所致，出血量 < 500 mL；呕吐物为暗红色并有血块，出血量 > 500 mL；呕吐物为鲜红色是血液未能与胃酸作用即呕出所致，提示出血量大。如呕血又伴有便血，提示高危。

症状：一次出血量 < 400 mL，一般不引起全身症状；出血量 > 400 mL 可出现全身症状，如头晕、心悸、乏力等；短时间内出血 > 1 000 mL 可出现周围循环衰竭的表现，如晕厥、面色苍白、四肢湿冷等。

出血停止后，如患者每日排便 1 次，一般 3 d 后无黑便，7 d 大便隐血试验阴性。准确记录呕血、便血的量与次数是估计出血量的关键。

2）出血倾向的观察：经积极治疗，血压、脉搏仍不稳定；置胃管和三腔双囊管持续抽出新鲜血；中心静脉压恢复又下降；便血次数较频、肠鸣音亢进；补液和尿量足够时或出血后 3 d BUN 仍未下降；经治疗循环状况仍未改善；红细胞计数及红细胞比容、血红蛋白测定继续下降，而网织红细胞计数上升等，均是提示出血未止的危险因素。

3）尿量的观察：重度出血的患者应留置尿管以便观察尿量。尿量可提示休克纠正与否，成人 30 mL/h 以上，儿童 20 mL/h 以上，说明有足够的肾灌注量，否则说明血容量未补足。

4）皮肤的观察：皮肤的温度、颜色、干湿状况能提示周围循环衰竭的改善程度。要观察口周、四肢末梢是否由苍白、发绀转为红润，皮肤是否由湿冷转为干燥、温暖，均提示周围循环衰竭是否有改善。

（3）输液速度和量的观察：严重失血性休克，补充血容量要先快后慢，前 1 h 是关键，必须用输血泵或加压补液、输血，以快速增加血容量。血压达到满意后，可减慢速度，以维持血压和有效尿量为原则。防止输液、输血过多、过快而引起再次出血和急性肺水肿。尤其对有心、肺、肾疾患的老年患者更应警惕，应加强心脏的监测。最好在 CVP 的监测下进行。

（4）止血措施的观察。

1）抗酸药物：常用西咪替丁、法莫替丁、奥美拉唑及奥曲肽等，需注意合理应用，出血停止后改为口服。

2）局部止血药：去甲肾上腺素或凝血酶加入生理盐水 100 mL 后注入胃内，注意更换体位使药物与出血部位充分接触达止血效果。出血停止后要及时停药，尤其用去甲肾上腺素时间长可引起胃黏膜缺血而不利溃疡面愈合。

3）止血药：神经垂体素使用时要注意不良反应，尤其门脉高压症患者的血压不宜过高，稳定在 90 ~ 100/60 mmHg 为宜。

4）气囊压迫：对食管 - 胃底静脉曲张破裂出血的止血有效率 70% ~ 80%，因患者痛苦大、并发症多，目前已不推荐作为首选的止血措施。气囊的压力是关注的重点。压力过小，止血效果差；压力过大，鼻部的皮肤黏膜尽管垫入棉球仍出现缺血坏死，患者很痛苦。因此，牵引固定在面部 4 ~ 6 h 后，需及时为鼻部的皮肤黏膜减压，以缓解缺血坏死。

5）内镜下硬化止血：是目前评估上消化道出血最有效的诊断工具。对于持续出血患者，尤其是溃疡和静脉曲张引起的出血不止，用纤维胃镜直视下将硬化剂注入曲张静脉内，使血管内形成血栓、闭塞曲张静脉与曲张静脉之间一层厚的纤维化组织，以加强血管壁抵抗力，达到防止破裂出血的目的，效果明显。术后 24 ~ 48 h 可有低热、心动过速。术后观察 24 h，如无出血可进温凉流食。

2. 其他护理重点

（1）管腔的护理：失血性休克的患者一般带有多条管路，必须认真护理。

1）胃管护理：溃疡患者合并上消化道出血应置胃管进行胃降温，反复冰盐水灌洗和局部给药止血治疗，以及直接抽吸观察出血状况。

2）三腔双囊管护理：三腔双囊管护理的规范是止血成败的关键，必须认真实施。插入胃里后，先注入胃底囊 200 ~ 300 mL 气体，测压 40 ~ 70 mmHg 牵引至床尾 500 g 重量。抽出胃内积血后反复用冷盐水灌洗至基本清水后注入止血药夹闭保留 30 min。如仍有出血可注入食管囊 80 ~ 150 mL 气体，测压 30 ~ 40 mmHg 再抽出胃内积血后反复用冷盐水灌洗至基本后注入止血药夹闭保留 30 min。为避免胃、食管压迫坏死，压迫持续不应超过 24 h，须放气 10 ~ 15 min 后再注气。如果压迫止血不理想，应查找原因，一般有气囊注气不够、牵引方法不当或重量不够。如患者感胸骨下不适、心悸、恶心，应考虑是否食管囊充气过多或胃底囊充气不足进入食管下端挤压心脏所致，应给予适当调整或快速放气以防窒息。

3）尿管护理：每日清洁会阴部及尿道口，以防止细菌滋长，导致尿路感染。尿路未感染前一般不行膀胱冲洗，以防逆行感染。患者病情好转稳定后应尽快拔管。

（2）口腔护理：由于呕血患者血液留存口内，轻则改变口腔舒适，重则是细菌生长的天然培养基，使口腔定植菌增多，易致呼吸道感染，最好用盐水纱布做口腔护理，每日 2 次；病情允许时须加强呕血后的漱口。

（3）饮食的护理：上消化道出血的患者出血停止后，对饮食多心有余悸，应加以指导。

1）对少量出血无呕吐者可选用温凉、清淡无刺激性流食。进食可减少胃的饥饿性收缩运动并中和胃酸，促进黏膜愈合，维持营养需要。出血停止后改半流食。开始少量多餐，以后改为正常饮食。

2）对出血量大的患者，一般出血停止 24 h 后可以进低温流食 3 d（米汤、藕粉、牛奶、酸奶等）；低温半流食 3 d（米粥、面片、软面条、混沌、鸡蛋羹等）；温软食 3 d 后未见出血可转普食。

3）正常普食应以易消化、高热量、高蛋白、高维生素、低或无纤维的食物为主。忌生冷硬、刺激性食物和饮料。

4）对于不能经胃肠进食者应给予完全胃肠外营养，以保证营养摄入。

（4）心理护理：消化器官是一个情绪器官，出血本身对患者就是一种恶性刺激，给患者带来恐惧、不安、悲观、痛苦等心理问题。护理人员应以精湛的技术、优良的作风赢得患者的信任，再以激励的方法，帮助患者树立战胜疾病的信心，使其调动自身免疫功能和医护人员一起战胜疾病。

（5）纤维胃镜止血的护理：要观察出血是否停止，停止 2 h 后就能进温凉流食。

（徐佳卿）

第二十八节　急性中毒

中毒分为急性和慢性两大类，主要由接触毒物的剂量和时间决定。短时间内接触大量毒物可引起急性中毒，急性中毒发病急骤，症状严重，变化迅速，可引起呼吸、循环多脏器功能损害，如不及时救治可危及患者生命。急性中毒是急诊护理常见问题之一。临床常见的急性中毒，毒物来源有工业性毒物、农业性毒物、日常生活性毒物、植物性毒物和动物性毒物等。前三者因多为通过化学手段获得，故称为化学毒物。

一、概述

1. 毒物与急性中毒

某些物质进入人体后，与机体的体液或者器官组织发生生物化学或生物物理作用，引起功能性或器官性病变，造成机体暂时性或永久性病理改变，使正常生理功能发生严重障碍者称为中毒。能引起中毒的外来物质称为毒物。一定量的毒物在短时间内突然进入机体，迅速引起不适症状，产生一系列病理生理变化，甚至危及生命称为急性中毒。

2. 毒物的吸收途径

（1）经消化道吸收：很多毒物常经消化道途径进入体内，如有机磷农药、毒蕈、乙醇、氰化物、催眠药等。胃和小肠是消化道吸收的主要部位，胃肠道 pH、毒物的脂溶性及其电离的难易程度是影响吸收的主要因素。此外，胃内容物量、胃排空时间、肠蠕动等也影响其吸收。

（2）经呼吸道吸收：经呼吸道吸收中毒，常见的有一氧化碳、硫化氢、氨气、液化石油气、苯、光气、氯气等。从鼻腔至肺泡整个呼吸道，其部位越深，面积越大，滞留时间越久，吸收也越多。同时也与空气中毒性物质的浓度、理化性质有关，还与该物质在肺泡内外的分压有关，分压越大，吸收越快。

（3）经皮肤吸收：经皮肤吸收中毒常见的有强酸、强碱、有机磷化合物及多种农药。其化学毒物通过皮肤的表皮屏障、毛囊、汗腺而进入。毒物经皮肤吸收的数量和速度，与毒物的脂溶性、水溶性及浓度等有关，同时还与皮肤的湿度、出汗、解剖部位等有关。

3. 急性中毒的治疗与护理

（1）治疗护理基本原则。

1）清除未被吸收的毒物：①经皮肤吸收的毒物，应迅速脱去被污染的衣服，用大量清水冲洗皮肤；②经呼吸道吸入的毒物，应迅速将患者移至通风处，给予氧气吸入；③经口进入的毒物，应立即采取催吐、洗胃、导泻、洗肠等方法排出毒物。

2）清除血液内毒物：①强化利尿；②血液净化治疗。

3）应用解毒剂或拮抗剂：立即应用其特异性抗毒剂，但使用过程中应密切观察其不良反应。

4）给予生命支持，监测生命功能：①保持呼吸道畅通，维持正常呼吸功能；②维持心血管系统的稳定；③密切监测生命体征及水、电解质、尿量变化。

5）意识不清、昏迷、抽搐等患者，应采取对症治疗。

6）了解患者全面情况，进行心理疏导，实施整体护理，预防护理并发症。

（2）协助采集病史，以准确判断中毒毒物的种类、数量和中毒时间。

（3）实验室检查。

1）毒物分析：提供可疑的食物、呕吐物、胃液等进行检测，以判断毒物性质。

2）常规检查：血常规、血气分析、血液胆碱酯酶测定、血清电解质等检查，了解各脏器功能情况。

二、一氧化碳中毒的救治与护理

1. 病因与中毒机制

（1）生活性中毒：由煤气外漏或用煤炉取暖时通风不畅引起中毒最常见，多发生于室内一氧化碳（CO）浓度过高，而室内门窗紧闭、火炉无烟囱或烟囱堵塞、漏气、倒风等情况。

（2）职业性中毒：如炼钢、化学工业及采矿等生产过程中操作不慎或发生意外事故（管道泄漏及煤矿瓦斯爆炸）等可引起煤气中毒。

（3）其他：汽车尾气、失火现场等。

CO 中毒途径是呼吸道。CO 吸入肺后，与血液中的血红蛋白结合形成稳定的碳氧血红蛋白（HbCO），使红细胞失去携氧功能。同时，HbCO 使血红蛋白的氧解离曲线左移，使氧气不易释放，加重组织缺氧。其中对缺氧最敏感的脑和心肌首先受累，出现中毒性脑水肿、心肌损害和心律失常等。CO 还可与还原型细胞色素氧化酶的二价铁结合，使细胞内呼吸受抑制，阻碍对氧的利用。

2. 护理评估

（1）病史：评估 CO 吸入史。职业性 CO 中毒多见于意外事故，常为集体中毒。生活性中毒需详细询问病史，注意了解患者中毒时所处的环境、停留时间和突发昏迷情况及既往健康状况等。

（2）身体状况：中毒症状的轻重与空气中 CO、血中 HbCO 浓度有关，也与个体的健康状况及对 CO 的敏感性有关，如妊娠、嗜酒、贫血、营养不良、慢性心血管疾病或呼吸道疾病等均可加重中毒的程度。

1）轻度中毒：患者感到头痛、头晕、恶心、呕吐、心悸、四肢无力，甚至短暂性晕厥等。脱离中毒环境并吸入新鲜空气或氧气后，症状很快消失。血 HbCO 浓度为 10% ～ 30%。

2）中度中毒：患者除有轻度中毒症状外，口唇黏膜呈樱桃红色，意识不清、呼吸困难、烦躁、谵妄、昏迷，对疼痛刺激可有反应，瞳孔对光反射、角膜反射迟钝，腱反射减弱，脉快、多汗等。经吸氧等抢救后恢复，一般无明显并发症及严重后遗症。血 HbCO 浓度为 30% ～ 40%。

3）重度中毒：患者处于深昏迷，各种反射消失，肌张力增强，出现脑局灶损害体征，常并发脑水肿、休克、严重心肌损害、肺水肿、呼吸抑制、上消化道出血，死亡率高；抢救存活者多留有不同程度的后遗症。血 HbCO 浓度在 40% 以上。

4）迟发性脑病：急性 CO 中毒患者在意识障碍恢复后，经过 2 ～ 60 d 的"假愈期"，再次出现中枢神经系统损害症状者称为迟发性脑病。常有下列表现：①大脑皮质局灶性功能障碍，如失语、失明、不能站立及继发性癫痫；②意识障碍、谵妄、痴呆或呈现去大脑皮质状态；③锥体系神经损害，如偏瘫、病理反射阳性或尿便失禁等；④锥体外系神经障碍，出现帕金森病。

（3）心理 - 社会状况：患者常因急性发病而焦虑不安。重度中毒者清醒后可因并发症、后遗症而产生焦虑、悲观、失望的心理反应。

（4）辅助检查：具体如下。

1）血液 HbCO 测定：血 HbCO 测定是诊断 CO 中毒的特异性指标。

2）动脉血气分析：急性 CO 中毒患者 PaO_2 和 SpO_2 降低，中毒时间较长者常呈代谢性酸中毒，血 pH 和剩余碱降低。

3）CT 检查：脑水肿时，头部 CT 检查可见病理性密度减低区。

4）脑电图检查：急性 CO 中毒患者脑电图可呈现中、高度异常波。

5）心电图检查：重度中毒者可因心肌缺氧性损害出现 ST 段及 T 波改变、心律失常等。

3. 病情危重的指征

（1）患者昏迷、口唇樱桃红色以及呼吸困难程度等。

（2）血液中碳氧血红蛋白的含量 40% 以上。

4. 急救措施

（1）紧急措施。

1）现场急救：进入中毒现场迅速打开门窗进行通风、换气，断绝煤气来源。立即将患者移送至空气新鲜处，解开患者衣领，松开腰带，保持呼吸道通畅，注意保暖。如呼吸、心脏停搏，应立即进行心肺脑复苏。

2）纠正缺氧：患者脱离现场后应立即吸氧，采用高浓度（大于 60%）面罩给氧或鼻导管给氧（氧流量应保持 8 ～ 10 L/min），时间不超过 24 h，以免发生氧中毒。有条件时应积极采用高压氧治疗，可以减少神经、精神后遗症和降低病死率。高压氧治疗应早期应用，最好在中毒后 4 h 内进行，中毒超过 36 h 效果甚微。氧疗过程中注意随时清除口鼻腔及气道分泌物、呕吐物，以提高氧疗效果，防止发生窒息。必要时协助医师行气管插管或气管切开。

（2）建立静脉通路，遵医嘱使用药物，防治脑水肿：CO 中毒所致的脑水肿可在 24 ～ 48 h 发展至高峰。患者应绝对卧床休息，床头抬高 15° ～ 30°；头置冰袋、冰帽降温，减少耗氧及代谢；按医嘱应用 20% 甘露醇快速加压静脉滴注，6 ～ 8 h 1 次；必要时加用呋塞米及激素类药物；按医嘱使用促进脑细胞代谢的药物，如能量合剂、细胞色素 C、胞二磷胆碱、脑活素等，注意应用细胞色素 C 之前需常规做过敏试验。

（3）准确记录液体出入量，注意液体的选择与滴速，防止脑水肿、肺水肿及水电解质紊乱等并发症的发生。

（4）做好病情观察及记录：一是生命体征的观察，重点是呼吸和体温；二是意识障碍的观察，注意昏迷程度变化；三是瞳孔、出入液量、液体滴速的观察，并做好记录。

5. 护理措施

（1）休息与体位：重度中毒者应绝对卧床休息，床头抬高 15°～30°。昏迷患者经抢救苏醒后应绝对卧床休息，观察 2 周，避免精神刺激。

（2）饮食护理：意识清醒者，给予清淡、易消化流质或半流质饮食，宜选用高热量、高蛋白、高维生素、低脂、低刺激的食物。意识不清者，可予以鼻饲营养，应进高热量、高维生素饮食。

（3）病情观察：①严密观察患者的生命体征、意识、瞳孔变化，若出现呼吸衰竭、严重心律失常或心力衰竭表现，均应立即报告医师，并协助紧急处理；②观察患者神经系统的表现及皮肤、肢体受压部位损害情况，如有无急性痴呆性木僵、癫痫、失语、惊厥、肢体瘫痪等。

（4）对症护理：高热昏迷、频繁抽搐者可物理降温或用冬眠疗法等降温；防止坠床或自伤；对皮肤出现水肿、水疱者，应抬高患肢，减少受压，可用无菌注射器抽液后包扎，注意防止因营养和循环障碍而继发皮损及感染，加强皮肤护理，保持清洁、干燥，预防发生压力性损伤。

（5）并发症护理：头部抬高或配合头部物理降温，遵医嘱使用脱水剂、利尿剂防止脑水肿。注意输液量和速度，防止肺水肿发生。严重中毒患者清醒后须密切观察 2～3 周，直至脑电图恢复正常，预防迟发性脑病的发生。

（6）用药护理：遵医嘱选用药物，以营养脑神经和减轻脑水肿。用药期间应注意药物的不良反应，如甘露醇可出现电解质失调，糖皮质激素应用后可能出现免疫力低下、并发感染等。

（7）心理护理：护理人员应有高度的同情心和责任心，多与患者交谈，建立良好的护患关系，增加患者的信任感和安全感，以消除不良的心理情绪，增强康复的信心，更好地配合护理和功能锻炼。

（8）健康指导：主要包括生活指导和疾病知识指导。

1）生活指导：CO 中毒的宣传工作应每年冬季反复进行，以提高自我防护意识。居室内火炉要安装烟囱，烟囱要密闭不可漏气，并注意通风。煤气炉和管道要经常维修以防漏气。工矿企业生产过程中应认真执行操作规程，注意劳动保护，加强安全操作规程检查和监督，定期监测 CO 的浓度，并安置报警装置。

2）疾病知识指导：凡有可能接触 CO 的人出现头晕、头痛等症状，应立即离开所在环境，吸入新鲜空气，严重者须及时就医治疗。抢救后苏醒的患者，应绝对卧床休息，密切观察 2 周，以防神经系统后遗症的发生。对留有后遗症的患者，应鼓励其继续治疗，增强其战胜疾病的信心，并教会家属对患者进行语言和肢体功能训练的方法。

三、急性有机磷杀虫药中毒的救治与护理

1. 毒物分类、中毒原因及中毒机制

（1）毒物分类：有机磷杀虫剂品种多，根据毒性大小分为 4 类。

1）剧毒类：如甲拌磷（3911）、内吸磷（1059）、对硫磷（1605）、丙氟磷（DFP）。

2）高毒类：如甲胺磷、氧化乐果、甲基对硫磷（甲基 1605）和敌敌畏（DDVP）。

3）中毒类：如乐果、乙硫磷、美曲膦酯（敌百虫）等。

4）低毒类：如马拉硫磷、锌硫磷、氯硫磷等。

（2）中毒原因：有机磷杀虫药常通过皮肤、胃肠道、呼吸道黏膜吸收引起中毒。

1）职业性中毒：有机磷杀虫药在生产、包装等过程中，由于设备密闭不严，化学物跑、滴、漏，毒物污染衣服、口罩、皮肤或吸入呼吸道导致中毒；也可在运输、保管和使用过程中，不注意个人防护，违反操作规程，有机磷杀虫药经呼吸道、皮肤、黏膜吸收而中毒。

2）生活性中毒：主要是自服、误服或误食被农药污染的蔬菜、水源或食物引起中毒，也可见于接触灭虱、灭虫药液浸湿的衣服、被褥等引起中毒。

（3）中毒机制：有机磷杀虫剂吸收入人体后与胆碱酯酶的酯解部位结合成磷酰化胆碱酯酶，后者比较稳定，且无分解乙酰胆碱的能力，致使乙酰胆碱不能被酶分解，在组织中大量蓄积，从而使中枢神经系统和胆碱能神经功能紊乱。先是过度兴奋，继而转为抑制，出现一系列毒蕈碱样、烟碱样和中枢神经

系统症状，严重者可致昏迷，甚至呼吸衰竭而死亡。

2. 护理评估

（1）病史：应详细询问有机磷农药接触史，了解农药侵入时间、途径、浓度、种类、剂量。生活性中毒多为误服或自服，因此，应详细询问患者或陪同人员，患者近来生活和工作情况、精神状态、情绪变化，有机磷农药的来源、种类、服用量及具体时间，同时还应注意患者呕吐物、呼出气味有无刺激性大蒜臭味。生活性中毒有时为接触灭虱、灭虫药液浸湿的衣服、被褥等引起，应注意了解患者有无使用农药灭虱、灭虫史。

（2）身体状况：急性中毒发病时间与毒物品种、剂量和侵袭途径密切相关，经皮肤吸收中毒，一般在接触 2 ~ 6 h 发病，口服或呼吸道中毒在几分钟至数十分钟出现症状。因乙酰胆碱在体内分布及作用广泛，故有机磷中毒表现多种多样。

1）毒蕈碱样症状：出现最早，是由脏器平滑肌、腺体等兴奋而引起，症状与毒蕈中毒所引起症状相似。表现：①腺体分泌亢进，有多汗、流涎、流泪、口吐白沫、肺水肿等症状；②平滑肌痉挛，有瞳孔缩小、恶心、呕吐、腹痛，尿便失禁，气管、支气管痉挛导致呼吸困难等症状；③血管功能受抑制，可表现为心动过缓、血压下降、心律失常等症状。

2）烟碱样症状：由交感神经节和横纹肌活动异常引起，与烟碱中毒所引起的症状相似，故称烟碱样症状，表现为全身紧缩和压迫感，继而发生肌力减退和瘫痪，呼吸肌麻痹引起呼吸衰竭。

3）中枢神经系统症状：脑内乙酰胆碱积聚，引起中枢神经系统功能障碍。表现为头晕、头痛、疲乏、共济失调、烦躁不安、谵妄、抽搐和昏迷等。

4）其他表现。

症状复发：中、低毒类有机磷杀虫剂，如乐果、马拉硫磷口服中毒，经急救后临床症状好转，可在数日后突然急剧恶化，重新出现有机磷急性中毒的症状，甚至发生肺水肿或突然死亡，临床称为中毒后"反跳"现象。可能与残存在胃肠道、皮肤、毛发、指甲内的有机磷杀虫剂重新吸收或阿托品等解毒药停用过早或减量过快或中毒性心肌炎引起严重心律失常等原因有关。

迟发性多发性神经损害：个别重度中毒者，在急性中毒症状消失后 2 周后可发生迟发性感觉、运动神经损害，主要累及肢体末端，左右侧对称，下肢较重，可向上发展。临床表现为肢端麻木、疼痛、腿软、无力，甚至下肢瘫痪、四肢肌肉萎缩等。目前，认为这种病变可能是有机磷杀虫剂抑制神经靶酯酶并使其老化所致。

中间型综合征：少数病例一般在急性中毒后 24 ~ 96 h 突然发生肢体近端肌肉、脑神经支配的肌肉以及呼吸肌麻痹而死亡，称为"中间型综合征"。病死前先有颈、上肢和呼吸肌麻痹，累及脑神经者可出现上睑下垂、眼外展障碍和面瘫。

局部损害：有机磷杀虫药污染眼引起结膜充血、瞳孔缩小；敌敌畏、美曲膦酯（敌百虫）、对硫磷、内吸磷污染皮肤，可引起过敏性皮炎、水疱和脱皮。

（3）心理 – 社会状况：误服误用者会因突然发病而导致精神紧张、恐惧感或愤怒、怨恨的心理，并为是否留有后遗症而担忧。蓄意服毒者往往心理素质脆弱，缺乏自我调节能力，易出现激动、愤怒或抑郁的情绪反应；苏醒后，易产生矛盾心理，既想摆脱身心痛苦，又交织着悔恨、羞耻等复杂心理，产生自卑、抑郁，不愿亲友、同事探访。个别自杀者消极情绪严重，有再自杀的念头。

（4）辅助检查：血液中胆碱酯酶活性测定是诊断有机磷杀虫药中毒的特异性指标，能反映中毒严重程度、判断疗效、估计预后。血胆碱酯酶活性与病情轻重相平行，正常人全血胆碱酯酶活力值为 80% ~ 100%，有机磷杀虫药中毒时该值下降。对患者胃内容物或呼吸道分泌物做有机磷化合物测定，或尿中有机磷分解产物测定，均有助于诊断。

3. 病情危重的指征

（1）胆碱酯酶活力在 30% 以下。

（2）皮肤黏膜出现面色苍白、发绀、大汗淋漓。

（3）骨骼肌出现肌纤维颤动、抽搐。

（4）全身出现意识障碍、呼吸循环衰竭的症状，如昏迷、肺水肿、休克等。

4. 急救措施

（1）紧急处理，确保生命体征：有机磷农药中毒首要死因是呼吸衰竭，一旦呼吸衰竭，将迅速出现呼吸 - 循环衰竭。此时，患者不仅面临死亡，而且给予的药物也不能到达药物作用部位。因此，维持患者的呼吸、循环功能不仅是抢救中毒患者的首要措施，也是抗毒药物发挥疗效的基础。当患者出现发绀或呼吸停止时，应立即给予吸氧或进行气管插管、呼吸机辅助呼吸。当患者出现循环衰竭时，应立即进行心肺复苏，同时用大号静脉留置针开放 2 条静脉通道，以保证抢救的成功。

（2）迅速清除毒物。

1）皮肤、黏膜接触中毒者：立刻脱离现场，脱去污染的衣服，用清水或肥皂水反复彻底清洗污染的皮肤、毛发和甲缝，禁用热水或乙醇擦洗。

2）眼部污染者：可用 2% 碳酸氢钠溶液或生理盐水冲洗，时间至少 10 min，然后滴入 1% 阿托品 1 ~ 2 滴。

3）口服中毒者：立即予以催吐、洗胃、导泻和灌肠。早期反复洗胃，可彻底清除胃内毒物，减轻中毒。洗胃的原则为持续减压、反复洗胃。用清水、生理盐水、碳酸氢钠溶液（敌百虫中毒禁用，因碱性溶液可使其转化为毒性更强的敌敌畏，只能用清水冲洗）或 1：5 000 高锰酸钾溶液（对硫磷中毒禁用）反复洗胃，不用热水，以免增加毒物溶解吸收。对毒物品种不明者用清水或生理盐水洗胃。洗胃要尽早、彻底和反复进行，直至洗出液与洗胃液颜色、气味一致为止。洗胃过程中，应密切观察呼吸、心率、心律、意识等变化，一旦有呼吸、心搏骤停，应立即停止洗胃，迅速抢救。待病情平稳后再继续洗胃。洗胃后再给予硫酸镁导泻。

（3）建立静脉通道，遵医嘱使用特效解毒药阿托品和胆碱酯酶复能剂，观察解毒药的疗效和不良反应，尤其要注意阿托品化与阿托品中毒。有机磷农药中毒病情急、发展快，确诊后应立即给予足够的胆碱酯酶复能剂和抗胆碱能药，用药原则为尽早用药、联合用药、首次足量、重复用药。过去传统的救治方法是以阿托品的对症治疗为主，并强调阿托品化。近年来提出新的治疗观念，主要是：①治本为主，标本兼治，所谓治本就是彻底洗胃和用复能剂尽快使胆碱酯酶复活；②以胆碱酯酶为依据，因症施治，根据胆碱酯酶活力使用抗胆碱能药物及复能剂，例如，有毒蕈碱样症状应用抗胆碱能药物，若胆碱酯酶活力低于 50%，酌情使用复能剂。

1）阿托品的应用与护理。

作用机制：阿托品是解救有机磷杀虫药中毒的关键性药物，能阻断乙酰胆碱对副交感神经和中枢神经 M 受体的作用，解除平滑肌痉挛，抑制腺体分泌，防止肺水肿，消除毒蕈碱样症状，兴奋呼吸中枢，消除或减轻中枢神经系统症状。

使用原则：早期、足量、反复给药。

用药护理：阿托品化和阿托品中毒的剂量接近，阿托品化的临床表现为瞳孔较前散大、口干、皮肤干燥、颜面潮红、肺部湿啰音消失及心率加快。按照新观念，阿托品用到口干舌燥、无汗、肺部啰音消失即可，不必用到瞳孔散大、颜面潮红。如患者出现意识恍惚、高热、烦躁不安、抽搐、昏迷和尿潴留等，提示阿托品过量，应酌情减量或遵医嘱停用阿托品。使用阿托品过程中，护士应准确记录用药时间、剂量和效果；注意观察神经系统、皮肤情况、瞳孔大小及体温、肺部啰音的变化，以便正确判断阿托品化或阿托品中毒（二者区别见表 6-2）；可疑阿托品中毒时应及时提醒医师，做好给药、输液及药物反应的记录。

表 6-2　阿托品化与阿托品中毒的主要区别

内容	阿托品化	阿托品中毒
体温	正常或升高 < 39℃	>39℃
心率	增快，≤ 120 次／分	> 120 次／分
皮肤	颜面潮红、干燥	紫红、干燥、绯红

内容	阿托品化	阿托品中毒
瞳孔	<4.5 mm	>4.5 mm
神经系统	意识清楚或模糊	谵妄、幻觉、双手抓空、昏迷
尿潴留	无	有

目前用于救治有机磷杀虫药中毒的抗胆碱药还有新型抗胆碱药盐酸戊乙奎醚。该药具有较强的中枢和外周抗胆碱作用，有效剂量小，持续时间长；且不良反应小，不会致心率加快，与胆碱酯酶复活药联用，对严重有机磷杀虫药中毒疗效显著。

2）胆碱酯酶复活药的应用与护理：胆碱酯酶复活药包括碘解磷定、氯解磷定、双复磷和双解磷。

作用机制：其作用为肟类化合物通过竞争作用，夺取磷酰化胆碱酯酶中的磷酰基，使其与胆碱酯酶的酯解部位分离，从而使被抑制的胆碱酯酶恢复活力，消除烟碱样症状；对毒蕈碱样症状作用较差。WHO将氯解磷定推荐为救治急性有机磷杀虫剂中毒的首选肟类复活药。

使用原则：早期、适量、短程。一旦确诊为有机磷杀虫药中毒、应即刻使用。该类药起效速度快、作用时间较持续。

足量和停药的指征：肌颤消失和全血胆碱酯酶活力恢复至正常的50% ~ 60%。

用药护理：碘解磷定见光易变质，水溶性不稳定。因含碘刺激性大，故不宜肌内注射，静脉推注时应防止药液外渗，以免引起剧痛和麻木感。因此，静脉推注时必须保证针头在血管内，才可注射药物。对碘过敏者禁用。氯解磷定疗效高，水溶性大，不良反应小，使用方便。复能剂在碱性环境中极不稳定，易水解生成剧毒的氰化物，而使毒性加剧，故禁忌与碱性药物合并使用。若需使用，必须间隔给药。在用药过程中护士应密切观察药物的不良反应。如氯解磷定用后有短暂的眩晕、视物模糊、血压升高、心律失常等不良反应，用量过大可引起癫痫样发作；解磷定剂量较大时，有口苦、咽痛、恶心、血压升高等，注射过快可引起短暂性呼吸抑制，甚至反而抑制胆碱酯酶活性；双复磷可透过血脑屏障，迅速控制中枢神经系统症状，兼有阿托品样作用，不良反应明显，可有头部发胀、口周麻木、颜面潮红、全身灼热感、恶心、呕吐；剂量过大时，还可引起室性期前收缩、房室传导阻滞，甚至发生中毒性肝炎。

3）复方制剂的应用与护理。

作用机制：复方制剂是将生理性拮抗剂与中毒酶重活化剂组成复方制剂，既能对毒蕈碱样、烟碱样和中枢神经系统症状有较好的对抗作用，又能使被抑制的胆碱酯酶恢复活性。

用药护理：常用解磷定注射液（每支含阿托品3 mg、苯那辛3 mg、氯解磷定400 mg），常规采用肌内注射，必要时可静脉注射，其起效快，作用时间持久，目前临床已广泛使用。在应用过程中应注意观察不良反应的发生，如瞳孔散大、口干、皮肤干燥、颜面潮红、心率加快等，用药过量可出现头痛、意识模糊、烦躁不安、抽搐、昏迷和尿潴留等。出现不良反应无须特殊处理，停药后即可恢复。

4）加强病情监护：密切观察患者的意识、瞳孔、面色、皮肤、尿量、体温、脉搏、呼吸、血压、呼吸道分泌物、肺部啰音变化。注意观察毒物刺激和反复洗胃后有无消化道出血，如有呕血、便血应及早报告医师处理。

5）保持呼吸道通畅：有机磷中毒可引起支气管黏膜分泌物增多及充血、水肿。重者常伴有肺水肿、呼吸肌瘫痪或呼吸中枢抑制所致呼吸衰竭，因此，保持呼吸道通畅、维持呼吸功能极为重要。护士应及时清理呼吸道分泌物。

6）准确记录液体出入量，保证液体供应，防止脱水及电解质紊乱。

7）按医嘱留取呕吐物、胃内容物及血标本送检。

5. 护理措施

（1）休息与体位：急性有机磷杀虫剂重度中毒者应绝对卧床休息，并根据患者的病情选择合理的体位，意识不清者置患者于平卧位，头偏向一侧，肩下垫高，使颈部伸展，防止舌后坠发生窒息。

（2）饮食护理：吸入性或皮肤、黏膜侵入性中毒者，应鼓励患者早期进食，宜选择清淡、少渣的流质或半流质，逐渐恢复普通饮食；口服中毒者，不宜过早进食，待病情稳定、意识清醒后可试验性进食，以米糊、米汤、藕粉、蛋清等温流质为主，禁食刺激性、高脂食物，以免引起残存在胆管系统和胃黏膜皱襞的毒物再次进入血液。禁食油类及酒类，防止残留的有机磷急性吸收。昏迷者应鼻饲，禁用牛奶及高糖类食物。注意补充维生素、水、电解质、优质蛋白质。

（3）病情观察。

1）观察生命体征、瞳孔、意识的变化：有机磷中毒者呼吸困难较常见，在抢救过程中应严密观察呼吸的变化，呼吸中枢常为先兴奋后抑制。监测呼吸、血压、脉搏、体温，即使在阿托品化后也不能忽视。意识在一定程度上反映中毒程度的深浅，随着毒物的吸收，意识障碍的程度逐渐加深。有机磷中毒患者瞳孔缩小为其特征之一。严密观察患者意识、瞳孔的变化，以准确判断病情。轻度中毒者，监测24 h，观察病情有无发展；重度中毒者症状消失后停药，至少观察3 d。

2）洗胃时注意观察洗胃液及腹部情况，有无消化道出血、穿孔症状。

3）胆碱酯酶活力的观察：首次给药后30 ~ 60 min，测定胆碱酯酶活力，如胆碱酯酶活力增加，继续观察；如胆碱酯酶活力无好转，再次给药，1 ~ 2 h后再测胆碱酯酶活力；如下降，再次洗胃，重复给药。主要中毒症状基本消失，血胆碱酯酶活力上升达50%以上停药观察，每2 ~ 3 h测1次血胆碱酯酶活力，连续3次血胆碱酯酶活力保持在50%以上方可。

4）观察有无"反跳"与猝死的发生："反跳"和猝死是有机磷杀虫剂中毒死亡的第二个高峰（第一个死亡高峰是中毒后24 h内，为胆碱能危象）。一般发生在中毒后2 ~ 7 d，其死亡率占急性中毒的7% ~ 8%。为了避免或减少"反跳"的发生：①应尽可能地清除残存在胃肠道、皮肤、毛发、指甲处的有机磷杀虫剂，以防重新被吸收入血；②严格遵循阿托品使用原则以及停药或减量的指征，不能过早停药或过快减量；③在用药过程中，密切观察有无并发症发生。出现并发症即刻予以相应处理；出现"反跳"或"反跳"的先兆症状，如胸闷、流涎、出汗、言语不清、吞咽困难、意识模糊等，应争分夺秒地抢救患者，迅速建立静脉通路，彻底清除残存在体内或体表的毒物，尽早应用特效解毒剂，并密切观察药物反应和减量或停药指征，严密观察病情变化，并做好记录；记录24 h出入量，监测心、肝、肾等主要脏器功能，防止多脏器功能障碍。

5）观察患者情绪反应：服毒自杀患者消极情绪严重，个别有再自杀的念头。因此，护理人员应观察患者情绪反应，让家属陪伴患者，不歧视患者，防止再自杀的意外发生。

（4）对症护理：呼吸困难应及时清除呼吸道分泌物，保持呼吸道通畅，吸氧（根据呼吸困难程度调节氧流量）；中、重度中毒昏迷伴抽搐时，按昏迷常规护理，头偏向一侧，防止呕吐时发生窒息，并加强口腔护理和皮肤护理，防止坠积性肺炎和压力性损伤的发生。尿潴留者可行按摩、针灸、导尿等，留置导尿时应严格遵循无菌技术操作，保持尿道口清洁，保持引流管的通畅，定时更换贮尿袋，防止泌尿系统的逆行性感染。惊厥者遵医嘱使用药物并注意安全防护，防止外伤和坠床。中毒及用大量阿托品后易导致散热障碍，常出现高热，可采用头部冷敷或低压冰水灌肠，或遵医嘱使用解热药，但应注意避免过量，防止大量出汗引起失水、休克。如出现脑水肿，除头部置冰袋或冰帽、吸氧、脱水治疗外，变动体位时动作应缓慢，防止发生脑病。

（5）并发症护理：有机磷杀虫剂中毒的主要并发症是肺水肿、呼吸衰竭、脑水肿，因此，护理的重点是维持正常呼吸和循环功能，保持呼吸道通畅，合理用氧，必要时应用机械通气。

（6）心理护理：误服、误用毒物患者因突然发病而导致精神紧张、恐惧或愤怒、怨恨的心理，并为是否留有后遗症而担忧。蓄意服毒的患者易出现激动、愤怒或抑郁的情绪反应，苏醒后，易产生矛盾心理，自卑、抑郁，不愿亲友、同事探访。护士应通过仔细观察以寻找急性中毒患者心理护理的切入点，以诚恳的态度与患者多交流，做好疾病的解释工作，消除患者精神紧张、恐惧感或愤怒、怨恨的心理。对自杀患者应详细了解其心理社会状况，向患者解释自杀的危害性，开导患者叙述心理问题，给予安慰、体贴及疏导，打消其自杀念头，同时应与患者家属、亲戚及同事沟通，做好他们的思想工作，帮助患者正确对待人生，提高心理应激能力。

（7）健康指导。

1）生活指导：普及预防知识教育，告知生产者、使用者，特别是农民、牧民，有机磷杀虫药可通过皮肤、黏膜、呼吸道、胃肠道吸收，进入人体内导致中毒。要向牧民讲解有机磷杀虫药的危害，不能用农药灭虱（如衣服、被褥）以免农药通过皮肤、黏膜吸收中毒。告诉农牧民在喷洒农药时应遵守操作规程，加强个人防护，穿长袖衣裤及鞋袜，戴口罩、帽子及手套。下工后用碱水或肥皂洗净手和脸后方能进食。经治虫后的蔬菜瓜果，在雨季需半个月方可食用，干旱季节至少 1 个月方可食用。污染衣物及时洗净。农药盛具要专用，严禁装食品、牲口饲料等。

2）疾病知识指导：告知患者出院后需要在家休息 2 ~ 3 周，按时服药，不可单独外出，以防发生迟发性神经症。

3）自我监测：长期接触有机磷杀虫药者应定期体检，测定全血胆碱酯酶活力。若全血胆碱酯酶活力在 60% 以下，应尽早治疗，不宜工作。

四、镇静催眠药中毒的救治与护理

1. 疾病定义及分类

（1）疾病定义：镇静催眠药中毒是指服用过量镇静催眠药引起的一系列中枢神经系统过度抑制的病症。镇静催眠药是中枢神经系统抑制药，小剂量具有镇静作用，中等剂量具有催眠作用，大剂量则可产生深度抑制，导致全身麻醉。一次大剂量服用可引起急性镇静催眠药中毒。长期滥用催眠药可引起耐药性和依赖性而致慢性中毒。突然停药或减量可引起戒断综合征。

镇静催眠药分为 3 类。

1）苯二氮䓬类：抑制呼吸作用弱，大剂量也不引起麻醉作用，耐受性和药物依赖性低。主要用于治疗焦虑、恐慌、抑郁、失眠、惊厥、肌肉及骨骼疼痛、酒精戒断及麻醉时的辅助用药。根据半衰期分为长效类、短效类和超短效类。

长效类：氯氮平、地西泮、氟西泮、氯氮䓬等。

短效类：阿普唑仑、奥沙西泮、氟硝西泮、艾司唑仑等。

超短效类：三唑仑、替马西泮、咪达唑仑、溴替唑仑等。

2）巴比妥类：20 世纪初此类药为主要的镇静催眠药，近 25 年逐渐被苯二氮䓬类替代。巴比妥类中毒发生率逐渐降低，主要用于静脉麻醉、抗惊厥、脑复苏的治疗。根据药物作用时间分为长效类、中效类、短效类及超短效类。

长效类：巴比妥、苯巴比妥、扑米酮。

中效类：异丁戊巴比妥、异戊巴比妥。

短效类：司可巴比妥、他布比妥、戊巴比妥。

超短效类：硫喷妥钠、硫戊巴比妥。

3）非巴比妥、非苯二氮䓬类：过量、中毒后毒性反应大，逐渐被苯二氮䓬类取代。常用药为水合氯醛、格鲁米特、甲喹酮、甲丙氨酯。

（2）病因与发病机制：大量误服或故意服药自杀可引起急性中毒，而长期滥用镇静催眠药则可引起耐药、依赖而致慢性中毒。

近年研究苯二氮䓬类的中枢神经抑制作用，认为该类药的作用与增强 γ-氨基丁酸（GABA）能神经的功能有关。考虑在神经突触后膜表面有由苯二氮䓬受体、GABA 受体、氯离子通道组成的大分子复合物，苯二氮䓬类与苯二氮䓬受体结合后，可增强 GABA 与 GABA 受体结合的亲和力，使与 GABA 受体偶联的氯离子通道开放而增强 GABA 对突触后膜的抑制功能。苯二氮䓬类主要选择性作用于边缘系统，影响情绪和记忆力。

巴比妥类对 GABA 能神经有与苯二氮䓬类相似的作用，但由于二者在中枢神经系统的分布有所不同，作用也有所不同。巴比妥类有广泛的中枢抑制作用，但明显作用于脑干、小脑及脑皮质，可抑制延髓的呼吸中枢和血管运动中枢。巴比妥类对中枢神经系统的抑制有剂量 – 效应关系，随着剂量的增加，由镇静、催眠到麻醉，甚至延髓中枢麻痹。

非巴比妥类、非苯二氮䓬类镇静催眠药物对中枢神经系统有与巴比妥类相似的作用。

2. 护理评估

（1）病史：患者具有误服或故意大量服用催眠药病史。护士应询问服用药物的名称、剂量、服用时间以及是否经常服用此种药物。

（2）身体状况：镇静催眠药对中枢神经系统有抑制作用。中毒者多有服用催眠药病史，如超过催眠量的 10 倍可抑制呼吸或致死。临床主要表现如下。

1）中枢神经系统：头晕、注意力不集中、记忆力减退、欣快感、情绪不稳、言语不清、意识模糊、嗜睡、瞳孔缩小或正常、眼球震颤、共济失调，严重者可出现抽搐、知觉减退或消失、腱反射消失、昏迷。

2）呼吸系统：初期呼吸速率减慢且规则，以后则呼吸减慢而不规则，严重时出现呼吸困难、发绀。

3）循环系统：脉搏细弱，心律失常，血压下降，尿少，重者可出现循环衰竭。

4）耐受性、依赖性和戒断综合征：发生机制尚未完全明了。长期服用苯二氮䓬类发生耐受的原因是苯二氮䓬类受体减少，突然停药时，苯二氮䓬类受体密度增高，出现戒断综合征，即焦虑和睡眠障碍。巴比妥类、非巴比妥类发生耐受性、依赖性和戒断综合征的情况更为严重，停用巴比妥类可出现躁动和癫痫样发作。镇静催眠药之间有交叉耐受性，致死量不因耐受性而有所改变。

5）其他表现：可见皮疹、体温下降、恶心、呕吐、便秘、肝肾衰竭。镇静催眠药一次用量多、时间长而未被发现的患者可导致死亡。

（3）心理 – 社会状况：因误服镇静催眠药中毒的患者会出现焦虑、紧张不安、急躁易怒、悲观失望、忧虑消沉等情绪，自杀者对生活失去信心，有自卑、抑郁、绝望、消极抵触等心理。

（4）辅助检查。

1）药物浓度检测：尿中药物的定性检查有助于诊断，而血药浓度测定对临床并无帮助，因其常不与临床病情平行，也难判断预后。

2）生化检查：应检测动脉血气、血糖、肝肾功能、电解质。

3. 病情判断

（1）轻度中毒：嗜睡，出现判断力和定向力障碍、步态不稳、言语不清、眼球震颤。但各种反射存在，生命体征正常。

（2）中度中毒：患者呈浅昏迷状态，强刺激可唤醒，很快又进入昏迷状态。腱反射消失，呼吸浅而慢，血压仍正常，角膜反射、吞咽反射存在。

（3）重度中毒：深昏迷，早期四肢肌张力增强，腱反射亢进，病理反射阳性。后期全身肌肉弛缓，各种反射消失。瞳孔对光反射存在，瞳孔时而散大，时而缩小。呼吸浅而慢、不规则或呈潮式呼吸。脉搏细数，血压下降。

4. 急救措施

（1）保持呼吸道通畅、给氧：在及时清理呼吸道内分泌物、保持呼吸道通畅的情况下，给予氧气吸入，确保有效吸氧，防止脑水肿的发生。必要时进行气管插管，使用呼吸机。

（2）清除毒物，促进毒物排出：采用催吐、洗胃、导泻等方法迅速清除毒物，用 1∶5 000 高锰酸钾洗胃，洗胃后用硫酸镁导泻。对深昏迷者在洗胃前应行气管插管。

（3）建立静脉通道，遵医嘱使用特效解毒药或应用中枢神经系统兴奋药：苯二氮䓬类中毒的特效解毒药是氟马西尼，该药能通过竞争抑制苯二氮䓬受体而阻断苯二氮䓬类的中枢神经抑制作用，但不能改善遗忘症状。巴比妥类中毒无特效解毒药。对镇静催眠药中毒引起的意识障碍、反射减弱或消失、呼吸抑制，可根据病情轻重选用中枢神经系统兴奋药，首选纳洛酮。

（4）及时准确记录患者病情变化：包括患者生命体征、尿量、意识状态、瞳孔大小、对光反射等变化。

5. 护理措施

（1）体位护理：根据病情需要选择合适的体位，意识不清者取仰卧位，使头偏向一侧或侧卧位，可防止舌根后坠阻塞气道。

（2）饮食护理：加强饮食护理，患者意识不清超过 3 d，营养不易维持，应鼻饲给予高热量、高蛋白易消化的流质饮食，补充营养及水分。

（3）病情观察。

1）观察患者意识状态、瞳孔大小及对光反射，若瞳孔散大、血压下降、呼吸变浅或不规则，常提示病情恶化，应及时向医师报告，采取紧急处理措施。

2）观察生命体征：观察体温变化，注意脉搏速率、节律、血压及尿量的变化，及时发现循环衰竭和休克征兆。注意保暖。危重患者每 15 ~ 30 min 观察 1 次，并做好记录。

（4）并发症护理：对躁动患者加床拦，防止坠床外伤的发生。意识障碍者应根据病情为患者定时翻身拍背，减少肺部感染或压力性损伤的发生，定时做口腔护理。

（5）用药护理：严格遵医嘱用药，细心观察药物的不良反应，如嗜睡、共济失调、语言不清、低血压、视物模糊、皮肤瘙痒等，若出现中毒反应必须立即报告主管医师并迅速予以处理。

（6）心理护理：针对患者情况，给予患者心理支持和鼓励。若是自杀患者，避免歧视，应关爱、尊重患者，要有护理人员陪伴，避免周围一切安全隐患，从根本上消除患者的自杀念头，重新树立生活的勇气。

（7）健康教育。

1）严格慎重用药：严格控制镇静催眠药的处方、使用、保管。对情绪不稳定和精神异常者应慎重用药。

2）防止药物的依赖性：告知长期服用催眠药及服用苯巴比妥的癫痫患者，不可突然停药，应逐渐减最后停药。

3）严格药物管理：将本类药物放置在安全地点，老年人应在监护下服药，同时防止儿童误服、乱服药。

五、强酸、强碱中毒的救治与护理

1. 病因与发病机制

强酸、强碱为腐蚀性化学物。强酸主要指硫酸、硝酸及盐酸等。急性中毒多为经口误服或意外吸入，皮肤接触或被溅洒，引起局部腐蚀性烧伤，组织蛋白凝固和全身症状。强碱是指氢氧化钠、氢氧化钾、氧化钠和氧化钾等。急性中毒多为误服或意外接触，引起局部组织碱烧伤，与组织蛋白结合形成碱性蛋白盐，使脂肪组织皂化出现全身症状。

2. 临床表现

口服中毒者发生口咽、喉头、食管及胃黏膜烧伤，从而出现剧烈灼痛，呕吐血性内容物，并可出现喉头水肿、痉挛、吞咽困难，严重者出现胃穿孔。幸存患者可遗留食管及胃部瘢痕收缩引起的狭窄等。吸入中毒者出现呛咳、咳痰、喉及支气管痉挛、呼吸困难、肺炎及肺水肿等。

3. 救治原则

（1）强酸口服中毒者立即服用氢氧化铝凝胶或 7.5% 氢氧化镁混悬液，并可服用生蛋清或牛奶，同时加服植物油，严禁洗胃、催吐。强碱口服中毒者立即用食醋、3% ~ 5% 醋酸或 5% 稀盐酸，大量橘汁或柠檬汁等中和，禁用催吐、洗胃。

（2）强酸吸入中毒者，用 2% 碳酸氢钠溶液雾化吸入，大量肾上腺皮质激素预防肺水肿，抗生素预防感染。

（3）皮肤接触首先脱掉污染衣物，用大量清水冲洗；强酸者可用 2% 碳酸氢钠溶液反复冲洗，强碱者用 2% 醋酸溶液湿敷。皮肤损伤时，按烧伤处理。

4. 护理措施

（1）强酸、强碱类毒物中毒的患者，清洗毒物时首先以清水为宜，并要求冲洗时间稍长，然后选用合适的中和剂继续冲洗。强酸中毒可用 2% ~ 5% 碳酸氢钠、1% 氨水、肥皂水、石灰水等中和；强碱中毒用 1% 醋酸、3% 硼酸、5% 氯化钠、10% 枸橼酸钠等中和。

（2）口服强酸、强碱的患者禁止洗胃，可给予胃黏膜保护剂缓慢注入胃内，注意用力不要过大，速度不要过快，防止造成穿孔。

（3）严密观察生命体征的变化，准确记录出入液量，谨防休克的发生。

（4）保持呼吸道畅通，防止窒息的发生。

（5）耐心听取患者的诉说，当患者需要时陪伴患者，充分利用患者的社会及家庭支持系统。

六、急性酒精中毒的救治与护理

1. 病因

酒中有效成分是乙醇，别名酒精，是无色、易燃、易挥发的液体，具有醇香气味。能与水和大多数有机溶剂混溶，更易溶于水。乙醇用于工业溶剂。酒是含乙醇的饮料。谷类或水果发酵制成的酒中含乙醇浓度较低，以容量浓度（L/L）计，啤酒为 3% ~ 5%，黄酒 12% ~ 15%，葡萄酒 10% ~ 25%；蒸馏形成烈性酒，如白酒、白兰地、威士忌等含乙醇 40% ~ 60%。

2. 临床表现

急性酒精中毒主要造成中枢神经系统、循环系统和呼吸系统功能紊乱。由于饮酒量的不同，临床症状出现的早晚也不相同，大致可分为以下几种。

（1）兴奋期：血中乙醇含量在 40 ~ 100 mg/dL，患者表现为欣快、多语、面红、吐词不清、情绪不稳，也有安静入睡者。

（2）共济失调期：血中乙醇含量在 100 ~ 200 mg/dL，患者可出现共济失调、动作笨拙、步态不稳、语无伦次。

（3）昏睡、昏迷期：血中乙醇含量在 200 ~ 400 mg/dL，患者意识不清、昏睡或昏迷、面色苍白或潮红、皮肤湿冷、口唇青紫、心动过速、呼吸缓慢、血压下降。严重时尿便失禁、抽搐、昏迷。当血中乙醇含量达 400 ~ 500 mg/dL 时，可抑制延髓呼吸中枢，最终因呼吸衰竭而死亡。

3. 病情危重的指征

患者出现昏睡、昏迷，瞳孔散大；酗酒后可因误伤导致硬膜下血肿，患者出现双侧瞳孔不等大；生命体征出现改变者。

4. 救治原则

（1）保持呼吸道通畅：使患者处于头低左侧卧位，以防呕吐物吸入气道。呼吸抑制者，给予呼吸兴奋剂，必要时行气管插管，呼吸机辅助呼吸。

（2）清除毒物：如患者在 1 ~ 2 h 内饮了大量酒，并在 45 min 内到达医院，根据患者意识程度可用催吐或洗胃的方法，清除未吸收的酒精。紧急血液透析可以有效地清除体内酒精，可用于昏迷或出现呼吸抑制者。血液灌流和利尿不能有效清除酒精。

（3）特效解毒剂：纳洛酮是阿片受体阻滞剂，对昏迷和呼吸抑制的患者有兴奋呼吸和催醒作用。轻度中毒（兴奋期和共济失调期患者），给予 0.4 ~ 0.8 mg 纳洛酮肌内注射或加入 10% 葡萄糖注射液 40 mL 中稀释后静脉注射，重度中毒（昏睡期）者给予 0.4 ~ 0.8 mg，加入 10% 葡萄糖注射液 40 mL 中静脉注射，1 h 后症状无改善者，可重复给予 0.4 mg。总药量可达 3 ~ 5 mg。

（4）对症治疗：躁狂者可给予氯丙嗪 25 mg 肌内注射或地西泮 10 mg 稀释后缓慢注射。这些药物能与酒精起协同作用，对中枢神经系统产生抑制作用，使用时切忌过量。可静脉输注肌苷、葡醛内酯片、维生素 C 等药物保护肝脏。有出血倾向给予维生素 K 及新鲜血浆。酒精依赖者常发生低镁血症、低钾血症或低磷血症，应及时补充。如有精神状态改变及严重酒精戒断症状患者应住院治疗。

（5）护理措施：全面监护患者，防止意外。加强护理，减少并发症。

（徐佳卿）

第七章　脾胃疾病中医护理

第一节　胃痞

胃痞是由表邪内陷、饮食不节、痰湿阻滞、情志失调、脾胃虚弱等导致脾胃功能失调，升降失司，胃气壅塞而成的以胸脘痞塞，满闷不舒，按之柔软，压之不痛，视之无胀大之形为主要临床特征的一种脾胃病证。

胃痞是脾胃肠病证中较为常见的病证，中医药治疗本病具有较好的疗效。西医中的慢性胃炎、胃神经官能症、胃下垂、消化不良等疾病，当出现以胃脘部痞塞、满闷不舒为主要表现时，可参考本节辨证论治。

一、病因病机

脾胃同居中焦，脾主升清，胃主降浊，共司水谷的纳运和吸收，清升浊降，纳运如常，则胃气调畅。若因表邪内陷入里、饮食不节、痰湿阻滞、情志失调，或脾胃虚弱等各种原因导致脾胃损伤，升降失司，胃气壅塞，即可发生痞满。

1. 表邪入里

外邪侵袭肌表，治疗不得其法，滥施攻里泻下，脾胃受损，外邪乘虚内陷入里，结于胃脘，阻塞中焦气机，升降失司，胃气壅塞，遂成痞满。如《伤寒论》所云："脉浮而紧，而复下之，紧反入里，则作痞，按之自濡，但气痞耳。"

2. 食滞中阻

暴饮暴食，或恣食生冷粗硬，或偏嗜肥甘厚味，或嗜浓茶烈酒及辛辣过烫饮食损伤脾胃，致食谷不化，阻滞胃脘，升降失司，胃气壅塞，而成痞满。《类证治裁·痞满》云："饮食寒凉，伤胃致痞者，温中化滞。"

3. 痰湿阻滞

脾胃失健，水湿不化，酿生痰浊，痰气交阻于胃脘，则升降失司，胃气壅塞，而成痞满。如《兰室秘藏·中满腹胀论治》所云："脾湿有余，腹满食不化。"

4. 情志失调

多思则气结，暴怒则气逆，悲忧则气郁，惊恐则气乱等，造成气机逆乱，升降失职，形成痞满。其中尤以肝郁气滞，横犯脾胃，致胃气阻滞而成之痞满为多见，即如《景岳全书·痞满》所谓："怒气暴伤，肝气未平而痞。"

5. 脾胃虚弱

素体脾胃虚弱，中气不足，或饥饱不匀，饮食不节，或久病损及脾胃，纳运失职，升降失调，胃气壅塞，而生痞满。此正如《兰室秘藏·中满腹胀》所论述的因虚生痞满："或多食寒凉及脾胃久虚之，

- 242 -

胃中寒则胀满，或脏寒生满病。"

胃痞的病机有虚实之分，实即实邪内阻，包括外邪入里、饮食停滞、痰湿阻滞、肝郁气滞等；虚即中虚不运，责之脾胃虚弱。实邪之所以内阻，多与中虚不运，升降无力有关；反之，中焦转运无力，最易招致实邪的侵扰，两者常互为因果。如脾胃虚弱，健运失司，既可停湿生饮，又可食滞内停；而实邪内阻，又会进一步损伤脾胃，终至虚实并见。另外，各种病邪之间、各种病机之间也可互相影响，互相转化，形成虚实互见、寒热错杂的病理变化，为痞证的病机特点。总之，胃痞的病位在胃，与肝脾有密切关系。基本病机为脾胃功能失调，升降失司，胃气壅塞。

二、临床表现

本病证以自觉胃脘痞塞、满闷不舒为主要临床表现，其痞按之柔软，压之不痛，视之无胀大之形。常伴有胸膈满闷、饮食减少、得食则胀、嗳气稍舒、大便不调、消瘦等症。发病和加重常与暴饮暴食、恣食生冷粗硬、嗜饮浓茶烈酒、过食辛辣等饮食因素，以及情志、起居、冷暖失调等诱因有关。多为慢性起病，时轻时重，反复发作，缠绵难愈。

三、诊断

（1）以胃脘痞塞、满闷不舒为主要临床表现，其痞按之柔软，压之不痛，视之无胀大之形。
（2）常伴有胸膈满闷、饮食减少、得食则胀、嗳气则舒等症。
（3）发病和加重常与饮食、情志、起居、冷暖失调等诱因有关。
（4）多为慢性起病，时轻时重，反复发作，缠绵难愈。
（5）纤维胃镜检查、上消化道 X 线检查、胃液分析等的异常有助于本病的诊断。

四、治疗

1. 辨证要点
痞满绵绵，得热则舒，遇寒则甚，口淡不渴，苔白，脉沉者，多为寒；痞满势急，胃脘灼热，得凉则舒，口苦便秘，口渴喜冷饮，苔黄，脉数者，多为热。痞满时减复如故，喜揉喜按，不能食或食少不化，大便溏薄，久病体虚者，多属虚；痞满持续不减，按之满甚或硬，能食便秘，新病邪滞者，多属实。痞满寒热虚实的辨证还应与胃痛互参。

2. 治疗原则
胃痞的基本病机是脾胃功能失调，升降失司，胃气壅塞，因此，其治疗原则是调理脾胃，理气消痞。实者分别施以泻热、消食、化痰、理气，虚者则重在补益脾胃。对于虚实并见之候，治疗宜攻补兼施，补消并用。治疗中应注意理气不可过用香燥之品，以免耗津伤液，对于虚证尤当慎重。

五、护理

（一）一般护理
1. 环境与休息
病室宜清洁、安静、空气流通。患者应注意劳逸结合。
2. 情志护理
在精神上给予安慰，使患者树立与疾病做斗争的信心，配合治疗。
3. 饮食护理
遵医嘱给予少量多餐、柔软、易消化的食物。需进足够量的维生素与热量，尽量避免食用刺激胃液分泌亢进的食物，如浓茶、咖啡、烟、酒和辛辣调味品，忌过冷、过热、粗糙多纤维饮食。胃酸低者可给刺激胃酸分泌的饮食，如肉汤、鸡汤。胃酸高者禁用富脂肪的食物和浓菜汤，更不宜吃酸性食物。
4. 用药护理
根据医嘱按时服药。制酸药应在两餐之间或临睡前服用，胃黏膜保护药应在饭前 15 min 及睡前服，并观察药物的不良反应。

5. 病情观察

（1）急性发作或有并发症时，应卧床休息。

（2）保持口腔清洁，无异味。

（3）胃脘痛时遵医嘱可置热水袋热敷，或使用解痉剂。

（4）注意观察疼痛的性质、发作时间、呕吐物的颜色，以及有无消化道出血的表现，并做好记录。

6. 健康教育

（1）加强体育锻炼，增强体质。生活有规律，注意劳逸结合。根据气候变化适时增减衣被。

（2）保持心情舒畅，避免情绪波动与激动。

（3）饮食宜少量多餐、易消化、少刺激，避免生冷、油炸食物，戒烟、酒。

（4）遵医嘱坚持服药，避免服用对胃肠有刺激的药物。

（5）告知疾病的有关知识、发病规律，防止复发，减少并发症。

（6）积极治疗原发病，定期门诊随访。

（二）按摩疗法

1. 按摩方一

按摩部位：脊柱（重点胸椎 1 至腰椎 2）两侧膀胱经循行线（重点脾俞、胃俞、肾俞、心俞）、腹部、胸锁乳突肌、肩部、背部、长强、腓肠肌、承山、骶部、照海、内关、承门、头部、足三里、公孙等。

治法：

（1）背部按摩：患者取俯卧位。术者于脊柱两侧沿膀胱经进行推、按、拔、揉，重点刺激脾俞、胃俞等穴。然后作捏脊法，再用双手掌根于肾俞、志室一带作挤压法。

（2）腹部按摩：患者取仰卧位。术者立于患者右侧，于腹部施行自下而上的推、颤、波形揉、捏（即术者将两手之拇指并拢，同其他手指分立在腹部两侧腹直肌旁，先把两手四指凑向拇指，再把拇指凑向四指，反复进行，犹如波状）、提拿、拨动腹直肌和小鱼际，托胃（即术者将右手略弯，掌心合拢，以小鱼际按贴于患者耻区，边微震颤边向上推移）等手法，运三脘，点天枢、气海，指压肓俞，掌搓神阙周围（单纯胃下垂患者宜加强腹部刺激，但以患者能忍受为度），揉捏下肢脾胃经络线，重按足三里。

（3）特色按摩：患者取坐位。术者先作揉肩法，再用多指拨、揉胸锁乳突肌、提拿肩部。合并胃炎、胃溃疡者，着重在背部施术。胃酸过多者禁用足三里；腹泻者按长强穴，搓压腓肠肌，指压承山穴；便秘者叩打骶部，点拨照海穴；心悸、恶心者，指压内关；振水音强烈者，可按照脾胃在体表之投影位置，从贲门、胃体向承门之方向用手根挤压，或用双手拿颤腹部；头晕失眠者，于头部施按、揉及叩敲法，取百会、太阳、背腹部按摩之后，胀痛以不减轻者，可重按右骶骨外上缘过敏点、足三里、公孙，并用多指拨胸锁乳突肌。其按摩全过程大约需 40 min。

2. 按摩方二

按摩部位：百会、大椎、中脘、章门、气海、脾俞、胃俞、肾俞、合谷、内关、外关、阴陵泉、阳陵泉、足三里、三阴交。

治法：揉百会、大椎，到发热为止；摩中脘、章门、气海；揉脾俞、胃俞、肾俞；揉合谷、内关、外关；揉阴陵泉、阳陵泉、足三里、三阴交。每次按摩 20 ~ 30 min。

疗程：每日按摩 1 次，至愈为度。

3. 按摩方三

按摩部位：百会、脊柱两侧膀胱经循行线、中脘、天枢、腹部、合谷、足三里。

治法：

（1）头部按摩：患者取正坐位。术者用拇指尖推按百会穴 1 min。

（2）背部按摩：患者取俯卧位。术者立于一侧，先用捏脊法沿脊柱两侧膀胱经循行线，施术

3 ~ 5 min，再用较强刺激推、揉脾俞、胃俞、肝俞、三焦俞至酸胀得气。

（3）腹部按摩：患者取仰卧位，腰骶部垫一软枕。术者立于一侧，用拇指推揉中脘、天枢穴1 ~ 2 min 后，再用掌根逆时针摩腹 5 ~ 10 min，然后用掌根推腹 5 ~ 10 次。呼气时向上，吸气时放松。

（4）四肢按摩：推、揉双侧合谷、足三里穴各 1 min。

疗程：每日按摩 1 次，至愈为度。

4. 按摩方四

按摩部位：中脘、天枢、气海、关元、太冲、足三里。

治法：患者先取俯卧位，术者双手由患者之第 3 胸椎至第 5 胸椎两侧捏揉 2 ~ 3 遍，双手掌根同时由腰部向背部弹性快速推按 4 ~ 5 遍；转取仰卧位，术者双手掌自下而上反复波形揉压腹部 2 ~ 3 遍，然后用拇指揉按中脘、天枢、关元等穴各 1 min。按摩 1 次约 30 min。

疗程：每日或隔日治疗 1 次，2 个月为 1 个疗程。每疗程间隔 7 d。

5. 按摩方五

按摩部位：中脘、下脘、石门、天枢、脾俞、胃俞、胃仓、足三里、丰隆。

治法：患者取仰卧位，用右手中指点、揉、振中脘、下脘、石门、天枢，同时用左手拇指、示指、中指三指持艾条 2 支配合灸 10 min；转取俯卧位，术者用手掌揉脾俞、胃俞、胃仓并捏脊；三指平推足太阳膀胱经循行线，最后点按、弹拨足三里、丰隆。

疗程：每日治疗 1 次，每次按摩 30 min，10 次为 1 个疗程，疗程间隔 1 周。

（三）拔罐疗法

1. 配穴方一

取穴：中脘、天枢、气海、足三里。

治法：采用针刺后拔罐法。先用毫针做轻刺，针后拔罐，留罐 15 ~ 20 min，或罐后再加艾条灸之。

疗程：每日或隔日 1 次，10 次为 1 个疗程。

主治：胃下垂。

2. 配穴方二

取穴：脾俞、中脘、气海、足三里。若夹有痰饮、胃中有振水声配水分、阳陵泉；夹食滞、腹胀、腹泻者配天枢（双）。

治法：采用单纯拔罐法，或针刺后拔罐法。留罐 15 ~ 20 min。

疗程：2 ~ 3 d 治疗 1 次。10 次为 1 个疗程。

主治：胃下垂。

3. 配穴方三

取穴：分两组，一为大椎、肝俞、脾俞，二为胃俞、中脘、气海。

治法：采用单纯拔罐法或刺络拔罐法。每次选用 1 组穴。留罐 20 min。每日 1 次。

疗程：10 次为 1 个疗程。

主治：胃下垂。

4. 配穴方四

主穴：中脘、神阙、胃俞。

配穴：内关、足三里、气海。

治法：采用针刺后拔罐法。先用毫针在中脘、胃俞穴上向四周透刺。神阙穴用梅花针在穴周围叩刺。配穴，针刺后加温灸。然后在主穴上拔罐。留罐 15 ~ 20 min。

疗程：隔日 1 次，10 次为 1 个疗程。

主治：胃下垂。

5. 配穴方五

取穴：中脘、神阙、关元、气海、天枢。

治法：采用药罐法。常用方药为党参、炙黄芪各 30 g，柴胡、白术、升麻各 15 g。水煎药液，用药水煮竹罐，或用玻璃罐贮药液拔罐，留罐 20 min。每日 1 次。胃脘痛、胃及十二指肠壶腹部溃疡用单纯拔罐法或针刺后拔罐。

主治：胃下垂及胃脘痛、胃及十二指肠溃疡。

6. 配穴方六

取穴：中脘、天枢、胃俞、足三里、百会。

治法：采用药罐加灸法。将升麻、白芥子、蓖麻仁、甘遂、炙黄芪各等份，研末，以水或生姜汁调和成饼，贴于穴位上。除百会穴用艾条温和灸 5 min 外，余穴用隔药灸后拔罐或药饼上置乙醇棉球，用架火法拔罐，留罐 10 ~ 20 min。

疗程：隔日 1 次，10 d 为 1 个疗程。每个疗程间隔 3 ~ 5 d。

主治：胃下垂。

（四）刮痧疗法

1. 刮痧部位

头部：全息穴区—额顶带中 1/3、额旁 2 带（双侧）。

　　　　督脉—百会。

背部：膀胱经—双侧脾俞至肾俞。

腹部：任脉—下脘至上脘。

　　　　奇穴—双侧胃上。

下肢：胃经—双侧足三里。

　　　　脾经—双侧地机、公孙。

2. 备注

（1）患者要加强腹肌锻炼，增加营养。避免饱食，饭后宜卧躺片刻。

（2）药物治疗参考。

1）补中益气丸。

2）枳壳 30 g 水煎，送服补中益气丸 6 g，每日 2 次。

（五）手部疗法

1. 手部按摩法

（1）配穴方一。

取穴：胃脾大肠区、胃的治疗点、胃肠点、肾经、胃区、脾点、内关、合谷。

治法：治疗部位常规消毒后，按操作常规，推按胃脾大肠区、肾经、胃区；按揉内关、胃肠点；掐按合谷、脾点；捏压胃的治疗点。

疗程：每日 1 次，每次 20 ~ 30 min，10 次为 1 个疗程。

主治：胃下垂。

（2）配穴方二。

取穴：胃区、脾区、胃穴、肝胆区。

治法：治疗部位常规消毒后，按操作常规，摩热手掌，按揉胃区、脾区、肝胆区；自掌根中点向中指根部重推；持续按揉胃穴。

疗程：每日 1 次，每次 15 ~ 20 min，10 次为 1 个疗程。

主治：胃下垂。

2. 手部针刺法

取穴：合谷、中泉、胃肠点、脾点，配小指节。

治法：治疗部位常规消毒后，用毫针对准所选穴位刺入，用中刺激，留针 20 min，捻压小指节 5 min。

疗程：每日或隔日 1 次，10 次为 1 个疗程。

主治：胃下垂。

3. 手部药疗法

（1）升提汤。

药物组成：附子 30 g，五倍子 20 g，大麻子 35 g，细辛、升麻各 5 g，黄芪 50 g。

用法：2 日 1 剂。上药加清水适量，水煎取汁，将药汁倒入盆内，趁热熏洗双手，待温时浸泡双手。

疗程：每日 2 次，每次 20 ~ 30 min，10 次为 1 个疗程。

主治：胃下垂。

（2）固脱膏。

药物组成：蓖麻仁 100 g，五倍子、升麻各 5 g。

用法：先将蓖麻子去壳，后二味共研细末，入蓖麻仁共捣烂如泥成软膏状，备用。用时每取本膏 20 ~ 30 g，外敷于双手心劳宫穴和百会穴上，包扎固定。

疗程：每日换药 1 次，10 次为 1 个疗程。

主治：胃下垂。

（六）足底疗法

1. 足部按摩

（1）按摩方一。

按摩部位：腹腔冲经丛、肾、输尿管、膀胱、胃、十二指肠、膈（横膈膜）。

治法：用中度手法刺激腹腔神经丛、肾、输尿管、膀胱反射区各 5 ~ 10 次，约 10 min；用轻度手法刺激胃、十二指肠、膈（横膈膜）反射区各 20 ~ 30 次，约 15 min。按摩时患者以有得气感为度。

疗程：每日按摩 1 次，每次按摩 30 min，10 次为 1 个疗程。

主治：胃下垂。

（2）按摩方二。

按摩部位：肾、输尿管、膀胱、胃、脾、十二指肠、耻区，上身淋巴结、下身淋巴结、甲状旁腺、膈（横膈膜）。

治法：用中度手法刺激肾、输尿管、膀胱反射区各 3 ~ 5 min；用轻、中度手法刺激胃、脾、十二指肠、耻区反射区各 5 min；用中、重度手法刺激上身淋巴结、下身淋巴结、甲状旁腺、膈（横膈膜）反射区各 3 ~ 5 min。按摩时患者以有得气感为度。

疗程：每日按摩 1 次，每次按摩 45 min，15 次为 1 个疗程。

主治：胃下垂。

2. 足部药疗

（1）升提膏。

药物组成：黄芪 30 g，枳壳 15 g，升麻 9 g。

用法：上药共研细末，备用。用时取药末 15 g，用蓖麻子仁 5 g 捣烂，加水适量与药末调和成软膏状。贴敷于双足底涌泉穴上。上盖敷料，胶布固定。

疗程：每日换药 1 次，10 次为 1 个疗程。

主治：胃下垂。

（2）艾附汤。

药物组成：艾叶、附子、炒白术各 20 g，枳壳 10 g，升麻 5 g。

用法：上药加清水 1 000 mL，煎沸 10 min 后，将药液倒入脚盆内，待温浸泡双足 30 min，每日 1 次。

主治：胃下垂。

（七）足针疗法

1. 配穴方一

取穴：①公孙、陷谷、内庭、胃升；②太冲、公孙、内庭、商丘、胃升。

治法：上列二方，随证选取。局部常规消毒后，用 1 寸毫针直刺，得气后留针 10 ～ 15 min。行轻刺激，用补法。

疗程：每日或隔日 1 次，10 次为 1 个疗程。

主治：胃下垂。

2. 配穴方二

取穴：太溪、足三里、三阴交。

治法：局部常规消毒后，用 1 ～ 2 寸毫针直刺，以补法针刺太溪穴 0.5 寸，以平补平泻法针刺足三里穴 1.5 寸左右，三阴交穴 1 寸左右，间隔 5 min 行针 1 次，留针 25 min。

疗程：每日 1 次，10 次为 1 个疗程。

主治：胃下垂。

3. 配穴方三

取穴：足三里、上巨虚、三阴交、幽门、胃升、内庭、公孙。

治法：局部常规消毒后，用 1 寸毫针直刺，其中用平补平泻法刺入足三里穴 1.2 寸深，刺入上巨虚、三阴交 1 寸深；以补法刺入幽门、胃升、内庭、公孙穴各 0.3 ～ 0.5 寸深。行轻、中度刺激，得气后留针 15 min，行针 2 次，用平补平泻法或补法，并配服补中益气丸。

疗程：每日或隔日 1 次，10 次为 1 个疗程。

主治：胃下垂。

4. 配穴方四

取穴：胃升、公孙、冲谷、内太冲、幽门。

治法：局部常规消毒后，公孙、冲谷每穴注射泵丙酸诺龙 0.5 mL，左右交替，每日 1 次，胃升、内太冲、幽门针刺用补法。

疗程：30 次为 1 个疗程。

主治：胃下垂（Ⅲ度）。

（八）梅花针疗法

取穴：颈外侧，胸椎 5 ～ 12 两侧，背部，腰部，耻区，中脘，足三里，内关，阳性物处。

手法：采用中度刺激手法，在阳性物和阳性反应区刚采取较重刺激手法。

（九）刺血疗法

1. 配穴方一

取穴：分 2 组，一为大椎、肝俞、气海，二为筋缩、胃俞、中脘。

治法：用刺血加拔罐法。每取 1 组穴，交替使用。用三棱针在所选穴位上点刺，或用梅花针叩刺，以微出血为度。然后拔罐，留罐 15 ～ 20 min。每日 1 次，中病即止。

主治：胃下垂。

2. 配穴方二

取穴：分 2 组，一为中脘、胃上穴（脐上 2 寸，旁开 4 寸），二为足三里、气海、胃俞。

治法：1 组穴用散刺拔罐法，用梅花针在所选穴位散刺叩打至微出血，然后拔罐 15 ～ 20 min；2 组穴用毫针刺入，用补法，针后，加艾炷灸 3 ～ 5 壮。隔日 1 次，5 次为 1 个疗程。

主治：胃下垂。

3. 配穴方三

取穴：胃俞、脾俞、中脘。

治法：用散刺拔罐法。用梅花针在所选穴位散刺叩打至微出血，然后拔罐 10 ～ 15 min。起罐后，再用艾条各悬灸 5 min。隔日 1 次，5 次为 1 个疗程。

主治：胃下垂及虚寒性胃痛。

（十）体针疗法

1. 配穴方一

取穴：①中脘、胃上穴（下脘旁开4寸）、足三里；②胃俞、脾俞、百会。兼肝下垂者加期门、肝俞，兼肾下垂者加肾俞、京门，兼胃、十二指肠溃疡者加公孙、内关、梁门，胃下垂较虚者加气海、关元、肾俞。

治法：上列两组穴，交替使用。局部常规消毒后，用毫针对准中脘直刺1.5～2寸，也可透下脘，至腹上区有抽胀沉重感；胃上穴沿皮向脐中或天枢方向横刺2～3寸，至腹部发胀，脐部抽动，胃部有收缩感；足三里直刺或向上斜刺，进针1.5～2寸，至酸胀感向下扩散至足背，向上扩散至膝上。此为①组穴。②组穴，胃俞斜向脊椎进针1～1.5寸，至局部酸、胀、麻、抽搐感；脾俞同胃俞；百会横刺，向前或向后，进针0.5～1.5寸，至局部胀痛感。对中脘、胃俞除针刺外，可加用艾灸或拔罐。配穴依法进针，至出现针感为止。10次为1个疗程。第1个疗程每日针灸1次，第2个疗程隔日针灸1次。每疗程间隔休息5～7 d。

主治：胃下垂。

2. 配穴方二

取穴：中脘、天枢、气海、足三里。兼胃痛、恶心、呕吐者加上脘、内关，兼胃、十二指肠溃疡者加巨阙、梁门、内关、公孙、脾俞、胃俞，兼肝炎者加期门、膈俞、肝俞。

治法：局部常规消毒后采用毫针，依次对准主穴依法进针，用热补法，留针10～20 min。对胃痛等配穴，用平补平泻法，留针20～30 min；兼胃、十二指肠溃疡配穴，用补法，留针10～20 min；兼肝炎配穴，用平补平泻法，留针20～30 min。每日或隔日1次，10次为1个疗程。

主治：胃下垂。

3. 配穴方三

取穴：公孙、内关。

治法：局部常规消毒后，用普通1.5～2寸毫针快速进针，提插捻转轻刺激，得气后留针30 min，每10 min行针1次。隔日1次，10次为1个疗程。针后卧床休息2 h，并嘱患者每日进行仰卧起坐，锻炼腹肌数次。

4. 配穴方四

取穴：中脘、下脘、天枢、外陵、气海、关元、足三里。

治法：局部常规消毒后，用毫针从中脘透下脘，天枢透外陵，气海透关元，刺足三里用热补法，留针10～20 min。每日1次，10次为1个疗程。

主治：胃下垂。

（十一）艾灸疗法

1. 配穴方一

取穴：百会、脾俞、胃俞、中脘、梁门、气海、关元、足三里。

灸法：①用艾炷隔姜灸，每次取3～5穴，各灸5～7壮，每日灸1次，10次为1个疗程；②用艾条温和灸，每次取3～5穴，各灸10～20 min，每日灸1次，10次为1个疗程；③用温针灸，每次取3～5穴，各灸3壮（或10～15 min），隔日1次，10次为1个疗程。

主治：胃下垂。

2. 配穴方二

取穴：①中脘、胃上穴（下脘旁开4寸处）、足三里；②胃俞、脾俞、百会。

配穴：兼肝下垂者加期门、肝俞，兼肾下垂者加肾俞、京门，兼胃及十二指肠溃疡者加公孙、内关、梁门，胃下垂较重者加气海、关元、肾俞。

灸法：上列两组穴，每日1组，交替使用。用针灸法。①组穴，中脘直刺1.5～2寸，也可透下脘，以腹上区有抽胀沉重感为度；胃上穴沿皮向脐中或天枢方向横刺2～3寸，以腹部发胀、脐部抽动、胃部有收缩感为度；足三里直刺或向上斜刺，进针1.5～2寸，以酸胀感向下扩散至足背，向上扩散至膝上。②组穴，胃俞微斜向锥体进针 1 ~ 1.5 寸，以局部酸胀、麻、抽搐为度；脾俞同胃俞穴。百会横刺，向前或向后，进针 0.5 ~ 1.5 寸，以局部胀痛为度。针刺后，对中脘、胃俞穴加用艾灸或拔罐。留针 15 ~ 30 min。配穴随证针刺，10 次为 1 个疗程，第 1 个疗程每日针灸 1 次，第 2 个疗程隔日针灸 1 次，每疗程间休 5 ~ 7 d。

主治：胃下垂。

3. 配穴方三

取穴：脾俞、胃俞、中脘、气海、足三里、百会、神阙。

灸法：①用艾炷隔姜灸，每次取 3 ~ 5 穴，各灸 5 ~ 7 壮，每日或隔日灸 1 次，10 次为 1 个疗程；②用艾炷无瘢痕灸，每次取 3 ~ 5 穴，各灸 3 ~ 5 壮，隔日灸 1 次，10 次为 1 个疗程；③用艾炷隔盐灸，取神阙穴，将食盐填满脐窝，上置生姜片，艾炷置姜片上，点燃灸治，每次灸 5 ~ 7 壮，每日灸 1 次，10 次为 1 个疗程，本法也可掺入其他灸法中用；④用艾条温和灸，每次取 3 ~ 5 穴，各灸 10 ~ 20 min，每日灸 1 次，10 次为 1 个疗程；⑤用温针灸，每次取 3 ~ 5 穴（神阙禁针），各灸 3 壮（或 10 ~ 15 min），每日或隔日 1 次，10 次为 1 个疗程。

主治：胃下垂。

（十二）点穴疗法

1. 配穴方一

取穴：气海、中脘、天枢（双）、足三里（双）。

治法：用叩击法。用二指或四指在上述穴位上轻轻叩击 30 ~ 40 下。每日 1 次。

主治：胃下垂和慢性胃肠炎。

2. 配穴方二

取穴：从至阳至命门及脊椎棘突和两侧旁开 0.5 寸处、胃俞、中脘、气海。

治法：用推压、揉压法。先在脊椎 5 条线上，自下到上，自中到左右，轻轻推压 15 ~ 30 遍后，再揉压上脘、气海、中脘、足三里（双）穴，每穴 5 min，每日 1 次。

主治：胃下垂。

3. 配穴方三

主穴：百会、中脘、气海、足三里。

配穴：胃俞、脾俞、肾俞、关元。

治法：用击、按、揉、振、掐、擦法。以百会穴为中心，用拇指指端叩击头部 3 ~ 5 min。按揉中脘、气海、关元、胃俞、脾俞、肾俞穴各 50 ~ 100 次，掌振腹部 1 ~ 2 min。再用一手五指指端掐入胃体下缘，边振动，边向上托起，称为托法。重复 3 ~ 5 遍。一手按住肩胛骨的肩峰端，另一手掌心向外，自肩胛骨的下端斜向上方用力掐入肩胛骨与肋骨之间，称为掐法。左右各 5 次。掌摩腹部 3 ~ 5 min。按揉足三里穴 30 ~ 50 次。又用手掌擦热背部两侧的膀胱经。每日治疗 1 次，1 个月为 1 个疗程。待症状改善后，可改为隔日 1 次。

主治：胃下垂。

（十三）耳穴疗法

1. 耳穴针刺法

（1）配穴方一。

取穴：胃、脾、肝、神门。

治法：耳郭常规消毒后，用耳毫针对准所选穴位刺入，用中度刺激，留针 30 min，时加捻针，用补法或平补平泻法，每日或隔日 1 次，10 次为 1 个疗程。

主治：胃下垂。

（2）配穴方二。

取穴：主穴胃、交感、皮质下。

配穴：肝。

治法：耳郭常规消毒后，用耳毫针对准所选主穴（或随证加用配穴）刺入，用中轻度刺激，留针15～30 min，时加捻针，用补法或平补平泻法。每日或隔日1次，10次为1个疗程。

主治：胃下垂。

2. 耳穴压迫法

主穴：胃、脾、交感。

配穴：肝、皮质下、神门。

治法：每次取一侧耳穴之主穴，并随证选取配穴，两耳交替使用。耳郭常规消毒后，按操作常规，将王不留行子粘于小方块胶布中心，再贴压于所选穴位上，边贴边按压，主穴操作轻按用补法，配穴重按用泻法。并嘱患者每日自行按压耳穴3～5次，每隔2～3 d换贴1次，10次为1个疗程。

主治：胃下垂。

（十四）穴位贴敷

1. 蓖倍膏

药物组成：蓖麻子仁98%，五倍子2%。

制法：将蓖麻子外壳剥去，选用饱满而洁白的仁。将五倍子去除灰屑，研成细末过筛，然后将蓖麻仁和五倍子末按上述比例混合均匀，打成烂糊，制成每粒重约10 g，直径1.5 cm的药饼备用。

用法：成人每次用1粒，点准百会穴（剃去一片头发，与药饼等大），将药饼紧贴百会穴上，用纱布绷带固定。以搪瓷杯盛半杯开水、将杯底置于药饼上进行热熨，每日早、中、晚各1次每次10 min左右，以感觉温而不烫伤皮肤为度。一次贴上药饼，可5昼夜不换。如第1次治疗完毕，自觉症状未见好转，休息1 d后，进行第2次治疗，一般以10 d为度。

功用：收敛固脱。

主治：胃下垂。

2. 二麻膏

药物组成：蓖麻仁10 g，升麻粉2 g。

制法：将蓖麻仁捣烂如泥，拌入升麻粉，制成直径2 cm、厚1 cm圆饼备用。

用法：将患者百会穴周围（直径2 cm）头发剃掉后，上置药饼，用绷带固定。敷药后让患者取水平仰卧位，放松裤带，用盐水瓶熨烫药饼，每日3次，每次30 min。每块药饼可连续使用5 d，休息1 d后，更换药饼。10 d为1个疗程。于饭后2 h施治为宜。

功用：升提固脱。

主治：胃下垂。

3. 温提膏

药物组成：附子120 g，五倍子90 g，大麻子150 g，细辛10 g。

制法：将上药分别捣烂，混合研匀，装瓶备用。

用法：生姜切片后将涌泉穴和百会穴摩擦至发热，再取上药适量，加黄酒或温水调成膏状，做成直径1～1.5 cm的药饼，分别敷于百会穴和涌泉穴，外用伤湿止痛膏固定。2 d换药1次，3次为1个疗程。

功用：温肾益气升提。

主治：胃下垂。

4. 袋药贴

药物组成：葛根30 g，山药、黄芪、党参、五味子各15 g，肉桂、木香、草果各10 g，升麻5 g。

制法：上药共研细末，装入双层布袋中，用线缝闭备用。

用法：取药袋日夜兜在胃脘部，每剂可用1个月。

功用：补中益气。

主治：胃下垂。

（十五）指压疗法

1. 疗法一

取穴：气海、中脘、天枢（双）、足三里（双）。

手法：用叩法。用 2 指或 4 指在上述穴位上轻轻叩击 30 ～ 40 下。每日 1 次。

2. 疗法二

取穴：从至阳至命门及脊椎棘突和两侧旁开 0.5 寸处，胃俞、中脘、气海。

手法：用推法、揉法。先在脊椎两侧线上，自上到下，自右轻轻推压 15 ～ 30 遍后，再揉压胃脘、气海、中脘穴，每穴 5 min。每日 1 次。

（十六）药膳食疗

药方：牛肚枳壳砂仁汤。

药物组成：牛肚 250 g、炒枳壳 10 ～ 12 g、砂仁 2 g。

用法：几味加水共煮，肚熟饮汤食肚。

功效：补气健胃，消痞除满。

（王文辉）

第二节　噎膈

噎膈是由于食管干涩，食管、贲门狭窄所致的以咽下食物梗死不顺，甚则食物不能下咽到胃，食入即吐为主要临床表现的一类病证。噎即梗死，指吞咽食物时梗死不顺；膈即格拒，指食管阻塞，食物不能下咽到胃，食入即吐。噎属噎膈之轻证，可以单独为病，也可为膈的前驱表现，故临床统称为噎膈。

本病多发于中老年男性，目前尚属难治之证。中老年人如出现原因不明的进食障碍时应及早就诊，进行相关检查，以明确诊断，早期治疗。

《内经》认为本病证与津液及情志有关，如《素问·阴阳别论篇》曰："三阳结谓之膈。"《素问·通评虚实论篇》曰："膈塞闭绝，上下不通，则暴忧之病也。"并指出本病病位在胃，如《灵枢·四时气》曰："食饮不下，膈塞不通，邪在胃脘。"《太平圣惠方·第五十卷》认为："寒温失宜，食饮乖度，或恚怒气逆，思虑伤心致使阴阳不和，胸膈否塞，故名膈气也。"

《景岳全书·噎膈》曰："噎膈一证，必以忧愁思虑，积劳积郁，或酒色过度，损伤而成。"并指出："少年少见此证，而惟中衰耗伤者多有之。"对其病因进行了确切的描述。关于其病机历代医家多有论述，如《医学心悟·噎膈》指出："凡噎膈症，不出胃脘干槁四字。"《临证指南医案·噎膈反胃》提出："脘管窄隘。"

西医中的食管癌、贲门癌，以及食管炎、贲门痉挛、食管憩室、弥漫性食管痉挛等疾病，出现吞咽困难等噎膈表现时，可参考本节辨证论治。

一、病因病机

噎膈的病因主要为七情内伤，饮食所伤，年老肾虚，脾、胃、肝、肾功能失调等。

1. 七情失调

导致噎膈的七情因素中以忧思、恼怒多见。忧思伤脾则气结，脾伤则水湿失运，滋生痰浊，痰气相搏；恼怒伤肝则气郁，气结气郁则津行不畅，淤血内停，已结之气，与后生之痰、瘀交阻于食管、贲门，使食管不畅，久则使食管、贲门狭窄，而成噎膈。如《医宗必读·反胃噎塞》说："大抵气血亏损，复因悲思忧患，则脾胃受伤，血液渐耗，郁气生痰，痰则塞而不通，气则上而不下，妨碍道路：饮食难进，噎塞所由成也。"《临证指南医案·噎膈反胃》谓："噎膈之症，必有淤血、顽痰、逆气，阻隔胃气。"

2. 饮食所伤

嗜酒无度，过食肥甘，恣食辛辣，助湿生热，酿成痰浊，阻于食管、贲门，或津伤血燥，失于濡润，使食管干涩，均可引起进食噎塞，而成噎膈。如《医碥·反胃噎膈》说："酒客多噎膈，饮热酒者尤多，以热伤津液，咽管干涩，食不得入也。"又如《临证指南医案·噎膈反胃》谓："酒湿厚味，酿痰阻气，遂令胃失下行为顺之旨，脘窄不能纳物。"此外，饮食过热、食物粗糙发霉，既可损伤食管脉络，又可损伤胃气，气滞血瘀阻于食管、贲门，也可成噎膈。

3. 年老肾虚

年老肾虚，精血渐枯，食管失养，干涩枯槁，发为此病。如《医贯·噎膈》曰："惟男子年高者有之，少无噎膈。"又如《金匮翼·膈噎反胃统论》曰："噎膈之病，大都年逾五十者，是津液枯槁者居多。"若阴损及阳，命门火衰，脾胃失于温煦，脾胃阳虚，运化无力，痰瘀互结，阻于食管，也可形成噎膈。

噎膈的病因以内伤饮食、情志，年老肾虚，脏腑失调为主，且三者之间常相互影响，互为因果，共同致病，形成本虚标实的病理变化。初起以邪实为主，随着病情发展，气结、痰阻、血瘀愈显，食管、贲门狭窄更甚，邪实有加；又因胃津亏耗，进而损及肾阴，以致精血虚衰，虚者愈虚，两种因素相合，而成噎膈重证。部分患者病情继续发展，由阴损以致阳衰，则肾之精气并耗，脾之化源告竭，终成不救。噎膈的病位在食管，属胃气所主，与肝、脾、肾也有密切关系。基本病机是脾、胃、肝、肾功能失调，导致津枯血燥，气郁、痰阻、血瘀互结而致食管干涩，食管、贲门狭窄。

二、临床表现

本病开始多为噎，久则渐发展成膈而噎膈并见。进食困难的表现一般是初起为咽下饮食时胸膈部梗死不顺，有一种食物下行缓慢并停留在食管某一部位不动之感，食毕则消失，这种感觉常在情志不舒时发生。此阶段食物尚可下咽，只是进食固体食物时发生困难。随着梗死症状的日渐加重，进食流质类饮食也发生困难，以致不能进食，或食后随即吐出。吐出物为食物、涎沫，量不大，甚者吐出物为赤豆汁样，说明有出血。本病常伴有疼痛，其出现有早有晚，开始为进食时胸膈疼痛，粗糙食物更明显，严重者可持续疼痛。随着饮食渐废，病邪日深，正气凋残，患者表现为消瘦、乏力、面容憔悴、精神萎靡，终致大肉尽脱、形销骨立而危殆难医。噎膈病中也有始终以吞咽食物梗死不顺为主要表现，并无膈的病象。

三、诊断

（1）咽下饮食梗死不顺，食物在食管内有停滞感，甚则不能下咽到胃，或食入即吐。

（2）伴胃脘不适、胸膈疼痛，甚则形体消瘦、肌肤甲错、精神衰惫等症。

（3）起病缓慢，常表现为由噎至膈的病变过程，常由饮食、情志等因素诱发，多发于中老年男性，特别是在该病的高发区。

（4）食管、胃的 X 线检查，内镜及病理组织学检查，食管脱落细胞检查，以及 CT 检查等有助于早期诊断。

四、治疗

1. 辨证要点

因忧思恼怒、饮食所伤、寒温失宜引起气滞、痰结、血瘀阻于食管，食管狭窄所致者为实；因热饮伤津、房劳伤肾、年老肾虚引起津枯血燥、气虚阳微、食管干涩所致者为虚。症见胸膈胀痛、刺痛，痛处不移，胸膈满闷，泛吐痰涎者多实；症见形体消瘦、皮肤干枯、舌红少津，或面色苍白、形寒气短、面浮足肿者多虚。新病多实，或实多虚少；久病多虚，或虚实并重。邪实为标，正虚为本。

2. 治疗原则

依据噎膈的病机，其治疗原则为理气开郁、化痰消瘀、滋阴养血润燥，分清标本虚实而治。初起以标实为主，重在治标，以理气开郁、化痰消瘀为法，可少佐滋阴养血润燥之品；后期以正虚为主，或虚实并重，但治疗重在扶正，以滋阴养血润燥，或益气温阳为法，也可少佐理气开郁、化痰消瘀之品。但治标当顾护津液，不可过用辛散香燥之药；治本应保护胃气，不宜过用甘酸滋腻之品。存得一分津液，留得一分胃气，在噎膈的辨证论治过程中有着特殊重要的意义。

五、护理

（一）一般护理

1. 环境与休息

居室应保持安静、整洁，定时开窗通风。病情严重者应卧床休息。

2. 情志护理

了解患者情绪和需要，鼓励患者振奋精神，调畅情志，增强信心，配合治疗。

3. 饮食护理

根据患者对不同食物吞咽、哽噎情况，遵医嘱给予高营养、细软、少渣食物。少量多餐，细嚼慢咽，避免冷饮。忌粗纤维、辛辣、煎烤、刺激之品。禁食期间做好口腔护理。

4. 用药护理

中药汤剂宜浓煎后服下。丸、片剂应研碎后用温水送服。

5. 病情观察

（1）观察患者进食哽噎、疼痛、吞咽困难、呕吐等情况，并予以记录。

（2）严密观察有无呕血、黑便、上腔静脉压迫症及食管穿孔等情况，及时报告医师，并做好记录。

（3）如呕血、便血量多，并伴有心悸、面色苍白、脉细数，应立即报告医师，并做好抢救准备。

（4）呕吐严重者遵医嘱记录24 h水出入量。及时清除呕吐物，保持口腔及衣被清洁。恶病质患者及重危患者应做好口腔及皮肤护理。

6. 健康教育

（1）生活要有规律，保持大便通畅。避免精神刺激，保持精神愉快。

（2）适当进行体育锻炼，增强体质，如打太极拳、练保健按摩操等。

（3）饮食宜柔软，少食多餐，养成细嚼慢咽的好习惯。不吃发霉变腐食物和酸菜，忌海腥发物和辛辣、刺激之品，戒烟、酒。

（4）遵医嘱坚持服药，防止病情变化，定期门诊随访。

（二）手部疗法

1. 手部按摩法

（1）配穴方一。

取穴：胃脾大肠区、健理三针区、胃肠点、肾经、腹腔区、内关、合谷。

治法：治疗部位常规消毒后，按操作常规，推压胃脾大肠区、健理三针区、肾经、腹腔区；掐压胃肠点、内关、合谷穴。每日1次，每次20～30 min，10次为1个疗程。

主治：胃肠神经官能症。

（2）配穴方二。

取穴：胃区、脾区、肝区、肾区、大肠区、胃肠点、中魁、劳宫、脾点、大肠点、神门。

治法：治疗部位常规消毒后，按操作常规，用力按揉胃、脾、肝肾、大肠反射区；掐按胃肠点、脾点、大肠点、神门穴；点压中魁；按压劳宫穴。每日1次，每次20～30 min，10次为1个疗程。

主治：胃肠神经官能症。

2. 手部针刺法

（1）配穴方一。

取穴：太渊、内关、大陵、胃肠点、间鱼。

治法：治疗部位常规消毒后，用毫针对准所选穴位刺入，用强刺激，得气后留针30 min，间断捻针。每日1次，10次为1个疗程。

主治：胃肠神经官能症。

（2）配穴方二。

取穴：大肠点、脾点、肝点、中魁、再创。

治法：治疗部位常规消毒后，用毫针对准所选穴位刺入，用强刺激，得气后留针 20 min，间断捻转。每日或隔日 1 次，10 次为 1 个疗程。

主治：胃肠神经官能症。

（三）梅花针疗法

1. 辨证选穴

第 1 组：适用于肝郁气滞患者。

证见：呕吐、胃脘痛，常因情志不舒或恼怒诱发，症状轻重与情绪好坏有关，时作时止，呕吐后稍觉松快，嗳气，反酸，胃脘两胁胀痛，心烦易怒，口干苦，夜寐不安。胸椎 5 ~ 10 两侧有条索及压痛，颌下可摸到结节。脉细弦，苔薄。拟以疏肝理气和胃为治。

选穴：胸椎 5 ~ 12 两侧，腰部，耻区，颌下部，重点叩打胸椎 5 ~ 12 两侧，腰部，足三里，内关，天枢，期门，阳性物处。

第 2 组：适用于胃阴不足患者。

证见：呕吐反复发作，干呕，反酸，灼痛，食量减少，稍食即饱，口干咽燥，但不能多饮，大便干。胸椎 5 ~ 12 两侧有条索及压痛，三阴交穴有压痛。脉细小数，少苔舌质红。拟以滋阴养胃为治。

选穴：胸椎 5 ~ 12 两侧，腰部，骶部，腹上区，小腿内侧，中脘，天枢，内关，三阴交，阳性物处。

2. 手法

一般采取中度或较重刺激手法。对阳性物和阳性反应区则采取较重刺激。

3. 备注

一般情况下无须卧床休息，可参加适量的劳动和工作。生活要有规律，经常参加适当的文娱活动。饮食以少渣、易消化食物为主，避免刺激性饮食和浓烈的调味品。神经性畏食患者须住院治疗，并逐渐培养正常饮食习惯。

（四）刺血疗法

1. 配穴方一

取穴：曲泽、足三里。

治法：用点刺放血法。用三棱针在所选穴位或穴位附近血络点刺放血数滴。隔日 1 次，中病即止。

主治：胃神经官能症。

2. 配己穴方二

取穴：天柱、风池、脾俞、上脘、中脘、下脘、足三里、行间。

治法：用散刺放血法。上穴首次全用，以后每取 3 ~ 4 个穴，用梅花针在所选穴位上叩刺至微出血为度，其中行间穴用三棱针点刺放血。每日 1 次，至愈为度。

主治：胃神经官能症。

3. 配穴方三

取穴：中脘、肝俞、期门、足三里。呕吐配内关，头痛配太阳（患侧）、百会，失眠配神门、安眠。

治法：用点刺放血法，或叩刺放血法。用三棱针（或梅花针）在所选穴位或穴位附近血络点刺（或叩刺）放血数滴。每日或隔日 1 次，5 次为 1 疗程。

主治：胃神经官能症。

4. 配穴方四

取穴：曲泽（双）、阳交（双）。

治法：用点刺放血法。穴位常规消毒后，以三棱针对准上述穴位，依次点刺出血，挤出血液 3 ~ 5 滴。每日 1 次，中病即止。

主治：胃神经官能症。

（五）艾灸疗法

1. 配穴方一

取穴：胃俞、大肠俞、肝俞、中脘、足三里。

灸法：①用艾炷隔姜灸，每次取 3 ~ 5 穴，各灸 5 ~ 7 壮，每日灸 1 次，中病即止；②用艾条温和灸，每次取 3 ~ 5 穴，各灸 10 ~ 15 min，每日或隔日灸 1 次，5 次为 1 个疗程；③用温针灸，每次取 2 ~ 4 穴，各灸 3 壮（或 10 ~ 15 min），每日或隔日灸 1 次，5 次为 1 个疗程。

主治：胃神经官能症。

2. 配穴方二

取穴：胃俞、肝俞、足三里、内关。

灸法：①用艾炷隔姜灸，每次取 4 穴（两侧交替用），各灸 3 ~ 5 壮，每日或隔日灸 1 次，10 次为 1 个疗程；②用艾条温和灸，各灸 10 ~ 15 min，隔日灸 1 次。

主治：胃神经官能症。

3. 配穴方三

取穴：①中脘、足三里；②下脘、气海、天枢；③关元、水分；④期门、公孙；⑤胃俞、内关；⑥脾俞、中极。

灸法：用艾条温和灸。①组穴各灸 30 min；②组穴各灸 30 min；③组穴各灸 30 min；④组穴各灸 30 min；⑤组穴胃俞灸 25 min，内关灸 30 min；⑥组穴脾俞灸 25 min，中极灸 30 min。每日灸 1 组穴，6 d 为 1 个疗程，而后循环灸至病愈。

主治：胃肠功能紊乱。

（六）点穴疗法

1. 配穴方一

取穴：胃俞、内关、足三里、大肠俞、肝俞。

治法：用推压、指压法。先从上至下，以双手拇指指腹推压、弹拨各 5 ~ 10 遍，再强压双侧内关、足三里穴各 3 ~ 5 min。每日 1 次。

主治：胃神经官能症。

2. 配穴方二

取穴：脊椎两侧（从膈俞至大肠俞和两侧棘突间两旁，共 4 条线）、中脘、足三里（双）。

治法：用推压、揉压法。先在脊椎两侧自上到下，从内到外，用双拇指推压各 15 遍，再揉压中脘和足三里穴，每穴 5 min。强度视病情和体质而定，每日 1 次。

主治：胃神经官能症。

（七）耳穴疗法

1. 耳穴针刺法

（1）配穴方一。

主穴：胃、肝、交感、神门。

配穴：十二指肠、枕小神经。

治法：每次取一侧耳之主穴，随证选用配穴。两耳交替使用。耳郭常规消毒后，用耳毫针对准所选穴位刺入，用强刺激，留针 15 ~ 30 min，时加捻针，用泻法。每日或隔日 1 次，5 次为 1 个疗程。

主治：胃神经官能症。

（2）配穴方二。

取穴：主穴神门、交感、皮质下、心。

配穴：肝、肾上腺、枕、胰胆、脾。

治法：每次取一侧耳穴之主穴及随证配穴，两耳交替使用。耳郭常规消毒后，用耳毫针对准所选穴位刺入，用强刺激。进针时，一定要针刺压痛点（敏感点），然后针刺其他穴位。留针 60 min，时加捻针，用泻法。隔日针治1次，10次为1个疗程，休息7 d，继续下一疗程治疗。

主治：胃肠道功能紊乱（胃肠神经官能症）。

2. 耳穴压迫法

（1）配穴方一。

取穴：胃、大肠、小肠、交感、脾、神门。

治法：每次取一侧耳穴，两耳交替使用。耳郭常规消毒后，按操作常规将粘有王不留行子的小方块胶布贴压在所选穴位上，边贴边按压，手法由轻到重。并嘱患者每日自己按压3～5次。每隔2 d换贴1次，10次为1个疗程。

主治：胃肠神经官能症。

（2）配穴方二。

取穴：见"耳穴针刺法配穴方二"。

治法：每次取一侧耳穴，两耳交替使用。耳郭常规消毒后，先在相应部位找到敏感点，如癔球症，则在咽喉穴；弥漫性食管痉挛，则在食管穴等。然后贴压丸。以癔球症为例：手法由轻到重，顺时针方向边旋边按压，并嘱患者做吞咽动作，暗示患者在施手法时，症状会逐渐减轻，直至消失。再如法贴压其他耳穴。嘱患者每日自行压按时，思想要集中，要按压到患处有反应或症状有所减轻。隔2～3 d换贴1次，10次为1个疗程，休息7～10 d，继续做下一疗程治疗。

主治：胃肠道功能紊乱（胃肠神经官能症）。附记引自《常见病耳针疗法》。屡用有效。若能配合药物内治（辨证），可缩短疗程，提高疗效。

（八）指压疗法

1. 疗法一

取穴：胃俞、内关、足三里、大肠俞、肝俞。

手法：用推法、扪法。先从上至下，以双手拇指指腹推压，弹拨各5～10遍再强压双侧内关、足三里穴各3～5 min。每日1次。

2. 疗法二

取穴：脊椎两侧（从膈俞至大肠俞和两侧棘突间两旁，共4条线）、中脘、足三里（双）。

手法：用推法、揉法。先在脊椎两侧自上到下、从内到外用双拇指推压各15遍，再揉压中脘和足三里穴，每穴5 min，强度视病情和体质而定。每日1次。

（王文辉）

第八章 肝胆疾病中医护理

第一节 积聚

积聚是由于体虚复感外邪、情志饮食所伤，以及它病日久不愈等原因引起的，以正气亏虚，脏腑失和，气滞、血瘀、痰浊蕴结腹内为基本病机，以腹内结块，或胀或痛为主要临床特征的一类病证。

积聚涉及腹腔脏器多种疾病，在临床上又是比较常见的一类病证。经过长期的临床实践，中医学对积聚的治疗积累了丰富的经验，并在此基础上形成了具有自身特色的理论认识，尤其是扶正祛邪、攻补兼施的治疗思想及有关的一系列方药，对减轻甚至治愈积聚病证具有重要的意义。

积聚之名，首见于《灵枢·五变》："人之善病肠中积聚者……皮肤薄而不泽，肉不坚而淖泽。如此则肠胃恶，恶则邪气留止，积聚乃伤。"《内经》里还有伏梁、息贲、肥气、奔豚等病名，亦属积聚范畴。在治疗方面，《素问·至真要大论》提出的"坚者削之""结者散之，留者攻之"等原则，具有一般的指导作用。《难经》对积聚做了明确的区别，并对五脏之积的主要症状做了具体描述。《诸病源候论·积聚病诸候》对积聚的病因病机有较详细的论述，并认为积聚一般有一个渐积成病的过程，"诸脏受邪，初未能为积聚，留滞不去，乃成积聚"。《证治准绳·积聚》在总结前人经验的基础上，提出了"治疗是病必分初、中、末三法"的主张。

《景岳全书·积聚》则对攻补法的应用做了很好的概括，"治积之要，在知攻补之宜，而攻补之宜，当于孰缓孰急中辨之"。《医宗必读·积聚》把攻补两大治法与积聚病程中初、中、末三期有机地结合起来，并指出治积不能急于求成，可以"屡攻屡补，以平为期"，颇受后世医家的重视。《医林改错》则强调淤血在积聚病机中的重要作用，对活血化瘀方药的应用有突出的贡献。

中医文献中的癥瘕、痃癖，以及伏梁、肥气、息贲等疾病，皆属积聚的范畴。根据积聚的临床表现，主要包括西医的腹部肿瘤、肝脾大，以及增生型肠结核、胃肠功能紊乱、不完全性肠梗阻等疾病，当这些疾病出现类似积聚的证候时，可参阅本节辨证论治。

一、病因病机

1. 情志抑郁，气滞血瘀

正如《济生方·积聚论治》所说："忧、思、喜、怒之气，人之所不能无者，过则伤乎五脏……留结而为五积。"情志致病，首先病及气分，使肝气不舒，脾气郁结，导致肝脾气机阻滞。继则由气及血，使血行不畅，经隧不利，脉络瘀阻。若偏重影响气机的运行，则为聚；气血瘀滞，日积月累，凝结成块则为积。

2. 酒食内伤，滋生痰浊

由于饮酒过度，或嗜食肥甘厚味、煎炸辛辣之品；或饮食不节，损伤脾胃，使脾失健运，以致湿浊内停，甚至凝结成痰。痰浊阻滞之后，又会进一步影响气血的正常运行，形成气机郁滞，血脉瘀阻，气、血、痰互相搏结，而引起积聚。也有因饮食不调，因食遇气，食气交阻，气机不畅而成聚证者。

3. 邪毒侵袭，留滞不去

寒、湿、热等多种外邪及邪毒如果长时间地作用于人体，或侵袭人体之后留滞不去，均可导致受病脏腑失和，气血运行不畅，痰浊内生，气滞血瘀痰凝，日久形成积聚。正如《诸病源候论·积聚病诸候》说："诸脏受邪，初未能成积聚，留滞不去，乃成积聚。"

4. 它病转归，日久成

积黄疸病后，或黄疸经久不退，湿邪留恋，阻滞气血；或久疟不愈，湿痰凝滞，脉络痹阻；或感染血吸虫，虫阻脉道，肝脾气血不畅，脉络瘀阻。以上几种病证，日久不愈均可转归演变为积证。

情志抑郁、饮食损伤、感受邪毒及它病转归是引起积聚的主要原因。其中情志、饮食、邪毒等致病原因常交错夹杂，混合致病。

正气亏虚是积聚发病的内在因素，积聚的形成及演变，均与正气的强弱密切相关。正如《医宗必读·积聚》说："积之成也，正气不足，而后邪气踞之。"《景岳全书·积聚》也说："凡脾肾不足及虚弱失调之人，多有积聚之病。"即是说，积聚是正虚感邪、正邪斗争而正不胜邪的情况下，邪气踞之，逐渐发展而成。积聚的发生主要关系到肝、脾两脏，气滞、血瘀、痰结是形成积聚的主要病理变化。其中聚证以气机阻滞为主，积证则气滞、血瘀、痰结三者均有，而以血瘀为主。

二、临床表现

积聚以腹内结块，或胀或痛为主要临床表现，但积和聚又分别有不同的临床特征。积证大多有一个逐渐形成的过程，积块出现之前，相应部位常有疼痛，或兼恶心、呕吐、腹胀，以及倦怠乏力、胃纳减退等症状。作为积证特征的腹内结块，表现为由小渐大、由软渐硬、固定不移，初觉胀痛，继则疼痛逐渐加剧。一般病程较长，病情较重。腹内病变的同时，常出现饮食减少，倦怠乏力，病情较重者甚至面色萎黄，形体日渐消瘦。而积证的后期，一般虚损症状较为突出。

聚证则表现为腹中气聚，攻窜胀痛，时聚时散，或有如条状物聚起在腹部。一般病程较短，病情较轻，全身症状也不如积证明显。正如《金匮要略·五脏风寒积聚病脉证并治》说："积者，脏病也，终不移；聚者，腑病也，发作有时，车展转痛移，为可治。"《景岳全书·积聚》也将两者的特征概括为："积者，积累之谓，由渐而成者也；聚者，聚散之谓，作止不常者也。"

三、诊断

（1）积证以腹部可扪及或大或小、质地或软或硬的包块，部位固定不移并有胀痛或刺痛为临床特征。随着积块的出现及增大，相应部位常有疼痛，或兼恶心、呕吐、腹胀，以及倦怠乏力、胃纳减退等症状。而积证的后期，除上述症状加剧外，虚损症状也较为突出。

（2）腹中气聚、攻窜胀痛、时作时止为临床特征。其发作时可见病变部位有气聚胀满的现象，但一般扪不到包块；缓解时则气聚胀满的现象消失。聚证发作之时，以实证的表现为主，反复发作，常出现倦怠乏力、食欲缺乏、便溏等脾胃虚弱的证候。

结合病史，B超、CT、胃肠钡餐X线等检查及纤维内镜检查等有助于诊断。

四、治疗

（一）辨证要点

1. 辨积聚

辨积与聚积与聚虽合称为一个病证，但两者是有明显区别的。积证具有积块明显，固定不移，痛有定处，病程较长，多属血分，病情较重，治疗较难等特点；聚证则无积块，腹中气时聚时散，发有休止，痛无定处，病程较短，多属气分，一般病情较轻，相对地治疗也较易。至于古代文献以积为脏病，聚为腑病，则不可拘泥，实际上不少积证的积块就发生在胃、肠。

2. 辨部位

积块的部位不同，标志着所病的脏腑不同，临床症状、治疗方药也不尽相同，故有必要加以鉴别。从大量的临床观察来看，在内科范围的脘腹部积块主要见于胃和肝的病变。右胁腹内积块伴见胁肋刺痛、黄疸、食欲缺乏、腹胀等症状者，病在肝；胃脘部积块伴见反胃、呕吐、呕血、便血等症状者，病在胃；右腹积块伴腹泻或便秘、消瘦乏力，以及左腹积块伴大便次数增多、便下脓血者，病在肠。

3. 辨虚实

积证大体可分为初、中、末三期，一般初期正气未至大虚，邪气虽实而不甚，表现为积块较小、质地较软，虽有胀痛不适，而一般情况尚可。中期正气渐衰而邪气渐甚，表现为积块增大、质地较硬、疼痛持续，并有饮食日少、倦怠乏力、形体消瘦等症。末期正气大虚而邪气实甚，表现为积块较大、质地坚硬、疼痛剧烈，并有饮食大减、神疲乏力、面色萎黄或黧黑、明显消瘦等症。

（二）治疗原则

聚证重调气，积证重活血。聚证病在气分，以疏肝理气、行气消聚为基本治则，重在调气；积证病在血分，以活血化瘀、软坚散结为基本治则，重在活血。要注意区分不同阶段，掌握攻补分寸。积证初期积块不大，软而不坚，正气尚可，治疗以攻邪为主，予以行气活血、软坚消积；中期积块渐大，质渐坚硬，正气渐伤，邪盛正虚，治宜攻补兼施；末期积块坚硬，形瘦神疲，正气伤残，治宜扶正培本为主，酌加理气、化瘀、消积之品，切忌攻伐太过。

在积证的治疗中，应注意处理好攻法与补法的关系，正如《景岳全书》卷二十三中所说："治积之要，在知攻补之宜，而攻补之宜，当于孰缓孰急中辨之。"在治疗中应注意"治实当顾虚""补虚勿忘实"，可根据具体情况，或先攻后补，或先补后攻，或寓补于攻，或寓攻于补。

五、护理

（一）一般护理

1. 环境与休息

病室宜安静、整齐，定时开窗通风。根据病情轻重、有无传染性，将患者分别安置在不同病室。保证充足的睡眠。

2. 情志护理

经常与患者沟通、交流，以消除其急躁、紧张、畏惧、绝望的心理，使其保持乐观、愉快的情绪，积极配合治疗及护理。

3. 饮食护理

饮食宜以清淡、易消化的半流质或软食为主，忌肥腻、油炸、坚硬、辛辣、热燥、生冷、酸味、刺激性食物，禁食易产气的甜食、牛奶、豆浆等。聚证急性发作时应禁食。

4. 用药护理

中药汤剂宜温服。胃纳不佳者，中药宜浓煎，分次少量进服。对胃有刺激的药物宜饭后服，补益药宜饭前服。观察服药后的效果及反应。

5. 病情观察

（1）观察体温、脉搏、呼吸、血压及意识、舌苔、脉象等变化。

（2）严密观察有无呕吐、腹痛、腹胀、矢气、排便等情况。

（3）观察聚证发生的原因、时间、部位、大小、性质、硬度、活动度、压痛等情况。如有黄疸、鼓胀、血证、神昏、水肿、发热、呕吐等先兆，应及时报告医师，并做好记录。

（4）如腹部突然出现剧痛，并伴恶心、呕吐、腹部及积块有明显压痛，或出现呕血、便血、面色苍白、汗出肢冷、头晕心悸、血压下降，脉细弱者，应立即报告医师，并做好抢救准备。

（5）疼痛患者除给予暗示或针灸等方法镇痛外，还可遵医嘱用蟾酥膏敷贴患处，观察其活血镇痛的效果。敷药后减少活动，以防敷药过度移位或脱落。

（6）观察二便的性质、量。

（7）如需手术治疗者，应做好术前护理准备，完善各项检查。

（8）如需化疗、放疗者，在治疗过程中应密切观察不良反应，如脱发、白细胞总数下降、胃肠道反应、血尿等，应及早采取相应的措施。

6. 健康教育

（1）平时保持心情愉快，避免不良的精神刺激。

（2）饮食宜清淡，多食蔬菜、水果，少食甘肥厚味及辛辣食物，戒烟、酒。

（3）生活起居要有规律，劳逸适度，寒温适宜，养成定时排便习惯。

（4）根据体质、病情、耐受情况进行适当锻炼，如太极拳、保健操等。

（5）遵医嘱按时按量服药，尤其是止痛药物，避免成瘾。出现胃脘痛，胁痛、泄泻、便血等情况，应及时就医治疗。

（6）定期门诊复查、随访，平时经常测量腹围、体重、血压，并予以记录，适当控制入水量。

（二）中医特色护理

聚证多实，治疗以行气散结为主。积证治疗宜分初、中、末三个阶段：积证初期属邪实，应予消散；中期邪实正虚，予消补兼施；后期以正虚为主，应予养正除积。

《医宗必读·积聚》曾指出："初者，病邪初起，正气尚强，邪气尚浅，则任受攻；中者，受病渐久，邪气较深，正气较弱，任受且攻且补；末者，病魔经久，邪气侵凌，正气消残，则任受补。"治疗上始终要注意顾护正气，攻伐药物不可过用。

1. 聚证

证见：腹中结块柔软，攻窜胀痛，时聚时散，脘胁胀闷不适，苔薄，脉弦等。

证机概要：肝失疏泄，腹中气结成块。

治法：疏肝解郁，行气散结。

方药：逍遥散、木香顺气散（《沈氏尊生书》木香、青皮、橘皮、甘草、枳壳、川朴、乌药、香附、苍术、砂仁、桂心、川芎）加减。前方疏肝解郁，健脾养血，适用于肝气郁结、脾弱血虚者；后方疏肝行气，温中化湿，适用于寒湿中阻、气机壅滞者。

常用药：柴胡、当归、白芍、甘草、生姜、薄荷疏肝解郁，香附、青皮、枳壳、郁金、台乌药行气散结。

如胀痛甚者，加川楝子、延胡索、木香理气止痛；如兼瘀象者，加玄胡、莪术活血化瘀；如寒湿中阻，腹胀、舌苔白腻者，可加苍术、厚朴、陈皮、砂仁、桂心等温中化湿。

2. 食滞痰阻证

证见：腹胀或痛，腹部时有条索状物聚起，按之胀痛更甚，便秘，纳呆，舌苔腻，脉弦滑等。

证机概要：虫积、食滞、痰浊交阻，气聚不散，结而成块。

治法：理气化痰，导滞通便。

方药：以六磨汤（《证治准绳》沉香、木香、槟榔、乌药、枳实、大黄）为主方。本方行气化痰，导滞通便，适用于痰食交阻、脘腹胀痛、胸闷气逆、大便秘结之证。

常用药：大黄、槟榔、枳实导滞通便，沉香、木香、乌药行气化痰。

如胀痛甚者，加川楝子、延胡索、木香理气止痛；如兼瘀象者，加玄胡、莪术活血化瘀；如寒湿中阻，腹胀、舌苔白腻者，可加苍术、厚朴、陈皮、砂仁、桂心等温化药物。

3. 积证

证见：腹部积块，固定不移，胀痛不适，质软不坚，胸胁胀满，舌苔薄，脉弦，舌有紫斑或紫点。

证机概要：气滞血阻，脉络不和，积而成块。

治法：理气消积，活血散瘀。

方药：金铃子散、失笑散加减。前方偏于行气活血止痛，适用于瘕积气滞血阻、疼痛不适者；也可选用大七气汤，本方重在祛寒散结，行气消瘀，适用于症积气滞血阻兼有寒象者。

常用药：柴胡、青皮、川楝子行气止痛，丹参、延胡索、蒲黄、五灵脂活血散瘀。

若兼烦热口干、舌红、脉细弦者，加丹皮、山栀、赤芍、黄芩等凉血清热；如腹中冷痛，畏寒喜温，舌苔白、脉缓，可加肉桂、吴茱萸、全当归等温经祛寒散结。

4. 瘀血内结证

证见：腹部积块明显，质地较硬，固定不移，隐痛或刺痛，形体消瘦，纳谷减少，面色晦暗黧黑，面颈胸臂或有血痣赤缕，女子可见月事不下，舌质紫或有瘀斑瘀点，脉细涩。

证机概要：瘀结成块，正气渐损，脾运不健。

治法：祛瘀软坚，兼调脾胃。

方药：膈下逐瘀汤加减，酌情配用鳖甲煎丸或六君子汤。膈下逐瘀汤重在活血行气，消积止痛，为本证的主方；鳖甲煎丸（《金匮要略》）化瘀软坚，兼顾正气，如积块大而坚硬，可配合服用；六君子汤旨在调补脾胃，可与以上两方间服，达到攻补兼施的目的。

常用药：当归、川芎、桃仁、三棱、莪术、石见穿活血化瘀消积，香附、乌药、陈皮行气止痛，人参、白术、黄精、甘草健脾扶正。

如积块疼痛，加五灵脂、延胡索、佛手片活血行气止痛；如痰瘀互结、舌苔白腻者，可加白芥子、半夏、苍术等化痰散结药物。

5. 正虚瘀结证

证见：久病体弱，积块坚硬，隐痛或剧痛，饮食减少，肌肉瘦削，面色萎黄或黧黑，甚则面肢水肿，舌质淡紫，或光剥无苔，脉细数或弦细。

证机概要：证积日久，中虚失运，气血衰少。

治法：补益气血，活血化瘀。

方药：八珍汤合化积丸加减。八珍汤补气益血，化积丸活血化瘀、软坚消积。

常用药：人参、白术、茯苓、甘草补气，当归、白芍、地黄、川芎益血，三棱、莪术、阿魏、瓦楞子、五灵脂活血化瘀消症，香附、槟榔行气以活血。

若阴伤较甚，头晕目眩，舌光无苔，脉象细数者，可加生地、北沙参、枸杞、石斛；如牙龈出血、鼻出血，酌加山栀、丹皮、白茅根、茜草、三七等凉血化瘀止血；若畏寒肢肿，舌淡白，脉沉细者，加黄芪、附子、肉桂、泽泻等以温阳益气，利水消肿。

（王文辉）

第二节　鼓胀

鼓胀系指肝病日久，肝、脾、肾功能失调，气滞、血瘀、水停于腹中所导致的以腹胀大如鼓、皮色苍黄、脉络暴露为主要临床表现的一种病证。本病在古医籍中又称单腹胀、臌、蜘蛛蛊等。

鼓胀为临床上的常见病。历代医家对本病的防治十分重视，把它列为"风、痨、鼓、膈"四大顽证之一，说明本病为临床重证，治疗上较为困难。

根据临床表现，鼓胀多属西医所指的肝硬化腹腔积液，其中包括病毒性肝炎、血吸虫病及胆汁性、营养不良性、中毒性等肝硬化之腹腔积液期。其他如腹腔内肿瘤、结核性腹膜炎等疾病，若出现鼓胀证候，也可参考本节辨证论治。

一、病因病机

1. 情志所伤

肝主疏泄，性喜条达。若情志抑郁，肝气郁结，气机不利，则血液运行不畅，以致肝之脉络为瘀血所阻滞。同时，肝气郁结，横逆乘脾，脾失健运，水湿不化，以致气滞、血瘀交阻，水停腹中，形成鼓胀。

2. 酒食不节

嗜酒过度，饮食不节，脾胃受伤，运化失职，酒湿浊气蕴结中焦，土壅木郁，肝气郁结，气滞血阻，气滞、血瘀、水湿三者相互影响，导致水停腹中，而成鼓胀。

3. 感染血吸虫

在血吸虫病流行区，遭受血吸虫感染又未能及时进行治疗，血吸虫内伤肝脾，肝伤则气滞，脾伤则湿聚为水，虫阻脉络则血瘀，诸因素相互作用，终致水停腹中，形成鼓胀。

4. 黄疸、积证失治

黄疸本由湿邪致病，属肝脾损伤之疾，脾伤则失健运，肝伤则肝气郁滞，久则肝、脾、肾俱损，而致气滞、血瘀、水停腹中，渐成鼓胀。积聚之"积证"本由肝脾两伤、气郁与痰血凝聚而成，久则损伤愈重，凝聚愈深，终致气滞、血瘀、水停腹中，发生鼓胀。而且鼓胀形成后，若经治疗腹腔积液虽消退，而积证未除，其后终可因积证病变的再度加重而再度形成鼓胀，故有"积"是"胀病之根"之说。

5. 脾肾亏虚

肾主气化，脾主运化。脾肾素虚，或劳欲过度，或久病所伤，造成脾肾亏虚，脾虚则运化失职，清气不升，清浊相混，水湿停聚；肾虚则膀胱气化无权，水不得泻而内停，若再与其他诸因素相互影响，则即引发或加重鼓胀。

在鼓胀的病变过程中，肝、脾、肾三脏常相互影响，肝郁而乘脾，土壅则木郁，肝脾久病则伤肾，肾伤则火不生土或水不涵木。同时，气、血、水也常相因为病，气滞则血瘀，血不利而为水，水阻则气滞；反之亦然。气血水结于腹中，水湿不化，久则实者愈实；邪气不断残正气，使正气日渐虚弱，久则虚者愈虚，故本虚标实，虚实并见为本病的主要病机特点。晚期水湿之邪郁久化热，则可发生内扰或蒙蔽心神，引动肝风，迫血妄行，络伤血溢之变。总之，鼓胀的病变部位在肝、脾、肾，基本病机是肝、脾、肾三脏功能失调，气滞、血瘀、水停于腹中。病机特点为本虚标实。

二、临床表现

初起脘腹作胀，腹渐胀大，按之柔软，食后尤甚，叩之呈鼓音及移动性浊音。继则腹部胀满膨隆，高于胸部，仰卧位时腹部胀满以两侧为甚，按之如囊裹水，病甚者腹部膨隆坚满，脐突皮光，四肢消瘦，或肢体水肿。皮色苍黄，腹部青筋暴露，颈胸部可见赤丝血缕，手部可现肝掌。危重阶段尚可见吐血、便血、神昏、痉厥等象，常伴胁腹疼痛、食少、神疲乏力、尿少、出血倾向。起病多缓慢，病程较长，常有黄疸、胁痛、积证的病史，酒食不节、虫毒感染等病因。

三、诊断

（1）鼓胀的证候特征：初起脘腹作胀，腹渐胀大，按之柔软，食后尤甚，叩之呈鼓音及移动性浊音。继则腹部胀满膨隆高于胸部，仰卧时腹部胀满两侧尤甚，按之如囊裹水，病甚者腹部膨隆坚满，脐突皮光。腹部青筋暴露，颈胸部出现赤丝血缕，手部出现肝掌。四肢消瘦，面色青黄。

（2）常伴胁腹疼痛、食少、神疲乏力、尿少、出血倾向。

（3）起病多缓慢，病程较长，常有黄疸、胁痛、积证的病史，有酒食不节、虫毒感染等病因。

（4）腹部 B 超、X 线食管钡餐造影、CT 检查、腹腔积液检查，以及血清蛋白、凝血酶原时间等检查有助于诊断。

四、治疗

（一）辨证要点

1. 辨缓急

鼓胀虽然病程较长，但在缓慢病变过程中又有缓急之分。若鼓胀在半个月至 1 个月不断进展为缓中之急，多为阳证、实证；若鼓胀迁延数月，则为缓中之缓，多属阴证、虚证。

2. 辨虚实

鼓胀虽属虚中夹实，虚实并见，但虚实在不同阶段各有侧重。一般说来，鼓胀初起，新感外邪，腹满胀痛，腹腔积液壅盛，腹皮青筋暴露显著者，多以实证为主；鼓胀久延，外邪已除，腹腔积液已消，病势趋缓，见肝脾肾亏虚者，多以虚证为主。

3. 辨气滞、血瘀、水停的主次

腹部胀满，按压腹部，按之即陷，随手而起，如按气囊，鼓之如鼓等症为主者，多以气滞为主；腹胀大，内有积块疼痛，外有腹壁青筋暴露，面、颈、胸部出现红丝赤缕者，多以血瘀为主；腹部胀大，状如蛙腹，按之如囊裹水，或见腹部坚满，腹皮绷紧，叩之呈浊音者，多以水停为主。以气滞为主者称为"气鼓"，以血瘀为主者称为"血鼓"，以水停为主者称为"水鼓"。

（二）治疗原则

本病的病机特点为本虚标实、虚实并见，故其治疗宜谨据病机，以攻补兼施为原则。实证为主则着重祛邪治标，根据具体病情，合理选用行气、化瘀、健脾利水之剂，若腹腔积液严重，也可酌情暂行攻逐，同时辅以补虚；虚证为主则侧重扶正补虚，视证候之异，分别施以健脾温肾、滋养肝肾等法，同时兼以祛邪。

五、护理

（一）一般护理

1. 环境与休息

病室宜安静、整洁，定时开窗通风。使患者安心静养，睡眠充足。

2. 情志护理

做好耐心细致的解释工作，使患者心情愉快、舒畅，增强治疗信心，避免不良因素刺激。

3. 饮食护理

（1）饮食宜营养丰富、易消化，宜高糖类、高蛋白质、低脂肪、低盐或无盐软食，少量多餐，避免粗糙、坚硬食物，忌生冷、油腻、辛辣、煎炸食物和咖啡等，戒烟、酒。

（2）伴严重胸、腹腔积液者，遵医嘱严格限制摄水量及盐的摄入。

（3）血氨升高或肝功能不全昏迷者，限制蛋白质摄入。

4. 用药护理

（1）中药汤剂宜浓煎，口服药丸及药片宜嚼碎或研末吞服。

（2）服药后观察大便的颜色、性质和量，并做好记录。

（3）禁用对肝脏有损害的药物。

5. 病情观察

（1）观察腹腔积液的程度、腹壁皮肤的色泽、脉络显露的情况。

（2）观察全身情况。若出现意识、表情、性格、口腔气味的变化及扑翼样震颤等肝性脑病先兆症状时，及时报告医师。

（3）有呕血、便血、鼻出血、齿出血等出血倾向时，及时报告医师。

（4）观察二便情况，保持大便通畅。便秘者，遵医嘱服用泻药或开塞露纳肛通便等，禁用肥皂水灌肠。

（5）观察使用利尿剂及攻下逐水药前后的血压、脉搏、腹围、体重变化，以及电解质情况，注意恶心、呕吐、腹痛程度，记录 24 h 水出入量。若呕吐频繁、腹痛剧烈、自汗、脉沉，应及时报告医师。

6. 健康教育

（1）生活起居有规律，保持乐观情绪，保持充足的睡眠，注意劳逸结合，避免劳倦、房事。

（2）饮食以高热量、高蛋白质、高维生素、适当脂肪、低盐或无盐且易消化的食物为宜，不吃粗糙、坚硬食物，忌辛辣、刺激性食物，戒烟、酒。病情严重或血氨偏高者，根据病情限制蛋白质的摄入。

（3）有出血倾向者应使用软毛牙刷，勿用牙签剔牙，勿用力擤鼻或用手挖鼻腔等。

（4）遵医嘱按时服药，避免使用对肝脏有损害的药物，如利福平、异烟肼、甲基多巴、磺胺类药物等。定期门诊随访。

7. 并发症护理

（1）鼓胀出血。

1）应绝对静卧，暂时禁食。及时做好抢救的准备及配合工作。

2）呕血患者取侧卧位或头偏向一侧，保持呼吸道通畅。

3）密切观察生命体征，如体温、脉搏、呼吸、血压、意识及出血的色、质、量等的变化，并做好记录。

（2）鼓胀神昏。

1）饮食可给高热量、高维生素、低脂肪、低蛋白质、易消化的流质或半流质。

2）严密观察病情变化，患者出现烦躁、抽搐时，应采用约束带、床拦等保护性措施，防止坠床。

3）加强基础护理，保持大便通畅，禁用肥皂水灌肠。

（二）刮痧疗法

1. 刮痧部位

背部：督脉—至阳。

膀胱经—双侧肝俞。

腹部：肝经—双侧期门。

任脉—上脘、水分。

下肢：脾经—双侧阴陵泉、三阴交。

胆经—双侧阳陵泉、丘墟。

2. 备注

（1）药物治疗参考。

1）生大黄 6 ~ 9 g，桃仁、丹参、鳖甲、炮山甲各 9 g，地鳖虫 3 ~ 9 g，黄芩 9 ~ 30 g，白术 15 ~ 60 g，党参 9 ~ 15 g。水煎服，每日 1 剂。

2）郁李仁 10 ~ 15 g，粳米 50 g。先将郁李仁捣烂，加水 500 mL，煎至 400 mL，过滤取汁，入粳米常法煮粥，每日早、晚温热服食。

3）山药片 30 g，桂圆肉 15 g，甲鱼 1 只（约 500 g）。将甲鱼杀死，洗净去杂肠，与山药、桂圆共入锅，加水 1 000 mL，清炖至烂熟，每日早、晚温热服食。

（2）患者应卧床休息，保持心情舒畅，避免刺激。

（3）日常饮食中应适量摄取含锌和镁丰富的饮食，如瘦猪肉、牛肉、羊肉、鱼类，以及绿叶蔬菜、豌豆和乳制品等，低盐饮食同时防止过多食用对肝脏有损害的食物，如扁豆、萝卜、蒜、洋葱、菠菜等。肝硬化患者必须绝对禁酒。

（三）足底疗法

1. 足部按摩

（1）配方一。

按摩部位：肾、输尿管、膀胱、肾上腺、腹腔神经丛、肝、胰、胆囊、上身淋巴结、下身淋巴结、胸部淋巴结。

治疗：用轻、中度手法刺激肾、输尿管、膀胱、肾上腺、腹腔神经丛反射区各 3 min，用轻慢手法刺激肝、胰、胆囊反射区各 5 min，用重度手法刺激上身淋巴结、下身淋巴结、胸部淋巴结反射区各 3 ~ 5 min。按摩时以患者有得气感为度。每日按摩 1 次，每次按摩 40 min，10 次为 1 个疗程。

主治：肝硬化。

（2）配方二。

按摩部位：肾上腺、肾、输尿管、膀胱、脑垂体、甲状腺、甲状旁腺、上身淋巴结、下身淋巴结、胸部淋巴结、眼、脾、胰、小肠。

治法：用中等力度手法刺激足反射区各 5 次，约 5 min；用中、重度手法刺激足反射区各 10 次，约 30 min。患者在按摩时有刺痛麻胀感。每日按摩 1 次，每次按摩 35 min，10 次为 1 个疗程。

主治：肝炎及肝硬化。

2. 足部药疗

（1）消坚膏。

组成：吴茱萸、蝼蛄各 20 g，甘遂、大黄各 5 g。

用法：上药共研细末，贮瓶备用。用时取药末 30 g，以蜂蜜适量调和成膏状，分敷足底涌泉穴（双）和肚脐上。上盖敷料，胶布固定，每日换药 1 次，10 次为 1 个疗程。

主治：早期肝硬化。

（2）五味虎杖汤。

组成：虎杖 30 g，三棱、莪术、苏木各 15 g，芒硝 50 g。

用法：上药加清水 1 500 mL，煎沸，10 ~ 15 min 后，将药液倒入脚盆内，待温浸泡双足 30 min，冷则加热。每日 1 ~ 2 次，10 次为 1 个疗程，每剂可用 3 次。

主治：早期肝硬化。

（四）艾灸疗法

1. 配穴方一

取穴：①膻中、气海、足三里、内关、中脘；②水分、水道、通里、中脘、天枢、足三里；③大肠俞、足三里、阴陵泉、三焦俞；④膈俞、肝俞、章门、期门、中封；⑤中脘、天枢、足三里、复溜、涌泉；⑥肝俞、中脘、足三里。

灸法：上列 6 方，随证选用，按法施灸。用艾炷隔葱白饼灸，每次取 4 ~ 5 穴，将大葱白捣烂敷于穴位上，上置艾炷，点燃灸多壮，使局部皮肤红润不起疱为度。每日灸 1 次，7 次为 1 个疗程，每个疗程间隔 7 d。

主治：肝硬化（气滞湿阻型用方①，寒湿困脾型用方②，湿热蕴结型用方③，肝脾血瘀型用方④，脾肾阳虚型用方⑤，肝肾阴虚型用方⑥）。

2. 配穴方二

取穴：①肝俞、脾俞、大肠俞、中脘、气海、足三里、太冲，胸闷气短者加膻中，便秘者加大横、支沟，尿黄者加阴陵泉；②脾俞、肾俞、水分、水道、阴陵泉、复溜，畏寒者加命门、关元，腹胀者加大肠俞、小肠俞、上髎、次髎；③至阳、肝俞、脾俞、期门、章门、石门、痞根、三阴交，腹胀甚者加中脘、梁门，便溏者加神阙、大横。

灸法：上列 3 方，随证选用，按法施灸。①用艾炷无瘢痕灸，每次取 3 ~ 5 穴，各灸 5 ~ 7 壮，每日灸 1 次，10 次为 1 个疗程。此法适用于气鼓、水鼓。②用艾炷瘢痕灸，每次取 1 或 2 穴，各灸 7 ~ 9 壮，每日灸 1 次，5 次为 1 个疗程。此法适用于血鼓。③用艾条温和灸，每次取 3 ~ 5 穴，各灸 10 ~ 15 min，每日灸 2 次，10 ~ 20 次为 1 个疗程。此法适用于气鼓、水鼓、血鼓。水鼓腹胀甚者同时灸命门、关元、上髎、次髎，每穴灸 20 ~ 30 min。④用温针灸，每次取 3 ~ 5 穴，各灸 3 壮（或 10 ~ 15 min），每日或隔日灸 1 次，10 次为 1 个疗程。此法适用于气鼓、水鼓、血鼓。⑤用艾火针衬垫灸，取桂枝、白芷、急性子、王不留行、公丁香各等份，共研细末，加面粉和水适量，拌匀调成薄浆糊状，制成药材衬布。施灸时，每次取 3 ~ 5 穴，用点燃艾条隔药物衬布对准穴位各按灸 3 ~ 7 次，每日或隔日灸 1 次。按灸时防止烫伤皮肤。此法适用于水鼓。⑥用艾炷隔姜灸，每次取 3 ~ 5 穴，各灸 5 ~ 9 壮，每日灸 1 次，10 次为 1 个疗程。⑦用太乙神针（或百发神针灸，消癖神火针）灸，在中脘、神阙、天枢、气海、足三里穴各施灸 10 ~ 15 min，每灸 5 ~ 7 次为度。此法适用于血鼓。上法每疗程间休息 3 ~ 5 d 后再行下 1 个疗程。

主治：肝硬化。初期（气鼓）用方①，中期（水鼓）用方②，晚期（血鼓）用方③。

3. 配穴方三

主穴：肝俞、脾俞、期门、督俞、血海、阳陵泉、三阴交、阿是。

配穴：腹腔积液加复溜、水分、水道，利尿加肾俞、筑宾，体弱、食欲缺乏加足三里，失眠加神门。

灸法：有 3 种灸法。①用艾炷隔葱白饼灸，每次取 3 ~ 5 穴，用大葱白捣烂分敷于穴位上，上置艾炷，壮数不拘，灸至局部皮肤现红润、不起疱为度，每日或隔日灸 1 次，10 次为 1 个疗程。每个疗程间休 5 d。②用艾条温和灸，每次取 3 ~ 5 穴，各灸 10 ~ 20 min，每日灸 1 次，10 次为 1 个疗程。每个疗程间休 3 ~ 5 d。③用温针灸，每次取 3 ~ 5 次，各灸 3 壮（或 10 ~ 15 min），每日或隔日灸 1 次，10 次为 1 个疗程。每个疗程间休 3 日。

主治：肝硬化。

（五）耳穴疗法

1. 耳穴药物注射法

体穴：天府（双）、足三里（双）。

耳穴：三焦、肝阳、内分泌。药物：维生素 B_1 200 mg/4 mL。

治法：治疗部位常规消毒后，将上述药液注入，体穴每穴 2 mL，两穴交替使用，耳穴每穴 0.1 mL。每日 1 次，30 d 为 1 个疗程。

主治：肝硬化（早期）。

2. 耳穴压迫法

取穴：肝、脾、食管、贲门、角窝中、肾、内分泌、三焦。

治法：每次取一侧耳穴，双耳交替使用。耳郭常规消毒后，将绿豆半截（或半瓣）或王不留行子 1 粒粘于一块小胶布中心，依次贴压在所选穴位上，边贴边按压，直至出现胀痛感、耳郭灼热感时为止。并嘱患者自己每日按压 3 ~ 5 次。每隔日换贴 1 次，10 次为 1 个疗程。

主治：肝硬化。

（六）穴位贴敷

1. 十鼓取水膏

组成：大戟、甘遂、麻黄、乌梅、葫芦巴、葶苈子、芫花、牵牛子、细辛、汉防己、槟榔、海蛤、陈皮、生姜、蝼蛄。视症君药倍量，余药各等份。

制法：上药用麻油熬焦，去渣，加黄丹收膏备用。

用法：用药膏适量，贴肚脐处，外以纱布盖上，胶布固定。每 2 d 换药 1 次。

功用：利水消胀。

主治：鼓胀。

2. 鼓胀消满膏

组成：苍术、白术、香附、当归、苏梗、黄连、栀子、枳实、山楂、木香、槟榔、赤茯苓、木通、泽泻、生姜各等份。

制法：上药用麻油熬焦，去渣，加黄丹收膏，备用。

用法：用时取上药膏适量，贴气海穴上，外以纱布盖上，胶布固定。每 2 d 换药 1 次。

功用：行气血，消积滞，除胀满。

主治：鼓满。

3. 逐水散

组成：麻黄、桂枝、白术、黄芪、薏苡仁、通草、茯苓皮、赤小豆、冬瓜皮、木香、陈皮、独活、甘遂各 15 g。

制法：上药共研细末备用。

用法：用时每取上药末 20 g，加入葱白 3 根捣烂后，以开水调匀，敷于肚脐和肾俞（双）穴上，约 1 h 除去，每日敷 2 ~ 3 次。

功用：疏肝理气，活血行瘀，健脾利湿。

主治：肝硬化腹腔积液。

4. 消水膏

组成：陈芭蕉扇（烧存性）15 g，千金子（去油壳）7.5 g，滑石 6 g，甘遂 5 g。

制法：上药共研细末备用。

用法：取上药末 20 g，以醋调匀，制成药饼 3 个，分别贴敷于肚脐、肝俞（双）穴上，外以纱布盖上，胶布固定。小便通利即去之，隔日再贴 1 次。

功用：活血化瘀，逐水消肿。

主治：肝硬化腹腔积液。

5. 软肝膏

组成：太子参 30 g，白术、茯苓各 15 g，楮实子、菟丝子各 12 g，丹参 18 g，草薢 10 g，甘草 6 g，土鳖虫 3 g，三棱、莪术各 9 g，鳖甲 30 g。

制法：上药共研细末，以醋调匀成软膏状备用。

用法：用时取上药膏 30 ~ 45 g，分别贴敷于肝区（肿处）、肝俞（双）穴上，外以纱布盖上，胶布固定。隔日换药 1 次，10 次为 1 个疗程。

功用：健脾利湿，活血化瘀，软坚散结。

主治：肝硬化。

6. 甘硝逐水方

组成：甘遂末 15 g，芒硝 30 g。

制法：上药混合均匀备用。

用法：取上药末 5 g 填入脐孔上，外以胶布固定。每日换药 1 次。

功用：逐水攻坚。

主治：晚期血吸虫病引起的腹腔积液。

7. 阿魏膏

组成：羌活、独活、玄参、肉桂、赤芍、穿山甲、生地黄、两头尖、大黄、白芷、天麻各 25 g，桃枝、柳枝、槐枝各 15 g，木鳖子仁 20 枚，乱发 1 团（如鸡子大），红花 20 g。

制法：上药用香油 1 200 mL 煎焦去渣，入发煎，发黑去渣，徐下黄丹煎，软硬适中，入芒硝、阿魏、苏合油、乳香、没药各 25 g，麝香 15 g 调匀，即成膏矣。

用法：摊贴患处。凡贴膏药，先用芒硝敷患处半指厚，以纸盖，用热熨良久，如芒硝未尽再熨之。2 h 许方可贴膏药。若是肝积加芦荟末同熨。

功用：祛湿化瘀，通络散结。

主治：肝脾大。

8. 神仙化痞膏

组成：大黄、黄檗、当归、秦艽、三棱、莪术各 15 g，全蝎 14 只，穿山甲片 14 个，木鳖子仁 7 枚，蜈蚣 5 条。

制法：上药用麻油 1 200 mL 浸熬，焦枯去渣，入炒黄丹收膏。再入乳香、没药各 25 g，玄明粉 15 g 拌匀摊于布上，备用。

用法：贴于患处，先用生姜片擦后再贴，贴后以炒盐布包熨于膏上或热手熨之均可。每日换药 1 次。

功用：活血化瘀，搜风通络，消痞散结。

主治：肝脾大。

9. 五仙膏

组成：大黄、皂角刺、生姜、生葱各 250 g，大蒜 25 g。

制法：将大黄、皂角刺研末，共捣烂，水煎取汁去渣，再熬成膏（至黑色为度）备用。

用法：先用针刺患处，再取膏摊于绢绵上，贴患处，每日换药 1 次。

功用：解毒，化瘀，散结。

主治：肝脾大。

10. 甘丑消水散

组成：甘遂、二丑、防己、槟榔、沉香、桂枝各等份。

制法：上药共研细末，装瓶备用。

用法：取本药散 12 g，加适量鲜葱捣烂成膏状，敷于肚脐处。上盖敷料，胶布固定。夜用昼取，每日 1 次，连用 40 g。

功用：疏肝健脾，化瘀软坚，利水消肿。

主治：肝硬化腹腔积液。

11. 软肝膏

组成：百草霜、凤仙子、风眼草、石菖蒲、生鳖甲、生地黄、补骨脂、桑螵蛸、当归、乳香、没药、生牡蛎、蜈蚣、桃仁、三棱、莪术、生大黄、水蛭、胆南星、生草乌、郁金、甘遂、全瓜蒌各 15 g。

制法：上药按照传统中药加工工艺制成膏剂，摊于 8 cm×8 cm 白棉布上，药膏直径 3 cm，每块药膏重 3 g，收贮备用。

用法：选取水分穴、肝炎穴（位于右侧期门穴水平向旁开 3 cm）和右侧肝俞穴。先将局部皮肤用温水洗净，药膏在文火上烤化，稍凉后敷贴于所选穴位上。伴有脾大者加敷缩脾穴（位于右侧期门穴向左平腋正中线交叉处）。每 5 d 换药 1 次。2 个月为 1 个疗程。

功用：活血化瘀，软坚散结。

主治：肝炎后肝纤维化。

12. 解毒化癥软膏

组成：柴胡 18 g，郁金 18 g，制蚕附 18 g，茵陈 18 g，金钱草 18 g，山栀子 18 g，白花蛇舌草 18 g，车前子 18 g，当归 18 g，白芍药 18 g，赤芍药 18 g，桃仁 18 g，丹参 18 g，莪术 18 g，三七 12 g，红花 12 g，马钱子 6 g。

制法：将上药用传统方法加工制成膏剂，收贮备用。

用法：选脾区或章门、期门、日月等穴位。用厚约 1 cm 的解毒化癥软膏，将其均匀敷在两层 10 cm×15 cm 的纱布中间置于肝区衬垫，衬垫上置电极板与离子导入机的阳极相连，另一 10 cm×15 cm 衬垫置于肝、胆或脾俞穴与阴极相连，供用中频电流强度，每次 30 min，疗程为 3 个月。

功用：活血化瘀，疏肝柔肝，利湿解毒。

主治：肝硬化。

（七）喝茶疗法

1. 白矾茶

主治：治血吸虫病之肝脾大，腹腔积液及黄疸，肝硬化腹腔积液之鼓胀。

配方：白矾 30 g，福建茶 35 g。

制法：将以上二味共捣为细末，备用。

用法：每日 1～2 次，每次取上末 6 g，用新汲净水调下，或炖服之。

注意：本方若入口，其味甘甜，并不觉苦味，是最适应此症的。

2. 松萝黑鱼茶

主治：治气鼓、水鼓症。

配方：松萝茶 9 g，黑活鱼 1 尾约 350 g，好黑矾 1.5 g。

制法：将黑鱼去鳞、破肚去肠，加入黑矾、茶。

用法：男用蒜 8 瓣，女用蒜 7 瓣，共入鱼腹中。放锅内蒸熟，令患者吃鱼，能边喝茶、边吃蒜更佳。

3. 枫杨茶

主治：治血吸虫病，肝脾大，腹腔积液。

配方：枫杨树叶不拘量，绿茶 200 g。

制法：将鲜枫杨树叶洗净后，放入烫手的热水中捞几分钟，取出晒干，备用。

用法：每日 1 次，取枫杨树叶 1 把（30 ~ 60 g），以沸水冲泡 15 min，不拘时代茶饮。

4. 枫杨绿茶饮

主治：治鼓胀。

配方：鲜枫杨树叶 500 g，绿茶 6 g 加水 750 mL。

制法：煎沸 10 ~ 15 min，再沸 1 min，即止。取汁服用。

用法：每日 3 次，每次取 100 mL，20 ~ 30 d 为 1 个疗程。

5. 白术枳实茶

主治：治气蛊水肿。

配方：白术 15 g，枳实 45 g，茶叶 30 g。

制法：将上二味，加水煎汤。

用法：代茶饮。每日 1 剂，不拘时饮服。

（八）自治鼓胀注意事项

（1）多食糖类食品，如蔬菜、水果、鸡蛋、牛奶等，不可吃肉，防止形成腹腔积液。

（2）已形成腹腔积液，食品照旧，但切忌吃盐，肉类更是不能吃。

（3）患病期间不能过度劳作，应卧床静养。

（4）应辅以含有充足维生素的食品，来增强身体的抵抗力。多吃水果，如番茄、雪梨等。

（王文辉）

第九章　风湿免疫科疾病中医护理

第一节　瘿病

（一）入院日指导

1. 介绍

介绍主管医生、护士长和责任护士。

2. 病房环境及规章制度指导

包括环境、物品摆放、陪护、探视、禁用电器、呼叫器使用、被服数量及床挡、餐板的使用等。

3. 着装

住院期间请患者穿病员服、裤。佩戴腕带，出院时才可以取下。

4. 核对身份

在给药及治疗前，护士要核对患者的身份：①问患者的姓名；②核对腕带。

5. 按时服药

为了用药安全，请患者按时服用口服药。

6. 入院检查及注意事项

（1）如需要明晨空腹抽血查血常规、血生化系列、凝血系列、感染系列、甲状腺功能及做腹部 B 超者，请在夜间 12 点后不要吃任何东西及喝水，以免影响检查结果；明晨请留取二便标本。

（2）告知患者做心电图时请摘下手表，不要讲话。

7. 戒除不良嗜好

（1）戒烟，烟草中的主要有害物质尼古丁有收缩血管的作用，会引起心、脑、肾等脏器的病变。

（2）限酒，乙醇直接损害人体肝脏。

8. 患者危险因素的评估及指导

包括压力性损伤、跌倒、烫伤、冻伤、坠床等。请患者理解床旁悬挂各种安全标志的目的和意义，并给予协助和支持。伴随疾病的指导，甲状腺功能亢进的诱发因素。

9. 忌食

甲状腺功能亢进患者忌食含碘食物。

10. 目前的饮食

□流质　□半流质　□普食　□糖尿病饮食　□低盐　□低脂　□禁食

（二）住院期间指导

1. 疾病概念

瘿病主要与情志内伤、饮食及水土失宜、体质因素有关，临床表现为颈部肿胀不适、急躁易怒、心悸失眠、手颤、乏力、怕热多汗、眼突、消瘦等，病变部位主要在肝、脾、心。西医名称：甲状腺功能亢进。

2. 起居指导

保持居室安静，限制访视，避免外来刺激，满足患者基本生理及安全需要，帮助患者合理安排作息时间，白天适当活动，夜间充足睡眠。

3. 膳食调养

安排合理膳食，增加热量。

（1）饮食以高热量、高蛋白、高维生素、适量的脂肪和钠盐摄入为原则。忌烟酒、浓茶、咖啡，少食含碘食物及中药。

（2）适当增加动物内脏、新鲜绿叶蔬菜，或补充维生素制剂。

（3）适当控制纤维素多的食物。甲状腺功能亢进患者常有腹泻现象，如过多供给富含纤维素的食品会加重腹泻。

4. 情志疏导

使患者保持心情舒畅，避免忧思、忧怒等情志刺激，鼓励患者听慢节奏轻松愉快的音乐，使其心情平和、气机条达。

5. 用药指导

（1）用药期间禁忌：辛辣物，如辣椒、生葱、生蒜；海味，如海带、海虾、带鱼；浓茶、咖啡、烟酒。

（2）遵医嘱定期查血常规及肝功能。

6. 辨证施护

（1）肝郁痰结证。

1）情志疏导：鼓励患者表达自己的心愿，患者可听慢节奏轻松愉快的音乐，以使心情平和、气机条达。

2）用药指导：请患者坚持服药，不要随意增减药物。

3）鼓励患者进行修饰，眼突者可佩戴墨镜，颈前肿大可穿高领衣服或系丝巾。

（2）肝火旺盛证。

1）起居指导：保持病室环境安静、整洁、凉爽、空气新鲜，保证充分休息。

2）情志疏导：告知患者情志与本病的关系，使其保持稳定心态。

3）睡眠指导：为患者提供促进睡眠措施，严重失眠者可遵医嘱给予安神定志药物。

（3）气阴亏虚证。

1）起居指导：适当休息，勿劳累。

2）膳食调养：选择高蛋白、高热量饮食，如银耳、莲子、兔肉、山药、甲鱼等，多饮梨汁、藕汁、西瓜水、绿豆汤，每日不少于 3 000 mL。

（4）阴虚火旺证。

1）起居指导：保持病室安静、舒适、通风良好、光线适宜。让患者适当休息，勿劳累耗气，必要时给予吸氧。

2）膳食调养：多食木耳、黑鱼、瘦肉等滋阴之品。

3）情志疏导：请患者保持心情舒畅，避免忧思、忧怒等情志刺激。

7. 临症指导

（1）甲状腺功能亢进危象。

1）起居指导：保持病室安静，绝对卧床休息，设特级护理，并予低流量吸氧。

2）情志疏导：放松心情，避免焦虑。

3）膳食调养：饮食宜高热量和高纤维素，多饮水，每日 3 000 mL 以上；昏迷患者给予鼻饲。

（2）甲状腺功能亢进突眼。

1）保护用眼：少看书、少看电视。眼勿向上凝视，以免加重突眼和诱发斜视。戴有色眼镜防止强光及灰尘刺激,睡觉时用油纱布或眼罩保护眼睛。经常做眼球运动,使眼部肌肉放松。

2)正确使用滴眼液。

3)取高枕卧位,限制食盐以减轻局部水肿,必要时遵医嘱使用利尿剂。

(三)出院指导

(1)强调抗甲状腺药物长期服用的重要性,告知患者不得任意停服或减量,遵医嘱用药。

(2)定期到医院复查血常规、肝功能、甲状腺功能等。

(3)妊娠期患者严格在医生指导下用药,剂量不能太大。

(4)每日清晨卧床时自测脉搏,定期测量体重,脉搏减慢、体重增加是治疗有效的重要标志。

(5)每隔 1 ~ 2 个月门诊随访做甲状腺功能测定。

(6)病情自我监测。原有症状加重,出现严重乏力、烦躁、发热(39℃以上)、多汗、心悸、心率达 120 次 / 分以上,伴食欲缺乏、恶心、腹泻等应警惕甲状腺危象的发生。

(7)请患者保留好"出院复诊提示卡",留下准确的 1 ~ 2 个电话号码或邮箱,以便进行随访。

(张洁静)

第二节 虚劳病

(一)入院日指导

1. 介绍

介绍主管医生、护士长和责任护士。

2. 病房环境及规章制度指导

包括环境、物品摆放、陪护、探视、禁用电器、呼叫器使用、被服数量及床挡、餐板的使用等。

3. 着装

住院期间请患者穿病员服、裤。佩戴腕带,出院时才可以取下。

4. 核对身份

在给药及治疗前,护士要核对患者的身份:①问患者的姓名;②核对腕带。

5. 按时服药

为了用药安全,请患者按时服用口服药。

6. 入院检查及注意事项

(1)如需要明晨空腹抽血查血常规、血生化系列、凝血系列、感染系列、甲状腺功能及做腹部 B 超者,请在夜间 12 点后不要吃任何东西及喝水,以免影响检查结果;明晨请留取二便标本。

(2)告知患者做心电图时请摘下手表,不要讲话。

7. 戒除不良嗜好

(1)戒烟,烟草中的主要有害物质尼古丁有收缩血管的作用,会引起心、脑、肾等脏器的病变。

(2)限酒,乙醇直接损害人体肝脏。

8. 患者危险因素的评估及指导

包括压力性损伤、跌倒、烫伤、冻伤、坠床等。请患者理解床旁悬挂各种安全标志的目的和意义,并给予协助和支持。

9. 目前的饮食

□流质　□半流质　□普食　□糖尿病饮食　□低盐　□低脂　□禁食

(二)住院期间指导

1. 疾病概念

虚劳病是以脏腑亏损、气血阴阳虚衰,久虚不复成劳为主要病机,以五脏虚证为主要临床表现的多种虚弱症候的总称。

2. 起居指导

（1）病室环境清洁、舒适、安静，保持室内空气新鲜，温湿度适宜。生活起居避寒保暖，晨练宜饭后进行。

（2）搓手暖脚促循环。甲状腺功能减退（甲减）的患者末梢循环差，容易手足发凉，四肢欠温，在天气寒冷时，这些身体暴露的部位就更容易受寒。

3. 膳食调养

（1）给予高热量、高蛋白、易消化的低盐饮食，可多食韭菜、山药以温阳健脾，少吃寒凉生冷之品如冷饮、苦瓜、西瓜、菊花茶等。

（2）因缺碘引起的甲减，需选用适量海带、紫菜，可用碘盐、碘酱油、碘蛋和面包加碘。炒菜时要注意，碘盐不宜放入沸油中，以免碘挥发而降低碘浓度。

（3）忌用生甲状腺肿物质，如甘蓝、白菜、油菜、木薯、核桃等，以免发生甲状腺肿大。

（4）限制富含脂肪和胆固醇的饮食。

（5）有贫血者应补充富含铁质的饮食如动物肝脏。

4. 用药指导

（1）应用甲状腺制剂治疗时，应按医嘱递增药量，严密观察药物疗效及其不良反应。如出现心动过速、失眠、兴奋、多汗等症状，应遵照医嘱减量或暂时停药。

（2）在服药期间应注意的事项：①禁忌辛辣食物，如辣椒、生葱、生蒜；②禁忌浓茶、咖啡、烟酒；③合理使用碘盐。

5. 情志疏导

使患者保持情绪稳定、舒畅乐观。

6. 辨证施护

（1）脾肾阳虚证。

1）起居：注意保暖，避风寒，适寒温，可适当参加户外散步。

2）饮食：宜清淡。

3）情志：保持情绪稳定、舒畅乐观，注意休息、劳逸适度。

（2）心肾阳虚证。

1）起居：嘱患者注意休息，防止过度劳累，合理安排作息时间，适量运动如气功锻炼、打太极拳等活动。

2）饮食：宜清淡、高蛋白饮食。忌辛辣厚味、过分滋腻、生冷不洁之物。

3）情志：保持情绪舒畅。

（3）气血两虚证。

1）起居：注意休息，不宜劳累，注意保暖。

2）饮食：宜食用性温食物，忌食寒凉生冷食物。

3）情志：保持心情舒畅。

（三）出院指导

（1）预防甲减的发生，如地方性缺碘者可采用碘盐，药物引起者应调整剂量或调药。注意个人卫生，冬季要保暖，避免出入公共场所，以预防感染和创伤。慎用安眠、镇静、止痛、麻醉等药物。

（2）保持情绪稳定、舒畅乐观，注意休息、劳逸适度。

（3）要保持良好的卫生习惯和生活方式。

（4）告知坚持服药的重要性，用药的作用及注意事项。

（5）避风寒、调饮食、慎起居、适劳逸、抒情志。

（6）请患者保留好"出院复诊提示卡"，留下准确的 1～2 个电话号码或邮箱，以便进行随访。

（张洁静）

第三节 消渴病

（一）入院日指导

1. 介绍

介绍主管医生、护士长和责任护士。

2. 病房环境及规章制度指导

包括环境、物品摆放、陪护、探视、禁用电器、呼叫器使用、被服数量及床挡、餐板的使用等。

3. 着装

住院期间请患者穿病员服、裤。佩戴腕带，出院时才可以取下。

4. 核对身份

在给药及治疗前护士要核对患者的身份：①问患者的姓名；②核对腕带。

5. 按时服药

为了用药安全，请患者按时服药，不要放在抽屉里，因口服药的外包装已经去除，易受潮变质。

6. 入院检查及注意事项

（1）需要明晨空腹抽血及腹部 B 超检查时，如血常规、糖化血红蛋白（监测近 2～3 个月血糖平均水平）、糖耐量试验、胰岛素释放试验（检验胰岛细胞功能状态）等，并留取二便标本，测尿微球蛋白（检验是否存在肾功能受损情况），请在夜间 12 点后不要吃任何东西及喝水，以免影响检查结果。

（2）告知患者做心电图时请摘下手表，不要讲话。

（3）24 h 尿蛋白测定。

7. 目前的饮食

□流质　□半流质　□普食　□糖尿病饮食　□低盐　□低脂　□低嘌呤

（二）住院期间指导

1. 疾病概念

消渴病是因禀赋不足、饮食失节、情志失调、劳欲过度所致。以多饮、多食、多尿、乏力、消瘦，或尿有甜味为主要临床表现。

2. 起居指导

（1）皮肤保健：做好皮肤的日常护理，避免感染。包括：勤洗澡，勤换内衣（棉质、宽松、透气性好）；皮肤瘙痒时不要挠，洗澡时注意水温，选中性的香皂；慎重选择化妆品，防止用后造成毛孔堵塞，引起疖痈等感染；男性刮脸时要防止刮破皮肤造成感染。

（2）口腔保健：饭后漱口，早、晚刷牙并使用软毛牙刷，避免损伤。

（3）保护眼，预防眼部并发症：平时注意少阅读书报，少看电视，多闭目养神；如果出现视力下降、视物模糊等不适，请及时告知医护人员。

（4）足部护理：居住环境宜温暖舒适，避免寒冷潮湿，应注意下肢及足部的保暖：每日睡前温水（38～40℃，5～10 min）足浴，并仔细观察足部皮肤有无破溃变色，有无发凉、怕冷等感觉，以便及早发现糖尿病足部损害。

3. 病情自我监测

告知患者注意留心观察自己的口渴程度，饮水、饮食量变化，体重（每周测量 1 次）、尿量变化（必要时提前告知患者记录 24 h 出入量，包括尿的颜色、性状等），并及时与医护人员沟通。

4. 情志疏导

使患者树立信心，积极配合医护人员的治疗护理，以期达到最佳治疗效果。

5. 膳食调养总原则

控制总热量，定时定量，少量多餐。禁食糖，禁烟酒，少食煎炸食物。

（1）上消（肺热津伤）。

1）宜多食用清热、养阴生津的蔬菜，如苦瓜、黄瓜、冬瓜、萝卜、白菜、油菜、番茄、鳝鱼、芝麻、牛奶等。

2）可用中药煎水代茶饮，以生津止渴，如鲜芦根、天花粉。

3）食疗方。白萝卜山药绿豆汤：白萝卜250 g、鲜山药150 g、绿豆100 g煮熟成糊状即可，佐餐分次食用，生津润燥、健脾利尿解毒，适用于上消患者。

4）穴位按摩：少商、鱼际；耳穴压豆：内分泌点、肺点。

（2）中消（胃热炽盛）。

1）控制主食量在300～400 g/d，以粗粮为好，如玉米面、小米等；进食新鲜蔬菜、豆渣等粗纤维饮食，既增加饱腹感又能避免便秘。按规定进食仍感饥饿时，可进食水煮蔬菜充饥或含糖的食物，并及时报告主管医生。蔬菜可选择洋葱、黄瓜、南瓜、茭白等。

2）形体消瘦时，可适当增加蛋白质食物，如瘦肉、兔肉、鸡蛋、牛奶、山药、豆制品等养阴清热生津之品。

3）食疗方。二冬粥：天冬、麦冬（洗净，用布包）各50 g，大米、小米各60 g，一同入锅，加水适量，大火烧沸，小火煎煮25～30 min，除去药渣即可，供早、晚餐食用。具有养阴润燥、清热止渴之功效，适用于上、中消患者。

4）耳穴压豆：取内分泌、胃点、肠、脾等穴。

（3）下消（肾阴亏虚）：原则是控制饮食及饮水量。

1）可用枸杞、鲜生地煎水代茶饮。

2）适当进食芡实、核桃、猪腰等补肾之品。

3）睡前尽量少饮水，以免影响睡眠质量。同时注意勤换内裤，保持臀部、外阴皮肤清洁。

4）食疗方。苦瓜粥：苦瓜（去籽与内瓤，切碎）150 g，粟米50 g，大火煮沸，小火煨煮成粥，每日1～2次，降低血糖、清热止渴，适用于各型患者。

5）穴位按摩：取穴三阴交、足三里等。耳穴压豆取穴内分泌、肾点。

6. 运动调养

根据患者具体情况选择运动方式，以不感到疲劳为宜。

（1）运动的好处：降低血糖，控制体重，改善血液循环和血管弹性。

（2）运动方式的选择：低强度运动如购物、散步、做操、打太极拳等，中强度运动如快走、慢跑、骑车、爬楼梯、健身操等，稍高强度运动如跳绳、爬山、游泳、球类、跳舞等。根据自己的爱好和身体状况选择合适的运动方式。

（3）运动时间与强度：应从第一口饭算起的饭后1 h开始运动，每次运动持续时间约60 min，包括运动前准备活动时间和运动后恢复整理运动时间。运动强度以感觉周身发热、出汗，但不是大汗淋漓。脉率=170 -年龄。

（4）运动频度：因人而异，一般最少每周3次。

（5）运动治疗的适应证及禁忌证：运动疗法适用于大部分糖尿病患者，糖尿病肥胖者、病情控制稳定的糖尿病患者均适用。但禁忌用于重症糖尿病患者及有严重急慢性并发症者。注射胰岛素后运动时应注意预防低血糖反应。

7. 目前使用的药物和注意事项

（1）磺胺类药物：格列齐特、格列苯脲等，一般在餐前30 min服药；主要不良反应是低血糖。

（2）非磺胺类促泌剂：诺和龙，饭前15 min服药；主要不良反应是低血糖。

（3）葡萄糖苷酶抑制剂类药物：阿卡波糖，与第一口饭同时嚼服；主要不良反应是腹胀、腹痛、腹泻、排气增多等胃肠道反应。

（4）双胍类药物：一般餐后服用；常见的不良反应有胃肠不适、乳酸性酸中毒。

（5）中药汤剂宜温服，一般一剂汤药早、晚分服。

8. 低血糖现象

如果出现心悸、出汗、饥饿、无力、手抖、视物模糊、面色苍白等症状，可能是出现了低血糖现象，请及时告知医护人员。

9. 酮症酸中毒

假如出现头痛、头晕、食欲低下、恶心、呕吐、精神恍惚、嗜睡或烦躁不安，甚至呼气中有烂苹果味，可能发生了酮症酸中毒，请及时告知医护人员。

10. 眼压升高

突然发生眼红、眼胀、眼痛时，提示可能出现眼压升高，请及时告知医护人员。

（三）出院指导

1. 衣食住行的安排

穿衣保暖，饮食多样，睡眠充足，不宜独居，适当运动。

2. 胰岛素的使用

（1）胰岛素的保存方法。

1）未开启的笔芯放在 2 ～ 8℃环境中保存，不宜冷冻。开启后在 0 ～ 25℃室温下保存即可，有效期为 1 个月。

2）乘飞机时不能将胰岛素放在托运行李中，要随身携带。

（2）注射部位：腹部、上臂外侧、大腿前侧及外侧或臀部。脐周 5 cm 范围内不能注射，注射部位应经常轮换。吸收速度：腹部 > 上臂及大腿 > 臀部。

（3）注射胰岛素的注意事项。

1）定时定量进餐和进行适当的体育活动。

2）胰岛素从冰箱中取出后应该恢复到室温后再用。

3）胰岛素应该注射入皮下组织，如果注射入肌肉中，由于吸收较快可能导致低血糖。

3. 院外低血糖反应的症状及应急处理

如出现饥饿感、心悸、头晕、出虚汗、软弱无力等低血糖反应，立即进食含糖食物，大多数低血糖患者通过进食含糖食物后 15 min 内可很快缓解，含糖食物可为糖果、含糖饼干、蜂蜜、果汁或含糖饮料等。

4. 复诊

定时复诊。

5. 急救

随身携带糖尿病治疗保健卡，以防发生低血糖时，可及时采取急救措施。

6. 随访

请患者保留好"出院复诊提示卡"，留下准确的 1 ～ 2 个电话号码或邮箱，以便进行随访。

（张洁静）

第四节　消渴病肾病

（一）入院日指导

1. 介绍

介绍主管医生、护士长和责任护士。

2. 病房环境及规章制度指导

包括环境、物品摆放、陪护、探视、禁用电器、呼叫器使用、被服数量及床挡、餐板的使用等。

3. 着装

住院期间请患者穿病员服、裤。佩戴腕带，出院时才可以取下。

4. 核对身份

在给药及治疗前，护士要核对患者的身份：①问患者的姓名；②核对腕带。

5. 按时服药

为了用药安全，请患者按时服用口服药。

6. 入院检查及注意事项

（1）需明晨空腹抽血及做腹部 B 超者，请在夜间 12 点后不要吃任何东西及喝水，以免影响检查结果。次日晨留取二便。

（2）告知患者做心电图时请摘下手表，不要讲话。

7. 戒除不良嗜好

（1）戒烟，烟草中的主要有害物质尼古丁有收缩血管的作用，会减少肾脏的血流量，引起肾血管硬化，加重肾脏缺血缺氧，使慢性肾炎引起的高血压难控制。

（2）限酒，乙醇对人体直接损害的脏器主要是肝脏，对肾脏直接损害不大，但乙醇会导致引起肾功能损害的危险因素不易控制，同时这些危险因素本身也是导致慢性肾脏病的病因。

8. 患者危险因素的评估及指导

包括压力性损伤、跌倒、烫伤、冻伤、坠床等。告知患者床旁悬挂各种安全标志的目的和意义，并给予协助和支持。

9. 目前的饮食

□流质 □半流质 □普食 □糖尿病饮食 □低盐 □低脂 □低嘌呤

（二）住院期间指导

1. 疾病概念

消渴病肾病是因消渴病日久及肾，损伤肾气所致。以神疲乏力、腰膝酸软、尿少水肿、畏寒肢冷等为主要临床表现。病位在肾，与膀胱、三焦有关。糖尿病肾病可参照本病护理。

2. 起居指导

（1）保持病室环境安静，减少探视，以防交叉感染。

（2）注意皮肤清洁，可用温水擦洗，尽量不使用肥皂或使用油性肥皂。

（3）帮患者修剪指甲，避免用力搔抓，以免造成皮肤感染，可涂用炉甘石洗剂止痒。

（4）长期卧床患者协助翻身，保持床铺清洁、平整，经常更换柔软的棉质内衣，以免局部持续受压发生压力性损伤。女性患者应用温水清洗会阴，保持局部干燥，以免发生局部瘙痒、感染。

（5）急性肾衰竭的患者，尽量安排单人房间，遵守探视制度，以免感染。饭前饭后用淡盐水漱口，若口腔中有尿臭味，可用藿香煎水含漱。保持大小便通畅，促使"浊阴出下窍"，也能减轻口中尿味。

3. 用药指导

（1）中药汤剂宜浓煎，少量频服。

（2）应用清氮方煎剂灌肠治疗时，应注意保护肛门周围皮肤。

（3）应用激素治疗应严格遵守医嘱，勿自行增减药量或停药。服用糖皮质激素和细胞毒药物时应注意以下几点：①口服激素应饭后服用，以减少对胃黏膜的刺激；②长期服药者应补充钙剂及维生素 D，以防骨质疏松；③使用 CTX 时应多饮水，以促进药物从尿中排出。

4. 膳食调养

（1）急性肾衰竭。

1）严格限制食盐的摄入量，每日小于 2 g，或无盐饮食。可以选用醋等调味，以提高患者的食欲。

2）严格限制蛋白质的摄入，低蛋白饮食，给予优质蛋白。

（2）慢性肾衰竭。

1）患者主食可以米、面为主，限制蛋白质入量，以减轻肾脏负担，可选用优质蛋白质，以动物性蛋白质为主，如牛奶、鸡蛋、瘦肉等。

2）忌食黄豆及其豆制品、花生等含植物性蛋白类食物，芥末应禁用，葱、姜、蒜等不可多食。

3）多食蔬菜水果。在限制钠盐饮食的条件下，尽可能多地根据条件和爱好选择多样化的食谱，以促进食欲、改善营养。

4）疲乏者可进食一些补中益气、温阳的食物，如牛奶、蛋类、鳗鱼等。

5）水肿者进食一些清热利湿的食物，如西瓜、冬瓜等。

5. 情志疏导

指导患者消除悲观绝望情绪，树立战胜疾病的信心，配合治疗。

6. 临症指导

（1）使用清氮方煎剂保留灌肠者，请尽量保留1 h以上，以促进药液的吸收，达到最佳排毒效果。

（2）口中有尿味时，给予中药煎汤含漱。

（3）意识不清、躁动不安或抽搐者，在积极治疗的同时，实施保护性约束，请患者及家人知情同意并理解。

（4）伴随疾病的指导，肾衰竭的潜在并发症有出血、染毒的危险。

（5）用软毛刷刷牙，刷牙时出现牙龈出血、大便黑色（当吃深颜色蔬菜、动物血时也会出现黑便），请及时告知医护人员。

（三）出院指导

（1）定期到医院随访复查肾功能、尿常规，避免复发。

（2）补其虚，去其实。咸伤肾，慢性肾衰竭患者在服用人参等补气药时，应忌食萝卜、绿豆等凉性食物，以免降低药物的温补作用。

（3）患者治疗期间不可擅自换药、减量、过早停药或停药后不追踪观察，以免加重病情。

（4）增加抵抗力、预防感染，一旦发生感染应及早、有效治疗，可适当参加体育锻炼，严防感冒。

（5）注意调摄，起居有常，随天气变化增减衣服。春防风，夏防暑，长夏防湿，秋防燥，冬防寒，以免病中复感。

（6）保持情绪稳定，心情舒畅，避免恐惊心理。

（7）请患者保留好"出院复诊提示卡"，留下准确的1～2个电话号码或邮箱，以便进行随访。

（张洁静）

第五节　消渴病心病

（一）入院日指导

1. 介绍

介绍主管医生、护士长和责任护士。

2. 病房环境及规章制度指导

包括环境、物品摆放、陪护、探视、禁用电器、呼叫器使用、被服数量及床挡、餐板的使用等。

3. 穿戴

住院期间请患者穿病员服、裤。佩戴腕带，出院时才可以取下。

4. 核对身份

在给药及治疗前护士要核对患者的身份：①问患者的姓名；②核对腕带。

5. 按时服药

为了用药安全，请按时服药。

6. 入院检查及注意事项

（1）需明晨空腹抽血及做腹部B超时，请在夜间12点后不要吃任何东西及喝水，以免影响检查结果。次日晨请留取二便。

（2）告知患者做心电图时请摘下手表，不要讲话。

（3）心脏彩超。

7. 戒除不良嗜好

（1）戒烟，吸烟时烟草中的成分容易刺激并损坏人体的心血管，加速动脉粥样硬化的形成，长期下去就会导致动脉狭窄、心肌缺氧缺血，最终表现为心律失常、心绞痛、心肌梗死等不同症状。

（2）限酒，乙醇有兴奋神经，促进和加快血液循环的作用，心脏病患者喝酒会因此加重心脏负荷，导致心脏病发作。

8. 患者危险因素的评估及指导

包括压力性损伤、跌倒、烫伤、冻伤、坠床等。告知患者床旁悬挂各种安全标志的目的和意义，并给予协助和支持。

9. 目前的饮食

□流质　□半流质　□普食　□糖尿病饮食　□低盐　□低脂　□低嘌呤

（二）住院期间指导

1. 疾病概念

因心失所养或邪痹心络，气血不畅所致。以心悸不宁、神疲乏力、胸闷胸痛，甚则胸痛彻背、喘息不得卧为主要临床表现。病位在心。多与寒邪内侵、饮食不当、情志失调、年老体虚等因素有关。多见于中年以上，常因操劳过度、抑郁恼怒或多饮暴食、感受寒冷而诱发。

2. 起居指导

室内宜安静，温湿度适宜，空气清新。胸痛发作时，绝对卧床休息，谢绝探视，以减少耗伤气血。

3. 膳食调养

宜食低盐低脂清淡饮食，多吃蔬菜，忌烟酒、茶、咖啡；少食多餐，不宜过饱。

4. 情志疏导

使患者保持心情舒畅，避免紧张、恼怒，使气机通畅，以利血行。

5. 用药指导

（1）严格按医嘱用药，切勿擅自调节输液速度。

（2）服用抗血栓药物过程中，请注意观察有无牙龈出血、鼻出血、血尿、皮下瘀点、瘀斑等现象，并及时告知医护人员。

6. 辨证施护

（1）气阴两虚证。

1）以休息为主，体力允许适当活动，活动量以不引起心痛发作为度。

2）饮食宜进补益气阴之品，如赤豆、牛奶、蛋类、鱼类、动物血等。

3）心痛发作时可喷吸宽胸气雾剂或口含速效救心丹。

（2）阴虚火旺证。

1）重视情志护理，避免情志的刺激。同时必须做好家属工作，积极配合。

2）戒烟忌酒，忌食辛辣刺激性食品，痰多者忌肥厚油腻之品。

3）饮食可适当清补，补益心肾之阴，如可食用甲鱼、桑葚、银耳、鲜藕等。

（3）心血不足证。

1）适当休息，避免过劳。

2）适当的饮食调补，可选用莲子、黑木耳、瘦肉、牛奶、猪心等食品，忌烟、酒、浓茶及咖啡。

3）心悸发作时卧床休息，针刺双内关、双神门，服用补心丹1~2粒，每日2次。

（4）痰热阻滞证。

1）饮食宜素食为主，忌肥甘厚味之品，戒烟酒，以免助湿生痰。

2）肥胖患者应限制饮食（主要是含糖类食品及甜食），控制体重，减轻脾胃负担；宜进蔬菜、富含纤维素食物。

3）胸痛发作时可用宽胸气雾剂或速效救心丹。

（5）心血瘀阻证。

1）宜多食禽类、鱼类、核桃、花生、蔬菜，忌油腻肥甘之品。

2）保持大便通畅，避免因大便干过度用力而出现危险。

3）汤剂宜温热服，以利温通心阳、活血化瘀。

7. 其他

（1）硝酸甘油见光易分解，应放在棕色瓶中，6个月更换1次，以防药物受潮、变质而失效。

（2）若出现不适，如头晕、胸闷、心悸、胸痛加重，请及时呼叫医护人员。

（3）发作时立即休息，并舌下含服硝酸甘油，同时呼叫医护人员。

（4）尽量避免劳累、情绪激动等诱发因素。

（三）出院指导

（1）外出时随身携带硝酸甘油、速效救心丸、病情卡，在家时把药放在固定位置，家属也要知道药的固定位置，如出现头晕、心悸、胸闷、胸痛、气短，及时服药，如15 min仍无缓解者应及时就医。

（2）合理调整饮食，糖尿病低盐低脂饮食，少食辛辣食物，禁烟、酒，多吃蔬菜。少量多餐，每餐勿过饱。

（3）避免紧张、劳累、情绪激动、便秘、感染等诱发因素。

（4）请保留好"出院复诊提示卡"，留下准确的1～2个电话号码或邮箱，以便进行随访。

（张洁静）

第六节 消渴病脑卒中

（一）入院日指导

1. 介绍

介绍主管医生、护士长和责任护士。

2. 病房环境及规章制度指导

包括环境、物品摆放、陪护、探视、禁用电器、呼叫器使用、被服数量及床挡、餐板的使用等。

3. 穿戴

住院期间请患者穿病员服、裤。佩戴腕带，出院时才可以取下。

4. 核对身份

在给药及治疗前，护士要核对患者的身份：①问患者的姓名；②核对腕带。

5. 按时服药

为了用药安全，请按时服用口服药。

6. 入院检查及注意事项

需要明晨空腹抽血或做腹部B超时，请在夜间12点后不要吃任何东西及喝水，以免影响检查结果。请明晨留取二便标本。

7. 目前的饮食

□流质　□半流质　□普食　□糖尿病饮食　□低盐　□低脂　□低嘌呤

（二）住院期间指导

1. 疾病概念

本病因素体痰热内盛、阴虚阳亢或气血亏虚，加之饮食不节、情志失调、劳倦等诱因所致。以突然昏扑、不省人事、口角歪斜、半身不遂、语言謇涩或失语、偏身麻木为主要临床表现。病位在脑，涉及肝肾。

2. 辨证施护

（1）肝阳上亢证。

1）保持居室安静，严格限制探视，避免噪声、暴怒、抑郁，保持情绪稳定。

2）入睡困难、辗转反侧、烦躁不安者，可适当给予镇静剂或睡前按摩涌泉穴100次。

3）饮食以清淡、甘寒为主，如绿豆、芹菜、菠菜、冬瓜、黄瓜、丝瓜，忌羊肉、鸡肉、狗肉、鲢鱼、韭菜、大蒜、葱等辛香走窜之品。

（2）气血亏虚证。

1）气血俱虚应注意休息，以免过劳耗伤气血，室温宜暖，防止外邪乘虚而入。

2）饮食宜富有营养、易于消化及血肉有情之品，如蛋类、瘦肉、猪肝、猪血、黑芝麻，黄芪粥、党参粥、薏苡仁粥等健脾益气养血之品。忌食生冷。

3）针刺气海、三阴交、足三里、百会、脾俞等穴，用补法以健脾补气养血。

（3）肾精不足证。

1）肾藏精、肾劳精损、肾精不足者应慎房事，劳逸结合，眩晕发作时应卧床休息。

2）饮食调养、偏肾阴虚者，食疗宜平肝息风，忌食海腥、羊肉、辛辣之物。

（4）痰浊中阻证。

1）痰壅、眩晕、呕吐者，服药宜少量频服、热服，可配针刺内关穴止吐。

2）饮食宜清淡化痰之品，如萝卜、绿豆、丝瓜、冬瓜、芹菜等。忌辛辣、油腻、生冷、烟酒等物，以防助湿生痰。

3）针刺内关、中脘、丰隆、风池等穴，以中强刺激手法为宜。

（5）瘀血阻络证。

1）淤血不去，新血不生，脑失所养，故应注意休息，眩晕重者应卧床休息。

2）病情平稳，可以进行功能锻炼，若舌苔变黄腻、口臭、便秘，则说明可能已转化为痰热腑实证，应立即告知医师。

3）饮食宜黑大豆、藕、香菇、桃、梨，忌羊肉、牛肉、狗肉、鸡肉、乌梅等。

3. 情志疏导

解除因突发此病而产生的恐惧、急躁、忧虑等情绪，避免不良刺激，正视现实，鼓起勇气，积极进行补偿性和适应性的功能锻炼，明白通过治疗和锻炼后遗症可得到治疗，身体可以逐渐康复。增强患者自信心，保持情绪乐观。

4. 皮肤护理

（1）床铺柔软舒适，保持垫褥平整清洁干燥，勤换床单及内衣。

（2）定时更换体位，每2h协助翻身1次，翻身的同时可用红花油对原来受压部位进行按摩。注意观察面色及呼吸变化，如有异常不得擅自变换体位，要在医护人员的指导下进行。

（3）大小便失禁患者，便后温水擦洗，局部皮肤涂滑石粉、松花粉，保持会阴部、臀部皮肤清洁干燥。使用便盆时，抬高臀部，将便盆轻轻放入，避免皮肤擦伤。

5. 口腔护理

（1）意识清醒患者，应饭后漱口，早、晚刷牙，以保持口腔清洁。

（2）昏迷患者用生理盐水棉球擦拭口腔，及时清除分泌物，湿纱布覆盖口部，以湿润所吸入的空气。

（3）并发口腔炎、舌炎时，可用金喉健喷雾外喷，补充维生素。

6. 眼部护理

（1）用生理盐水纱布覆盖眼部，以免角膜干燥。

（2）伴有结膜炎时，可遵医嘱用滴眼液滴眼，一日数次，同时禁食辛辣及其他动肝火之品。

（3）患者睡眠时其他人可用清洁手使患者的上下眼睑闭合，以保护眼。

7. 康复训练

在偏瘫恢复初期，往往把治疗放在首位，这是一个误区。应把治疗和康复放在同等的位置。

（三）出院指导

1. 良好的生活习惯

保持良好生活习惯，定时作息，保证充足睡眠。坚持适当运动与体育锻炼，选择自己感兴趣且体力所能的活动，如散步、跳舞、打太极拳等，避免过度劳累。

2. 愉快的心情

注意保持愉快的心情、稳定的情绪，避免过于激动和紧张焦虑。

3. 合理膳食

合理安排膳食，严格执行糖尿病饮食，控制脂肪摄入，选择清淡、含粗纤维多的食物，控制好体重。

4. 康复锻炼

尽可能地在日常生活中进行动作训练，如握球、编织毛线、拣豆子、拨算珠、写字、户外活动等，促进肢体功能和生活自理能力恢复。

5. 定期复查

定期到医院复查血糖、血脂和血压，积极治疗原发疾病，坚持正确服药，以防脑梗死再发。

6. 及时就诊

如出现手指麻木无力、短暂失明或短暂说话困难、眩晕、步态不稳等现象，可能为脑缺血先兆，应立即到医院检查，以便及早给予处理。

7. 定期随访

请患者保留好"出院复诊提示卡"，留下准确的 1 ~ 2 个电话号码或邮箱，以便进行随访。

（张洁静）

第七节 消渴病痹症

（一）入院日指导

1. 介绍

介绍主管医生、护士长和责任护士。

2. 病房环境及规章制度指导

包括环境、物品摆放、陪护、探视、禁用电器、呼叫器使用、被服数量及床挡、餐板的使用等。

3. 着装

住院期间请患者穿病员服、裤。佩戴腕带，出院时才可以取下。

4. 核对身份

在给药及治疗前，护士要核对患者的身份：①问患者的姓名；②核对腕带。

5. 按时服药

为了用药安全，请患者按时服用口服药。

6. 入院检查及注意事项

（1）明晨空腹抽血检查相关的项目如血常规、血型、凝血系列、感染系列等，请在夜间 12 点后不要吃任何东西及喝水，以免影响检查结果。并留取尿标本。

（2）告知患者做心电图时请摘下手表，不要讲话。

7. 戒除不良嗜好

（1）戒烟，因香烟中的尼古丁可使血管收缩，加重病情。

（2）禁酒。

8. 危险因素的评估及指导

包括压力性损伤、跌倒、烫伤、冻伤、坠床等。告知患者床旁悬挂各种安全标志的目的和意义，并给予协助和支持。

9. 愉快的心情

情志不畅可以影响患者的病情，延迟疾病的恢复。患者可以通过看有趣的书籍等活动来调整情绪；多与家人沟通，保持心情舒畅，积极配合治疗，树立战胜疾病的信心。

10. 注意休息

患病期间应卧床休息，以减少能量的消耗。患肢宜平放，切忌下垂及抬高。

11. 合理饮食

糖尿病需低糖、冠心病需低脂、原发性高血压需低盐饮食等。

12. 目前的饮食

□流质 □半流质 □普食 □糖尿病饮食 □低盐 □低脂 □低嘌呤

（二）住院期间指导

1. 疾病概念

因气阴两虚，气虚无力行血，脉络瘀阻，四末失于濡养所致。以初起肢冷麻木，后期趾节坏死脱落、黑腐溃烂、疮口经久不愈为主要临床表现。病位在足。

2. 膳食调养

总原则：糖尿病饮食，忌辛辣、生冷。

（1）阳虚寒凝患者多食温补食品，如羊肉、狗肉等，气血亏损患者给予营养丰富、易消化的食物以滋补气血。

（2）血瘀证宜常食活血行气的食品，如山楂、韭菜、茄子、生藕、菠菜、绿豆汤、萝卜等。

（3）湿热证患者宜进清淡之品，禁忌肥甘厚味、辛辣的食物。

（4）热毒炽盛证饮食宜清淡，避免食用过多的动物脂肪和高胆固醇食物，可食用植物油。食疗方，苦瓜粥：苦瓜150 g、粟米10 g，大火煮沸，小火煨煮成粥，每日1～2次，降低血糖。

3. 患肢保健

（1）注意防止肢体碰伤、刺伤、压伤或擦伤。鞋袜大小合适，舒适为度。

（2）修剪趾（指）甲时，可先用温水泡软后再修剪，不要剪得过深或成角，以免形成难以愈合的溃疡。有嵌甲、鸡眼不要乱用腐蚀性药膏或药粉。

（3）应重点关注患肢是否疼痛，皮色、皮温是否正常，动脉搏动及感觉是否异常，如有不适应及时告知医务员，医生会依据病情及时处理。

（4）疼痛剧烈时请及时告知医师，医生会根据疼痛的原因、性质、程度，采取有效止痛措施，减轻患者的痛苦。了解疼痛评分方法及控制方法：0分指无痛；1～3分指轻度疼痛：可忍受，能正常生活睡眠；3～5分指中度疼痛：轻度干扰睡眠，需用止痛药；5～7分指重度疼痛：干扰睡眠，需用麻醉止痛剂；7～9分指剧烈疼痛：干扰睡眠严重，伴有其他症状；9～10分指无法忍受：严重干扰睡眠，伴有其他症状或被动体位。

4. 功能锻炼

（1）进行适当锻炼，以不出现跛行症状为度，如缓步行走有促进肢体血液循环的作用。

（2）进行床上患肢的锻炼。方法是先将患肢从水平位抬高45°以上，停留1～2 min，然后下垂1～2 min，再放置水平位2 min，继而做患肢的旋内、旋外，以及屈曲、伸展活动。如此反复约20 min，可根据患者的不同情况，每日练习3～5次。

5. 及时就诊

血糖高者应注意控制血糖，定期检测，避免血糖过高或出现低血糖。如出现极度口渴、尿多、恶心、呕吐、心跳加快及口中烂苹果味，可能血糖过高，应及时告知医护人员。随身携带水果糖、巧克力、饼干、水果等含糖的食物，如出现心悸、饥饿、头晕、心跳加快、出冷汗、紧张、发抖等症状，可及时补充，避免低血糖。

6. 情志指导

应避免悲观失望、焦虑情绪，多与病友沟通交流，可通过深呼吸、听音乐分散注意力。糖尿病足不是不治之症，很多患者通过治疗病情好转稳定，应积极配合治疗，树立战胜疾病的信心。

（三）出院指导

1. 注意保暖

穿软暖舒适的棉鞋、棉袜，冬季不宜在室外长时间停留。

2. 修剪趾（指）甲

可先用温水泡软后再修剪，不要剪得过短，以免形成难以愈合的溃疡。

3. 注意安全

注意自我保护，防止外伤。

4. 胰岛素的使用

（1）胰岛素的保存方法：未开启的笔芯放在 2 ～ 8℃环境中保存，不宜冷冻；开启后在 0 ～ 25℃室温下保存即可，有效期为 1 个月。

（2）注射部位：腹部、上臂外侧、大腿前侧及外侧。脐周 5 cm 范围内不能注射，注射部位应经常轮换。

（3）注射胰岛素的注意事项。

1）定时定量进餐和进行适当的体育活动。

2）胰岛素从冰箱中取出后应该恢复到室温后再用。

3）胰岛素应该注射入皮下组织，如果注射入肌肉中，由于吸收较快，可能导致低血糖。

5. 保留信息

请患者保留好"出院复诊提示卡"，留下准确的 1 ～ 2 个电话号码或邮箱，以便进行随访。

（张洁静）

第八节　痹症

痹证是由于风、寒、湿、热等外邪侵袭入体，闭阻经络，气血运行不畅所致，以肌肉、筋骨、关节发生酸痛、麻木、重着、屈伸不利，甚或关节肿大灼热等为主要临床表现的病症。多见于风湿热、风湿性关节炎、类风湿性关节炎、坐骨神经痛、骨质增生等病。

一、病因病机

痹证的发生主要是由于正气不足、感受外邪所致，以风邪为主，常夹杂它邪伤人，如风寒、风湿、风热，或风寒湿、风湿热等多邪杂感，邪痹经络、流注筋肉关节，气血运行不畅。按病因可分为风痹、寒痹、湿痹、风湿热痹等，按病理特点可分为行痹、痛痹、着痹。

二、健康指导与调护

1. 生活起居指导

（1）居室宜光线充足，避免阴暗潮湿之所。特别注意保暖，可在疼痛处加用护套。若有汗出，及时擦干并更换内衣。

（2）疼痛剧烈、关节肿胀明显或兼发热者，须卧床休息，采取舒适体位，以减轻疼痛。生活不能自理者，给予生活照顾，并应注意皮肤护理，防止局部皮肤受压，预防压力性损伤的发生。恢复期须坚持下床活动，循序渐进，恢复关节功能，以免肌肉萎缩或关节畸形。

2. 症状指导

（1）观察疼痛的部位、性质、伴随症状，如发热、恶寒、汗出和关节变形，关节活动是否出现受限，注意有无结节等情况。若发生胸闷、心悸、心律不齐等变化，应报告医生，以防"心痹"重证。观察患者体温与关节疼痛发作有无相关，注意治疗前后的病情变化。

（2）风寒湿痹者可配合灸法、熏蒸、热敷、拔火罐等进行局部温热疗法，保持血液运行畅通，有明显止痛效果。

（3）若发热者，可针刺曲池、大椎、合谷等穴以泄热止痛。

3. 服药指导

（1）向患者介绍药物的作用、服用方法及服药后的反应，督促患者根据医嘱按时服药。

（2）风寒湿痹者汤药宜温热服，风湿热痹者汤剂宜偏凉服。久病迁延者应遵医嘱坚持服药。

（3）水杨酸类解热镇痛药对胃肠道有较强的刺激作用，应在饭后服用，同时配合服用保护胃黏膜药。

（4）使用肾上腺皮质激素药物治疗时，不能自行增减药量或停药。

（5）关节疼痛剧烈者，若汤剂中有附子、川乌等不良反应较强的药物，久煎或与甘草同煎可缓解毒性。服药后若有唇舌手足发麻、恶心、心悸等中毒症状，宜酌情减轻药量或停止服用。若采取药性比较峻猛、不良反应较大的虫类药物如全蝎、蜈蚣等，可研末装入胶囊内吞服，注意观察用药后反应。

4. 饮食调护

饮食宜丰富营养，增强体质。风寒湿痹者饮食宜温热，忌生冷，可选用姜椒等温热性调料，以助热散寒，或配合薏米、鳝鱼、赤小豆等燥湿之品。酒类性热，温经通络，本证可酌情选用药酒如虎骨酒、麻黄桂心酒等以止痛。风湿热痹者宜常食健脾祛湿之品及清凉类蔬果，如薏仁米、扁豆、冬瓜、丝瓜、苋菜、藕等。久病迁延者可用蹄筋、牛骨髓等以强筋壮骨。

5. 情志调护

本病病程较长，反复发作，安慰患者，消除其顾虑和悲观失望情绪，安心休养，并取得家属支持，防止发生意外。尤其关节畸形、肢体失用而影响日常生活能力者，更应鼓励其树立战胜疾病的信心，积极配合医护。

6. 日常指导

①避免居处、劳动环境寒冷潮湿，如坐卧湿地、涉水淋雨、长期水中作业等。保持室内干燥，阳光充足。平时要采取有效的保暖、防寒、防湿措施，随气温变化增减衣被，以免病情复发。②饮食有节，合理搭配，谨和五味，坚持服药，遵医嘱忌口。要注意调理脾胃，以使气血生化有源，有助于肢体功能的恢复。③保持愉快的心情，加强体育锻炼，增强抗病能力，防止痹证的发生发展。④家族中有类似病史者，应早预防、早发现。积极防治外感疾病，如感冒、咽痛；若反复发作乳蛾者宜及早治疗。⑤定期门诊随诊，坚持治疗与康复训练。

（张洁静）

第九节　尪痹

尪痹是由风寒湿热内侵、素体虚弱、痰凝血瘀以致关节疼痛肿胀无定处，甚则关节强直、畸形为主症的一种疾病。西医类风湿性关节炎按此病指导。

一、病因病机

（1）素体肾虚，寒湿邪盛深侵入肾。或先天禀赋不足或后天失养，遗精滑精，房事过度，劳累过极，产后失血，月经过多等而致肾虚，正不御邪。肾藏精、生髓、主骨，为作强之官。肝肾同源，共养筋骨。

（2）冬季寒盛，感受三邪，肾气应之，寒袭入肾。肾王于冬，寒为冬季主气，冬季感受三邪，肾先应之，故寒气可伤肾入骨，致骨重不举，瘦削疼痛，久而关节肢体变形，成为便赢难愈之疾。

二、健康指导与调护

1. 生活起居指导

①寒温适宜，居处保持安静、通风，避免阴暗潮湿的生活环境。②辨证施护：风寒湿痹者室内宜温暖向阳，干燥防潮；热痹者室内宜清爽通风。

2. 病情观察

注意观察和记录疼痛的部位、性质、时间与气候变化的关系，以及皮肤、汗出、体温等情况，发现异常及时报告医师处理。

3. 临证施护

①恶寒发热，关节红肿疼痛，屈伸不利者，应绝对卧床休息。②脊柱变形者宜睡硬板床，保持衣被清洁干燥，出汗多时应及时擦干，更换衣被。③长期卧床者，经常活动肢体，适时更换卧位，受压部位用软垫保护，防止压力性损伤发生。④风寒湿痹应注意局部保暖，可艾灸、隔姜灸或拔火罐，以祛寒止痛和络；疼痛部位可用护套保护，或用食盐炒后热敷，以减轻疼痛；热痹者可用松节、牛膝、黄芩煎水，稍冷后冲洗患处，局部禁用温热疗法。⑤风寒湿痹者，中药汤剂宜热服；热痹汤剂宜凉服。如出现唇、舌、手足发麻、恶心、心悸等症，应及时报告医师。

4. 用药指导

坚持服药，达到控制疾病的目的，观察药物的不良反应，定期复查。

5. 饮食调护

饮食宜清淡、易消化、富于营养。风寒湿痹者应食温热性食物，可适当饮用药酒，忌生冷；热痹者宜食清淡之品，忌辛辣肥甘、醇酒等食物，多饮水。

6. 情志调护

本证病程较长，缠绵难愈，生活自理困难，宜产生情绪低沉，忧思抑郁，甚至悲观失望。应多关心安慰，消除不良精神刺激，减轻痛苦，使其心情舒畅，鼓励和帮助患者树立战胜疾病的信心。

7. 功能锻炼与康复指导

①注意休息，劳逸结合。②风寒湿痹注意保暖，特别是疼痛部位的保暖。③病情稳定疼痛缓解后，可增加活动由强到弱，以增强体质，恢复关节功能。可配合保健操、太极拳等活动，要量力而行。④关节疼痛变形者，防止受压，关节不利或强直者，应鼓励和协助患者加强功能锻炼。⑤避免诱因，按时服药，定期复查，定期随访。

（张洁静）

第十节　大偻

大偻是由风寒湿热内侵、素体虚弱、痰凝血瘀以致腰脊强直疼痛、活动受限，甚则残疾、畸形为主症的一种疾病。西医强直性关节炎按此病指导。

一、病因病机

多数认为先天肾气不足，肾督亏虚，肝肾不足，风寒湿邪乘虚而入，病久则化生痰、瘀、热、毒，致使虚实错杂、缠绵难愈；从病位腰、骶相关经络看，又与肾脉、督脉、肝脉、任脉、冲脉相互联系。邪气痹阻经脉、痰瘀阻络；肾虚督滞、毒邪淤阻、内外合邪是强直性脊柱炎的主要病机。

二、健康指导与调护

1. 生活起居护理

寒温适宜，居处保持安静、通风，避免阴暗潮湿的生活环境。卧床患者做好皮肤护理，保持床铺整齐清洁，皮肤干燥，若有汗出，应立即将汗擦干，并更换衣物。注意保暖，随气候变化及时更换衣被，慎防外感。

2. 病情观察，做好护理记录

①观察疼痛的部位、性质、时间、伴随症状。②观察患者有无活动障碍、晨僵。③关节疼痛强直者，遵医嘱配合针灸、热敷、熏洗、理疗、外敷等疗法。④观察用药、治疗后反应及效果。

3. 临证施护与指导

①给予硬板床休息，低枕卧位，注意指导立、坐、卧正确姿势。②关节活动受限或变形者，协助完成洗漱、排便等日常生活护理。③关节疼痛者，可行针刺、红外线、激光等理疗方法通络止痛，畏寒者可局部热敷，全身熏蒸，可通疏经络，散寒止痛；必要时可给予手法按摩，缓解晨僵，减轻疼痛。

4. 饮食调护

饮食宜富于营养，多食高热量、高蛋白、维生素类食物，忌辛辣、肥甘、刺激之品，必要时可补钙质，防止骨质疏松。

5. 用药指导

向患者讲解药物的作用和不良反应，严格按照医嘱坚持服药，达到控制疾病的目的，观察药物的不良反应，定期复监测肝、肾功能。

6. 情志调护

因本证病情缠绵难愈，伴有生活自理困难，只能缓解症状，患者宜产生悲观失望、情绪低沉、不积极治疗等。应关心患者生活及心理状况，多与患者谈心，做疾病相关知识介绍，让患者消除顾虑，积极配合达到能正常生活和工作、减缓病情进展的目的。

7. 功能锻炼与康复指导

①注意休息，劳逸结合，避免过度负重和剧烈活动。②风寒湿痹注意保暖，特别是疼痛部位的保暖。③鼓励患者适当锻炼，保持良好姿势，坚持脊柱、胸廓、髋关节活动，以患者能耐受为度。④保持精神愉快：疾病的发生与人的精神状态有密切的关系，因此，避免情志过激，闷闷不乐，忧郁寡欢，保持精神愉快。⑤严重畸形、关节僵直者可行手术治疗，如关节置换术。⑥避免诱因，遵医嘱按时服药，定期复查，定期随访。

（张洁静）

第十一节　骨痹

骨痹是由风寒湿热内侵、素体虚弱以致关节疼痛肿胀、活动受限，甚则关节强直、畸形为主症的一种疾病。西医中的骨关节炎、增生性关节炎、退行性关节炎、老年性关节炎可参照本病指导。

一、病因病机

感受风寒湿邪，痹阻筋骨，或劳损外伤致气滞血瘀，瘀阻脉络，或年老久病，肝肾亏虚，筋脉失于濡养而成为邪气痹阻经络、筋骨、关节。

二、健康指导与调护

1. 生活起居指导

病室宜整洁，空气流通，避免潮湿、吵闹，过于清静的环境。风寒湿痹者室内宜温暖向阳，干燥防潮，注意防寒保暖；热痹者病室清爽通风。卧床患者做好皮肤护理，保持床铺整齐清洁，皮肤干燥，若有汗出，应立即将汗擦干，并更换衣物。

2. 病情观察

①观察痹痛的部位、性质、时间及与气候变化的关系。②观察皮肤、汗出、体温、舌脉及伴随症状等变化。

3. 临证施护与指导

①急性期应卧床休息，帮助患者保持关节的功能位置，避免疼痛部位受压。协助完成进食、排便、洗漱、翻身等日常生活。②寒性疼痛者应注意保暖。可艾灸、隔姜灸或拔火罐，温针以祛寒止痛通络；疼痛部位可戴护套保护，或用中药塌渍、热敷等减轻疼痛；瘀滞性疼痛患者可采用皮肤刺激疗法，如电脉冲、超短波、红外线等治疗，也可按摩肌肉，活动关节，以防治肌肉挛缩和关节活动障碍。③根据不

同情况用药。常用非甾体抗炎药口服，关节注射玻璃酸钠，个别运用糖皮质激素等。告知患者按医嘱服药的重要性和有关药物不良反应，做好观察。④控制体重以减轻关节负荷，有利于病情恢复，严重关节功能障碍者，可行关节置换术。⑤关节肿痛时限制活动。急性期后，鼓励患者进行被动和主动的全身关节活动锻炼，并逐步过渡到功能性活动，维持关节稳定性能。活动量以患者能够忍受为限度。⑥生活不能自理的卧床患者，要经常帮助活动肢体，适时更换卧位，防止发生压力性损伤。注意肢体功能位置，防止发生畸形。⑦关节疼痛变形者，防止受压。关节不利或强直者，应鼓励或协助患者加强功能锻炼，按时做被动活动。

4. 用药指导

风寒湿痹者，中医汤剂宜热服；热痹者，汤剂宜偏凉服。非甾体抗炎药饭后服或同时服用胃黏膜保护剂，以减轻胃损害。激素类药按时按量服用，忌食盐咸之品，以免水钠潴留；注意服药后的效果及反应。用药酒治疗时注意有无乙醇变态反应。外敷药注意有无过敏，避免污染衣被。

5. 饮食调护

宜进食高营养、高维生素、清淡、易消化的饮食。风、寒、湿、瘀证者，应进食温热性食物，适当饮用药酒，忌食生冷。热痹者，宜食清淡之品，忌食辛辣、肥甘、醇酒等食物，鼓励多饮水，多食用富含胡萝卜素、黄酮类、维生素C的食物。

6. 情志调护

病程缠绵，行动不便，患者常心情抑郁。要关心患者，给予心理安慰，减轻其痛苦，使其积极配合治疗与护理。劝说家属给予患者家庭温暖及生活照顾，使患者心情舒畅。

7. 功能锻炼与康复指导

①调畅情志。注意休息，劳逸结合。②风寒湿痹注意保暖，特别是疼痛部位的保暖。注意防风寒、防潮湿，出汗时切忌当风，多晒太阳，被褥常洗常晒，保持干燥清洁。③关节疼痛变形者，防止受压，关节不利或强直者，应鼓励和协助患者加强功能锻炼。④均衡饮食，肥胖者需指导患者减轻体重，以减轻关节负荷。⑤选择合适的鞋，鞋后跟高度以高出鞋底前掌2 cm左右为宜，膝和髋关节受累者应避免长时间站立、跪位和蹲位。⑥按时用药并注意用药后反应，如有不适，及时诊治。⑦避免诱因，按时服药，定期复查，定期随访。

（张洁静）

第十二节　蝶疮流

（一）入院日指导

1. 介绍

介绍主管医生、护士长和责任护士。

2. 病房环境及规章制度指导

包括环境、物品摆放、陪护、探视、禁用电器、呼叫器使用、被服数量及床挡、餐板的使用等。

3. 着装

住院期间请患者穿病员服、裤。佩戴腕带，出院时才可以取下。

4. 核对身份

在给药及治疗前，护士要核对患者的身份：①问患者的姓名；②核对腕带。

5. 按时服药

为了用药安全，请按时服用口服药。

6. 入院检查及注意事项

需要明晨空腹抽血或做腹部B超时，请在夜间12点后不要吃东西及喝水，以免影响检查结果；请明晨留取二便标本。

7. 目前的饮食

□流质　□半流质　□普食　□糖尿病饮食　□低盐　□低脂　□低嘌呤

（二）住院期间指导

1. 疾病概念

本病即西医所指的系统性红斑狼疮（SLE），是一种累及多器官的、具有多种自身抗体的自体免疫性疾病。其主要表现为两颊蝶形红斑，口腔黏膜溃破，头发脱落。同时伴有发热，四肢大小关节疼痛，严重者可出现肾脏、神经系统等多系统的并发症。

2. 起居指导

保持病室整洁舒适，温湿度适宜，避免日晒和紫外线的照射，外出活动最好安排在早上或晚上，尽量避免上午 10 点至下午 4 点日光强烈时外出。外出时撑遮阳伞或戴宽边帽，穿浅色长袖上衣和长裤。在寒冷季节注意保暖，冬天外出戴好帽子、口罩，避免受凉，因感染能诱发狼疮活动或使原有病情加重。病情稳定期可进行适当的功能锻炼。

3. 情志疏导

本病病程绵长，急性期必须卧床休息，积极治疗，病情稳定后可以参加正常的社会活动。女性患者在医生的指导下可以生育。患者应保持心情愉快，避免重体力劳动，生活规律，保证充足的睡眠。

4. 辨证施护

（1）热毒炽盛证。

1）病室安静，空气新鲜，温湿度适宜，避免阳光照射。

2）饮食宜清淡，多食水果蔬菜，忌辛辣、香燥之品，保持二便通畅，防止腑热内郁，加重病情。

3）急性期应绝对卧床休息，待症状基本缓解，可在室内适当离床活动。克服烦躁情绪，积极配合治疗。

（2）气阴两伤证。

1）室内通风换气，保持空气新鲜，但应避风寒，防止感冒。

2）忌食牛、羊肉等温燥伤阴的食物，戒酒；进食百合、红枣等食物以达清热生津的作用，多食蔬菜水果，保持大便通畅。

3）加强体温监测，及时补充水分及维生素，以满足机体需要。

（3）脾肾两虚证。

1）室内温湿度适宜，保持安静。

2）进食莲子、百合、瘦肉等健脾补肾之品，以补益气血，宜低盐饮食，低于 3 g/d。

3）局部沿督脉循经路线做按摩，促进血液循环，阴阳调和。

（4）脾虚肝郁证。

1）病室安静舒适，以保持心情愉快，肝气条达，脾胃健运，增强战胜疾病的信心。

2）饮食宜清淡，忌生冷食物，以免助湿。

3）在炎热的夏天，外出应打伞，避免阳光照射。

5. 膳食调养

（1）无花果、紫云英、油菜、芹菜等具有增强光敏感作用，尽量不吃，如食用后应避免阳光照射。蘑菇、香菇等菌类和烟草有诱发 SLE 的潜在作用，尽量不要食用或少食用。

（2）优质低蛋白饮食：有肾损害的患者大量蛋白质从尿中丢失，会引起低蛋白血症，因此应适量补充瘦肉、鱼类等优质动物蛋白。

（3）低脂饮食：宜吃清淡、易消化的食物，不宜食用含脂肪多的油腻食物。

（4）低糖饮食：因患者长期服用糖皮质激素，易引起甾体性糖尿病及库欣综合征，故要适当控制饭量，少吃含糖量高的食物。

（5）低盐饮食：应用皮质激素或有肾脏损害的患者易导致水、钠滞留，引起水肿，故要低盐饮食。

（6）补充钙质：口服糖皮质激素易造成骨质疏松，所以要多食富含维生素及钙质的食物。

6. 用药指导

（1）中药汤剂上、下午各 1 次分服，恶心、呕吐明显者，少量多次服下，服药前可给予姜汁滴舌。

（2）阿司匹林等非甾体抗炎药，应在饭后服用，以减轻对胃肠道的刺激。

（3）激素和免疫抑制剂，其剂量根据病情轻重不同而不同，千万不可自行减停激素等药物，以免致使病情复发。

（4）青霉胺、氯丙嗪等药物可诱发狼疮或使病情加重应避免使用。育龄期女性患者要避免使用避孕药及含有雌激素的药物。

7. 皮肤黏膜保护

（1）宜用温水清洗皮肤，禁用冷水，保持皮损处清洁，避免应用化妆品，局部不可搔抓，如皮损广泛，应防止感染。

（2）口腔溃疡者，进食时勿过烫以减轻疼痛，溃疡部位可用养阴生肌膜外贴，进食后温水漱口，刷牙时应用软毛刷，如继发真菌感染，可选用 2.5% 碳酸氢钠溶液清洗口腔。外阴部糜烂溃疡时，每日温水清洗，内裤宜柔软，每日更换。

（3）鼻腔出血时，可用吸收性明胶海绵塞鼻或遵医嘱给予麻黄碱滴鼻。保持鼻腔的湿润，忌用力抠挖鼻孔，防止加重出血。

8. 雷诺症的处理

勿接触冷水，冬天戴棉手套，避免暴露在低温下，加强四肢末端的保暖；夏天症状相对较轻，也要注意保暖，不可贪凉接触低温物品；可经常行局部按摩，以活血行血。

（三）出院指导

（1）保持空气清新，温湿度适宜，避免阳光照射，居室采用深色窗帘，慎起居，避风寒，避免感染。

（2）避免重体力劳动、过度疲劳，生活要有规律，保证充足的睡眠。调畅情志，保持心情愉快，积极治疗。

（3）饮食清淡易消化，忌食生冷及鱼腥发物，出现水肿，应根据病情控制钠盐的摄入量。

（4）积极进行强身健体的锻炼，使药物与锻炼有机地结合起来。

（5）育龄妇女患者，如病情稳定，应在医生的指导下生育，切忌盲目多次妊娠或行人工流产。

（6）坚持按时按量服药，不可擅自改变药物剂量或突然停药，保证治疗计划得到落实。

（7）定期复查，发现异常及时就医。

（8）请患者保留好"出院复诊提示卡"，留下准确的 1 ~ 2 个电话号码或邮箱，以便进行随访。

（张洁静）

第十三节　痛风

（一）入院日指导

1. 介绍

介绍主管医生、护士长和责任护士。

2. 病房环境及规章制度指导

包括环境、物品摆放、陪护、探视、禁用电器、呼叫器使用、被服数量及床挡、餐板的使用等。

3. 着装

住院期间请患者穿病员服、裤。佩戴腕带，出院时才可以取下。

4. 核对身份

在给药及治疗前，护士要核对患者的身份：①问患者的姓名；②核对腕带。

5. 按时服药

为了用药安全，请按时服用口服药。

6. 入院检查及注意事项

需要明晨空腹抽血或做腹部 B 超时，请在夜间 12 点后不要吃任何东西及喝水，以免影响检查结果；请明晨留取二便标本。

7. 目前的饮食

□流质　□半流质　□普食　□糖尿病饮食　□低盐　□低脂　□低嘌呤

（二）住院期间指导

1. 疾病概念

痛风是嘌呤代谢紊乱所致的一种疾病，是细小针尖状的尿酸盐的慢性沉积，其临床表现为高尿酸盐结晶而引起的痛风性关节炎和关节畸形。

2. 起居指导

生活应有规律，保证足够的睡眠，注意气候变化，及时采取保暖、防寒、防湿等措施。鞋袜要保暖舒适，避免脚部损伤。关节疼痛时应卧床休息，避免关节负重，抬高患肢，急性期可局部冷敷，以减少疼痛。

3. 情志疏导

关心安慰患者，使其正确对待自身疾病，保持心情愉快，树立战胜疾病的信心，积极配合治疗。

4. 膳食调养

（1）在急性发作时，应进食脱脂牛奶、鸡蛋等无嘌呤食物，或选用面包、米饭、蔬菜、水果等低嘌呤食物。

（2）禁食动物内脏、鱼类、禽类等高嘌呤食物，要多食碱性食物。

（3）慢性期或缓解期应选用低嘌呤饮食，多食水果及绿叶蔬菜。

（4）限制饮酒：大量饮酒，可诱使痛风发作。

（5）控制体重，避免过胖，限制脂肪和动物蛋白，以食用植物蛋白为主。

5. 用药指导

（1）秋水仙碱可迅速缓解急性发作，但有恶心、腹泻等胃肠道反应。

（2）丙磺舒可有皮疹、发热、恶心、呕吐等胃肠道反应，应多饮水。

（3）别嘌呤醇有皮疹、发热、胃肠道反应、肝损害、骨髓抑制等不良反应，肝肾功能不全者宜遵医嘱减半使用。

6. 伴随疾病的指导

（1）糖尿病：宜食大米、荞麦、粉条、山药、苹果、樱桃等低糖食物。忌食葡萄糖、麦芽糖、棉花糖等。

（2）冠心病：需低脂饮食，可供选择的低脂食物如下。

1）肉类：猪肉、鸡肉宜少量食用。

2）蔬菜：茄子、西红柿、甘蓝、黄瓜、萝卜等。

3）水果：所有的水果及果汁（新鲜的、罐装的或冰冻的均可）。

4）乳制品：脱脂牛奶（鲜奶或奶粉）。

5）面包和谷物：大米、面包、面粉、玉米粉。

（3）高血压：需低盐饮食，指每日可用食盐不超过 2 g（约 1 牙膏盖，含钠 0.8 g）。

（三）出院指导

（1）坚持适宜的体育锻炼。保持良好的生活习惯，注意劳逸结合。

（2）控制饮食，适当减轻体重，预防痛风急性发作。

（3）饮食指导：限制嘌呤类食物的摄取，戒酒。

（4）保持良好的情绪，避免情绪紧张，以免疾病复发。

（5）加强体疗和理疗，体疗以伸展和屈曲为主，理疗包括热敷、热水浴、按摩等，以增加关节的血液循环。

（6）定期复查尿酸、血常规、肝肾功能，必要时加用保肝药物。

（7）遵医嘱按时服药。

（8）请患者保留好"出院复诊提示卡"，留下准确的 1 ～ 2 个电话号码或邮箱，以便进行随访。

（张洁静）

第十四节　脊痹

（一）入院日指导

1. 介绍

介绍主管医生、护士长和责任护士。

2. 病房环境及规章制度指导

包括环境、物品摆放、陪护、探视、禁用电器、呼叫器使用、被服数量及床挡、餐板的使用等。

3. 着装

住院期间请患者穿病员服、裤。佩戴腕带，出院时才可以取下。

4. 核对身份

在给药及治疗前，护士要核对患者的身份：①问患者的姓名；②核对腕带。

5. 按时服药

为了用药安全，请按时服用口服药。

6. 入院检查及注意事项

需要明晨空腹抽血或做腹部 B 超时，请在夜间 12 点后不要吃任何东西及喝水，以免影响检查结果；请明晨留取二便标本。

7. 目前的饮食

□流质　□半流质　□普食　□糖尿病饮食　□低盐　□低脂　□低嘌呤

（二）住院期间指导

1. 疾病概念

脊痹（强直性脊柱炎）是因先天不足、后天劳顿致肾督亏虚、复感邪气，以脊柱、四肢关节疼痛、僵硬、活动不利甚至强直变形为临床表现的一种疾病。

2. 起居指导

急性期应绝对卧床休息，生活不能自理者，协助翻身，避免发生压力性损伤。恢复期即开始功能锻炼。锻炼应循序渐进，避免疲劳。

3. 情志疏导

脊痹病程较长，缠绵难愈，要做好患者的心理护理，使其树立战胜疾病的信心，保持心情舒畅，积极配合治疗。

4. 用药指导

（1）祛风利湿药宜饭后 30 min 服用，以减少胃肠道刺激。

（2）止痛药应遵医嘱，防止产生药物依赖。

（3）服用激素类药物时，应严格遵循医嘱，不得随意增减剂量或停用药物。

5. 辨证施护

（1）湿热痹阻证：调护原则为清热利湿、通络开痹。

1）起居：居室宜清爽、整洁，不宜直接吹风。

2）膳食调养：饮食宜以清热利湿食品为主，多食水果蔬菜，以生津止渴。

3）服药：用四妙丸加减，以清热利湿、通络开痹。

（2）寒湿阻滞证：调护原则为散寒除湿、通络止痛。

1）起居：居室宜温暖向阳，勿潮湿阴冷。

2）膳食调养：应以温热食品为主，副食中可加适量葱、姜，禁生冷，忌食肥厚、油腻之品。

3）服药：用乌头汤加减以散寒除湿、通络止痛。

（3）痰瘀毒滞证：调护原则为化痰行瘀、蠲痹通络。

1）起居：居室宜温暖，湿度适宜。

2）膳食调养：饮食宜清淡，忌食油腻、辛辣之品。

3）服药指导：常用化痰通络的药物，如身痛逐瘀汤加减，宜温服。

（4）肾虚督空证：调护原则为益肾壮督。

1）起居：居室宜温暖，避免寒湿。

2）膳食调养：饮食宜温服，可用补肾之品，如枸杞子、山药等。

3）服药指导：常用肾痹汤加减，宜温服。

6. 保健疗法

（1）寒湿阻滞者可用针灸治疗，可选艾灸、隔姜灸，以祛寒止痛和络，电可外敷温热药物以温经通络。

（2）证属湿热者，可用牛膝、黄檗等煎水，稍冷后外洗患处，有清热、利湿、解毒的作用。

（3）经络治疗：可取膀胱经腧穴。合并坐骨神经痛者，可配合针刺疗法：选用环跳、委中、承山等穴。风湿寒邪偏盛者，用泻法；肝肾亏虚者，用补法。每日1次。

（三）出院指导

（1）调情志，树立战胜疾病的信心。

（2）劳逸结合，加强功能锻炼，促进关节功能康复。

1）减少或避免引起持续性疼痛的体力劳动，定期测量身高。

2）睡硬板床，多取仰卧位，避免造成屈曲畸形。

（3）请患者保留好"出院复诊提示卡"，留下准确的1～2个电话号码或邮箱，以便进行随访。

（张洁静）

第十五节　肌痹

（一）入院日指导

1. 介绍

介绍主管医生、护士长和责任护士。

2. 病房环境及规章制度指导

包括环境、物品摆放、陪护、探视、禁用电器、呼叫器使用、被服数量及床挡、餐板的使用等。

3. 着装

住院期间请患者穿病员服、裤。佩戴腕带，出院时才可以取下。

4. 核对身份

在给药及治疗前，护士要核对患者的身份：①问患者的姓名；②核对腕带。

5. 按时服药

为了用药安全，请按时服用口服药。

6. 入院检查及注意事项

需要明晨空腹抽血或做腹部B超时，请在夜间12点后不要吃任何东西及喝水，以免影响检查结果；请明晨留取二便标本。

7. 目前的饮食

□流质　□半流质　□普食　□糖尿病饮食　□低盐　□低脂　□低嘌呤

（二）住院期间指导

1. 疾病概念

肌痹因风、寒、湿、热毒等邪浸淫肌肉，致脉络闭阻，气滞血瘀，表现为一处或多处肌肉疼痛、麻木不仁，甚至肌肉萎缩、疲软无力。

2. 起居指导

有明显肌痛时应卧床休息，病情缓解后可逐步增加活动量，锻炼肌力。对肌无力的肢体应协助做被动运动，也可做肌肉按摩、推拿、理疗等促进血液循环，延缓肌肉萎缩。

3. 情志疏导

肌痹病程较长，缠绵难愈，要树立战胜疾病的信心，保持心情舒畅，积极配合治疗和护理。

4. 服药指导

（1）止痛药应遵医嘱，防止产生药物依赖。

（2）服用激素类药物时，应严格遵循医嘱，不得随意增减剂量或停用药物。

5. 辨证施护

（1）湿热阻络证。

1）起居：居室宜清爽、整洁，不宜直接吹风。

2）膳食调养：饮食宜多食清淡、易消化的饮食，多食新鲜水果以生津止渴。

3）服药：用当归拈痛汤加减以清热利湿。

（2）热毒入络证。

1）起居：居室宜清凉通风，干燥整洁。

2）膳食调养：饮食宜清淡，多食蔬菜，忌油腻、辛辣之品。

3）用药：常用清热地黄汤加减以清热解毒。

（3）寒湿痹阻证。

1）起居：居室宜温暖向阳，勿潮湿阴冷。

2）膳食调养：应以热食为主，副食中可加适量葱、姜，禁生冷。

3）服药：常用薏苡仁汤加减，宜温服。

（4）脾肾两虚证。

1）起居：居室宜温暖，避免寒湿。

2）膳食调养：饮食宜温服可用补肾之品，如枸杞子、山药等。

3）服药指导：常用右归丸加减，宜温服。

6. 保健疗法

（1）寒湿痹阻者可用针灸治疗，可选艾灸、隔姜灸，以祛寒止痛和络。

（2）可做肌肉按摩、推拿、理疗等促进血液循环。

（三）出院指导

（1）调情志，树立战胜疾病的信心。

（2）加强功能锻炼，促进肌力恢复。

（3）注意动静相宜，劳逸结合。

（4）请患者保留好"出院复诊提示卡"，留下准确的 1～2 个电话号码或邮箱，以便进行随访。

（张洁静）

第十六节　狐惑

（一）入院日指导

1. 介绍

介绍主管医生、护士长和责任护士。

2. 病房环境及规章制度指导

包括环境、物品摆放、陪护、探视、禁用电器、呼叫器使用、被服数量及床挡、餐板的使用等。

3. 着装

住院期间请患者穿病员服、裤。佩戴腕带，出院时才可以取下。

4. 核对身份

在给药及治疗前，护士要核对患者的身份：①问患者的姓名；②核对腕带。

5. 按时服药

为了用药安全，请按时服用口服药。

6. 入院检查及注意事项

需要明晨空腹抽血或做腹部 B 超时，请在夜间 12 点后不要吃任何东西及喝水，以免影响检查结果；请明晨留取二便标本。

7. 目前的饮食

□流质　□半流质　□普食　□糖尿病饮食　□低盐　□低脂　□低嘌呤

（二）住院期间指导

1. 疾病概念

狐惑是一种与肝、脾、肾湿热内蕴有关的口、眼、肛（或外阴）溃烂，并有意识反应的综合征。

2. 起居指导

避免疲劳，避免外感。

3. 情志疏导

狐惑病程较长，缠绵难愈，患者要树立战胜疾病的信心，保持心情舒畅，积极配合治疗和护理。

4. 用药指导

（1）止痛药应遵医嘱，防止产生药物依赖。

（2）服用激素类药物时，应严格遵循医嘱，不得随意增减剂量或停用药物。

5. 辨证施护

（1）湿热内蕴证。

1）起居：居室宜清爽、整洁。

2）膳食调养：饮食宜以清热利湿食品为主，多食清淡、易消化的食物，如丝瓜、绿豆、冬瓜、苋菜等，多食新鲜水果，以生津止渴。

3）服药：用龙胆泻肝汤、泻黄散加减以清热解毒。

（2）阴虚内热证。

1）起居：居室宜温暖向阳，勿潮湿阴冷。

2）膳食调养：以滋阴清热食品为主，忌食肥厚、油腻之品。

3）服药：常用知柏地黄丸以清热、滋养肝肾。

6. 保健治疗

（1）中药煎水外洗外阴，每日 2 次。

（2）经络治疗：按摩涌泉穴，每日 2 次。

（三）出院指导

（1）本病常继发于外感之后，故凡遇外感，应及时治疗，避免反复迁延。

（2）饮食宜清淡，对于肥甘厚味、烟酒等应严加节制。

（3）避免过劳，保持心情愉快，保持足够睡眠，增加户外活动。

（张洁静）

第十七节　紫癜

一、常见证候

1. 风盛血热证

病情较急，出血严重，皮肤紫癜成片，高出皮面，瘙痒，发热恶风，口干咽痛。

2. 阴虚火旺证

紫癜色红，时发时隐，或紫癜消失后，仍感腰膝酸软，五心烦热，潮热盗汗，头晕，口燥咽干。

3. 气虚不摄证

紫癜反复发作，遇劳即发，迁延不愈，紫癜隐约散在，色淡红，面色少华，疲乏气短，食欲下降。

4. 湿热蕴结证

皮肤散在紫癜，伴有腹胀腹痛，或有关节肿痛，口黏口苦，头重身倦，大便黏滞，或有呕吐腹泻，纳呆，甚则便血。

二、常见症状／证候施护

1. 皮肤紫癜

（1）观察皮肤色泽和紫癜分布情况，以了解疾病发展情况。

（2）加强皮肤护理，定期修剪指甲，避免抓伤引起感染。

（3）患者衣被宜柔软、棉质为宜。

（4）皮肤瘙痒时可用中药涂擦皮肤。

（5）遵医嘱耳穴贴压，取风溪、肺、肾上腺、内分泌等穴。

（6）遵医嘱中药熏洗。

2. 关节肿痛

（1）急性期患者卧床休息，抬高患肢，尽量减少活动。

（2）疼痛关节不宜热敷。

（3）幼儿患者加床挡，做好安全防护工作。

（4）遵医嘱耳穴贴压，取肘、膝、肾上腺等穴。

3. 腹痛

（1）注意观察腹痛的性质、持续时间及有无呕吐等伴随症状；观察大便色、质、量。

（2）遵医嘱穴位按摩，取三阴交、内关、足三里等穴。

（3）遵医嘱耳穴贴压，取胃、腹、肾上腺等穴。

4. 咽痛

（1）注意观察咽部黏膜变化情况。

（2）遵医嘱中药雾化。

（3）遵医嘱耳穴贴压，取咽喉、扁桃体、肺、肾上腺等穴。

（4）遵医嘱中药含漱、频饮。指导患者仰头含漱，含漱液含口中 1～2 min 后吐出，含漱后不要立刻漱口、进食（30 min 后可漱口、进食）。

5. 发热

（1）观察体温、有无汗出、恶风寒、头身痛等。

（2）遵医嘱物理降温。

（3）遵医嘱耳穴贴压，取咽耳尖、肺、神门、咽喉、扁桃体等穴。

三、中医特色治疗护理

（一）药物治疗

（1）内服中药。

（2）注射给药。

（二）特色技术

1. 耳穴贴压

急性期选穴以缓解症状为主，稳定期选穴以补益脾肾为原则，选穴以脾、胃、肾为主。

2. 穴位按摩

局部皮肤紫癜严重者不宜摩法，手法以按压为主。

3. 中药熏洗

中药熏洗时间 20 min 为宜，熏蒸药液温度 50 ~ 60℃为宜，当药液温度降至 35 ~ 38℃时，方可冲洗。

四、健康指导

（一）生活起居

（1）避免接触变应原。

（2）避风寒，防外感诱发加重疾病。

（3）注意安全，避免外伤，保持皮肤清洁、干燥，防破损、划伤。

（4）急性期应卧床休息，急性期症状消失后，适度锻炼。

（二）饮食指导

（1）风盛血热证，宜食清热凉血的食品，如丝瓜、雪梨、苦瓜等。

（2）阴虚火旺证，宜食滋阴降火的食品，如山药、枸杞子、黄瓜等。

（3）气虚不摄证，宜食益气养血的食品，如红枣、桂圆等。

（4）湿热蕴结证，宜食清热除湿的食品，如绿豆汤、山药、薏苡仁、冬瓜等。

（5）腹痛患者，宜进半流食、少渣食物，少食多餐，不可饱餐。

（6）急性期禁动物性蛋白质，忌腥膻发物、辛辣刺激性食物、海鲜，以及煎烤、固硬之物。

（三）情志调理

（1）因病情反复发作引起的患者疑惑和顾虑，可采用释疑解惑法，消除患者不良情绪。

（2）对因饮食限制引起焦虑的患者，可采用移情易性法，尽量满足患者合理要求，家属多陪伴，安排同病种患者于同一病房，以保持饮食原则的一致性。

（3）减少不良应激事件对患者的刺激，鼓励支持患者诉说自身感受，培养兴趣爱好，多听音乐、多与其他患者交流，可采用移情法，树立患者治愈疾病的信心和耐心。

五、护理难点

患者缺乏自我护理能力，疾病复发率增高。针对这个问题，解决思路如下。

（1）开展多种形式的健康教育，教会患者避免变应原。

（2）注意安全，避免外伤及皮肤破损、划伤等。

（3）急性期应卧床休息，待症状缓解后，适度活动与锻炼。

（4）避风寒，防外感而诱发或加重疾病。

六、护理效果评价

参见表 9-1。

表 9-1 紫癜（过敏性紫癜）中医护理效果评价表

医院： 科室： 入院日期： 出院日期： 住院日数：

患者姓名： 性别： 年龄： ID： 文化程度：

纳入中医临床路径：是□ 否□

证候诊断：风盛血热证□ 阴虚火旺证□ 气虚不摄证□ 湿热蕴结证□ 其他：

（1）护理效果评价。

主要症状	主要辨证施护方法	中医护理技术	护理效果
皮肤紫癜□	1. 皮肤护理□ 2. 观察皮肤紫癜情况□ 3. 其他护理措施：	1. 耳穴贴压□ 应用次数：＿＿次，应用时间：＿＿日 2. 中药熏洗□ 应用次数：＿＿次，应用时间：＿＿日 3. 其他：＿＿ 应用次数：＿＿次，应用时间：＿＿日 （请注明，下同）	好 □ 较好□ 一般□ 差 □
关节肿痛□	1. 卧床休息□ 2. 患肢抬高□ 3. 安全防护□ 4. 其他护理措施：	1. 耳穴贴压□ 应用次数：＿＿次，应用时间：＿＿日 2. 其他：＿＿ 应用次数：＿＿次，应用时间＿＿日	好 □ 较好□ 一般□ 差 □
腹痛□	1. 卧床休息□ 2. 腹痛的性质、时间、伴随症状□ 3. 记录便色质量□ 4. 其他护理措施：	1. 耳穴贴压□ 应用次数：＿＿次，应用时间：＿＿日 2. 穴位按摩□ 应用次数：＿＿次，应用时间：＿＿日 3. 其他：＿＿ 应用次数：＿＿次，应用时间：＿＿日	好 □ 较好□ 一般□ 差 □
咽痛□	1. 观察口腔黏膜□ 2. 中药含漱、频饮□ 3. 其他护理措施：	1. 耳穴贴压□ 应用次数：＿＿次，应用时间：＿＿日 2. 中药雾化□ 应用次数：＿＿次，应用时间：＿＿日 3. 其他：＿＿ 应用次数：＿＿次，应用时间：＿＿日	好 □ 较好□ 一般□ 差 □
发热□	1. 病情观察□ 2. 物理降温□ 3. 其他护理措施：	1. 耳穴贴压□ 应用次数：＿＿次，应用时间：＿＿日 2. 中药雾化□ 应用次数：＿＿次，应用时间：＿＿日 3. 其他：＿＿ 应用次数：＿＿次，应用时间：＿＿日	好 □ 较好□ 一般□ 差 □
其他：□ （请注明）	1. 2. 3.		好 □ 较好□ 一般□ 差 □

（2）护理依从性及满意度评价。

评价项目		患者对护理的依从性			患者对护理的满意度		
		依从	部分依从	不依从	满意	一般	不满意
中医护理技术	耳穴贴压						
	中药雾化						
	中药熏洗						
	穴位按摩						
健康指导		—	—	—			
签名		责任护士签名：			上级护士或护士长签名：		

（张洁静）

第十章　神经外科康复护理

第一节　脑卒中

一、脑卒中与脑损伤的评估

脑部血管供血、供氧、供养的情况突然中断，并引发一侧上下肢体、上下半身或全身无力，呈现麻痹的现象（偏瘫），即称为脑卒中，其医学名称为脑血管意外病变（CVA）。脑卒中是一组突然起病的脑血液循环障碍，表现为局灶性神经功能缺失，甚至伴意识障碍。其主要病理过程为脑梗死和脑出血。脑血管疾病是一种主要致死、致残的常见病，它与心脏病、恶性肿瘤构成人类的三大致死病因。本病致残后严重影响患者生活质量，造成社会及家庭的负担。因此，对其进行积极的预防和早诊治、早康复甚为重要。

脑卒中大多发生在中老年人，成人以下的年龄层发生偏瘫者多半是由于脑部受伤。脑部受伤与脑卒中的疾病机制不同，但所造成的影响及身体功能丧失的情况类似，其康复原则也大致雷同。原则上，任何一侧脑部受伤造成身体功能的丧失是在另一侧，如右脑受伤时，左侧肢体瘫痪，反之亦然。

（一）病因与临床表现

脑部血管病变或脑部受伤，其病变的原因主要有下列 4 点。

1. 脑梗死

脑梗死是指局部脑组织包括神经细胞、胶质细胞和血管，由于血液供应缺乏而发生坏死所致的脑软化。引起脑梗死的根本原因是供应脑部血液的颅外或颅内动脉中发生闭塞性病变而未能获得及时、充分的侧支循环，使局部脑组织的代谢需要与可能得到的血液供应之间发生超过一定限度的供不应求现象。临床上最常见的类型有脑血栓形成和脑梗死。

（1）脑血栓形成：脑血栓形成是脑血管疾病中最常见的一种。颅内、外供应脑部的动脉血管壁发生病理改变，使管腔变狭窄，最终完全闭塞，引起某一血管供血范围内的脑梗死性坏死，称为脑血栓形成。

脑血栓形成最常见的病因为脑动脉粥样硬化。脑动脉硬化常伴有高血压，两者互相影响，使病变加重。高脂血症、糖尿病等则往往加速脑动脉硬化的发展。脑血栓形成的次要原因是各种原因引起的脑动脉炎，以及少见的血管外伤、先天性动脉狭窄、肿瘤及真性红细胞增多症等。在颅内血管壁病变的基础上，如动脉内膜损害破裂或形成溃疡，当处于睡眠、失水、心力衰竭、心律失常、红细胞增多症等情况时，引起血压下降、血流缓慢，胆固醇易沉积于内膜下层，引起血管壁脂肪透明变性，进一步纤维增生、动脉变硬、迂曲，管壁厚薄不均，血小板及纤维素等血中的有形成分黏附、聚集、沉着，形成血栓。血栓逐渐增大，使动脉管腔变狭窄，最终使动脉完全闭塞。

脑血栓形成一般为供血不足引起的白色梗死，少数梗死区的坏死血管可继发破裂而引起出血，红细胞进入脑脊液中，可呈血管周围套状出血，称为出血性梗死。

脑血栓形成可发生于任何年龄，多见于50～60岁患有动脉粥样硬化者，多伴有高血压、冠心病或糖尿病。多数患者在睡眠、安静等血流缓慢、血压降低的情况下发生。通常患者可有某些未加注意的前驱症状，如头晕、头痛等，不少病例在睡眠中发病，次晨被发现不能说话，一侧肢体瘫痪。典型病例在1～3 d达到高峰。患者通常意识清楚，少数患者可有不同程度的意识障碍，持续时间较短，生命体征一般无明显改变。部分患者在脑损伤症状出现后的数十分钟、数小时至24 h内完全恢复，数日、数周或数月后可反复出现，此现象称为短暂性脑缺血发作（TIA）。脑损害在数小时至2 d发展至高峰后，又在数周内完全恢复者称为可逆性缺血性神经损害（RIND）。此型大多认为可能是缺血未导致不可逆的神经细胞损害、侧支循环迅速而充分地代偿、形成的血栓不牢固、伴发的血管痉挛及时解除等机制的结果。经数日或长达1周左右的发展之后，神经损害完全者称为完全性脑卒中。多数患者不伴头痛和意识障碍，若不伴肺、肾、心脏等各器官的并发症，多数患者预后良好。

脑血栓急性期治疗是视病情（需经CT证实无出血灶）给予各种早期溶栓治疗、控制血压、抗脑水肿、降低颅内压、改善微循环等。

（2）脑栓塞：由于异常物体（固体、液体、气体）沿血液循环进入脑动脉或供应脑的颈部动脉，造成血流阻塞而引起相应供血区的脑功能障碍，称为脑栓塞。占脑卒中发病率的15%～20%。只要产生栓子的病原不消除，脑栓塞就有复发的可能。

脑栓塞最常见的原因为风湿性心瓣膜病伴发慢性心房颤动、细菌性心内膜炎、心脏人工瓣膜等心源性赘生物脱落。非心源性栓塞中常见的为主动脉弓及其发出的大血管的动脉粥样硬化斑块和附着物脱落，引起血栓栓塞。还有败血症，尤其是肺部感染性脓栓，癌性栓子，寄生虫虫卵栓子，长骨骨折的脂肪栓子，胸腔手术、人工气胸、气腹，以及潜水员或高空飞行员所致的减压病时的气体栓子，异物栓子等。

脑栓塞的病理改变大体上与脑血栓相似。栓子脱落引起的脑梗死可发生于一处一次，也可以发生一次多处和多次多处梗死。梗死引起的神经症状取决于栓子的大小和阻塞的部位。小栓子阻塞的脑梗死可在数分钟内迅速恢复。大栓子阻塞血管，引起大块组织缺血、脑水肿和血管通透性增加，可发生继发性出血，称为梗死性脑出血。感染性栓子阻塞可继发脑水肿，癌肿栓子阻塞则继发肿瘤脑内转移。

脑栓塞常见于青壮年，多数与心脏病尤其是风湿性心脏病有关。起病急骤是其主要特征，大多数患者并无任何前驱症状，在数秒钟或很短的时间内症状发展到高峰。个别患者可在数日内呈阶梯式进行性恶化，系由反复栓塞所致。常见的脑局部症状为局限性抽搐、偏盲、偏瘫、失语等，如有意识障碍也较轻而很快恢复。严重者可突然昏迷、全身抽搐，因脑水肿或颅内出血、发生脑癌而死亡。

脑栓塞急性期的治疗要点包括脑部病变及引起栓塞的原发病两方面。脑部病变的治疗与脑血栓形成相同；原发病的治疗在于根除栓子来源，防止脑栓塞的复发。

2. 脑出血

脑出血指脑内小动脉、毛细血管破裂等原因引起脑实质内出血。

高血压和动脉粥样硬化是脑出血最常见的原因。多数为高血压和动脉硬化同时并存，一般认为单纯高血压或动脉粥样硬化发生脑出血者较少。

脑出血的发病是在原有原发性高血压和脑血管病变的基础上，如用力和情绪改变等外加因素使血压进一步骤升及血管破裂所致。先天性脑内血管畸形、先天性动脉瘤、外伤性动脉瘤，以及内科血液病（白血病、血小板减少性紫癜等）、抗凝治疗、溶栓治疗等均可引起脑出血。

脑出血的病理改变主要为脑组织局部出血及血肿形成所引起的脑水肿，脑组织受压、推移、坏死、软化等。其过程依赖于出血部位和出血量的多少。内囊后支或外囊部位较少量的出血，脑组织损害常不严重，偏瘫较轻，可无意识障碍；脑干和小脑出血，出血量虽不多，但可迅速引起致命的结果。脑出血发生后，血液可被邻近脑组织吸收，少量出血可在2～4周内完全吸收；大量出血和血肿形成者，必须手术引流或取出血块，以解危急。

高血压性脑出血以50岁左右原发性高血压患者的发病最为常见。高血压发病有年轻化趋势，因此在年轻的原发性高血压患者中也可以发生脑出血。高血压性脑出血发生前常无预感，少数有头晕、头痛、肢体麻木和口齿不清等前驱症状。多在白天情绪激动、过度兴奋、劳累、使劲排便或脑力劳动紧张的时刻发病。起病突然，往往在数分钟至数小时内病情发展到高峰。急性期常见的主要表现为头痛、呕吐、意识障碍、肢体瘫痪、失语等。呼吸深沉带有鼾声，重则呈潮式呼吸或不规则呼吸。患者在深昏迷时四肢呈迟缓状态，局灶性神经体征不易确定，此时需与其他原因引起的昏迷相区别；若昏迷不深，查体时可能发现轻度脑膜刺激症状，以及局灶性神经受损体征。

脑出血患者有半数在发病后 7 d 内死亡，其死亡的主要原因为脑疝，以出血量多的严重患者多见。若出血量不是很大，虽有严重脑水肿和脑干受压、意识障碍等，经过适当治疗后生命体征平稳可望成活，但常有长期昏迷或精神异常的后遗症。脑出血量极少的轻症患者，经短期昏迷后多数预后良好，部分患者尚可恢复行走自如或恢复部分劳动能力。

脑出血急性期治疗的主要原则是防止再出血、控制脑水肿、维持生命体征和防治并发症。

3. 脑损伤

脑损伤型脑卒中是因脑部受到撞击，如车祸、工伤事故、自然灾害、跌倒、坠落、锐器伤或钝器伤，而导致脑及运动伤害。

脑部受伤常引起脑水肿，形成脑部受压因素，造成脑部暂时性缺血或功能不良，出现一系列局灶性神经系统体征。待水肿因素消除后，功能会逐渐恢复，需 4 ~ 5 个月。

颅内血肿是脑损伤后一种常见的、致命的却又是可逆的继发性病变。出血聚集于颅腔内某一部位，达到相当体积，造成脑受压而引起相应的临床症状。一旦确诊，需立即手术，清除血肿。如发现、处理及时，则预后良好。

一般来说，没有一例脑损伤的病情是相似的。最常见的引起脑卒中的典型部位是中脑动脉处，是脑卒中的易发区。

4. 其他

因脑部长瘤而致脑卒中的情形虽不多见，但也是引起脑卒中的因素之一。一旦发生，其复健处理的原则大致同于脑卒中的复健治疗。其他如动脉硬化、高血压、脑部血管痉挛等也会引发脑血管阻塞或出血。如粥状动脉瘤易在动脉分支或弯曲处形成，造成血管阻塞；患者若有高血脂、三酰甘油偏高的倾向，也易得冠状动脉疾病，潜伏着罹患脑卒中的危机。慢性高血压会迫使血管受压，增加破裂的趋势；而脑血管痉挛的发生使脑血流量减少，可引发短暂性脑缺血症状。

脑卒中的病因虽然较多，但不同的病变部位各有其特殊功能受到影响，程度也不相同，依据下列几个因素来判定。

（1）脑部受伤侧。

（2）病变部位为大脑、小脑或脑干。

（3）病变范围。

（4）循环状况。

（5）病变组织恢复力。

（二）脑卒中与脑损伤的评估

脑卒中或脑受伤的症状依发病部位在左脑半球或右脑半球而定。左脑半球病变可能会出现沟通（说话、了解、书写和判断）能力障碍，且合并右侧肢体瘫痪现象；而右脑半球病变则有知觉（视觉缺损）及判断能力的丧失，且合并左侧肢体瘫痪。惯用左手或惯用右手患者，因受左右脑半球的控制，不论惯用右手还是左手者，左脑半球皆有管辖，但右脑半球所管的沟通功能仅对 15% 的惯用左手者有影响。

考虑患者康复治疗开始的时间及计划的制订，均应先评估患者的身体和智力状态及自我照顾能力，有利于医护人员及家属、患者本人的配合，及早开始康复训练。

1. 运动功能丧失

脑卒中会造成一侧肢体瘫痪，称为偏瘫，而较轻微的功能丧失则称轻偏瘫或半身轻瘫。运动功能丧失将导致肌肉力量降低，翻身或行动暂时困难；位置转换所能达到的程度也是评估的项目之一。脑卒中发生后，患者的肢体功能会历经 3 个阶段：软弱无力期，痉挛期，恢复期。此 3 个阶段有时并不明显，有可能在软弱无力期出现痉挛，而肢体能够移动。至于在恢复期，痉挛现象可能尚存在，而干扰恢复期的进展。

（1）运动失调：运动失调是指动作不能顺利完成，出现颤抖或跳跃式动作，且平衡和协调有障碍。

（2）阵挛：阵挛常发生于痉挛之后，是一种阵发性痉挛。遇刺激时产生反射作用形成的动作，抖动且合并痉挛状，常无法自我控制。

2. 感觉障碍

感觉障碍是患侧肢体对冷、热、触、压、痛及位置的感觉变得较迟钝，甚至完全丧失；可将冷、热水装在试管内分别测试患侧肢体的温度觉。若评估患者有感觉迟钝或丧失的情形，在照护时要倍加注意。一般情况下，不要在被子里放置冰水或热水袋予以降温或升温处理；注意定时翻身按摩受压部位，注意将肢体置于功能位置，以防冻伤（或烫伤）、压力性损伤、扭伤、足下垂等的发生可能。

3. 疼痛

脑卒中患者常见的疼痛部位是患者的肩部、髋部和颈部；肩部疼痛多由患侧手臂无力、关节活动减少、有粘连或下垂、拉伤肩部韧带引起，严重者甚至会发生肩部脱臼。防范之策是给予肩吊带，支托手臂及活动肩关节；视丘综合征会引起患者肢体有烧灼感及痛感的发生。

4. 沟通能力障碍

（1）拼音困难：脑神经受到病变的影响，致使控制喉、舌、唇、颊等构音器官的神经失常，在功能上或协调上运用障碍，说话时发不出声音或声音很小、模糊不清，不易清楚地表达己见或意思。左侧偏瘫和右侧偏瘫患者皆有可能出现此种情况，并常伴有颜面神经麻痹。

（2）失语症：因脑部血管病变影响语言区受损而引起，因为病变部位在大脑的位置不尽相同，因而造成的失语症各有不同型态，其主要型态有以下 4 种。

1）魏尼凯失语症：脑部病变在第一颗脑回的魏尼凯区，此区是语言的接受部位，诠释并收集信息内容。一般而言，患魏尼凯失语症时，其发音器官不受影响，说话流畅，速度正常，但内容空洞，使用的词汇也会有错误，如将叉子说成汤匙；患者也能书写，但同样的文词空泛无意。因此，当其功能丧失时，患者就出现答非所问的情况，故又称为接受性失语症。患者的视、听并无缺陷，完全是此区功能丧失所致。

2）布洛卡失语症：典型的布洛卡失语症是患者的语言表达慢而有困难，患者仅能说简单或单一的字词，尚能正确回答问题，但不能说出完整的句子。布洛卡失语症患者虽然表达能力受影响，却能唱歌或作曲。因失语症病变位置主要在额叶邻侧脑沟的布洛卡区，该区主管说话肌肉（咽、喉、口腔）的收缩和协调作用，一旦丧失此功能，患者虽能听懂话语，但口述和书写的表达能力则有困难，故又称为表达性失语症，但智力才能不受影响。

3）弓状束失语症：脑部病变位置在弓状束，弓状束的功能仿佛是一个媒介者，将魏尼凯区接收的信息传给布洛卡区，患者因接受和表达功能皆正常，所以既能说也能听得懂，然而却无法复诵，此又称传导性失语症。

4）完全性失语症：大部分人的语言区位于左侧大脑半球，不论其惯用左手还是右手。完全性失语症即是整个大脑半球的语言区皆受影响，故又称球性失语症。患者既无法听懂，也无法表达，沟通非常困难，是最严重的一种失语症，所以语言治疗的时间也相当长。不论何种型态的失语症，均应及早开始语言治疗，即使是以"是""不是"或以点头、摇头的方式来表达，问话也要以简单为原则。

5. 心智功能

主要评估内容包括患者的最近记忆力和过去记忆力是否丧失、方向感、注意力集中和学习动机、判断力、情绪稳定情形（是否出现无意义的笑个不停或有不伤心的落泪行为）及应变能力。脑卒中或脑受伤的患者，经常会出现心智混淆状态，尤其是在急性阶段，须与老年痴呆症相区别。为了有助于医护人员判断患者目前的心智状态，许多医院常做下列简单测验，测验的 10 题中，凡答对的给 1 分，答错则给 0 分。

（1）请告诉我你的名字是什么？

（2）你知道今天是星期几吗？

（3）你今年多少岁了？

（4）你家中的电话号码是多少？

（5）你现在在什么地方？

（6）我们现在的国家主席是谁？

（7）一年有多少天？

（8）20减5是多少？再减3又是多少？

（9）倒数数字10到1一遍。

（10）你认识这五种东西（钢笔、手表、钥匙、钞票、梳子）吗？请说出它们的名字。

若患者答错0～2题（8～10分），表示心智功能尚佳；若答错3～4题（6～7分），表示轻微的心智障碍；答错5～7题（3～5分），表示中度心智障碍；而答错8～10题（0～2分），则表示严重心智障碍。此简易心智测验，主旨在于了解患者对时间和地点的认识、记忆力有否丧失、计算力有否变差及反应力如何，当然患者所受过的教育程度宜应考虑在内。

6. 自我照顾能力

评估患者的衣、食、住、行及自我照顾能力，如穿衣、进食、如厕、梳洗、下床、翻身等是否需人扶助，独立程度如何，有否心理依赖因素或家属过度保护，使其无机会学习。

7. 大小便功能

评估患者有无大小便失禁的现象，因脑卒中或脑受伤患者常会伴有短暂性大小便失控情形，此种情况不严重者会自然恢复其功能，严重者才予以训练纠正过来。

二、脑卒中与脑损伤的康复护理

（一）脑卒中康复的机制和原则

脑卒中与脑损伤引起的偏瘫属脑性偏瘫，其运动功能障碍的本质是由于上运动神经元受损，使运动系统失去其高位中枢的控制，从而使原始的、被抑制的、皮质以下中枢的运动反射释放，引起运动模式异常。表现为肌张力增高甚至痉挛，肌群间协调紊乱，出现异常的反射活动即共同运动、联合反应和紧张性反射脊髓水平的运动形式。

偏瘫的康复机制除取决于脑组织和血管病变的恢复过程（侧支循环的建立、病灶周围水肿的消退、血肿的吸收、血管的再沟通等）外，还依赖于中枢神经系统的可塑性。因此，对本病的康复治疗，除积极抢救受损的脑组织、促进病理过程的恢复外，还要充分发挥中枢神经系统功能重组的作用。重组的可能因素有突触阈值变化、功能转移、再生作用、同侧支配等学说。功能再训练可使感受器接受的传入性冲动促进大脑功能的可塑性发展，使丧失的功能重新恢复。因此，功能再训练是中枢神经系统功能重组的主要条件，这是一个再学习的过程，一种运动技巧的获得需要多次的重复。

脑卒中或脑损伤后，一般功能的恢复情形有两种：一种是自发性复原，另一种则是经过训练或适应后复原。自发性复原通常开始于脑水肿消除或脑血液循环改善后，开始时间多在发病后3～6个月。中脑动脉处是脑卒中发病的易发区，另有后脑动脉处及前脑动脉处也较常见。一般而言，典型的中脑动脉处脑卒中，其自发性复原的下肢比上肢先恢复，近端肌肉比远端肌肉先恢复。所以，手的功能常是最后恢复的，甚至无法恢复。平均大约有90%的脑卒中患者能学习再行走，而手的功能可恢复到很好者仅有10%左右。手功能的恢复，开始在发病后第3周即出现，其预后较好；否则，在3周后都不见手有任何改善迹象，则功能恢复相当不乐观。自发性恢复大部分在发病3个月后即已完成。

通过训练和适应而使功能改善的情形是患者利用其残存体能配合指导和教育的结果，经过再学习而获得技能的熟练。学习动机对复健的训练是相当重要的，早期发现和早期治疗对身体功能的恢复也极为重要。

偏瘫的功能训练原则主要是抑制异常的、原始的反射活动，改善运动模式，重建正常的运动模式，其次是加强软弱肌肉的力量训练。训练的过程包括患侧的恢复和健侧的代偿，强调首先把重点放在前者。

另外，对康复的预后有影响的因素有以下几点。

（1）昏迷期越短（或无昏迷现象），身体功能恢复越好。

（2）偏瘫肢体功能越早恢复，全面性的恢复越有可能。

（3）年龄越轻，恢复越好。

（4）功能恢复开始的时间在发病2个月以上者，其最大功能恢复的可能性不高。

（5）发病前患者的人格、身体状况及生活环境均对康复的预后有所影响。

（6）家人的支持及住院期的缩短，皆表示康复成功的可能性增大。

（7）社会经济与教育背景较佳者，更积极加入康复。

（二）护理目标

（1）身体功能恢复。

（2）避免挛缩形成。

（3）预防压力性损伤形成。

（4）运用健肢处理日常生活活动。

（5）训练患肢使其改善或进步。

（6）行走训练。

（7）心理、社会和职能的重建。

（8）其他症状的处理。

（9）预防脑卒中的再发生。

（三）脑卒中与脑损伤的康复护理措施

1. 急性期的康复护理

在急性期，即发病初期，应以临床抢救为主。康复护理的开始可在发病后24～48 h，若为血栓性脑卒中患者，病情稳定即可着手；但出血性脑卒中或脑损伤者必须等到患者意识清醒、病情稳定后方可考虑，但以不影响临床抢救为前提。康复护理是配合内科或外科的治疗，呈相辅相成的效用。其目的主要是预防并发症和继发性损害，同时为下一步的功能训练做准备。

（1）预防并发症：包括预防呼吸道感染、泌尿道感染、压力性损伤等。

在康复初期应注意维持患者呼吸道通畅，勤吸痰，注意无菌操作，仍不能使气道通畅者，向医生报告建议做气管切开。给予足够的营养，发病3 d后待病情稳定，如意识仍不清楚、不能进食者，应予鼻饲流质，以保证营养供给。患者在急性期会有大小便失禁的情况，常以插导尿管维持膀胱功能。只要患者清醒合作，就应鼓励其自行排尿，避免插管时间太长造成逆行感染。在急性期，患者卧床不宜保持同一姿势过久，原则上每2 h应翻身1次，更换卧姿以防压力性损伤形成。清醒而无特别内科情况的患者，不宜长期躺卧，应逐渐增加床的倾斜度至坐立；而乘轮椅患者，应鼓励其早期下床活动，防范并发症的发生，促进身体康复。近年来，充气床垫及智能按摩床垫的广泛使用，使压力性损伤得到了有效控制。

（2）预防关节挛缩、变形：肌肉萎缩制动超过3周，易致关节挛缩变形，应采取措施预防。

正确的卧床姿势如下。

1）仰卧：为了减少日后产生严重的痉挛，患者宜睡卧于硬质床上，在患侧腋部放置一软枕，使肩部呈外展及外转状态，并将手及前臂以枕头垫高，促进远心端血液循环，减轻肿胀的可能。手腕宜以毛巾卷支撑，避免屈曲，两手呈自然张开或握以锤形物体或毛巾卷。下肢宜使用沙袋或A字形垫固定，避免大腿内收或外转；膝部保持伸展，以免大腿后肌挛缩；足跟关节应予以特别注意，避免重物或棉被等压迫而致垂足和内翻，最好让足抵住床板，或使用足踏板支撑之。

2）侧卧：患者不宜长时间仰卧，应学会健侧和患侧卧位交替。健侧卧时，健侧下肢伸直，弯曲患侧下肢（髋部和膝部），置放一枕在两腿之间，支持并防髋部外展。上肢则以一枕放置在胸部和患侧手臂之间，使患侧手臂避免挛缩，整个身体呈S形弯曲状。患侧卧时，患肩前伸，避免受压和后缩，肘伸直，前臂旋后，手指张开，掌面朝上；健腿屈曲向前置于体前支撑枕上，患腿在后，膝微屈，距小腿关节尽量保持90°。

3）俯卧：俯卧是预防髋部屈曲及膝部屈曲造成挛缩的最佳卧姿。俯卧时，放一枕头在大腿及膝部以防压迫，另一枕头则放在腹部。男性患者若插有导尿管，此姿势不但有助于排尿，并可预防臀部压力性损伤的形成；而女性患者宜多放几个枕头在胸部，以防压迫乳房，头部宜转往健侧。若患者不习惯此种卧姿，家属宜陪伴在旁，以防呼吸窒息的发生。

（3）挛缩的预防：除了正确的卧姿外，每日规则性地运动麻痹瘫痪的患肢关节，有助于防范挛缩的发生。患者昏迷或其他原因（如全瘫、严重并发症）在数日后仍不能开始主动活动者，应做患肢关节的被动运动，每日3～4次，直至主动运动恢复。活动顺序由大关节到小关节，循序渐进，缓慢进行，幅度从小至大以牵伸挛缩的肌肉、肌腱和关节周围组织，要多做与挛缩倾向相反的活动，特别是肩外展外旋、前臂旋后、踝背伸及指关节的伸展活动，但切忌粗暴，因瘫痪早期肌张力低，关节周围肌肉松弛，暴力易致软组织损伤，特别是肩关节周围的软组织损伤。另外，被动运动可与按摩交替或配合进行，并鼓励患者适当地用健肢带动患肢做被动运动。

（4）按摩：可促进血液、淋巴回流，防止或减轻水肿，对患肢也是一种感觉刺激，有利于恢复。按摩时要轻柔、缓慢、有节律地进行，作用中等深度，不使用强刺激性手法；对肌张力高的肌群（如上肢屈肌）用安抚性质的推摩，使其放松，而对肌张力低者如上肢伸肌，则予以擦摩和揉捏，按摩可配合循经点穴以增强疗效。

（5）日常生活的处理：急性期应鼓励患者及教导家属暂时使用健侧，以健肢完成日常生活活动动作，增强其独立性，在学习中找回自信心。刚开始时也许并不顺利，但慢慢地逐渐练习也就自然了。

2. 恢复期的康复护理

一般病后1～3周（脑出血2～3周，脑血栓1周左右）意识清楚，血压、脉搏、呼吸稳定，便进入恢复期，可进行功能训练。脑血栓患者若发病时无意识障碍，仅有偏瘫，第2日便可以进行。此期目的在于进一步恢复神经功能，争取达到步行和生活自理。其工作要点则是着重于行走、位置转换、进食、穿衣、个人卫生、认知、沟通、社会和家庭功能、家事技巧、职能等训练。恢复期一般可分为松弛性瘫痪期、痉挛期和改善期。

（1）松弛性瘫痪期：此期的治疗主要是利用各种方法恢复或提高肌张力，诱发肢体的主动运动。应鼓励患者在床上进行主动运动，这不仅可以预防挛缩，更重要的是使他们认识到自己"能动"，增强患者对恢复的信心。还可以配合针灸、电疗等。可先给予物理治疗，如先予以局部热疗，再施行被动运动（每日至少1次），待训练进步时则可改为辅助自动运动，后再采取自如运动。

（2）痉挛期：治疗的主要目标是控制肌痉挛和异常的运动模式，促进分离运动的出现。痉挛较严重时，治疗方法除被动外尚有背侧支托及周围神经阻断术，以降低痉挛的程度。

（3）改善期：治疗的主要目标是促进选择性运动和使速度运动更好地恢复，同时继续控制肌肉痉挛。此时应更多地让患者体验正常的肌张力、姿势和运动的机会，促进其学习多肌群协调的运动，增大其正常的运动感觉输入。

运动训练按照人类运动发育的规律，由简到繁、由易到难进行，如翻身→坐→坐位平衡→坐到站→站立平衡→步行。至于从哪个阶段开始训练要根据患者的病情决定。

1）床上训练：由于锥体束约有15%的纤维不经交叉而直接支配同侧躯干肌，所以，通常躯干肌的瘫痪不明显或较轻，大多数患者能很快从仰卧位转到侧卧位。床上训练包括翻身和上下左右移动身躯等体位变换，腰背肌、腹肌及呼吸肌训练，伸髋练习（双侧桥式、单侧桥式动作），上、下肢活动，以及洗漱、进餐、使用便器等日常生活活动训练。

2）坐起及坐位平衡训练：应尽早进行，以防坠积性肺炎、直立性低血压及全身脏器功能低下。进行坐位耐力训练应先从半坐位（30°～45°）开始，逐渐加大角度、延长时间和增加次数；然后从仰卧位到床边坐位，最后坐到椅子或轮椅上，接着进行坐位平衡训练。要求达到三级平衡。一级平衡为静态平衡，即躯干在无倚靠下坐稳，体重平均分配；二级平衡为自动动态平衡，即能做躯干各方向不同摆幅的摆动活动；三级平衡为他动态平衡，即在他人一定的外力推动下仍能保持平衡。利用摇椅有助于平衡训练。

3）从坐到站起的训练：要点是掌握重心的转移，要求患腿负重，体重平均分配。动作基本点是双足后移，躯干前倾，双膝前移，然后髋膝伸展而站起。坐下时，躯干前倾，膝前移，髋膝屈曲而坐下。坐立训练先由床侧开始训练患者坐起，当患者能够坐稳时，即可下床在平行杆内学习站立。

4）站立及站立平衡训练：从病情稳定到离床站立，一般需2～3周。先做站立的准备活动，如坐位提腿踏步、患侧下肢或双下肢蹬圆木训练以增加肌力；起立床训练，逐渐加大角度和延长时间，双足负重后感受器受刺激而引起强烈冲动，对训练下肢伸肌、提高活动能力很有好处；然后逐步进入扶持站立、平行杆间站立、徒手站立及站立平衡训练，要求达到三级平衡。

5）步行训练：步行能力是偏瘫患者维持整体健康、争取达到生活自理的重要一环。让患者在平地、阶梯及斜坡等不同地形接受步态训练，可利用辅助器如助行器或手杖等教导其使用方法，以利步态行走训练。上下台阶训练时，开始要按"健腿先上，病腿先下"的原则，待安全可靠后再任其自然。

6）上肢及手功能训练：上肢和手功能对于生活自理及劳动至关重要。一般大关节活动恢复较早、较好，手的精细动作恢复较慢、较差，需进行强化训练。肩关节及肩带的活动：目的是训练肩关节的控制能力和防止肩胛退缩、下降、肩痛和不全脱位。方法：以仰卧位上举手臂，手臂向不同方向移动，用手摸前额、摸枕头，坐位直臂前举、外展、后伸及上举等。肘关节活动：如肘关节屈伸、前臂旋前旋后。腕关节屈伸及桡、尺侧偏移：尤其要多作与功能活动密切相关的背伸和桡侧偏移活动。掌指、指间关节各方向的活动及对掌、对指、抓拳、释拳等。手的灵活性、协调性和精细动作训练，如拍球、投球、接球、投环、用匙、用筷、写字及梳头等。

7）职能训练：重点是对偏瘫患者日常生活活动能力的评估、训练和矫正等，目的主要在于训练患者自立。对吞咽困难的患者应先行鼻饲，以后带着鼻饲管训练从口进食，呛咳不明显时可取掉鼻饲管，从坐位流食过渡到正常饮食。在洗漱方面，瘫痪重者先用健手，逐渐锻炼患手或以健手协助。衣服宜宽大柔软，操作简便。穿着时先穿患侧，再穿健侧，脱衣时相反。去厕所或洗澡时，开始应有人协助，以防直立性低血压、摔倒或用力过猛时再次发病。根据病情安排工艺活动、训练手的精细活动和双手的协调应用、安排适当的家务劳动和户外活动，后者要注意保护和安全。性生活的重建也是一个重要的康复内容，许多患者或家属都担心因性生活而可能导致另一次脑卒中，因而夫妻不敢同房。实际上，患者在出院后，若是医生没有特别嘱咐，且患者没有严重的心脏病，应该可以准备开始性生活，但在原则上不可太激动，不一定非要性交方算完成性生活，如爱抚、拥抱、接吻、枕边细语等皆是性生活的一部分。在这方面患者往往羞于启齿而难以主动咨询，护理人员应主动进行宣教。

偏瘫患者在康复训练中的主要危险因素有脑血管意外复发、心血管并发症、摔倒致软组织损伤或骨折、继发肺栓塞等，在康复中要予以监护和防范。同时，要保持患者的平稳情绪，练习过程中要穿插适当的休息，避免过度疲劳，对年老体弱的患者更要注意。在训练阶段，如安静时心率超过100次/分、血压收缩压超过180 mmHg、有心绞痛发作或严重心律失常时应暂停训练。

3. 后遗症的康复护理

有学者认为，偏瘫后功能恢复一般在1后停止；但也有学者提出，即使在发病1年后，如过去未经正规的运动治疗，仍可在康复训练下获得一定进步。此期患者不同程度地留下各种后遗症，如痉挛、肌力减退、挛缩畸形、共济失调、姿势异常甚至呈松弛性瘫痪状态。康复治疗的目的是继续训练和利用残余功能，防止功能退化，并尽可能改善患者的周围环境条件以适应残疾，争取最大限度地日常生活自理；对有工作潜力的未达退休年龄的患者，酌情进行职业康复训练，使患者尽可能回归社会。

（1）继续进行维持性康复训练（包括全身体质增强和针对性功能训练），以防功能退化。

（2）适时使用必要的辅助器具（如手杖、步行器、轮椅、支具等），以补偿患肢的功能。

（3）对患侧功能不可能恢复或恢复很差者，应充分发挥健侧的代偿作用。事实上，健手通过训练是完全可以达到生活自理的，必要时可加用自助器具。

（4）对家庭环境做必要和可能的改造，如门槛和台阶改成坡道，蹲式便器改为坐式便器，厕所及浴室加扶手等。

（5）应重视职业、社会、心理康复。

4. 其他康复治疗方法

作为整体康复的综合考虑，病情稳定后，可对脑部及瘫痪肢体进行物理治疗。对脑部病灶的理疗，有利于脑部病灶的吸收、消散及侧支循环形成，改善脑组织的血液供应和代谢。常采用碘离子直流电导入法和超声波疗法。对瘫痪肢体的理疗，可改善患肢的血液循环，降低肌张力，促进功能恢复，延缓和防止肌肉萎缩。常用超短波治疗痉挛肌，电刺激疗法、中频电疗法、水疗等均有一定作用。针灸对肢体瘫痪和言语障碍有一定疗效，除体针外，还可应用头针、耳针等。按摩等对瘫痪肢体也有一定效果。

5. 心理护理

脑血管意外或脑外伤等引起偏瘫、失语等障碍对患者精神打击很大，在意识逐渐恢复过程中常出现遗尿、失语、肢体活动障碍等，使患者在不同程度上丧失了独立生活的能力，影响其个人卫生、仪容仪态，也难以进行正常的学习和工作，不能顺利回归社会，给患者造成很大的心理负担。此外，多数患者有程度不同的抑郁症，表现为忧愁、悲观、失望、焦虑、淡漠，甚至企图自杀等。作为护理人员及家属，要多与患者交谈，了解其心理需要，对废损功能的再训练应非常耐心。指导中务必让患者随时感到被关怀、支持和鼓励，避免情绪激动和不良刺激。应鼓励患者参加一些社交活动，积极治疗，促进功能恢复，并根据病情进行生活自理及家务劳动训练，使其尽快地回归社会，恢复尊严。

6. 评价

（1）患者意识状态恢复程度，对人、时、地是否有清楚的定向力，有无知觉剥夺。

（2）皮肤是否完整无破损。

（3）能否与他人进行沟通。

（4）患者能否执行自我照顾活动，是否得到必要的协助和训练。

（5）患者有无肌萎缩、挛缩等失用综合征的发生。

（6）患者及家属是否积极参与制订康复计划，参与康复活动。

（邹秋香）

第二节　脑梗死

脑梗死（CI）又称缺血性脑卒中，包括脑血栓形成、腔隙性脑梗死和脑栓塞等，是指因脑部血液循环障碍，缺血、缺氧所致的局限性脑组织的缺血性坏死或软化。好发于中老年人，多见于 50 ~ 60 岁以上的动脉硬化者，且多伴有高血压、冠心病或糖尿病；男性稍多于女性。通常有前驱症状，如头晕、头痛等，部分患者发病前曾有短暂性脑缺血发作（TIA）史。常见表现如失语、偏瘫、偏身感觉障碍等。临床上根据部位不同可分为前循环梗死、后循环梗死和腔隙性梗死。

一、专科护理

（一）护理要点

急性期加强病情观察（昏迷患者使用格拉斯哥昏迷量表评定），防治脑疝；低盐低脂饮食，根据洼田饮水试验的结果，3 分以上的患者考虑给予鼻饲，鼻饲时防止食物反流，引起窒息；偏瘫患者保持肢体功能位，定时协助更换体位，防止压力性损伤，活动时注意安全，生命体征平稳者早期康复介入；失语患者进行语言康复训练要循序渐进，持之以恒。

（二）护理诊断

1. 躯体活动障碍

与偏瘫或平衡能力下降有关。

2. 吞咽障碍

与意识障碍或延髓麻痹有关。

3. 语言沟通障碍

与大脑语言中枢功能受损有关。

4. 有失用综合征的危险

与意识障碍、偏瘫所致长期卧床有关。

（三）护理措施

1. 一般护理

（1）生活护理：卧位（强调急性期平卧，头高足低位，头部抬高15° ～ 30°）、皮肤护理、压力性损伤预防、个人卫生处置等。

（2）安全护理：病房安装护拦、扶手、呼叫器等设施；床、地面、运动场所尽量创造无障碍环境；患者使用安全性高的手杖、衣服、鞋；制订合理的运动计划，注意安全，避免疲劳。

（3）饮食护理：鼓励进食，少量多餐；选择软饭、半流质或糊状食物，避免粗糙、干硬、辛辣等刺激性食物；保持进餐环境安静、减少进餐时的干扰因素；提供充足的进餐时间；掌握正确的进食方法（如吃饭或饮水时抬高床头，尽量端坐，头稍前倾）；洼田饮水试验2 ～ 3分的患者不能使用吸管吸水，一旦发生误吸，迅速清理呼吸道，保持呼吸道通畅；洼田饮水试验4 ～ 5分的患者给予静脉营养支持或鼻饲，做好留置胃管的护理。根据护理经验，建议脑梗死患者尽量保证每日3 000 ～ 4 000 mL的进水量，从而有效地帮助改善循环，补充血容量，防止脱水。

2. 用药护理

（1）脱水药：保证用药的时间、剂量、速度准确，注意观察患者的反应及皮肤颜色、弹性的变化，保证充足的水分摄入，准确记录24 h出入量，注意监测肾功能、离子。

（2）溶栓抗凝药：严格遵医嘱剂量给药，监测生命体征、观察有无皮肤及消化道出血倾向；观察有无并发颅内出血和栓子脱落引起的小栓塞。

（3）血管扩张药尤其是应用尼莫地平等钙通道阻滞剂时，滴速应慢，同时监测血压变化。

（4）使用低分子右旋糖酐改善微循环治疗时，可出现发热、皮疹，甚至过敏性休克，应密切观察。目前临床不常用。

3. 心理护理

重视患者精神情绪的变化，提高对抑郁、焦虑状态的认识，及时发现患者的心理问题，进行针对性护理（解释、安慰、鼓励、保证等），以消除患者的思想顾虑，稳定其情绪，增强其战胜疾病的信心。

4. 康复护理

（1）躯体康复：①早期康复干预，重视患侧刺激、保持良好的肢体位置、注意体位变换、床上运动训练（Bobath握手、桥式运动、关节被动运动、起坐训练）；②恢复期功能训练；③综合康复治疗，合理选用针灸、理疗、按摩等辅助治疗。

（2）语言训练：①沟通方法指导，提问简单的问题，借助卡片、笔、本、图片、表情或手势沟通，安静的语言交流环境，关心、体贴、缓慢、耐心等；②语言康复训练，肌群运动、发音、复述、命名训练等，遵循由少到多、由易到难、由简单到复杂的原则，循序渐进。

二、健康指导

（一）疾病知识指导

1. 概念

脑梗死是因脑部的血液循环障碍，缺血、缺氧所引起的脑组织坏死和软化，它包括脑血栓形成、腔隙性脑梗死（腔梗）和脑栓塞等。

2. 形成的主要原因

年龄（多见于50 ～ 60岁）、性别（男性稍多于女性）、脑动脉粥样硬化、高血压、高脂血症、糖尿病、脑动脉炎、血液高凝状态、家族史等；脑栓塞形成的主要原因有风湿性心脏病、二尖瓣狭窄并发心房颤动、血管粥样硬化斑块、脓栓、脂肪栓子、异物栓子等。

3. 主要症状

脑血栓形成常伴有头晕、头痛、恶心、呕吐的前驱症状，部分患者曾有短暂性脑供血不全，发病时多在安静休息中，应尽快就诊，以及时恢复血液供应，早期溶栓一般在发病后的 6 h 之内；脑栓塞起病急，多在活动中发病。

4. 常见表现

脑血栓形成常表现为头晕、头痛、恶心、言语笨拙、失语、肢体瘫痪、感觉减退、饮水或进食呛咳、意识不清等；脑栓塞常表现为意识不清、失语、抽搐、偏瘫、偏盲（一侧眼看不清或看不见）等。

5. 常用检查项目

凝血功能、血常规、血糖、血脂、血液流变学、同型半胱氨酸等血液检查，CT、MRI、DSA、TCD 检查。

6. 治疗

在急性期进行个体化治疗（如溶栓、抗凝、降纤），此外酌情给予改善脑循环，脑保护，抗脑水肿，降颅内压，调整血压、血糖、血脂，控制并发症，康复治疗等。脑栓塞治疗与脑血栓形成有相同之处，此外需治疗原发病。

7. 预后

脑血栓形成在急性期病死率为 5% ~ 15%，存活者中 50% 留有后遗症，脑栓塞 10% ~ 20% 的患者 10 d 内再次栓塞，再次栓塞病死率高，2/3 患者遗留不同程度的神经功能缺损。

（二）康复指导

（1）康复的开始时间一般在患者意识清楚、生命体征平稳、病情不再发展后 48 h 即可进行。

（2）康复护理的具体内容如下，要请专业的康复医师进行训练。

1）躯体康复：①早期康复干预、重视患侧刺激、保持良好的肢体位置、注意体位变换、床上运动训练（Bobath 握手、桥式运动、关节被动运动、起坐训练）；②恢复期功能训练；③综合康复治疗：合理选用针灸、理疗、按摩等辅助治疗。

2）语言训练：①沟通方法指导，提问简单的问题，借助卡片、笔、本、图片、表情或手势沟通，安静的语言交流环境，关心、体贴、缓慢、耐心等；②语言康复训练，肌群运动、发音、复述、命名训练等，遵循由少到多、由易到难、由简单到复杂的原则，循序渐进。

（3）康复训练：所需时间较长，需要循序渐进、树立信心、持之以恒，不要急功近利和半途而废。家属要关心体贴患者，给予生活照顾和精神支持，鼓励患者坚持锻炼。康复过程中加强安全防范，防止意外发生。

（三）饮食指导

（1）合理进食，选择高蛋白、低盐、低脂、低热的清淡食物，改变不良的饮食习惯，如油炸食品、烧烤等，多食新鲜蔬菜水果，避免粗糙、干硬、辛辣等刺激性食物，避免过度食用动物内脏、动物油类，每日食盐量不超过 6 g。

（2）洼田饮水试验 2 ~ 3 分者，可头偏向一侧，喂食速度慢，避免交谈，防止呛咳、窒息的发生；洼田饮水试验 4 ~ 5 分者，遵医嘱给予鼻饲饮食，密切防止食物反流引起窒息。

（3）增加粗纤维食物摄入，如芹菜、韭菜，适量增加进水量，顺时针按摩腹部，减少便秘发生。患者数日未排便或排便不畅，可使用缓泻剂，诱导排便。

（四）用药指导

（1）应用溶栓抗凝降纤类药物的患者应注意有无胃肠道反应、柏油样便、牙龈出血等出血倾向。为保障用药安全，在使用溶栓、抗凝、降纤等药物时需采集凝血常规，患者应予以配合。

（2）口服药按时服用，不要根据自己感受减药、加药，忘记服药或在下次服药时补上忘记的药量会导致病情波动；不能擅自停药，需按照医生医嘱（口服药手册）进行减量或停药。

（3）静脉输液的过程中不要随意调节滴速，如有疑惑需询问护士。

（五）日常生活指导

（1）患者需要安静、舒适的环境，保持平和、稳定的情绪，避免各种不良情绪影响。改变不良的生活方式，如熬夜等，适当运动，合理休息和娱乐，多参加有益的社会活动，做力所能及的工作及家务。

（2）患者起床、起坐、低头等体位变化时动作要缓慢，转头不宜过猛过急，洗澡时间不能过长，外出时有人陪伴，防止意外发生。

（3）气候变化时注意保暖，防止感冒。

（4）戒烟、限酒。

（六）预防复发

（1）遵医嘱正确用药，如降压、降脂、降糖、抗凝药物等。

（2）出现头晕、头痛、一侧肢体麻木无力、口齿不清或进食呛咳、发热、外伤等症状时及时就诊。

（3）定期复诊，动态了解血压、血脂、血糖和心脏功能，预防并发症和复发。

（邹秋香）

参考文献

[1] 刘晓艳. 临床常见疾病护理 [M]. 北京：科学技术文献出版社，2020.

[2] 梁冬梅. 中医内科疾病诊疗与护理 [M]. 北京：科学技术文献出版社，2017.

[3] 孙世娟. 现代常见疾病护理技术 [M]. 北京：科学技术文献出版社，2020.

[4] 葛效军. 内科常见疾病的中医诊疗及护理 [M]. 昆明：云南科技出版社，2017.

[5] 魏敏. 现代疾病临床护理要点 [M]. 合肥：安徽科学技术出版社，2019.

[6] 顾怀金. 现代临床急危重症监护治疗学 [M]. 上海：同济大学出版社，2019.

[7] 崔淑芳. 现代急危重症诊疗与监护 [M]. 上海：上海交通大学出版社，2019.

[8] 石翠玲. 实用临床常见多发疾病护理常规 [M]. 上海：上海交通大学出版社，2018.

[9] 王燕红. 临床常见疾病护理 [M]. 北京：科学技术文献出版社，2018.

[10] 胡雪慧，康福霞，张敏. 临床常见疾病护理常规 [M]. 西安：第四军医大学出版社，2017.

[11] 吴绪平，黄智琼. 临床常见疾病中医药调养与护理 [M]. 北京：中国医药科技出版社，2019.

[12] 胡雪慧，靳雁，张敏. 临床护理技术操作规范 [M]. 西安：第四军医大学出版社，2017.

[13] 孟共林，李兵，金立军. 内科护理学 [M]. 2 版. 北京：北京大学医学出版社，2016.

[14] 石会乔，魏静. 外科疾病观察与护理技能 [M]. 北京：中国医药科技出版社，2019.

[15] 赵玉洁. 常见疾病护理实践 [M]. 北京：科学技术文献出版社，2019.

[16] 潘桂兰. 精编常见疾病护理思维 [M]. 汕头：汕头大学出版社，2019.

[17] 尹玉梅. 实用临床常见疾病护理常规 [M]. 青岛：中国海洋大学出版社，2020.

[18] 卢俊丽. 临床常见疾病护理精粹 [M]. 西安：西安交通大学出版社，2017.

[19] 徐雪敏，杨银霞，梁秀玲. 临床实用脑血管疾病与护理 [M]. 昆明：云南科技出版社，2018.